Paul Diepgen / Geschichte der Medizin

GESCHICHTE DER MEDIZIN

DIE HISTORISCHE ENTWICKLUNG DER HEILKUNDE UND DES ÄRZTLICHEN LEBENS

VON

PAUL DIEPGEN

PROFESSOR DR. MED. DR. PHIL. DR. H.C.

MAINZ

II. BAND: I. HÄLFTE:

VON DER MEDIZIN DER AUFKLÄRUNG BIS ZUR BEGRÜNDUNG DER ZELLULARPATHOLOGIE

(ca. 1740 — ca. 1858)

MIT 22 ABBILDUNGEN

1951

WALTER DE GRUYTER & CO.

VORMALS G. J. GÖSCHEN'SCHE VERLAGSHANDLUNG · J. GUTTENTAG, VERLAGSBUCHHANDLUNG · GEORG REIMER · KARL J. TRÜBNER · VEIT & COMP.

BERLIN W 35

Printed in Germany. — Satz: Walter de Gruyter & Co., Berlin W 35
Druck: Thormann u. Goetsch, Berlin SW 61

Vorwort

In dieser ersten Hälfte des zweiten Bandes unserer Geschichte der Medizin wollen wir die Entwicklung der Heilkunde und des ärztlichen Lebens von dem Zeitpunkt an, wo die Aufklärung ihnen den Stempel aufzudrücken beginnt, bis zu den Jahren schildern, in denen der Aufbau ihres modernen naturwissenschaftlichen Fundamentes den ersten Abschluß findet, nämlich bis zur Begründung der Zellularpathologie durch *Rudolf Virchow*. Diese Entwicklung bildet ein einheitliches Ganzes. In der Aufklärung mit ihrer rationalistischen Philosophie und mit dem Aufblühen der experimentellen Naturwissenschaft wird das vorbereitet, was sich in der ersten Hälfte des 19. Jahrhunderts durchsetzt und zu den großen Erfolgen führt, die jenen jähen Aufstieg unserer modernen Medizin ermöglichen, der in der zweiten Hälfte des 19. und im 20. Jahrhundert, in einer Spanne von 100 Jahren, an Errungenschaften alles übertrifft, was Jahrtausende lange Arbeit vorher an Krankheitserkennung, -verhütung und -heilung erreichen konnte.

Der erste Band unserer Darstellung hat eine sehr freundliche und deshalb zur Anspannung aller Kräfte verpflichtende Aufnahme gefunden. Besonders dankbar sind wir denen, die uns sagten, daß sie das eine oder andere anders gewünscht hätten. Mit Recht wurde darauf hingewiesen, daß man die kriegs- und nachkriegsbedingte Trennung des Verfassers von der außerdeutschen Literatur spüre. Das ist uns selbst im weiteren Fortschreiten der Arbeit klar geworden. Die ausländische Medizinhistorik läßt ja das gleiche gegenüber der neuen deutschen Fachliteratur merken. Es waren für die Gelehrten aller Länder schwere Zeiten. Inzwischen haben wir manches nachholen können und freuen uns, in diesem Bande einiges richtig zu stellen.

Im übrigen müssen wir unter Bezug auf das Vorwort des ersten Bandes noch einmal betonen, daß wir kein Handbuch mit unzähligen Belegen und Quellennachweisen für Medizinhistoriker von Fach schreiben wollen, wiewohl wir hoffen, daß auch diese uns lesen, sondern ein Buch für medizinhistorisch Interessierte, Studierende und Ärzte. Aus dieser Beschränkung unserer Ziele haben wir auch absichtlich die Vorläufer wichtiger Entdeckungen nicht immer erwähnt, was uns von einzelnen Kritikern vorgehalten worden ist. So groß ihre Verdienste sind, auf die gesamte Entwicklung haben diese Männer keinen Einfluß gehabt. Ein bißchen teilen wir die Befürchtung von *Ludwig Stieda* in der Einleitung zu einer Arbeit in der Kupfferfestschrift (1895), die ein spezielles Gebiet betraf, die Geschichte der Entwicklung der Lehre von den Nervenzellen: „Andere werden die Darstellung zu breit, zu ausführlich finden und wieder andere werden mit kritischen Augen sofort hier und da eine Lücke finden, werden diese und jene Beobachtung, diese und jene Arbeit — die ihnen bekannt ist — vermissen und deshalb unzufrieden sein."

In magnis et voluisse sat est *(Properz)*.

Mainz, im Herbst 1951 — Paul Diepgen

Inhalt

Die Heilkunde im Zeichen der Aufklärung
(ca. 1740 bis ca. 1830)
Vom Beginn des Kampfes gegen die mechanistische Heilkunde bis zum Ausklang der romantischen Medizin

I. Die politischen Wandlungen und der Geist der Zeit

Nach dem Tode *Ludwig XIV.* im Jahre 1715 zieht ein neues Zeitalter herauf. Frankreich muß als politische Vormacht England weichen, das sich ängstlich um die Erhaltung des europäischen Gleichgewichts bemüht und auf dem Wege zur Gründung seines britischen Weltreiches mächtig vorwärtsschreitet. Es tut seinem Ansehen nur vorübergehend Eintrag, daß sich seine nordamerikanischen Kolonien unter *Washingtons* Führung die Unabhängigkeit erkämpfen und 1776 die Vereinigten Staaten von Amerika proklamieren. Die Engländer werden und bleiben die unbestrittenen Herren zur See. In Europa baut Rußland seine Vormachtstellung aus. Aus dem Konglomerat von deutschen Staaten und Stäätchen hebt sich neben den Habsburgern, die sich mehr um ihre Hausmacht als um ihr Kaisertum kümmern, das Preußen *Friedrichs des Großen* als führende Macht heraus. Für die Heilkunde war es nicht gleichgültig, daß der Kurfürst von Hannover *Georg Ludwig* im Jahre 1714 als König *Georg I.* den englischen Thron bestieg. Diese Personalunion hatte nämlich einen besonders engen Austausch zwischen der englischen Heilkunde und der Medizin der hannöverschen Universität Göttingen zur Folge. Unruhe und Gärung erschütterten im 18. Jahrhundert das innerpolitische Leben der Völker im Kampf der Bürger und Bauern um ihre Rechte gegen Adel und Geistlichkeit, Despotismus und Unterdrückung, um sich schließlich in den Blutströmen der französischen Revolution zu entladen. Die Herstellung der zerrütteten Staatsordnung durch *Napoleon* läßt die Welt nicht zur Ruhe kommen. Das Ende des 18. und der Beginn des 19. Jahrhunderts bringen mit den Napoleonischen Kriegen weiter Elend und Jammer über Europa. Nur England mit seiner insularen Lage verspürt wenig davon. Deutschland erlebt eine Zeit tiefster Erniedrigung. Als der Wiener Kongreß nach dem Sturze des Korsen (1815) versuchte, die Verhältnisse neu zu ordnen, und die Restaurationszeit begann mit dem Bestreben, das Alte, das durch die französische Revolution und ihre Ausstrahlungen verdrängt worden war, wieder herzustellen, wurden die Kämpfe um Volksfreiheit und Verfassung, zwischen Radikalismus und Reaktion weiter geführt, am heftigsten vielleicht in den deutschen Ländern, am wenigsten im britischen Inselreich, das mit einem großen Gewinn aus der Periode der Revolution und der Kriege hervorgegangen war.

Die Entwicklung der Heilkunde von 1740—1830 erfolgt also in einer sehr unruhigen Zeit. Von dieser Unruhe ist etwas auf sie übergegangen. Namentlich im Zeitalter der Revolution und der Romantik prallen die Gegensätze, nüchterne Tatsachenforschung und uferlose Spekulation, heftig aufeinander. Die wissenschaftliche Fehde wird manchmal mit einer Leidenschaft ausgefochten, die das Wort nicht auf die Waagschale legt. Die Heilkunde stand ganz im Zeichen der Aufklärung. Wie früher erwähnt (vgl. Bd. I, S. 283), war diese im 17. Jahrhundert von England ausgegangen, Holland war an ihrer Verpflanzung auf den Kontinent stark beteiligt. Nun konnte sie sich in Frankreich, dessen geistige Führerrolle durch seinen politischen Prestigeverlust keine Einbuße erfuhr, bis in die letzten Konsequenzen entfalten.

Von hier aus beherrscht sie seit der Mitte des 18. Jahrhunderts das Denken der Menschen in Europa und in den Ländern, deren Kultur von Europa abhängig ist. Man kann ihren Einfluß nicht hoch genug einschätzen. Die von ihr gelehrte Herrschaft der Vernunft gibt dem ganzen Leben das Gepräge. Sie wirkt bestimmend auf die Gestaltung von Staat und Gesellschaft, von Wissenschaft und religiöser Betätigung. Wir sehen ihren Niederschlag im aufgeklärten Absolutismus, wie er sich in der Gestalt *Friedrichs des Großen*, *Josefs II.*, in gewissem Sinne auch in *Maria Theresia* u. a. verkörpert, ebenso in der französischen Revolution, im Zeitalter *Napoleons* und der Restauration. Gewiß lehnt sich das Gefühl gegen die Überwertung der Vernunft auf, wie im Sturm und Drang und in der Romantik, und sucht sein Recht gegenüber dem einseitigen Rationalismus, aber auch in dieser Auseinandersetzung lebt und wirkt der Geist der Aufklärung weiter.

Es ist die Zeit, in der die deutsche Dichtung ihren Weg von den süßlichen Schäferspielen nach französischem Muster, den traurigen Vorführungen der Schmiere und einer verkommenen Lyrik zu den Werken eines *Klopstock*, *Wieland*, *Lessing*, nach Sturm und Drang zur Klassik *Schillers* und *Goethes* und zu der gemütstiefen Lyrik und Epik der großen Romantiker ging, in der die Musik der Welt einen *Bach* und *Händel*, *Gluck*, *Haydn*, *Mozart* und *Ludwig van Beethoven* schenkte. Das Wirken dieser Großen im Reiche der Kunst fand seine Stätte zum Teil in Wien, wo zu derselben Zeit die Heilkunde blühte.

II. Technik und exakte Naturwissenschaften

Schon das Zeitalter des Barock hatte eine nicht unbedeutende chemische und physikalische Technologie gesehen. Die Tendenz, die Fortschritte der Naturwissenschaft in der praktischen Technik zu verwerten, nimmt im fortschreitenden 18. Jahrhundert weiter zu. Man erkennt an den Spinnmaschinen, an dem Ausbau von Walzwerken u. ä. den Beginn der Fabrikindustrie. Ihre Weiterentwicklung sollte im Verlaufe des 19. Jahrhunderts durch ihre sozialpolitischen Folgen einen großen Einfluß auf die Heilkunde entfalten. Insofern bedeutet das Jahr 1777 auch in der Geschichte der Medizin einen Markstein. Damals wurde die erste Kohlendampfmaschine des Engländers *James Watt* in Betrieb genommen. Ihre Konstruktion stimmt in allem Wichtigen schon mit der modernen überein. Man denke weiter an die Erfindung des Blitzableiters, der nach den Weisungen *Benjamin Franklins* zum erstenmal 1752 in Amerika errichtet wurde, an den Luftballon, mit dem die Gebrüder *Montgolfier* im Jahre 1783 ihren ersten öffentlichen Aufstieg unternahmen, an die eine raffinierte Feinmechanik voraussetzenden Automaten, die damals die Welt mit Staunen erfüllten, wie der Flötenspieler, der zwölf Stunden spielte, und die gehende, schnatternde, fressende und verdauende Ente des Franzosen *Jacques de Vaucanson* († 1782), oder an die um 1790 dargestellten sogenannten Androiden der beiden *Droz* (Vater und Sohn), darunter den schreibenden Knaben und die Klavierspielerin. Mag es sich hier auch um Kunstwerke handeln, die mehr der „küriösen Spielerei" dienten, so bleiben sie wertvolle Dokumente der noch heute bewundernswerten Technik der Zeit. Die Konstruktion neuer und die technische Verbesserung alter Instrumente gestattete der Musik eine vielseitigere Entwicklung als bisher.

Unmittelbar wichtig für die Heilkunde wurden vor allem die Fortschritte in der Glas- und Porzellanherstellung und -verarbeitung. 1710 erfolgte die Gründung der Porzellanmanufaktur Meißen. Man hat nicht mit Unrecht gesagt, daß das Porzellan sich als ein Werkstoff erwies, der dem Formgefühl des Rokoko besonders entsprach. Die Apotheken verdanken ihm die schönen Standgefäße und die Möglichkeit der besseren Aufbewahrung von Arzneistoffen. Das Glas war wichtig für die Herstellung der Thermometer und des Mikroskops. 1730 hatte *Réaumur*, 1736 *Fahrenheit*, 1742 *Celsius* die bekannten Thermometersysteme begründet. Ohne die technischen Verbesserungen des Mikroskops, an denen er selbst wesentlich Anteil hatte, wären

Nathanael Lieberkühn seine anatomischen Neuentdeckungen nicht gelungen. Es ist in diesem Zusammenhang nicht uninteressant, daß die beiden großen deutschen Chemiker *Carl Friedrich Wenzel* (1740—1793) und *Jeremias Benjamin Richter* (1762 bis 1807), welche im Zeitalter der Mathematik (s. w. u.) die Grundlagen der modernen messenden Chemie schufen (*Walden*), schon um der wirtschaftlichen Existenz willen mit der Praxis der Porzellanmanufaktur und der Metallhütten verbunden blieben.

Der hier zu betrachtende Zeitabschnitt stellt für die Geschichte der gesamten Naturwissenschaft eine ebenso wichtige Entwicklungsphase dar, wie für die Heilkunde. Etwa um die Mitte des 18. Jahrhunderts beschreitet sie den Weg, der sie mit ständig zunehmenden exakten Ergebnissen, gesicherten Befunden und fruchtbaren Theorien bis zum Beginn des zweiten Drittels des 19. Jahrhunderts die Grundlagen finden läßt, auf denen unsere moderne Naturwissenschaft aufgebaut werden konnte. In der Chemie wurde es von größter prinzipieller Bedeutung, daß *Wenzel* sie im Zeitalter eines ausgesprochen dynamischen Denkens als die Wissenschaft von den Kräften der gegeneinander wirkenden Körper auffaßte. Wenn er 1777 die Lehre von den Ursachen der chemischen Verwandtschaft der Körper und die Erkenntnis vom Einfluß der Quantität auf das Ergebnis des chemischen Vorgangs begründete, und wenn *Richter* in den 90er Jahren an Neutralsalzen die quantitative Bestimmung der Äquivalenzgewichte vornahm, so waren das auch für das ärztliche Denken ausschlaggebende Fortschritte, obgleich die Anerkennung auf sich warten ließ. Ähnliche Großtaten waren die Entdeckung des Gesetzes von der Erhaltung des Stoffes, welches *Antoine Laurent Lavoisier* (1743—1794) im Jahre 1789 proklamierte, die Begründung der Atomtheorie und der Theorie der multiplen Proportionen durch *John Dalton* (1766—1844) und die erstmalige Synthese einer organischen Substanz, nämlich des Harnstoffes aus anorganischen Stoffen im Jahre 1828 durch *Friedrich Wilhelm Wöhler* (1800—1882).

Handelt es sich hier um chemische Errungenschaften von prinzipieller Bedeutung für das gesamte chemische und naturwissenschaftliche Denken, so waren andere Forschungen von unmittelbarem Wert für die theoretische und praktische Medizin. Dazu kann man den von *Andreas Sigismund Marggrafe* (1709—1782) im Jahre 1747 erbrachten Nachweis rechnen, daß der aus den Kolonialländern importierte Rohrzucker auch in einheimischen Pflanzen vorkommt, in dem weißen Mangold, der roten Rübe und im Zuckerwurz (*Heinisch*); denn das war nicht nur volkswirtschaftlich bedeutungsvoll, weil ein teures Importprodukt durch ein einheimisches ersetzt werden konnte, sondern auch, weil dadurch das pharmakologische Interesse angeregt wurde. Die Nützlichkeit des in seiner chemischen Konstitution verschieden interpretierten Zuckers am Krankenbett war damals umstritten. Es dauerte lange, bis man die Entdeckung *Marggrafs* richtig zu würdigen verstand. Der Begründer der Zuckerrübenfabrikation im Großen, *Franz Karl Achard* (1753—1821), konnte erst 1802 mit Unterstützung der Regierung die erste Zuckerfabrik aufmachen.

Weiter gehört zu den für die Medizin wichtigsten Errungenschaften die Entdeckung des Sauerstoffs durch den deutschen Apotheker *Carl Wilhelm Scheele* (1742—1786); seine entscheidenden Versuche fallen in die Jahre 1771—1772, er veröffentlichte sie aber erst 1777, so daß der Engländer *Joseph Priestley* (1733—1804) ihm mit der gleichen Entdeckung 1774 zuvorkam. Nun konnte *Lavoisier* die Stahlsche Lehre vom Phlogiston stürzen, an ihre Stelle die richtige Vorstellung von der Rolle des Sauerstoffs bei der Verbrennung setzen und in den 70er und 80er Jahren zu der Erkenntnis kommen, daß die Atmung, wie die Verbrennung, ein Oxydationsprozeß ist, der durch die Oxydation des Kohlenstoffs die tierische Wärme hervorruft. 1783 erkannte *Henry Cavendish* (1731—1810) die Luft als ein konstantes Gemisch von Sauerstoff und Stickstoff.

Zahlreiche von *Scheele* und anderen Chemikern gemachte Entdeckungen stellten die Gewinnung neuer Medikamente und neuer diagnostischer Methoden in Aussicht, wie die bessere Kenntnis der Essigsäure und des Äthers, die Auffindung der Wein-, Zitronen-, Apfel-, Oxal-, Milch- und Harnsäure, des Glyzerins und der Blausäure. Am Anfang des 19. Jahrhunderts (1803—1805) gelingt dem Apotheker *Friedrich Wilhelm Adam Sertürner* (1783—1841) die Isolierung des Morphins aus dem Opium, 1831 stellt der Chemiker und Mediziner *William Gregory* (1803—1858),

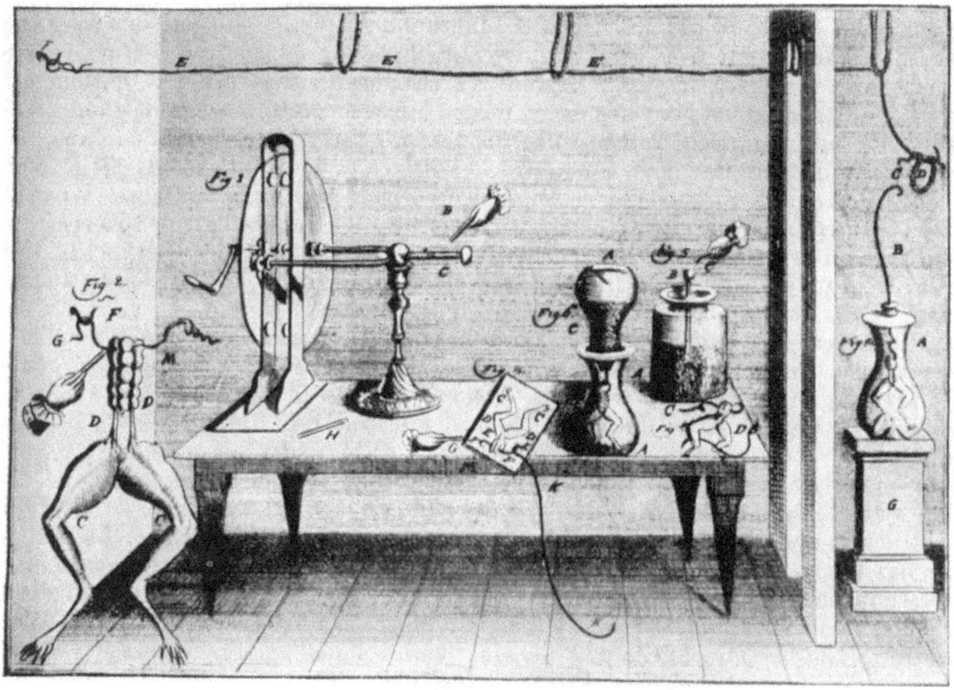

Abb. 1. Nachweis der Fernwirkung elektrischer Funken auf das Froschmuskelpräparat nach *Galvani* (1791), woraus *Galvani* Veränderungen der atmosphärischen Elektrizität als Krankheitsursache ableitete.

damals in Edinburgh, das salzsaure Morphin dar, das leichter löslich und billiger ist als das *Sertürner*sche Präparat. 1819 entdecken der Berliner Apotheker, Chemiker und spätere akademische Lehrer *Friedlieb Ferdinand Runge* (1795—1867) und unabhängig davon *Joseph Pelletier* (1788—1842) und *Bienaimé Caventou* (1795—1877) in der Chinarinde das Chinin und stellen es rein dar. Die im ersten Band dieser Geschichte der Medizin, S. 309 berichtete Tradition der Entdeckung der Chinarinde als Panazee der fieberhaften Krankheiten ist durch neuere amerikanische Arbeiten überholt. Vor allem hat *Haggis* in einer gründlichen Quellenuntersuchung die zahlreichen Irrtümer in der Geschichte dieses Alkaloids widerlegt. Er hat die Wirrnisse aufgedeckt, die dadurch entstanden, daß man die verschiedenen Arten des Baumes, der den Peruanern die „Chinarinde" lieferte, mit einem anderen Baum verwechselte, aus dem man den Perubalsam gewann, und gezeigt, daß die Einführung des Medikaments in Europa mit Erkrankungen im Hause des Vizekönigs von Peru und mit dem Arzte *Juan del Vega* nichts zu tun hat. Das „wundertätige" Mittel wurde schon vor 1640 in Europa bekannt und von aus Peru nach Italien und Spanien zurückkehrenden Missionaren und Kaufleuten als wertvolle Kapitalanlage mitgebracht. 1820 isoliert *Runge* aus der Kaffeebohne das Coffein. Als in den Jahren 1824—1826 das Werk des Apothekers und Arztes *Friedrich Adolf August Struve* (1781—1840) über die Nachbildung der natürlichen Heilquellen erschien, wurde die von *Francis Bacon* (vgl. Bd. I, S. 281) ausgesprochene Zuversicht erfüllt, daß es einmal gelingen würde, die natürlichen Heilwässer durch künstlich hergestellte zu ersetzen, und eine wertvolle Bereicherung des Heilschatzes geliefert.

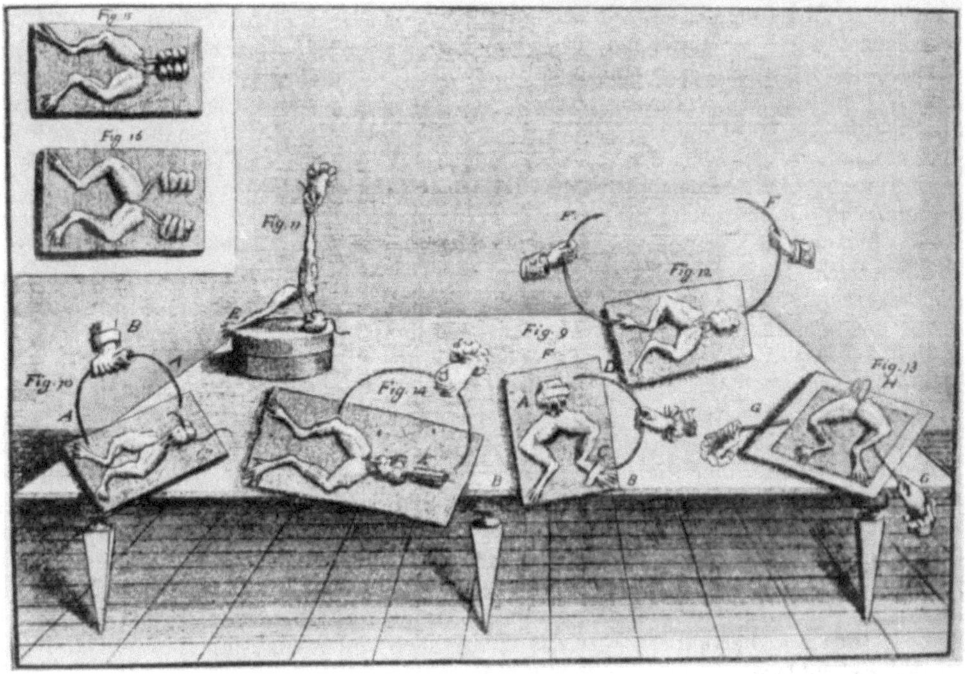

Abb. 2. *Galvanis* Darstellung der elektrophysiologischen Versuche am Froschmuskelpräparat (1791). Die Präparate liegen auf nicht leitenden Plattenunterlagen. Die Versuchsanordnung ist klar. Bei Unterbrechung des leitenden Bogens (Fig. 12) erhält *Galvani* keine Zuckung, dagegen prompt, wenn der Bogen richtig „leitet" (Fig. 9).

Es kommt das Studium der Gase und Dämpfe hinzu, das für die Therapie der Narkose wichtig werden sollte. 1802 fand *Louis Joseph Gay-Lussac* (1778—1850) das nach ihm benannte Gesetz von der Ausdehnung der Gase.

In der Physik berührte sich die Erforschung der Elektrizität am unmittelbarsten mit der Medizin. Ihr bringt man besonderes Interesse entgegen. Etwa seit der Mitte des Jahrhunderts bahnen sich die Erkenntnis des Unterschiedes zwischen Leiter und Isolator und die Verbesserungen der Reibungselektrisiermaschine an. Ihr erstes primitives Modell hatte schon *Otto von Guericke* geschaffen (vgl. Bd. I, S. 285). 1745 gab *Ewald Jürgen von Kleist* († 1748) die Entdeckung der „Leydener Flasche" bekannt. 1791 veröffentlichte der italienische Anatom und Frauenarzt *Luigi Galvani* (1737—1798) die Entdeckung, daß an einem Froschmuskelnervenpräparat eine Muskelzuckung auftritt, wenn man einen metallischen Bogen so aufsetzt, daß das eine Ende den Muskel, das andere den dazugehörigen Nerven berührt. Er erklärte die Zuckung als Folge einer Reizung durch Elektrizität, die dem tierischen

Organismus eigen ist. Die Produktionsstätte dieser „tierischen Elektrizität" ist das Gehirn. Die Nerven leiten sie von da dem Muskel zu. Sie sind röhrenförmig gebaut, haben als Inhalt ein gut leitendes Fluidum und als Isolierschicht eine Wand, die den Inhalt einschließt. Der Muskel ist eine Art Leydener Flasche, an seiner Oberfläche negativ, im Inneren, wo die Elektrizität angehäuft ist, positiv geladen. Durch den metallischen Bogen wird diese Leydener Flasche entladen und damit die Zuckung ausgelöst. Die physiologische Muskelkontraktion wird dadurch herbeigeführt, daß das elektrische Fluidum durch die Nerven aus dem Inneren des Muskels an seine Oberfläche gleitet und dadurch eine ähnliche Spannung wie bei der Entladung der Leydener Flasche ausgelöst wird. Die Beschreibung dieser tierisch-elektrischen Erscheinungen und diese Versuchsanordnung waren nach neuen Forschungsergebnissen (*Hebbel E. Hoff* u. a.) keineswegs so originell, wie man lange geglaubt hat. Schon vor *Galvani* hatten sich zahlreiche Physiologen bemüht, die Rolle der alten spiritus, der Lebensgeister, als Träger der animalen Funktionen, insbesondere im zentralen und peripheren Nervensystem, auf eine supponierte „animalische Elektrizität" zu übertragen. Auch wurde die irrtümliche Deutung des Vorganges durch *Galvani* von dem Physiker *Alessandro Volta* (1745—1827) bald widerlegt. Er fand die Ursache der Muskelreizung in dem elektrischen Strom, den das bei den Versuchen verwendete Metall produziert. Aber das alles änderte nichts an dem Verdienst *Galvanis*, der Physiologie die Anfänge der Kenntnis und Erforschung der bioelektrischen Phänomene dadurch vermittelt zu haben, daß er die allgemeine Aufmerksamkeit auf sie lenkte. 1800 konstruierte *Volta* als Stromquelle aus hintereinander geschalteten Metallplatten die „Voltasche Säule". Die Erfindung erregte ein Aufsehen, das weit über den Kreis der Physiker herausging. Von ihr wurden alle die „elektrischen Elemente" angeregt, die vor der Erfindung der dynamoelektrischen Maschinen die Stromquelle für physiologische und therapeutische Versuche lieferten. *Volta* war einer der großen Begründer der modernen Elektrizitätslehre. Ihm steht der geniale *Joh. Wilhelm Ritter* (1776—1810) ebenbürtig zur Seite. Er konstruierte (1802) einen Vorläufer des Akkumulators, die „Ladungssäule", und bereicherte die Elektrizitätslehre nach vielen Richtungen, unter anderem in der Erkenntnis der elektrolytischen Vorgänge.

Es zeigt den großen Einfluß der neuentdeckten tierischen Elektrizität, daß dieser bedeutende, von *A. von Humboldt* (vgl. S. 39) angeregte und geförderte Physiker in seinen grundlegenden, physikalischen Untersuchungen (1797) von der experimentellen Nachprüfung der am tierischen Präparat beobachteten Erscheinungen ausging und auch später in seinem kurzen Leben immer wieder darauf zurückkam. Er war überzeugt, daß „ein beständiger Galvanismus den Lebensprozeß im Tierreich begleite", und geneigt, das Leben mit demselben Galvanismus zu identifizieren, der auch in der anorganischen Welt wirkte. In sinnreichen Versuchen prüfte er den elektrischen Reiz auf die Geschmacks- und Lichtempfindung, auf den Muskel und die motorischen Nerven und förderte damit die Physiologie nach mancher Richtung *(H. Schimank)*.

1820 beobachtete der dänische Physiker *Hans Christian Örsted* (1777—1851) die Wirkung des galvanischen Stromes auf die Magnetnadel. Damit schlug die Geburtsstunde der Lehre vom Elektromagnetismus. In demselben Jahr stellte *André Marie Ampère* (1775—1836) die nach ihm benannte Regel auf. Durch seine elektrodynamische Theorie wurde er zum eigentlichen Begründer der Elektrodynamik.

Der geniale Arzt und Physiker *Thomas Young* (1773—1829) führte die von *Huygens* begründete Wellentheorie des Lichtes zum Sieg, gab der Farbenlehre eine neue Grundlage, untersuchte den Akkomodationsmechanismus des Auges und bereicherte die physikalische Optik dieses Organs nach mancher Richtung.

III. Die Philosophie

Es lag im Wesen der Aufklärung, daß sie der Philosophie einen ungeheueren Einfluß auf die anderen Wissenschaften gab. Man hat das 18. Jahrhundert nicht umsonst das philosophische genannt. Ein philosophischer Kopf zu heißen, galt manchem als die höchste Ehre. Es ist bekannt, daß *Friedrich der Große* auf seinen Feldzügen die Werke führender Philosophen las, wenn er sich von den Sorgen des Kriegsherrn erholen wollte. Diese Philosophie ist, entsprechend den Tendenzen der Aufklärung, von einem ausgesprochenen Drang nach Popularisierung erfüllt. Man war mit dem Begriff „Philosophie" schon im späteren 17. Jahrhundert sehr freigebig. Der 20jährige *Schiller* wählt 1779 als Thema einer Abhandlung: Philosophie der Physiologie. Schließlich wurde alles Überdachte zum Philosophischen (man vergleiche hierzu Bd. I, S. 92, *Diokles*). So kommt es, daß der Generalchirurg und hervorragende Lehrer an der Berliner Charité, *Christian Ludwig Mursinna* (1744 bis 1823), die von ihm erfundenen elastischen, der Individualität angepaßten Verbände „philosophische" Verbände nennt. Und ein zweites an diesen Verbänden ist für die Zeitlage charakteristisch. Er hat sie „mathematisch" berechnet. Jener Generation erschien die Mathematik als Inbegriff der souveränen Vernunft. Mathematischer Unterricht wurde zeitweise zum modischen Bildungselement, selbst für Frauen, ähnlich wie die Beschäftigung mit der schönen Literatur und Musik. Kein Wunder, daß der Arzt und Chirurg, der etwas auf sich hielt, darin bewandert sein mußte! In England hatten im ausgehenden 17. und in der ersten Hälfte des 18. Jahrhunderts führende Ärzte mit besonderer Vorliebe mathematische Studien und Berechnungen auf die Probleme der Physiologie und Pathologie angewandt, hier war die überragende Leistung *Newtons* der treibende Faktor. Von dem angesehenen Iatromathematiker *Archibald Pitcairn* (vgl. Bd. I, S. 304) hatte *Boerhaave* gelernt. Mit der großen Auswirkung seiner praktischen Medizin auf die wissenschaftlichen Pflanzstätten der Heilkunde in den anderen Ländern wurde mit seinem hippokratischen Arzttum auch das mathematisch-physikalische Denken weiter in die medizinische Welt des 18. Jahrhunderts getragen.

Von den großen Philosophen der Aufklärung nennen wir nur die, welche für die Entwicklung der Medizin von größerer, direkter und indirekter Bedeutung geworden sind. In ihrem Denken tritt die nationale Eigentümlichkeit in die Erscheinung.

In England wirkte vor allem die für die nüchterne, auf das Praktische gerichtete Denkweise der Briten so charakteristische Erfahrungsphilosophie von *John Locke* (1632 bis 1704) nach. Er war selbst Arzt gewesen und hatte die Quelle aller Erkenntnis in der Erfahrung gesehen. Die Seele kommt allein durch Reflexion über die Tatsachen, die ihr die Sinne vermitteln, zur Erkenntnis. Seine Lehre wurde von *David Hume* (1711—1776), dem bedeutendsten Philosophen der englischen Aufklärung, in der Richtung eines kritischen Empirismus und „Positivismus" ausgebaut. Auch *Hume* sah die wahrhaft wissenschaftliche Methode in der Beobachtung und Erfahrung. Die Forschung sollte sich auf solche Gegenstände beschränken, die den engen Erkenntnisfähigkeiten des menschlichen Verstandes am besten angepaßt sind. Von starkem Einfluß auf das biologische und ärztliche Denken sollte weiter die Nützlichkeitsphilosophie des Rechtsgelehrten *Jeremy Bentham* (1748—1832) werden. Das ethische und rechtsphilosophische Grundprinzip seines „Utilitarismus" ist das größtmögliche Glück der größtmöglichen Zahl. 1789 erklärte er Lust und Unlust für die einzigen Motive unserer Handlungen. *Bentham* knüpft an den Moralphilosophen und Volkswirtschaftler *Adam Smith* (1723—1790) an. Dieser hatte die individualistischen und liberalen Wirtschaftslehren des 18. Jahrhunderts zum erstenmal geschlossen dargestellt und den freien egoistischen Wettbewerb als das für die Gesellschaft vorteilhafteste nationalökonomische Prinzip erklärt. Dazu kamen die Lehren des Nationalökonomen *Thomas Robert Malthus* (1766—1834). In seinem Buche, das großes Aufsehen erregte, führte er 1798 das Elend in der Welt, Armut, Hunger, Krankheit, Laster und Krieg darauf zurück, daß sich die Menschen im Verhältnis zu der Möglichkeit ihrer Ernährung zu schnell vermehren. Die Zahl der Menschen wächst im geometrischen (1:2:4:8:16), die Nahrung nur im arithmetischen (1:2:3:4:5) Verhältnis. Daher muß die Geburtenzahl reguliert werden.

Ähnliche Wege wie in England und von hier aus stark beeinflußt, ging die Philosophie in Frankreich. Hier ebnete ihr die realistische Einstellung des französischen Volkes, seiner Staatsmänner und Philosophen den Boden. Der einflußreiche Philosoph und Politiker *Charles Montesquieu* (1689—1755) war im höchsten Grade für die Probleme der Biologie und Medizin interessiert und förderte die Heilkunde durch die oft humorvollen und köstlich ironischen Hinweise auf ihre Schwächen (*C. Dreyfus*). *Étienne Bonnot de Condillac* (1715—1780) knüpfte an *Locke* an, ging aber noch weiter. Nach ihm nehmen wir die Dinge nur insofern wahr, als sie eine Beziehung zu uns selbst haben. Das eigentlich Reale an ihnen bleibt uns verschlossen. Um zur Erkenntnis der Dinge zu gelangen, bedarf es zunächst einer Zerlegung der sinnlichen Wahrnehmungen in ihre Elemente vermittels der „Analyse". Dieser folgt die Vereinigung der so gewonnenen Kenntnisse durch die „Synthese". Namhafte Ärzte haben dieses denkmethodische Verfahren bei der Diagnose am Krankenbett zur Anwendung gebracht, so z. B. der große *Philippe Pinel* (1755—1826). Um zu einer Diagnose zu kommen, analysiert er zuerst die einzelnen Symptome, die das Krankheitsbild zusammensetzen. Sie sind auf die Elementarerkrankungen der einzelnen Teile, der Organe, zurückzuführen. Diese sind aus noch einfacheren Teilen zusammengesetzt. So kommt man zu einem anatomischen Studium der erkrankten einfachsten Elementarteile. Die Philosophie weist ihm den Weg zur pathologischen Anatomie. Der Landsmann *Condillacs*, *Pierre Jean George Cabanis* (1757—1808), nicht nur wie er Philosoph, sondern auch angesehener Professor der Medizin in Paris, ging noch weiter. Er faßte alle Tätigkeiten und Zustände des Geistes als rein physiologische Funktionen des Nervensystems auf. Das Denken besteht, analog der Verdauung, in einer Absonderung der Gedanken in Form der Sprache, Mimik usw. von seiten des Gehirns, in welches die Eindrücke vermittels der Sinnesorgane gewissermaßen als Nahrung aufgenommen worden sind. *Cabanis* hat die Unzulänglichkeit der Medizin seiner Zeit mit scharfem Blick erkannt und auf Grund seiner medizinhistorischen Kenntnisse und seiner praktisch-ärztlichen Erfahrung in mehreren Schriften die Notwendigkeit ihrer Reform im Unterricht und in ihren wissenschaftlichen Grundlagen in einer Weise zum Ausdruck gebracht, die vieles von ihrer Weiterentwicklung im 19. Jahrhundert vorausnimmt. Er fordert den Aufbau ihrer Theorie auf zunächst naturwissenschaftlich sicher festgestellten Tatsachen und ihres Ethos auf einer humanen Philosophie. Die Praxis muß, ohne die Kunst auszuschalten, aus dem Improvisieren herauskommen und sich auf einfache, durch die Naturgesetze erwiesene Grundregeln stützen. Er entwirft ein für alle Zeiten gültiges Idealbild des Arztes. *Cabanis'* Philosophie hat (nach *Ackerknecht*) neben *Pinel* manche bedeutende Pariser Kliniker beeinflußt, so *Laennec*, *Louis* u. a. (vgl. S. 153) und durch *Elisha Bartlett* (1804—1855), der in vielen der amerikanischen Freistaaten als Professor herum kam, auch nach Amerika gewirkt. *d'Alembert*, *Diderot*, *Helvetius*, *Lamettrie* machten ihren Materialismus extremster Form in populären Werken weiten Kreisen zugänglich. Er schien alles, was in Staat und Kirche als heilig galt, über den Haufen zu werfen. Kein Wunder, daß diese Autoritäten ihn bekämpften! Für die Heilkunde konnte die materialistische Auffassung der Lebensprozesse nicht unfruchtbar sein. Speziell bot sie viele Anregungen zur Physiologie des Zentralnervensystems. Ein Genfer Philosoph und Freund *Hallers*, *Charles Bonnet* (1720—1793), der neben der Philosophie eine ausgezeichnete naturwissenschaftliche Durchbildung besaß, hat vieles über die Sinneseindrücke, ihr Verhältnis zum Gehirn, über das Gedächtnis, die spezifische Empfindlichkeit für Farben und Töne, über Ideenassoziation als Grundlage der Seelentätigkeit und über Entwicklung und lückenlose Stufenreihe der Geschöpfe geschrieben, was Hand und Fuß hatte.

Alle diese Denker werden in ihrem Einfluß auf die zeitgenössische Medizin von *Jean Jacques Rousseau* (1712—1778) übertroffen. Seine Lehre, daß der Mensch im Naturzustand gut ist, seine Betonung des Gefühls in allem Rationalismus, sein Hinweis auf die Schäden der Kultur und sein Ruf: „Zurück zur Natur!" lösten gewaltige Wirkungen aus. Das geht in der Politik bis zur französischen Revolution, in der Dichtung bis zum Sturm und Drang, zu Anregungen auf *Kant*, *Goethe* und *Schiller*, zu starkem Einfluß auf die Romantik und nicht zuletzt auf die Hygiene und die Medizin. Dabei ist *Rousseau* auf dem Gebiete der Gesundheitslehre und der Heilkunde keineswegs originell, sondern nur interessiert und belesen. Aber er reißt auch die Ärzte mit seiner eindrucksvollen Sprache fort, kommt es doch so weit, daß man die Menstruation und die Anomalien der Geburt für reine Kulturerscheinungen erklärt, die es nicht gäbe, wenn der Mensch ein Naturgeschöpf geblieben wäre. Verdienste sind nicht zu bestreiten, z. B. in seiner Propaganda für das Selbststillen der Mütter und für eine naturgemäße Pflege, Abhärtung und gesundheitliche Erziehung des Kindes.

Die reale und z. T. materialistische Richtung der Philosophie konnte in Deutschland nur vereinzelt Wurzeln schlagen. Dem Volke der Dichter und Denker entsprach mehr die idealistische Einstellung, wie sie mit dem Erbe von *Leibniz* verbunden und in der Popularphilosophie seines Schülers *Wolff* verbreitet war. Wenn *Friedrich der Große* in späteren Jahren der französischen und englischen Philosophie zuneigte, so war das eine Ausnahme. Das gleiche gilt für einen materialistisch eingestellten Arzt und Lehrer an der Berliner Charité *Christian Gottlieb Selle* (1748—1800). Er leugnete das Dasein einer von der körperlichen Organisation unabhängigen Seelensubstanz. Daß solche Anschauungen Allgemeingut wurden, verhinderte gerade in Preußen der Pietismus. Er faßte in dem aufstrebenden, sich seiner Aufgabe als Kulturträger mehr und mehr bewußtwerdenden Bürgertum des 18. Jahrhunderts breite und tiefe Wurzeln. Auch in der medizinischen Literatur findet man immer wieder Niederschläge dieser frommen Richtung. Sehr bezeichnend führt der hervorragende leitende Arzt an der Berliner Charité *Joh. Theodor Eller* (1689—1760) in seinen Berichten über die medizinischen Verhältnisse an dieser Bildungsanstalt vom Jahre 1730 — Berichte, mit denen die literarische Verwertung von Krankheitsfällen an der Charité ihren Einzug hält — das glückliche Zustandekommen des Brauwesens daselbst unmittelbar auf die Gnade Gottes zurück. Für solche und ähnliche fromme Ergüsse ließen sich aus der medizinischen Literatur auch noch in späterer Zeit zahlreiche Beispiele nachweisen. *Boerhaaves* Bekenntnis zum gläubigen Christentum hat seinen Teil zur Rezeption seiner Medizin in deutschen Landen und in Preußen beigetragen.

Von größtem Einfluß auf das Denken der deutschen Ärzte wurde die Philosophie *Immanuel Kants* (1724—1804). Der Große von Königsberg hat nicht nur durch eine kritische Prüfung der Vernunft die Quellen und Grenzen der Erkenntnis untersucht und damit eine neue fruchtbare Methode geschaffen, die Gültigkeit der Erkenntnis innerhalb der ihr gesetzten Grenzen sicher zu stellen, er war auch ein großer Naturphilosoph von begeistertem Interesse für die Fragen der Naturwissenschaft und der Medizin. *Boerhaave* schätzte er als Chemiker und Mediziner, wenn er auch den vitalistischen Grundauffassungen *Stahls* näher stand. In fruchtbaren Ideen über die Verwandtschaft der Lebewesen von den niedrigsten Formen an, über Variabilität, natürliche Selektion, Vererbung und Anpassung hat er der Entwicklungslehre vorgearbeitet. In der Kritik der reinen Vernunft (1781) sagt er ganz klar, daß im Organismus das Ganze durch seine Teile und die Teile durch das Ganze bestimmt sind, daß in der Natur jeder Teil sich zu den übrigen als Mittel und zugleich als Zweck verhält und durch alle übrigen und für alle übrigen da ist. In seiner Gefolgschaft beschäftigten sich die philosophierenden Ärzte mit den verschiedensten Problemen. In der berühmten Schrift *Joh. Georg Zimmermanns* (1728—1795) „Von der Erfahrung in der Arzneikunst" aus dem Jahr 1763 ging es um die Grundfragen der ärztlichen Erkenntnis, die uns auch heute noch bewegen, um die Geltung von Erfahrung, Experiment, rationeller Überlegung und Intuition. *Carl August Eschenmayer* (1768 bis 1852), Professor der Philosophie und Medizin in Tübingen, sagt als begeisterter Anhänger des Kantschen Kritizismus (1797) gerade heraus, daß Chemie und Medizin solange in der Luft hängen, als ihre Begriffe, wie Affinität, Reizbarkeit und anderes sich nicht aus der kritischen Naturmetaphysik beweisen lassen. Aus naturmetaphysischen Deduktionen kommt er zu Einwendungen gegen die Brownsche Reizlehre (vgl. weiter unten S. 25f.). So endete diese „Naturmetaphysik" mit einer Nutzanwendung für die Praxis.

Wo man hinsieht, findet man in der Medizin des ausgehenden 18. und beginnenden 19. Jahrhunderts Zusammenhänge mit *Kant*, in grundsätzlichen Übersichten, in der Behandlung des Leibseeleproblems, der Erfahrungsseelenheillehre, in der Psychiatrie, in mancher Beweisführung für medizinische Lehren, die an die Erfahrung anknüpfen. Er hat, wie kein anderer, die Ärzte jener Zeit zum scharfen kritischen Denken erzogen und die gesunde Empirie am Krankenbett erhalten helfen. Wo man ihm folgte, zeigte sich der Bund zwischen Naturphilosophie und Medizin als eine glückliche Ehe mit wertvollen Früchten, aber er führte zu Mißgeburten, wo man den Bogen überspannte und von der Philosophie mehr erwartete, als sie dem Naturforscher und Arzt geben konnte. Das zeigt das Schicksal der deutschen Ärzte, die sich im Zeitalter der Romantik den Extremen der Naturphilosophie *Schellings* verschworen.

Friedr. Wilh. Josef Schelling (1775—1854) trat im Alter von 23 Jahren sein Lehramt in Jena an und starb als Professor der Philosophie und Mitglied der Akademie der Wissenschaften in hohem Alter in Berlin. Er wurde, namentlich in seinen Jünglings- und Mannesjahren, von seinen Zeitgenossen in seiner Bedeutung für die Naturwissenschaft und Medizin maßlos überschätzt und gewann auf viele Ärzte einen geradezu faszinierenden Einfluß. Seine Leistung als Philosph gehört in die Geschichte der Philosophie. In seinen naturwissenschaftlichen und medizinischen Kenntnissen war er unoriginell und in dem Versuch, Probleme der Natur- und Heilkunde mit Hilfe seiner Philosophie zu lösen, oft genug unkritisch (*L. Sennewald*). Hier ließ er — und die, die ihm folgten, machten es ebenso — die besten Grundsätze Kantscher Kritik außer acht. *Schelling* nimmt an, daß die Natur nichts Selbständiges, sondern nur Mittel zu einem bestimmten Zweck ist. Den Begriff der Zweckmäßigkeit übernahm er von *Kant*. Der Zweck der Natur ist, der Vernunft, dem Geist, zum Dasein zu verhelfen. Das geschieht durch Erzeugung der bewußten Intelligenz. Als das Mittel und die Voraussetzung der Vernunft ist die Natur eine Vorstufe des Geistes. Sie ist schon an sich selbst Vernunft, aber noch unbewußte Vernunft, schlummernde, erst werdende Intelligenz. Sie ist ein einheitlicher, großer Organismus, dessen einzelne Teile zweckvoll zusammenwirken, um den Geist, das Bewußtsein, zu erzeugen, kein äußerliches Aggregat von Erscheinungen und Gesetzen, die ohne Sinn und Zusammenhang neben- und nacheinander da sind. Es gibt keine tote Natur; die Natur ist nichts anderes als Leben, nur ein unvollkommenes ideelles, bloß mögliches Leben, das danach strebt, im animalischen Organismus zum vollkommenen, wirklichen Leben zu werden. Geist und Natur sind also in ihrem Wesen identisch und verhalten sich analog. Auf dieser Anschauung baut *Schelling* einen wichtigen zweiten Grundsatz auf. *Kant* hatte nur die allgemeinen Gesetze und Prinzipien der Natur aus dem Wesen der Vernunft a priori ableiten wollen, die Ableitung der besonderen Erscheinungen hingegen für unmöglich erklärt, weil diese durch Dinge an sich bestimmt sind, die sich außerhalb der erkennenden Vernunft, außerhalb der Intelligenz, befinden. *Schelling* unternimmt es dagegen, auf Grund seiner Identitätslehre auch die besonderen Erscheinungen und Gesetze der Natur aus reiner Vernunft und darum mit apodiktischer Gewißheit abzuleiten oder, wie er es nennt, die Natur zu „konstruieren"; denn da Natur und Geist identisch sind, müssen sich die Naturgesetze auch im Bewußtsein und umgekehrt die Gesetze des Bewußtseins auch in der objektiven Natur als Naturgesetze nachweisen lassen.

Man braucht kaum darauf hinzuweisen, wie gefährlich es war, daß er damit die Spekulation zur wichtigsten Methode der Naturwissenschaft und Medizin machte, die doch ihrem ganzen Wesen nach zu allererst auf die Erfahrung und das Experiment angewiesen sind. Die Begeisterung, mit der so viele zeitgenössische Naturforscher und Ärzte sich dieser Spekulation hingaben, erklärt sich zum Teil aus der schon erwähnten Überzeugung von der Bedeutung der Philosophie an sich und daraus, daß sich über ein so immaterielles, ins Metaphysische übergreifendes

Prinzip wie die Lebenskraft, mit deren Hilfe man die Rätsel der Biologie und Pathologie und der Erfahrung am Krankenbett zu lösen suchte, so schön spekulieren ließ.

In dem Streben der Natur vom Unbewußten zum Bewußten ist die Idee der Entwicklung enthalten. Dieses immaterielle Naturprinzip ist in steter Umwandlung im Sinne einer Steigerung und Stufung begriffen. Das wirkt sich in der sichtbaren Schöpfung aus. So kommen verschiedene Stufen der Naturgeschöpfe zustande, verschieden nach der Idee, die in ihnen repräsentiert ist. Ihre Entstehung unterliegt einem bestimmten Gesetz. An eine bestimmte zeitgeordnete Abstammung dieser Stufen der Naturgeschöpfe voneinander hat *Schelling* nicht gedacht. Er war auch in dieser Stufenlehre keineswegs ohne Vorgänger. *Selle* hatte schon 1780 eine Stufenfolge der Naturgeschöpfe und der Kräfte gelehrt, deren Grade eng nebeneinander liegen und sich untereinander „durch unmerkliche Schattierungen" verlieren. Die unterste Stufe ist die Verbindung zweier Elementarteile, die oberste die menschliche Organisation. Vier Jahre später waren *Johann Gottfried Herders* (1744 bis 1803) Ideen zur Philosophie der Geschichte der Menschheit erschienen. Bei ihm ist die Stufenfolge — anders als bei dem Materialisten *Selle* — ganz ins Metaphysische gewendet und eine idealistische Entwicklung gelehrt. In den vier Stufen der Naturgeschöpfe: Mineral, Pflanze, Tier und Mensch ist die Idee einer Aufwärtsentwicklung, einer ständigen Steigerung, eines Strebens nach Höherem gegeben. Diese Aufwärtsentwicklung erreicht im Menschen ihren Höhepunkt und Abschluß. In der Natur bildet jede niedere Organisationsstufe die Existenzgrundlage der höheren. Der Mensch kann ohne die drei anderen nicht existieren. Der Übergang von der einen in die andere Stufe vollzieht sich auf natürliche Weise durch die Ernährung. Die Pflanze ernährt sich von Erde, Wasser und Luft, das Tier von der Pflanze. Es „animalisiert" sie zu Teilen seiner selbst, ein Ausdruck, der uns in der romantischen Biologie und Pathologie wieder begegnet. Wir finden starke Anklänge an *Marsilio Ficino* (vgl. Bd. I, S. 257) und an parazelsisches Gedankengut. Wie für *Ficino* der Mensch durch seine Seele das Bindeglied zwischen der Welt und Gott darstellt, so auch für *Paracelsus*. Wie für den Dynamismus *Hohenheims* im Regen, Tau usw., von denen die Pflanzen leben, schon die Stengel, Blätter und Blüten der Pflanze vorhanden sind, so ist in der Nahrung des Menschen, die er dem Mineral-, Pflanzen- und Tierreich entnimmt, schon dynamisch die Struktur seiner Organe enthalten. Er nimmt mit seiner Nahrung den ganzen Kosmos mit allen seinen Kräften in sich auf. So nimmt nach *Herder* der Mensch durch seine Ernährung fast alles in sich auf, was unter ihm steht. Dadurch wird er zum kompliziertesten Gebilde der Schöpfung; denn „bei allem wird Niedriges zu Höherem heraufgebildet. Jede Zerstörung ist Übergang zu höherem Leben". Wie jede Stufe in der natürlichen Schöpfung über sich selbst hinausweist, so trägt der Mensch den Drang zum Jenseits in sich, dessen Stufung mit dem Reich der Engel beginnt. Schon aus dieser Parallelisierung diesseitiger und jenseitiger Welten ergibt sich, daß *Herder* bei seinen Organisationsstufen an nur ideologisch verschiedene Zustände gedacht hat.

Mit der späteren, naturwissenschaftlich orientierten Deszendenztheorie haben alle diese Philosophen nichts gemeinsam. Sie entnehmen der Naturwissenschaft nur das Material für ihre abstrakten Spekulationen. *Schelling* überträgt auch andere Begriffe, die den Naturforschern des 18. Jahrhunderts geläufig waren, in die naturphilosophische Ausdeutung, wie den Begriff des Positiven und Negativen, der Polarität, der polaren Spannung, die im Geistigen, wie im Materiellen zwischen allem liegt.

Diese metaphysische Kosmologie bekam, ähnlich wie früher in der Stoa und im Neuplatonismus, eine eigenartige Wirkungsweise, wo sie sich mit dem Religiösen und Mystischen verband. Daß die Medizin der Romantik die unmittelbar aus dem Gemüt quellenden Wünsche nach der geheimnisvollen Verbindung der Seele mit Gott rezipierte, ist durchaus verständlich. Welche Erkenntnismöglichkeiten waren nicht schon dadurch gegeben, daß der Geist die Gesetze der Natur in sich trug, und was durfte man erst erwarten, wenn die Seele von Gott selbst zur weiteren Schau begnadet wurde!

Wir werden sehen, daß der Versuch, im Gefolge *Schellings* mit Hilfe der Naturphilosophie weiter zu kommen, der Medizin keinen wesentlichen Fortschritt gebracht und sie in vielem gehemmt hat. Der Idealismus seines Jugendfreundes *G. W. F. Hegel* (1770 bis 1831), der als Professor in Berlin im 62. Lebensjahr der Cholera erlag, hat bei dem hohen Ansehen, dessen sich dieser führende Philosoph erfreute, zwar auch manches dazu beigetragen, das idealistische Denken der Naturforscher und Ärzte zu erhalten und zu fördern, aber unmittelbare Einflüsse sind kaum zu bemerken. *Hegels* medizinische Kenntnisse waren nach den von *Leibbrand* angeführten Beispielen recht laienhaft, kommt er doch u. a. zu dem Ergebnis, es sei eine falsche Hypothese, daß Bandwürmer im Menschen durch Verschlucken der Eier solcher Tiere entstehen. Mit seinen Formulierungen z. B., daß die Krankheit eine Hypochondrie des Organismus ist, der zur Heilung aus seiner Versenktheit herausgetrieben werden muß, und mit ähnlichen Spekulationen über Pathologie und Therapie war nichts anzufangen.

IV. Die Fortschritte der Biologie und Pathologie und ihre spekulative Auswirkung auf die theoretischen Grundlagen der Heilkunde

Es ist im Zeitalter der Philosophie nicht verwunderlich, daß das, was Experiment und Beobachtung den Biologen und Pathologen lehrten, mehr als zu anderen Zeiten zum Ausgangspunkt philosophischer Betrachtungen gemacht wurde, und daß man hoffte, an diese naturwissenschaftlichen Entdeckungen anknüpfend, in der Erkenntnis vom Wesen des Lebens und der Krankheit spekulativ weiter zu kommen. Sofern man sich dabei der Grenzen des Möglichen bewußt blieb, war nichts dagegen einzuwenden. Ein Beweis ist das Beispiel *Pinels.* Ratio et experimentum gehörten zusammen. Wenn man die Grenzen überschritt, ging es in die Irre. Das zeigen die Schwächen der in rascher Reihenfolge entstehenden medizinischen Systeme. Ihre Schöpfer glaubten, die zahllosen Lücken der Erfahrung durch theoretische Deduktionen ausfüllen, die Phänomene des Lebens und der Krankheit restlos erklären und dem ärztlichen Handeln eine genügende Basis geben zu können. Wir werden genug davon kennenlernen.

Von den Botanikern entfaltete der große Logiker *Karl von Linné* (1707—1778) einen bedeutenden Einfluß auf das ärztliche Denken, nicht, weil er auch Arzt war und die Wissenschaft auf den Nutzen volkstümlicher Heilpflanzen, wie der Faulbaumrinde, der Arnikablüten u. a. aufmerksam machte, sondern weil das Vorbild seiner gewaltigen Systematik des Pflanzenreiches jene Bestrebungen unterstützte und ihnen eine weit in das 19. Jahrhundert hineinreichende Anhängerschaft sicherte, deren Anfänge wir schon kennenlernten, nämlich die Aufstellung der sogenannten natürlichen „nosologischen" Krankheitssysteme. Gefördert wurde die Richtung von dem Bedürfnis nach Ordnung und Übersicht, wie es dem philosophischen Geist des 18. Jahrhunderts eigen war. Etwa um die Mitte dieses Jahrhunderts betont *François Boissier de Sauvages de Lacroix* in Montpellier (1706—1767), ein großer Verehrer *Sydenhams* (vgl. Bd. I, S. 302) und Freund des Botanikers *Linné,* daß die Krankheiten, wie die Pflanzen, etwas Gemeinsames haben, das ihnen neben individuellen Verschiedenheiten bestimmte Ähnlichkeiten gibt. Nach diesen Ähnlichkeiten kann man die Krankheiten wie die Pflanzen in Klassen, Ordnungen, Familien, Gattungen und Arten zusammenfassen. Sie sind miteinander verwandt. Eine solche Verwandtschaft besteht z. B. dem Wesen nach zwischen Pleuritis, Hepatitis, Arthritis, Rheumatismus. Man denkt unwillkürlich an die gemeinsamen und ähnlichen Symptome gewisser Formen des konstitutionellen Arthritismus.

Sauvages kennt 10 verschiedene Krankheitsklassen mit Unterabteilungen, z. B. die Fieber, die „Krämpfe", die Atemstörungen, die Ausflüsse, die Geisteskrankheiten. Mit neuen Erkenntnissen werden in der Folge neue Krankheiten in das System eingebaut. So erscheinen, entsprechend dem Aufstieg der Kinderheilkunde in England, wo 1769 die ersten Kinderkliniken errichtet werden, bei *David Macbride* (1726—1778) in Dublin im Jahre 1772 zum erstenmal die Kinderkrankheiten als besondere Klasse. Ein Nachteil der nosologischen Systematik war es, daß jede Krankheit schließlich doch als eine in sich abgeschlossene Individualität betrachtet wurde, daß man den kranken Menschen darüber zu kurz kommen ließ. Bei so großen Ärzten wie *Sydenham* hatte das nicht viel zu sagen. Aber der Durchschnitt wurde durch diese Ontologie gefährdet. Am Ende unseres Zeitabschnittes beschäftigt man sich wieder mehr mit der Frage, wie der einzelne Mensch auf die ihn befallende Krankheit reagiert.

Unter dem Einfluß der Schellingschen Naturphilosophie und ihrer Stufenlehre kommt später zu der „natürlichen" Verwandtschaft die romantisch konstruierte „ideale" Verwandtschaft. Sie besteht nach *D. G. Kieser* (vgl. S. 28) zwischen Balggeschwülsten, Dermoiden und Eingeweidewürmern; denn ihnen liegt die gleiche „Idee" des Parasitismus zugrunde. *Karl Wilhelm Stark* (vgl. S. 27) nimmt im Gefolge der Stufenlehre analog den höheren und niederen Pflanzen und Tieren „höhere" und „niedere" Krankheiten an. Die akuten Exantheme, der Typhus und die Tobsucht sind „höhere" Krankheiten als Durchfall und Katarrh. Entsprechend dem Pflanzen- und Tierreich unterscheidet *Stark* als zwei große Krankheitsgruppen solche des „Bildungs-" und solche des „tierischen" Lebens. Zu den „animalen" Krankheiten gehört als Klasse „Psychisches" Kranksein des Willens, darunter als Familie: Übermaß des Willens, als Gattung: Abnormer Tierwille und als Art: abnormer Geschlechtstrieb. *Karl Wilhelm Hoffmann* (1797—1877), ordentlicher Professor der Medizin in Würzburg, erklärt in den dreißiger Jahren des vorigen Jahrhunderts die Skrofeln für ein Zurücksinken in den Entwicklungszustand der Insekten; er nennt die Skrofulose eine Menschenlarve und macht den katarrhalischen Menschen zum Schleimtier. Von so etwas glaubte man, es sei auf „physiologischer Grundlage" aufgebaut. Man sieht, was aus naturwissenschaftlichen Beobachtungen werden kann, wenn sie einer weltfremden Naturphilosophie verfallen. Aber das war ein letztes Auferstehen der nosologischen Systematik vor ihrem Ende.

Sie war vom Anfang an mit dem Zuge der Resignation belastet. Ihm begegnen wir immer wieder, gerade bei ihren besten Vertretern. Schon *Sauvages* wußte, daß sein Versuch nur ein Notbehelf war, daß die Erkenntnis von causa und principium der Krankheit viel wichtiger war als die Ordnung nach den registrierten Symptomen. Immerhin schärfte die damit verbundene objektive Beschreibung der Symptome den ärztlichen Blick. *Schoenlein* (vgl. S. 152) wurde in diesem Rahmen durch sein Suchen nach der Verwandtschaft von Krankheiten zur Erfassung des Gesamtbegriffes der Tuberkulose geführt. Der Vergleich mit den Ergebnissen der Botaniker und Zoologen begünstigte das Werden der vergleichenden Anatomie und Pathologie. Am wichtigsten wurde es, daß man in dem Streben, die systematische, schon des Lehrzwecks halber notwendige Ordnung der Krankheiten sicher zu begründen, die Unzulänglichkeit des Versuchs erkannte und dadurch aus der Enttäuschung zum Fortschritt kam.

Die Anatomie hatte schon in den Anfängen des 18. Jahrhunderts trotz der Unzulänglichkeit des Mikroskops erhebliche Fortschritte gemacht. Sie gingen in der Folge weiter. In mancher Beziehung erinnert die ältere anatomische Nomenklatur daran, daß *Antonio Valsalva* (1666—1723) das Gehör, *Giov. Domenico Santorini* (1681—1737) den Kehlkopf, *James Douglas* (1675—1742) das Bauchfell, *Johannes Zinn* (1727—1759) das Auge, *Nathanael Lieberkühn* (1711—1756) die über die ganze Darmschleimhaut verteilten kleinsten tubulären Drüsengebilde, *Giovanni Battista*

Morgagni (1682—1771) den Mastdarm, *Joseph Lieutaud* (1703—1780) die Blase, *Heinrich August Wrisberg* (1739—1808) den Kehlkopf und das sympathische Nervensystem, *Samuel Thomas Sömmerring* (1755—1830) die Sinnesorgane und das Gehirn, *William Hunter* (1718—1783) den schwangeren Uterus erfolgreich bearbeiteten.

Hier ist auch eines Mannes zu gedenken, dessen große Verdienste um die Anatomie und Physiologie des Zentralnervensystems, um die Anthropologie und Psychologie oft über den Extremen vergessen worden sind, zu denen er und vor allem sein weniger kritischer Schüler *Joh. Kaspar Spurzheim* (1776—1832) richtige Beobachtungen ausspannen. *Franz Josef Gall* (1758—1828) führte die Kenntnis des Gehirns, seiner Struktur und seiner Funktionen durch vergleichend anatomische Betrachtung, zu der es seit der Antike (vgl. Bd. I, S. 96) nur dürftige Ansätze gab, durch das Studium der Entwicklung des Gehirns beim menschlichen Fetus, das ihn zum Vorläufer *Paul Emil Flechsigs* (1847—1929) macht, durch sorgfältige Sektionen und Zerfaserungen des Gehirns weiter. Aus der vergleichend-anatomischen Betrachtung schloß er auf grundsätzliche Differenzen zwischen Mensch und Tier in der geistigen Funktion und in den speziellen Leistungen, obwohl alle psychischen Elemente, Instinkt und Vernunft sowohl beim Menschen wie beim Tier vorhanden sind, das spezifisch Menschliche schon beim Tier existiert und es hier keine scharfe Grenze gibt. Aus seinen embryologischen Befunden, die ihm zeigten, daß die Hirnrinde sich nicht in allen Teilen gleichzeitig entwickelt, kam er zu dem Ergebnis, daß die Frontallappen der Hauptsitz der höheren intellektuellen Funktionen sind. Seine Gehirnzergliederungen zeigten ihm die faserige Struktur der weißen Hirnsubstanz und verfolgten den Verlauf der Nervenfasern vom Rückenmark zur Großhirnrinde. Die Kreuzung der Pyramiden in der Medulla oblongata wird von ihm genau geschildert und gegenüber anderen namhaften Forschern verteidigt. Das war ein großer Fortschritt; denn man kannte zwar seit hippokratischen Zeiten bei Traumen des Schädels und Gehirns Lähmungszustände und andere Schädigungen der entgegengesetzten Körperhälfte, aber die Leitungsbahnen, die diesem Phänomen zugrunde lagen, waren keineswegs exakt bekannt, und der alte Begriff der „sympathischen" Erkrankungen konnte alles noch immer bequem erklären. Es ist verständlich, wenn *Reil* bewundernd von *Gall* sagt: „Ich habe bei den anatomischen Demonstrationen des Gehirns durch *Gall* mehr gesehen, als ich mir vorstellte, daß ein Mann in einem langen Leben entdecken könnte" *(B. Hollander.)*

Sehr charakteristisch für die leicht romantische Einstellung selbst des realistischen Anatomen ist es, wie *Emil Huschke* (1797—1858) die Gallsche Lokalisation der Gefühle der Anhänglichkeit und reinen Liebe zu Eltern, Gatten und Kind im Hinterhauptlappen mit der Lokalisation des zentralen Sehorgans in Verbindung bringt. Er schreibt (1814): „Mit dieser Bedeutung der hinteren Hirnlappen hängt ohne Zweifel auch die nahe Beziehung des Auges zum Gemüthsleben zusammen. Kein Sinnesorgan, und namentlich keins der drei höheren Sinneswerkzeuge, steht in so innigem Connex mit dem Gefühl der Rührung und des Schmerzes wie das Auge, dessen Nervencentra (Sehhügel) die Ganglien des Scheitelhirns sind und von denjenigen Strahlungen des Stabkranzes durchzogen werden, welche die Windungen der hinteren Hirnlappen bilden. Ganz abgesehen von der Mimik des Auges, worin sich alle Affekte am lebhaftesten spiegeln, reicht das Weinen statt aller Beweise aus" (nach *Hollander*).

Entgegen gewichtigen Autoritäten wie *Pinel* und *Cuvier* verlegte *Gall* die psychischen Funktionen in die Hirnrinde. In ihr erblickte er die materielle Basis aller geistigen und moralischen Betätigung. Er spaltete die psychischen Phänomene auf und suchte sie nach ihrer Verschiedenheit an verschiedenen Stellen der Rinde zu lokalisieren. Es war tragisch, daß er den wahren Kern seiner sorgfältigen psychologischen Beobachtungen durch Übertreibungen verhüllte. Ohne seine Schuld entwickelte sich seine Lehre zu einer von bewußtem und unbewußtem Trug mehr und mehr entstellten Pseudowissenschaft, der Schädellehre, Kranioskopie oder Phrenologie, wie *Spurzheim* sie nannte. Sie brachte schließlich den ganzen *Gall* in Mißkredit. Man stellte einen genauen Zusammenhang zwischen den an den einzelnen Teilen der Hirnrinde lokalisiert gedachten Geistesfähigkeiten eines Menschen mit der äußeren Schädelform fest und wollte aus der Gestaltung des Schädels den geistigen Menschen mit all seinen guten und schlechten Eigenschaften analysieren. Wieweit sich schon *Gall* verlor, geht aus den komplizierten Abstufungen der Sinne und Triebe hervor, denen er eine genaue Lokalisation zusprach, wie dem Gesellschaftssinn, Diebssinn, Pietätsinn, Höhensinn mit der Abart Hochmut usw. Dabei war *Gall* ein guter Psychologe. Er stellte die Beobachtung des gesunden und kranken Menschen für die Erkenntnis der psychischen Funktionen und ihren Zusammenhang höher als das einseitig gehandhabte Tierexperiment und wurde dadurch, wie wir sehen werden, ein Förderer der Psychiatrie und Kriminalanthropologie.

Mit dem Mikroskop kam man im 18. Jahrhundert ein gutes Stück weiter. Das zeigt das Beispiel von *Lieberkühn.* Er entdeckte mit ihm die glandulae intestinales. Ebenso erkannte mit dem Instrument der Blutforscher *William Hewson* (1739—1774) im Jahre 1771 die aus der Lymphe stammenden weißen Blutkörperchen als regelmäßige Beimengung zum Blut neben den roten Blutkörperchen (*Rachmilowitz*), ferner *Franz von Gruithuisen* (1774—1852) im Jahre 1812 klar den Unterschied dieser beiden Formelemente im Blut. Er berechnete auch schon das Zahlenverhältnis der beiden Elemente, allerdings falsch auf 1 : 150. Trotzdem spielte das Mikroskop bei weitem noch nicht die Rolle wie später. Es fehlte an einem genügenden Beleuchtungsapparat; die Technik des Zupfpräparates war primitiv. Das letzte Substrat der Organe und Gewebe sah man, wie bei den Flüssigkeiten, in einem aus kleinsten Kügelchen bestehenden oder ganz ungeformten Brei, daneben erblickte man Fasern und Plättchen. Von diesen Gebilden hielt man die Fasern für das wichtigste Form- und Lebenselement. Sie schienen ein Netzwerk zu bilden, das Hohlräume in sich schloß. Diese Hohlräume waren die „Zellen". Deshalb spricht *Albrecht von Haller* später von Zellgewebsfasern und vom Zellgewebe. Er sah in diesem Zellgewebe das wichtigste Grundgewebe des ganzen Körpers. Es dient zum Aufbau aller Körperbestandteile und Organe, soweit sie nicht (vgl. weiter unten) empfindlich und reizbar sind (A. *Berg*). Die Bezeichnung „Zellgewebe" erhielt sich auch, nachdem der Begriff der Zelle einen neuen Inhalt bekommen hatte.

Wichtiger als die unmittelbaren mikroskopischen Befunde wurden für das ärztliche Denken die Ergebnisse der vergleichenden Anatomie und der Entwicklungsgeschichte.

Nach *Nowikoff* wurzelt die vergleichende Anatomie im heutigen Sinne des Wortes in den Arbeiten von *Willis* (vgl. Bd. I, S. 290) über das Nervensystem. Er hat das Wort „Anatomia comparata" in die Forschung eingeführt. Beide Disziplinen begegnen in unserem Zeitabschnitt einem brennenden Interesse. Die eine Gruppe von Forschern macht die morphologische Struktur zum Ausgangspunkt des Vergleichs des Menschen mit den übrigen Naturgeschöpfen. Das Wort „Morphologie" wurde zum erstenmal im Jahr 1800 von *Karl Friedrich Burdach* (1776—1847) gebraucht, der damals noch als Arzt in Leipzig praktizierte *(Günther Schmid)*. *Goethe* benutzte es später unabhängig von ihm. Durch seine Autorität gewann es allgemeine Verbreitung. Mit Hilfe der vergleichend anatomischen Betrachtung kam der hervorragende Niederländer *Pieter Camper* (1722—1789) dazu, die verschiedene Gestaltung des Schädels, wie sie sich in dem von ihm zum erstenmal angegebenen Gesichtswinkel kund gibt, mit der Intelligenzstufe der Tier- und Menschenrassen in Verbindung zu bringen. Später übernahm der Franzose *George Cuvier* (1769—1832) die Führung; er hatte auf der Karlsschule in Stuttgart als Schüler *Kielmeyers* (siehe weiter unten) studiert.

Einer der bedeutendsten, wenn nicht der bedeutendste vergleichende Anatom seiner Zeit war *Johann Friedrich Meckel der Jüngere* (1781—1833) in Halle. Er erkannte im Gegensatz zu den meisten Zeitgenossen die Bedeutung von *Wolffs* Theoria generationis (s. unten). *Beneke* hat ihn den „deutschen Cuvier" genannt. Vergleichende Anatomie, Entwicklungsgeschichte und von hier aus gewonnene neue Erkenntnisse über die Mißbildungen waren seine Domäne. Jahrzehntelang standen die Lehren, die er an Einzelobjekten gewonnen hatte, im Mittelpunkt aller weiteren Forschung. In seiner vergleichenden Anatomie kommen Gedanken zum Ausdruck, die sich bis heute in stärkstem Grade fruchtbar zeigten: die Überzeugung, daß durch das Vergleichen normaler und anormaler Formen Aufschlüsse über die Entstehung normaler Formen vermittelt werden, das Streben, die Mannigfaltigkeit auf die Einheit zurückzuführen, die teleologische und kausale Erklärung der Entwicklungsvorgänge, die Erkenntnis der Anpassung der Form an die Funktion, der Versuch, in den Chemismus und Mechanismus des Lebendigen einzudringen, der kritische Analogieschluß in der Betrachtung der Formenwelt und andere Denkweisen, die wir noch heute als echte Hilfen der naturwissenschaftlichen Forschung anerkennen.

Andere Naturforscher, wie *Cuviers* bedeutende Landsleute *Georges Louis Buffon* (1707—1788) und *Felix Vicq d'Azyr* (1748—1794) rücken das biologische Moment in den Vordergrund: die Lebensgewohnheiten der Tiere, ihre physischen und geistigen Funktionen. Das Wort Biologie wurde 1800, ebenfalls von *Burdach*, in die Literatur eingeführt. *Buffon* fand die beste Unterstützung an seinem Mitarbeiter *Louis Jean-Marie Daubenton* (1716—1799). Dieser wurde von einem bescheidenen Landarzt zum führenden vergleichenden Anatomen. Die ganze Richtung war weniger statisch eingestellt als die starre Klassifikation *Linnés* nach äußeren Merkmalen. Dadurch wurde die vergleichende Physiologie befruchtet. So fanden in den letzten Jahrzehnten des 18. Jahrhunderts die Vorstellung von einem einheitlichen Organisationsplan der Tierwelt, der Entwicklungsgedanke und die Theorie von einer Stufenfolge der Naturgeschöpfe eine weite Verbreitung.

Für die Embryologie brachte die epigenetische Lehre des Berliners *Caspar Friedrich Wolff* (1733—1794) einen großen Fortschritt. Hier bewährte sich das Mikroskop in der Erforschung der Anfänge der Entwicklung. Manche Einzelleistung macht seinen Namen unsterblich, wie die Entdeckung der Urniere, der Wolffschen Gänge, die ersten Anfänge einer Keimblättertheorie. Vor allem erkannte er (1759), daß die Entwicklung des Körpers und seiner Organe von einer zunächst amorphen Grundsubstanz ausgeht. Man hat sie später Protoplasma genannt.

Damit war der Präformationsgedanke erledigt. Er hatte ein hartnäckiges Leben gehabt. Nach *Erna Lesky* begegnen wir ihm schon bei *Anaxagoras*. Im 17. Jahrhundert hatten ihn *Redi, Malpighi, Swammerdam* u. a. (vgl. Bd. I, S. 292f.) neu aufgenommen. Am Beginn des 18. Jahrhunderts war er von *Vallisneri* (vgl. Bd. I, S. 293) (1721) zur Einschachtelungstheorie ausgebaut worden.

Mit dem Siege von *Wolff* wurde eine Grundfrage der Entwicklungslehre im Sinne der Epigenese glücklich entschieden. Zwar fehlte es schon im 18. Jahrhundert nicht an der Rezeption der Epigenese durch große Denker, aber die ganze Bedeutung *Wolffs* gewinnt doch erst im 19. Jahrhundert die allgemeine Anerkennung. Zunächst glaubt man noch mit *Haller* an die Präformation. Man kann sich das schwer vorstellen, aber es war so. Man glaubte, daß erste Huhn hätte alle künftigen Hähne und Hühner in seinem Ei, Eva alle künftigen Menschen in ihrem Eierstock getragen, in unendlich kleiner Form, aber fix und fertig, mit allen Organen. Die Befruchtung löse lediglich die Evolution aus. Für *Wolff* dagegen bilden sich aus der amorphen Grundsubstanz Bläschen und immer wieder Bläschen. Aus diesen entwickeln sich, wie aus unseren Zellen, die Gewebe und Organe.

Unmittelbarer als *Wolff* wirkte der Göttinger Anthropologe und vergleichende Anatom *Joh. Friedrich Blumenbach* (1752—1840) auf die Zeitgenossen. Auf Grund vergleichender mikroskopischer Untersuchungen und sinnreicher Experimente an niederen pflanzlichen und tierischen Organismen bewies er (1781) aus den Regenerationserscheinungen, die nach Verstümmelungen auftreten, aus den zweckmäßigen Heilungsvorgängen nach Knochenbrüchen und Gelenkzerstörungen, aus der Neubildung von Blutgefäßen und ähnlichen Reparationsprozessen, daß hierbei die gleichen zielstrebigen Kräfte wirksam sind wie bei der Entwicklung des Embryos aus der ursprünglich homogenen Masse im Sinne *Wolffs*. Alles erinnert an die später zu erwähnenden modernen Experimente von *W. Roux*, *H. Driesch*, *H. Spemann* und ihre daran knüpfenden vitalistischen Theorien. *Blumenbach* trennt die lebendigen, zielstrebigen Kräfte streng von den mechanischen. Er faßt sie unter dem Namen „Bildungstrieb" zusammen. Dieser Trieb ist die erste wichtigste Kraft zu aller Zeugung, Ernährung und Reproduktion.

Der Vorstellung von einer Kontinuität und einer Stufenfolge in der gesamten Natur stand *Blumenbach* konsequenterweise ablehnend gegenüber. Anders der schon genannte Lehrer und Freund *Cuviers*, *Carl Friedrich Kielmeyer* (1765—1844) in Stuttgart. Auch er verglich den Menschen in weit ausholender Betrachtung mit den übrigen Naturgeschöpfen. Auch bei ihm sind die Kräfte das treibende Element bei aller morphologischen Gestaltung und Entwicklung. Aber er hält Übergänge von den lebendigen zu den anorganischen Kräften für möglich. Diese Kräfte befolgen in der Reihe der Organisationen der ganzen Natur dieselbe Ordnung wie bei der Entwicklung des Einzelwesens. Das ist eine Vorahnung des biogenetischen Grundgesetzes, dem, ins Morphologische übertragen, *Ernst Haeckel* (1834—1919) später die ausgeprägte Form gegeben hat. *Kielmeyer* entwickelte seine Gedanken auf Grund der Erfahrungen der Biologen und Botaniker, der Betrachtung an niedrigsten pflanzlichen und tierischen Gebilden, an Kalt- und Warmblütern bis zum Säugetier. Außerdem war seine Theorie an der Philosophie orientiert. Vor allem klingt, wie bei einem Vorläufer *Kielmeyers*, dem Engländer *John Tuberville Needham* (1713—1781), die Monadenlehre von *Leibniz* mit ihrer einheitlichen Erfassung der Natur durch.

Kielmeyers Lehre wurde eines der wichtigsten Ausdeutungsobjekte der romantischen Naturphilosophie. Er selbst war in keiner Weise ein romantischer Kopf. Im Gegenteil, er fürchtete sich davor, für einen Schwärmer gehalten zu werden. Sein Gebiet war die ruhige Naturforschung. Sie ist auch das Ausschlaggebende bei den neuen Entdeckungen in der Embryologie und Zeugungslehre, die wir den jüngeren Forschern, wie *Döllinger* und seinen Schülern *Pander* und *von Baer*, verdanken. Gewiß standen diese Männer unter dem Banne der Schellingschen Naturphilosophie. Sie hatte die Ergebnisse der Naturforschung in eine philosophische Biologie umgewandelt, welche die „Idee", die der Entwicklung des ganzen Kosmos unterliegen sollte, spekulativ zu ergründen suchte. Dadurch mag das Interesse dieser Männer am Entwicklungsgedanken wachgehalten und gefördert worden sein, aber Ziel und Arbeitsmethode entsprangen dem nüchternen Bedürfnis nach naturwissenschaftlicher Klarheit der Ergebnisse am Sezier- und Experimentiertisch. Mit diesen Methoden wurde *Ignaz Döllinger* (1770—1841) in Bamberg, Würzburg und München der Begründer einer besonders erfolgreichen Schule von Embryologen, vergleichenden Anatomen und Physiologen. Auf diesem Wege entdeckte sein Schüler *Karl Ernst von Baer* (1792—1876) im Jahre 1827 das Säugetierei. *Christian Pander* (1794—1865) führte auf Anregung *Döllingers* über *Wolff* hinaus die Keimblättertheorie zu ihrer modernen Geltung. Er untersuchte die Entwicklung des Hühnerembryos am bebrüteten Ei und sah, daß der runde, blattförmige Hühnchenkeim, der über dem Eidotter schwimmt, sich bereits nach einer kurzen Erwärmung in zwei Schichten spaltet. Die obere nannte er das seröse, die untere das muköse Keimblatt. Aus diesen zwei Blättern entsteht durch eine Reihe von Umwandlungen das Hühnchen. *von Baer* vertiefte die Lehre, als er schon Professor in Königsberg war, in den 20er Jahren weiter und kam damit den modernen Auffassungen ein gutes Stück näher. Aus dem oberen Blatt, das er animal nannte, sollten die Organe des animalen Lebens hervorgehen, also die Organe der Empfindung und Bewegung sowie die äußerste Hautschicht, aus dem unteren Blatt, dem vegetativen, die Organe der Ernährung, Zirkulation, Sekretion, Reproduktion. Das animale Blatt sollte sich wieder in zwei Blätter spalten, in die Hautschicht für die Epidermis und das Nervensystem und in die Muskelschicht für Muskeln und Knochen. Das vegetative Blatt teilt sich in eine Gefäß- und eine Schleimschicht; die erstere bildet später das Mesenterium. Beide zusammen bilden die Wände des Darmtraktus. Aus diesen Schichten entstehen durch Wachsen und Umkrümmung die „Grundorgane", aus diesen die definitiven Organe.

In ähnlichen Gedanken- und Forschungsgängen beobachtet *Lorenz Oken* (1779 bis 1851) die Entstehung des Darmes aus dem Nabelbläschen und entdeckt den Zwischenkiefer.

Hier ist auch *Goethe* zu nennen; ihn bewahrte seine Ehrfurcht vor dem Unerforschlichen vor den Entgleisungen der romantischen Naturphilosophen. Er hat die Formenwelt der Natur mit heißem Bemühen studiert. Nach eigenen Worten hat er *Wolff* manches zu danken. Unabhängig von *Oken* kam er (vor 1790) zur Entdeckung des Zwischenkiefers und brachte er (1790) in seiner Metamorphosenlehre den fruchtbaren Gedanken eines einheitlichen Bauplanes, nach dem sich die Pflanze und schließlich jeder lebendige Organismus entwickelt. Später begründete er die Wirbeltheorie des Schädels. Nach ihr sollte der Bauplan des Schädels dem Bauplan der Wirbelsäule entsprechen und der Schädel aus 3—6 Wirbeln zusammengesetzt sein. Man kann nicht, wie es geschehen ist, so weit gehen, ihm eine Art Deszendenztheorie im Sinne *Darwins* zuzuschreiben. *Goethe* gliedert sich der „idealistischen Morphologie" seiner Zeit glücklich ein. Sie hatte den Vorzug, weiter von dem abwegigen Präformationsgedanken abzuführen und den Blick auf die empirische und experimentell vergleichende Betrachtung der Formen und Funktionen zu lenken, die im 19. Jahrhundert für die theoretische und praktische Medizin reiche Früchte tragen sollte.

Es muß überhaupt immer wieder daran erinnert werden, daß im Zeitalter der Philosophie die experimentelle Methode nicht nur ruhig weiterging, sondern sogar einen großartigen Aufschwung nahm. *d'Irsay* hat sich bemüht zu zeigen, welch starke Einflüsse schon seit dem 17. Jahrhundert zwischen der Philosophie und der Nervenphysiologie hin- und hergingen. Der Führer und damit der Begründer der modernen Physiologie schlechthin war der Schweizer *Albrecht von Haller* (1708 bis 1777), ein Universalgenie ersten Ranges, das den Bereich der gesamten Natur in den Kreis seiner Betrachtung zog und dazu ein kaum glaubliches geisteswissenschaftliches Können aufweist.

Ein frühreifes Kind, das seine ungewöhnliche Begabung und seinen erstaunlichen Wissensdrang bald verriet, kam der 15jährige als Student nach Tübingen. Hier konnte er wenig lernen und zog daher bald nach Leiden. Dort wurde er mit 17 Jahren der Schüler des bedeutenden Anatomen *Bernh. Siegfried Albinus* (1697—1770), dessen anatomischer Atlas mit seinen prachtvollen, naturgetreuen Abbildungen weltberühmt geworden ist, und *Boerhaaves*. Es waren die für sein medizinisches und ärztliches Denken wichtigsten Lehrjahre. Sie wurden durch Auslandsreisen nach London und Paris, die mit einem längeren Aufenthalt in Basel abschlossen, ergänzt. Eine Reihe von Jahren wirkte der junge Arzt dann in seiner Vaterstadt Bern. Seine Zeit war weniger von der Praxis als von botanischen und anatomischen Studien und literarischen Arbeiten ausgefüllt, bis den 28jährigen ein Ruf als Professor der Anatomie, Chirurgie und Botanik an die neu gegründete Universität Göttingen erreichte. Was er in dieser Stellung seiner Universität und der ganzen wissenschaftlichen Welt gab, ist mit kurzen Worten nicht zu schildern. Ohne ihn wäre Göttingen wohl für die Naturwissenschaften und die Medizin nie das geworden, was es für sie bis heute bedeutet. *Haller* wurde der Mittelpunkt des Göttinger wissenschaftlichen Lebens. Von allen Seiten suchte man seinen Rat; überall war er der große Anreger. Das geht bis zur Schöpfung der anatomischen Anstalt, des botanischen Gartens, der geburtshilflichen Klinik, der Kgl. Gesellschaft der Wissenschaften und der Göttinger gelehrten Anzeigen. Vorzügliche anatomische und physiologische Schriften und Lehrbücher trugen seinen Namen in alle Welt. Auch auf pathologisch-anatomischem Gebiet hat er nach neuen Untersuchungen von *Irmela Voß* und *Georg B. Gruber* durch die sorgfältige Beschreibung zahlreicher Mißbildungen und eine Fülle von gediegenen pathologisch-anatomischen Beobachtungen und Erläuterungen über das Entstehen der anormalen und krankhaften Veränderungen Gutes geleistet. Aber auf der Höhe seines Ansehens zog er sich im Jahre 1753 aus Göttingen zurück. Es war ihm zuviel geworden. An manchem in seinem inneren und äußeren Leben trug er schwer. Den Rest seiner Jahre verbrachte er wieder in der Schweiz, eine Zeitlang in der beamteten Stellung eines Direktors der Bernischen Salinen in Aigle. Seine Arbeiten wurden unermüdlich fortgesetzt. Noch heute sind die damals entstandenen kritischen Bibliographien der Botanik, der Anatomie, der Chirurgie, der praktischen Medizin für den Historiker wertvolle Nachschlagewerke.

Am unmittelbarsten befruchtete *Haller* die Medizin und das ärztliche Denken durch die neuen Wege, die er der Experimentalphysiologie wies. Ihr galten sein besonderes Interesse und seine zahlreichen Versuche. Er ist der Begründer der modernen Experimentalphysiologie. Davon, was er auf Einzelgebieten geleistet hat, in seinen anatomisch-physiologischen Präparaten, in der Erweiterung der Kenntnis von der Atmung, der Physiologie der Stimme und Sprache, des Herzens und der Blutbewegung, der Ernährung und Absonderung, soll nicht gesprochen werden. Das Wichtigste ist der neue Gesichtspunkt, von dem er das Problem des Lebens erfaßte, indem er versuchte, mit Hilfe der experimentellen Methode in das Wesen der Vorgänge einzudringen, die sich in dem letzten nachweisbaren Formelement der lebendigen Substanz, der Faser (vgl. Bd. I, S. 299 und an anderen Stellen), abspielen. Die klassischen Vorlesungen, in denen er Methode und Ergebnisse vor der Kgl. Gesellschaft der Wissenschaft im Jahre 1752 zur Kenntnis brachte, zeigen überall den Geist seines Lehrers *Boerhaave*. Über diesen hinaus erweitert er die Kenntnis des Chemismus der Faser und weist experimentell nach, daß zwei Eigenschaften des Lebens an die Struktur gebunden und von ihr abhängig sind: die Irritabilität, d. h. die Fähigkeit, auf Reize mit Bewegung zu reagieren, ist eine spezifische Eigenschaft der Muskelfaser, die Sensibilität, d. h. die Fähigkeit, Reize zu empfinden und weiterzuleiten, eine solche der Nervenfaser. Das war ein grundlegender Fortschritt gegenüber *Glisson* (vgl. Bd. I, S. 299). Das Leben ist ein viel zu komplizierter Vorgang, als daß es sich aus einer einfach gegebenen Kraft erklären ließe, die sich an einem einheitlichen Grundelement betätigt. Der anatomische Bau entscheidet über die Funktion. Mit Hilfe der Anatomie darf man hoffen, in das Geheimnis des Lebens tiefer einzudringen und seine vielfältigen Äußerungen zu analysieren.

Eine Anregung zu exakter Experimentalforschung von weitester Wirkungsmöglichkeit war gegeben. Sie nach dieser Richtung zu würdigen, war die Zeit noch nicht reif, war im Zeichen der Philosophie der Reiz zu groß, über die gefundenen

Tatsachen zu spekulieren, statt ihre Erkenntnis durch weitere Detailforschung zu vertiefen.

Hallers Ergebnisse wirkten auf die Medizin zunächst mehr als Ausgangspunkt von kühnen Gedankenflügen, die wir in den folgenden Systemen kennenlernen. Das hinderte freilich nicht, daß in seinem Gefolge zahlreiche Einzelfragen der Physiologie sorgfältig und nutzbringend in Angriff genommen wurden.

Besonderes Aufsehen erregte sein Streit mit dem Jenenser Iatrophysiker *Georg Erhard Hamberger* (1697—1755) um den Mechanismus der Atmung. Er zog sich über 15 Jahre hin. *W. Brednow* hat neuerdings darauf hingewiesen, daß hier zwei grundverschiedene Richtungen aufeinanderprallten, die mechanistisch-theoretische und die experimentell-physiologische. Die Auseinandersetzung ist für das Denken der Zeit so charakteristisch, daß wir der Schilderung *Brednows* ausführlicher folgen. *Hamberger* schnitt sich eine Feder zurecht und wollte probieren, ob sie gut schreibt. Dabei zeichnete er absichtslos Linien, die sich zu der in Abb. 3 nach *Brednow* gegebenen Skizze gestalteten. Nun fiel ihm nach eigenen Worten ein, „daß die ohne Absicht zu einem wissenschaftlichen Gedanken gezeichnete Figur eine Vorstellung der Brust sey, wie sie in ihrem natürlichen Zustande bey dem Ein- und Ausatmen geschaffen ist". Die horizontalen Parallelen sind die Rippen im Inspirationszustande, die schräg abwärts verlaufenden im Exspirationszustande. Die obere Schräge entspricht der Faserrichtung der äußeren (a), die untere der inneren (i) Interkostalmuskulatur. Die untere Schräge mißt zwischen den unteren Parallelen eine kürzere Strecke als zwischen den oberen, und das bedeutet, daß die Musculi intercostales interni durch ihre Kontraktion die Rippen abwärts ziehen, also aktiv die Exspirationsstellung bewirken. Umgekehrt liegen die Dinge für die äußere Interkostalmuskulatur. Im Pleuraraum ist nach *Hamberger* Luft enthalten mit dem Zweck, nach Art eines Luftpolsters die Druckwirkung auf die Lungen weiterzuleiten. Reine theoretische Behauptungen ohne Kontrolle durch Beobachtung am Menschen oder Versuch am Tier! Die anerkannte Autorität *Hambergers* als Mathematiker schaffte ihnen zunächst einen nicht geringen Kreis von Anhängern. *Haller* hatte also keinen leichten Stand, als er seinem Jenenser Kollegen widersprach, aber er zeigte die Überlegenheit seiner Methode, indem er in 88 Experimenten am Tier den Kontraktionsablauf der verschiedenen präparierten Schichten der Thoraxmuskulatur beobachtete und mit der Eröffnung der Pleurahöhle unter Wasser nachwies, daß keine Luftblasen aufsteigen. Jetzt mußte sich auch *Hamberger* zu Tierversuchen entschließen. In Jena und Göttingen wurden die Experimente in Gegenwart besonders zusammengestellter Kommissionen wiederholt. Das Ergebnis in Jena war, daß *Hambergers* Lehre die richtige sei. Man wollte den Widerspruch durch die Verschiedenheit der verwendeten Versuchstiere erklären. Etwas Wahres war nach *Brednow* bei jedem der beiden Forscher dazugekommen. Die Kontraktionen der Musculi intercostales interni haben eine exspiratorische Wirkung, und es gibt keine Luft in der Pleurahöhle.

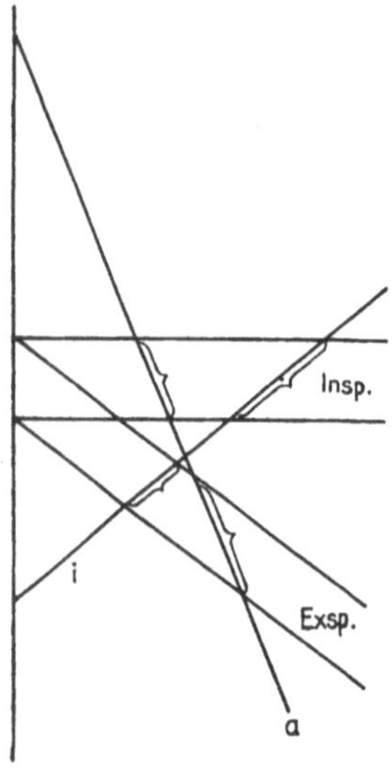

Abb. 3. Schematische Zeichnung *Hambergers* zu seiner Theorie der Atmung (nach *Brednow*).

Dieser Streit trug dazu bei, daß die Freude am Tierversuch zunahm. Der Italiener *Antonio Caldani* (1725—1813) in Padua und Bologna machte Experimente über die Ausfallserscheinungen, die nach Durchschneidung bestimmter Rückenmarksteile auftreten, sein Landsmann, der Naturforscher und Theologe *Lazzaro Spallanzani* (1729—1799), ähnlich *Haller* durch große Vielseitigkeit ausgezeichnet, stellte im Anschluß an *Réaumur* (1782) Versuche über die Verdauung an und beobachtete in Experimenten die Leistung des Magens (vgl. weiter unten S. 128). Neben seinen aufschlußreichen Beiträgen zur Lehre von der Blutbewegung und Atmung stehen die bahnbrechenden Versuche über die künstliche Befruchtung beim Frosch, bei Seidenwürmern und beim Hund. Durch sie lieferte er den unwiderleglichen Beweis, daß zum Zustandekommen einer Befruchtung beides gehört, Sperma und Ei. Damit erhielt die Urzeugung, die seit *Harvey*, *Redi* (vgl. Bd. I, S. 292) u. a. zwar erschüttert, aber keineswegs definitiv überwunden war, einen neuen kräftigen Stoß.

Am Ende des 18. und zu Beginn des 19. Jahrhunderts ist die Experimentalphysiologie eine schon recht weit verbreitete Forschungsmethode, vor allem in Frankreich. *Julien Jean César Legallois* (1770—1814), den *Garrison* einen besonders grausamen und brutalen Experimentator nennt, zeigte (1812), daß die beiderseitige Vagusdurchtrennung eine deletäre Bronchopneumonie zur Folge hat. In dem gleichen Jahr erweckte er in seinen Experimenten über das „Prinzip des Lebens" die schon von *Borelli* (vgl. über sein Wirken Bd. I, S. 289 und an anderen Stellen) vertretene Ansicht zu neuem Leben, daß die Tätigkeit des Herzens vom Nervensystem abhängig ist. Die das Herz bewegende Kraft sitzt nach seiner Behauptung im Rückenmark und wird dem Herzen durch sympathische Nervenäste zugeleitet. In diesem Werk beschränkte er nach der Durchschneidung des Rückenmarks bei Katzen und Kaninchen das Atemzentrum auf eine zirkumskripte Stelle der Medulla oblongata.

Die führenden Experimentalphysiologen sind am Ausklang unseres Zeitabschnittes die Franzosen *François Magendie* (1783—1855) und *Marie Jean Pierre Flourens* (1794—1867). Man kann ohne Übertreibung sagen, daß mit ihnen der Aufstieg der modernen Physiologie beginnt, deren großartige Erfolge wir im 19. Jahrhundert kennenlernen werden.

Eine ähnliche Bedeutung wie der Physiologe *Haller* hatte der Begründer der modernen pathologischen Anatomie, der schon genannte große Italiener *Giovanni Battista Morgagni*. Seine bahnbrechenden Taten tragen seinen Ruhm bald in alle Länder der Welt. Sie bringen auch große methodische Fortschritte. Die pathologische Anatomie führt zu Entdeckung über Entdeckung. Der anatomische Gedanke kommt in der Medizin zu einer dominierenden Stellung. Die Ergebnisse der Sektion in den Dienst der Klinik zu stellen und für die Diagnose, Prognose und Therapie fruchtbar zu machen, war *Morgagnis* oberstes Ziel. An den alten Lebens- und Krankheitstheorien hat er so wenig wie *Haller* geändert. Das Bedürfnis, durch die Autopsie zur Erkenntnis der Todesursache zu gelangen, war seit dem 17. Jahrhundert gewachsen. Die barocke Freude am Küriösen (vgl. Bd. I, S. 293), hatte ernstem wissenschaftlichen Streben Platz gemacht. Zahlreiche Ärzte wollten wissen, woran ihre Patienten gestorben waren, und sezierten in der Privatwohnung oder in der Leichenkammer des Hospitals. Manches fiel auch bei der Sektion zu normal anatomischen Zwecken als Zufallsbefund ab. Dabei wurden in Einzelfragen nicht geringe Gewinne erzielt.

Im Jahre 1758 waren die Institutiones pathologiae medicinalis von *David Hieronymus Gaub* (1705—1780) erschienen. Ein geborener Heidelberger, wurde er ein Schüler *Boerhaaves* und später Professor der Chemie und Medizin in Leiden. Sein weit verbreitetes und in viele Sprachen übersetztes, außerordentlich klares Lehrbuch verbindet die Erfahrung des praktischen Arztes mit der klugen Denkweise des gründlichen theoretischen Forschers und trägt den Charakter einer pathologischen Physiologie. Man erhält aus ihm einen guten Einblick in das pathologische Denken seiner Generation. Neben einer Schädigung der anatomischen Struktur und einer Störung der physiologischen Funktion gehört zum Wesen der Krankheit nach *Gaub* auch der Kampf des kranken Organismus gegen diese Wirkungen. Eine fortschrittliche neue Formulierung der hippokratischen Lehre von der Heilkraft der Natur! Man findet bei *Gaub* auch Andeutungen der Ansicht, daß die Krankheit sich als natürlicher Prozeß vom normalen Leben nicht wesentlich unterscheidet, wie es später von *Virchow* besonders scharf betont wird.

Morgagni, geboren in Forli, nicht weit von Bologna, kann in seiner Universalität und seiner durchgreifenden humanistischen Bildung in manchem mit *Haller* verglichen werden. Er lebte als Italiener in einem Lande, in dem die physikalische, auf die festen Bestandteile des Körpers gerichtete Einstellung der führenden Ärzte der anatomischen Forschung günstig war. Das Erbe *Malpighis* war in den Männern lebendig geblieben, denen der junge *Morgagni* in Bologna, Padua und Venedig nahetrat. Schon mit 24 Jahren veröffentlichte *Morgagni* aufsehenerregende Forschungsergebnisse zur Anatomie und Physiologie des Kehlkopfes und der oberen Luftwege. Nach kurzer Tätigkeit als praktischer Arzt in seiner Vaterstadt kam er mit 29 Jahren als akademischer Lehrer nach Padua, von wo sich bald sein Ruhm in alle Welt verbreitete. Erst in seinem 80. Lebensjahr veröffentlichte er das Werk, das seinen Namen unsterblich machen sollte: De sedibus et causis morborum per anatomen indagatis, „Über Sitz und Ursachen der Krankheit, wie der Anatom sie nachweist". Was er „Ursache" nennt, darf man, ähnlich wie bei den Causae der heiligen *Hildegard von Bingen* (vgl. Bd. I S. 202) nicht mit dem modernen Begriff der Krankheitsursache verwechseln. Es ist vielmehr das Wesen der Krankheit gemeint, der ihr eigene, spezifische pathologische Prozeß als Ursache der Symptome. Zur Kenntnis der Zusammenhänge zwischen beiden gelangt man nach *Morgagni* durch die sorgfältige Aufzeichnung der Symptome im Leben und ihren Vergleich mit dem Leichenbefund.

Die Hippokratiker, *Sydenham* und die nosologischen Systematiker hatten versucht, durch Vergleich der Symptome zum wesentlichen vorzudringen. Der Anatom *Morgagni* tut es, indem er die pathologischen Befunde an den Leichen verschiedener Individuen, die an ein und derselben Krankheit gestorben sind, vergleichend untersucht und das Gemeinsame in den Variationen der Befunde herausholt. Er ist der Generalkritiker der gesamten speziellen Pathologie seiner Zeit, in erster Linie an dem großen Material, das *Bonet* (vgl. Bd. I, S. 294) zusammengetragen hatte. Seine Bedeutung liegt nicht in seiner Originalität, auch nicht in seinen technischen Methoden, in denen wir sowohl Anfänge einer pathologischen Chemie wie des Tierexperiments im Sinne einer pathologischen Physiologie finden. Das war alles schon da. Seine Leistung ist neben der Unzahl von neuen Beobachtungen am Seziertisch, mit denen sein scharfer Blick und seine kritische Objektivität die Kenntnis der Erkrankungen fast aller Organe und Organsysteme bereicherte, darin zu sehen, daß er der Meister und Lehrer der Pathologen in der Analyse des krankhaften Befundes wurde und in allen Ländern, wo man Wissenschaft betrieb, zu ähnlichen Beobachtungen anregte.

Am Ende des 18. und Beginn des 19. Jahrhunderts ist sein Name in aller Munde. In der Folge nimmt die pathologische Anatomie einen großen Aufschwung. 10 Jahre nach Erscheinen seines bahnbrechenden Werkes, im Todesjahre *Morgagnis* (1771), ist die Bezeichnung „pathologische Anatomie" ein feststehender Begriff geworden. Klassische Beschreibungen neuer Befunde zeigen, was das besagt. Man braucht nur daran zu denken, was, als einer unter vielen, der bedeutende Engländer *Matthew Baillie* (1761—1823) als Kliniker und pathologischer Anatom über die Leberzirrhose, die Hepatisation der entzündeten Lunge, die Endokarditis und die Magendarmgeschwüre an neuen Erkenntnissen bringt, und daran, daß *John Hunter* (1728—1793), wie seine posthum (1794) erschienene Monographie zeigt, den Prozeß der Entzündung anatomisch so sorgfältig beobachtete und physiologisch so richtig erfaßte, daß die moderne Pathologie das Wesentliche an seiner Auffassung dieses für das ganze ärztliche Denken so wichtigen Vorganges nur bestätigen kann.

Die nosologische Systematik wandelt sich unter dem Eindruck der pathologischen Anatomie. Für den Tübinger Kliniker *Wilhelm Ploucquet* (1744—1814) wird 1791 die Spezies der Krankheit durch ihren anatomischen Sitz und durch das schädliche Agens, welches sie hervorruft, bestimmt. Für *Pinel* (vgl. weiter unten) kann sich eine zuverlässige Ordnung der Krankheiten nur auf eine Beschreibung der Struktur und der organischen Funktion der Teile stützen, wie sie der Methode der Naturwissenschaften entspricht, auf „notions exactes d'anatomie et de physiologie".

Was steckte hinter all den komplizierten Vorgängen und Strukturen, die man im biologischen und pathologischen Geschehen beobachtet hatte? Mehr und mehr wurde es den Naturforschern und Ärzten des fortschreitenden 18. Jahrhunderts klar, daß die mechanistischen Gesetze der Physik und Chemie zu ihrer Erklärung nicht ausreichen. Gerade weil man in der Welt des Anorganischen so viel Neues kennengelernt hatte und weil man so viel tiefer in ihre exakte Gesetzmäßigkeit eingedrungen war, sah man ein, daß man mit ihrer Übertragung auf das Lebendige nicht auskommen konnte, weil sich in ihm ein Vorgang niemals genau wiederholt, weil seine unzähligen Variationen von der Individualität des Organismus abhängen und weil in seiner Entwicklung ein sinnvoller Plan steckt. Schon *Glisson* hatte der Faser eine Art Lebenskraft (Robur vitale) zugeschrieben. *Stahl* hatte mit einer Energie wie kein anderer, die sinnvolle Ganzheit des Organismus, das Dynamische und die Eigengesetzlichkeit des Lebens betont und *Boerhaave* bei aller atomistischen Physik erkannt, daß die Versuche, mit ihrer Hilfe die Natur in ihrem letzten Wesen zu erfassen, scheitern mußten. Nach ihm kann ein Gesetz sich an tausend Körpern bewähren und doch beim nächsten versagen. Die an starren, wassergefüllten Röhren gültigen Gesetze kann man nicht auf die Blutgefäße anwenden; denn diese sind elastisch, biegsam und mit einer kompressiblen und viskösen Flüssigkeit gefüllt. Nun kam *Haller* und zeigte, daß die Äußerungen einer lebendigen Substanz von ihrer besonderen Organisation abhängen, wie sie eben nur dieser lebendigen Substanz eigen ist. Das Sinnvolle, welches im Gegensatz zu den mechanischen Vorgängen in diesen Lebensäußerungen und im Bau der Organismen steckt, warf ein Problem auf, das man nicht mit Hilfe der Naturwissenschaft, sondern nur mit Hilfe der Philosophie lösen zu können glaubte. So bemächtigte die Spekulation sich des Kraftbegriffs, des immateriellen Prinzips, welches die lebendigen Formen und die sich an ihnen abspielenden Vorgänge sinnvoll schuf, beherrschte und lenkte und dadurch sowohl der physischen wie der metaphysischen Betrachtung zugänglich war.

Im Zeitalter der Philosophie wird die „Lebenskraft" zum Schlagwort. Alle führenden Forscher und Ärzte, die wir nannten und denen wir noch begegnen, *Gaub*, *Blumenbach*, *Kielmeyer*, *Cuvier*, *Buffon*, *Bichat*, *Meckel*, und wie sie alle heißen, waren Vitalisten. Der „Vitalismus" beherrscht das Denken der Ärzte bis in das beginnende zweite Drittel des 19. Jahrhunderts hinein mit dem Vorzug einer an sich fruchtbaren Leitidee und allen Nachteilen der billigen Erklärung der Phänomene aus einem Prinzip, von dem man nichts weiter wußte, als daß es eben da war, und das man je nach Bedarf bald so, bald so interpretierte, ähnlich, wie sich in der Antike *Galen* mit den zweckmäßig wirkenden Kräften aus der Verlegenheit geholfen hatte.

Die bahnbrechenden Entdeckungen *Hallers* setzten sich nicht ohne Widerspruch durch. *Robert Whytt* (1714—1766) in Edinburgh, der selbst die Neurologie durch glückliche Tierexperimente bereicherte, kam zu der Überzeugung, daß die Phänomene, die man im Gefolge *Hallers* auf die Irritabilität und Sensibilität bezog, sich durch die im Körper allgegenwärtige Seele erklärten; denn enthauptete Frösche hüpfen noch „planmäßig" herum. Er war eben ein Anhänger von *Stahl*.

Unter dem Einfluß von *Stahl* wurde Montpellier die eigentliche Geburtsstätte des Vitalismus. Hier war der, wie wir (Bd. I, S. 300) sahen, *Stahl* eng verwandte Geist des Hippokratismus lebendig geblieben. Hier wurde *Stahls* Lehre, wie

Gottlieb neuerdings zeigte, am frühesten zur Diskussion gestellt. Hier bemühte sich der hervorragende Kliniker und Experimentalphysiologe *Théophile Bordeu* (1722 bis 1776), sie, von allem Metaphysischen entkleidet, in die rein naturwissenschaftliche Betrachtung hineinzuziehen und wenigstens in etwa von dem Eingreifen der Seele im Sinne *Stahls* loszukommen.

Ebenso wie dem Muskel- und Nervensystem kommt nach *Bordeu* den Drüsen eine spezifische vitale Tätigkeit zu; denn ihre Absonderung ist, wie der Versuch zeigt, weder ein rein physikalischer, noch ein rein chemischer Prozeß. Schließlich schreibt *Bordeu* jedem Organ ein eigenes Leben, eine „vita propria", zu, dessen letzte Ursache die „Natur" ist.

Ein etwas jüngerer Zeitgenosse *Bordeus* in Montpellier, eine eigenartige, durch Vielseitigkeit des Wissens und einen ungewöhnlich wechselvollen Lebensgang charakterisierte Persönlichkeit, *Joseph Barthez* (1734—1806), rückt weiter von *Stahl* ab und zeigt deutlich den Einfluß *Hallers*. Er trennt die denkende Seele ausdrücklich vom natürlichen Lebensprinzip, wenn er auch die innigen funktionellen Beziehungen zwischen beiden keineswegs verkennt. Die mit der Bewegung verknüpfte Irritabilität ist ebenso ein Hauptfunktionselement des Lebendigen wie die Sensibilität, welche das funktionelle Gleichgewicht zwischen den Fasern erhält. Dazu kommt als drittes Charakteristikum des Lebens die „force de situation fixe des molécules". Sie garantiert dem Organismus die Fähigkeit, den vorhandenen Zustand zu bewahren und Veränderungen auszugleichen. Der Träger der Lebenskraft bleibt für alle Vitalisten die Faser als Grundelement des Gewebe- und Organaufbaus.

Anknüpfend an *Bordeu* und *Barthez*, an *Haller* und *Morgagni*, nicht zum wenigsten an die analytische und am Krankenbett beobachtende Methode seines Lehrers *Philippe Pinel*, der die Forderung aufstellte, die Medizin müsse eine angewandte Naturwissenschaft werden, wurde der geniale Franzose *François Xavier Bichat* (1771—1802), der viel zu früh einer Phthise erlag, der Begründer der modernen Gewebelehre, einer Lehre von durchaus vitalistischer Färbung. Es ist bezeichnend für die Zeit, daß er das Mikroskop als quantité négligeable ansah. Das Gewebe ist der Träger des Lebens, jede seiner Formen hat einen bestimmten Grad von Vitalität. *Bichat* unterscheidet 21 verschiedene Sorten von Geweben. Die Art der Zusammensetzung des Organs aus den verschiedenen Gewebsformen entscheidet über seinen Bau und seine Funktion und — das ist für die Entwicklung der Pathologie sehr wichtig — auch über die Organerkrankung und ihre Symptome. Die Gewebe stellen den eigentlichen Krankheitssitz dar. *Bichat* schritt auf dem Wege weiter, den *Haller* betreten hatte. Auch er brachte die Funktion in engste Abhängigkeit von der morphologischen Struktur. Es ist nicht ohne Reiz, daß er angesichts der großen Fortschritte der Chemie die Gewebe mit den chemischen Elementen verglich. Wie das einzelne chemische Element, so hat jedes Gewebe eine konstante Reaktionsform.

Die imponierende Stellung der Chemie und ihrer exakten Schwesterwissenschaft, der Physik, drängte die Mediziner dazu, sich ebenfalls ihrer Methoden zu bedienen und in ihren Kategorien zu denken. Der große Physiologe, experimentelle Pathologe und Pharmakologe *François Magendie* ist der beste Beweis dafür. Für ihn war die Medizin keine Disziplin der Spekulation, sondern des Handelns, die Pathologie eine Physiologie des kranken Menschen; alles mußte sich mit chemischen und physikalischen Ausdrücken erklären lassen. Es war ihm nur darum zu tun, Tatsachen sicher zu stellen und neue aufzufinden. Um größere Zusammenhänge kümmerte er sich nicht (*Garrison*). Mit seinem „Journal de Physiologie expérimentale", der ersten Sonderschrift für dieses Gebiet, die 1821—1831 erschien, stand er im stärksten Gegensatz zu jeder Art von Spekulation, wie sie vor allem im romantischen Deutschland vertreten war. Er muß als Fackelträger der Experimentalphysiologie und -pathologie des 19. Jahrhunderts angesehen werden. Seine Tierversuche über das Erbrechen, die Rückenmarkflüssigkeit, die Reflexe, die Herzfunktion, den Blutdruck, die Resorption von Flüssigkeiten durch die Gefäßwände, die Verdauung und tierische Wärme führten zu vielen dauernd anerkannten Ergebnissen. Er veranlaßte (1822) *M. H. B. Gaspard* (1788—1871), Versuchstieren eitrige Massen in die Venen zu spritzen, und hoffte damit, dem Wesen des Typhus näher zu kommen. Dieses Ziel erreichte er natürlich nicht, aber das rätselhafte Wesen der septischen Infektion wurde dem Verständnis näher gebracht. Seine Experimente trugen dazu bei, daß man neben der Faser dem Blut wieder mehr Aufmerksamkeit zuwendete. Er war neben all seiner Wissenschaft ein viel beschäftigter Arzt. Seine Physiologie stand in engster Beziehung zur Praxis, wie das experimentelle und theoretische Streben fast aller Forscher, die wir kennenlernten. Daraus erklärt sich, daß er die Pharmaka auch als Mittel zur Analyse der Lebenserscheinungen benutzte und nicht nur auf ihren praktischen Heilwert untersuchte (*W. Heubner*). Während *Hahnemann* (siehe weiter unten) und andere vom pharmakologischen Tierversuch nichts erwarteten, stellte *Magendie* den Satz auf, daß er keinen Augenblick zögern würde, Substanzen, die er am Tier unschädlich gefunden hätte, an sich selbst zu versuchen.

Es konnte dem Forscher auf die Dauer nicht entgehen, daß die Vorstellung von der Lebenskraft in der vorliegenden Form nur eine Verlegenheitslösung, eine Hoffnung auf die Zukunft war. In seiner für alle Zeiten klassischen Schrift „Von der Lebenskraft" aus dem Jahre 1796 setzt der hervorragende Physiologe und Arzt *Joh. Christ. Reil* (1759—1813), der Freund *Goethes*, der in den Freiheitskriegen das berufliche Opfer eines Kriegstyphus wurde, der zu weit schweifenden Phantasie der meisten Vitalisten die Erkenntnis entgegen, daß Kraft nur der subjektive Ausdruck für das Verhältnis der Erscheinungen zu den Eigenschaften der Materie ist, von ihr unzertrennlich und von ihrer Zusammensetzung abhängig. Wir wissen darüber nichts Näheres, so lange uns die Chemie nicht genauer mit den Grundstoffen und ihren Eigenschaften bekanntgemacht hat. Bis dahin können wir die Lebenskraft nur durch die Darstellung ihrer wichtigsten Eigenschaften bestimmen. Das war ein eindringlicher Mahnruf gegenüber denen, die glaubten, mit dem Begriff auch den Schlüssel zum Geheimnis in der Hand zu haben.

Unter ihnen war *William Cullen* (1712—1790), der als sehr angesehener Kliniker und durch Menschenliebe ausgezeichneter, tüchtiger Arzt in Glasgow und Edinburgh wirkte, aus seiner ärztlichen Erfahrung heraus und in Anknüpfung an *Friedrich Hoffmann* zu der Überzeugung gekommen, daß das Grundprinzip des Lebens und der Krankheit in einer Kraft zu suchen sei, deren Substrat das Nervensystem bildet. Die Irritabilität ist eine Folge der Sensibilität. Da alle Lebensäußerungen schließlich auf Sensibilität und Irritabilität herauslaufen, hängen sie in letzter Linie alle vom Nervensystem ab. So wurde *Cullen* der Vater der „Nervenpathologie". Die Nervenkraft ist die Ursache des normalen Tonus der festen Teile. Spasmus und Atonie entstehen, wenn die Nervenkraft durch Reize gesteigert oder vermindert ist. Die Theorie fand nicht nur in England, sondern auch in Deutschland weite Verbreitung. Hier war die früher erwähnte nahe Beziehung der Universität Göttingen die Brücke zur englischen Wissenschaft.

Weniger in England als auf dem Kontinent konkurrierte bald mit dieser Theorie das System des Schotten *John Brown* (1735—1788). Im Gegensatz zu seinem Lehrer *Cullen*, der ihn in jeder Beziehung gefördert hatte, mit dem er aber später zerfiel, war er eine wenig sympathische Persönlichkeit. Er sagte: Das Leben ist kein spontaner, von selbst erfolgender, sondern ein durch Reize erzwungener und erhaltener Zustand. Die Reize sind entweder äußere (Wärme, Luft, Nahrung) oder innere (Muskel-

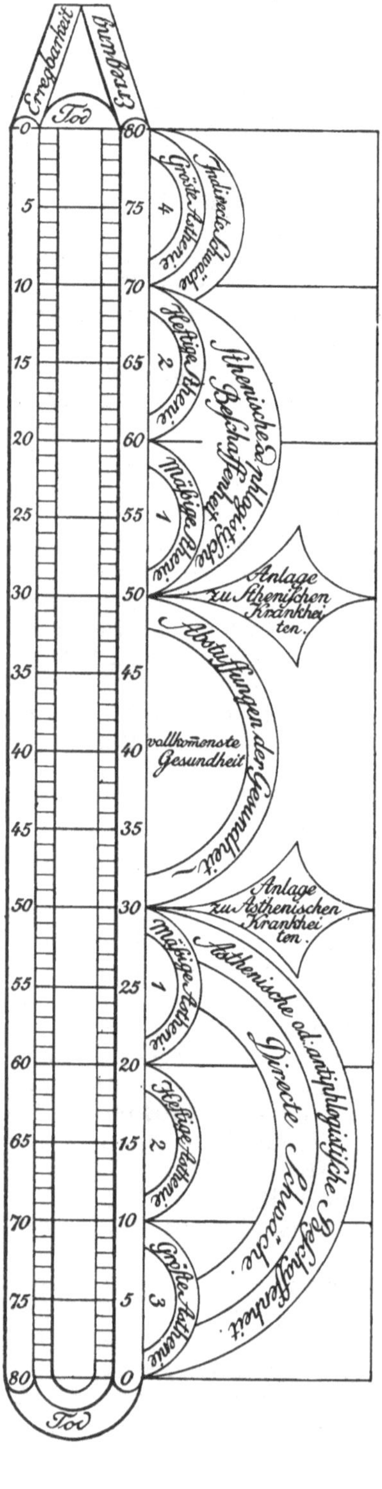

Abb. 4. Krankheitsskala nach *John Browns* System der Heilkunde von *Samuel Lynch* nach der deutschen Übersetzung von *C. H. Pfaff* (1804). Sie zeigt die Übergänge von der Anlage in die Krankheit selbst und von der Sthenie in die indirekte Asthenie.

bewegung, Gemütsaffekte u. ä.). Er drehte die Sache sozusagen um. Was für uns zum großen Teil Lebensäußerungen und Lebensbedürfnisse sind, sind für ihn Lebensursachen. Das Leben beruht auf der Fähigkeit des Organismus, auf diese Reize zu reagieren, auf der Erregbarkeit. Ihr Sitz ist im Menschen das Nervenmark und die Muskelsubstanz, die *Brown* als „Nervensystem“ zusammenfaßte. Der mittlere Grad der Erregbarkeit bedeutet Gesundheit, Abweichung davon Krankheit. Alle Leiden beruhen auf einem Mißverhältnis zwischen Reizstärke und Erregbarkeit im Sinne einer dadurch ausgelösten zu starken oder zu schwachen Erregung, einer Sthenie oder Asthenie.

Aus der Gleichartigkeit der erregenden Ursache für die normalen und anormalen Funktionen des tierischen Organismus zieht *Brown* den wichtigen Schluß, daß Gesundheit und Krankheit sich grundsätzlich nicht unterscheiden. Indem er die Reize nur quantitativ unterschied, den Menschen, wie das Tier und die Pflanze, in ständiger Abhängigkeit von den Reizen der Umwelt sein und ständig auf diese Reize in normaler oder krankhafter Form reagieren ließ, indem er endlich zu dem Schluß kam, daß die tierischen Organismen durch die inneren und äußeren Reize fortwährend sozusagen künstlich aufgepeitscht sind und in jedem Augenblick zur Auflösung neigen, hat er nicht nur (ähnlich wie *Paracelsus*) die kosmische Gebundenheit des Menschen, die ständige Gefahr, der er seitens der Umwelt ausgesetzt ist, und die Notwendigkeit der Anpassung betont, sondern auch eine Einordnung der Krankheit in das Weltgeschehen vorbereiten helfen, die in das 19. Jahrhundert nachgewirkt hat (vgl. weiter unten S. 151). Daneben hat *Brown* die Lehre von der Krankheitsanlage gefördert. „Die Krankheitsanlage gehört mit der Gesundheit und Krankheit zu den drei Zuständen, die das Leben des Tieres ausmachen.“ Ihre Grenzen sind fließend.

Von Spekulation wollte *Brown* nichts wissen. Ihm gelten nur Erfahrung und Tatsachen. Die

„schlüpferige Untersuchung über die allgemeinen, unbegreiflichen Ursachen, jene giftige Schlange der Philosophie“, soll man vermeiden.

Es erscheint wie eine Ironie der Geschichte, daß sein System mit der Einfachheit seiner Formulierung gerade den philosophischen Köpfen der deutschen Romantik am meisten imponierte. Mit dem diffusen Reizbegriff ließ sich schön spekulieren. Das haben denn auch *Schelling*, der ihm nahestehende Naturphilosoph und einflußreiche Kliniker in Bamberg, Landshut und München *Andreas Roeschlaub* (1768 bis 1835) und der Dichter (!) *Novalis*, der 1801 im Alter von noch nicht 29 Jahren starb, gründlich getan, nicht ohne zahlreiche Anhänger zu gewinnen, aber ohne die wissenschaftliche Medizin auch nur im leisesten zu fördern. Von *Novalis* ging die „parasitäre“ Krankheitstheorie der sog. naturhistorischen Schule aus. Sie griff auf alte paracelsische Gedankengänge (vgl. Bd. I, S. 259) zurück. Doch war *Paracelsus* viel zurückhaltender gewesen. Gewiß hatte er den pathologischen Prozeß mit dem menschlichen Organismus verglichen, mit dem Mann, einen Prozeß, der so, wie der Mann nach dem Weibe, nach der Arznei verlangt. Damit hatte er sich begnügt. Seine Grundidee war die darauf gestützte Hoffnung, eine spezifisch wirkende Arznei zu finden. Für *Novalis* ist der Mensch ein Parasit in dem lebendigen Organismus, den die Welt im ganzen darstellt, und die Krankheit wieder ein Parasit im Menschen.

Das Verhältnis dieses Parasiten zum Wirt beim Menschen „naturgeschichtlich“ zu studieren, darin sahen die Anhänger der naturhistorischen Schule ihre Aufgabe. Sie taten es mit oberflächlichen Vergleichen mit dem „Zauberstab der Analogie“, wie es *Novalis* genannt hat. Die Krankheitsentstehung ist eine geschlechtliche Zeugung. Die Ursache vertritt das Sperma, die Disposition die empfangende Mutter. Nach *Ferdinand Jahn* (1804—1859), der in Meiningen als angesehener Hof- und Chefarzt des Krankenhauses lebte, sind die pathologischen Vorgänge, die sich an der Eintrittspforte des Contagiums vollziehen, durchaus den Vorgängen analog, die man nach der Befruchtung an den weiblichen Genitalien beobachtet, Hyperämie, Auflockerung, Absonderung von plastischen Stoffen und Schleim. Er hat nur Verachtung dafür, wenn die sog. physiologischen Mediziner (siehe weiter unten) von spezifischen oder einfachen Entzündungen sprechen. Solche Irrgänge konnte dieser Romantiker (1828) aus dem richtigen Satz ableiten, den wir bei *Gaub* angedeutet fanden, den *Magendie* vertrat, der nach *K. Friedr. Heusinger* (1792—1883) als erwiesen galt und von *Virchow* später zum führenden Prinzip erhoben werden sollte.

K. W. Stark (1787—1845) in Jena läßt den Krankheitsparasiten seinerseits wieder erkranken. Wenn ein Tuberkuloseherd durch Zufall von einem Geschwür heimgesucht wird, erkrankt die Tuberkulose an einem Geschwür. Bei der Heilung stirbt die Krankheit. Die Narbe ist ihr Leichnam.

Novalis hat die Krankheit auch mit der Sünde verglichen. Hier knüpften Mediziner an wie der Bonner Professor der Philosophie und Physiologie *K. J. H. Windischmann* (1775—1839), nach dem die Krankheit ihren innersten Sitz in der durch Lust und Begierde entzündeten und wild gewordenen Seele hat und von hier aus die Natur verdirbt, und der Münchener Professor und Medizinalreferent im bayerischen Ministerium *Joh. Nep. von Ringseis* (1785—1880), nach dem sich der Mensch infolge des paradiesischen Sündenfalles durch die ungeordnete Liebe zu den untergeordneten Dingen krankhafte Afterbildnisse „einzeugt“. Es ist für den Glauben *Ringseis*' an das Versehen der Schwangeren wie für seine religiöse Überzeugung charakteristisch, daß er meint: Unser gegenwärtiger Körper (mit seiner Krankheitsdisposition) ist das Kind des Versehens am Bilde der Schlange. Solchen Auffassungen tritt 1851 *James Duncan* entgegen, weil sie der Gerechtigkeit und Güte Gottes absolut widersprechen.

Man sieht, zu welcher Verirrung es führen kann, wenn die Idee und wenn ethische

Wertungen in die Pathologie hineingetragen werden. Ein so hervorragender Naturforscher und tüchtiger Arzt wie *Dietrich Georg Kieser* (1779—1862) in Jena, der Präsident der deutschen Naturforscherversammlung im Jahre 1836, bezeichnet im Gedanken an die Polarisation der Physiker das Leben als eine Oszillation zwischen zwei entgegengesetzten Polen, dem positiven und dem negativen, und die Krankheit als einen Prozeß, bei dem das negative Prinzip egoistisch auftritt und versucht, die Oszillation ganz an sich zu reißen und um sich als Mittelpunkt zu konzentrieren. So kommt die periphere Entzündung mit ihrer lokalen Hyperämie durch einen Egoismus der Natur als Gegensatz zum Herzpol zustande. Da kann man nur sagen, daß das zwar Worte waren, die den begeisterten Naturphilosophen in den Ohren klangen, daß *Kieser* aber besser die Untersuchungen *John Hunters* über den Entzündungsvorgang fortgesetzt hätte.

Die romantischen Ärzte, speziell die Anhänger der naturhistorischen Schule, hatten — schon wegen ihrer nach altem Muster spekulativ analogisierenden Methode — ein besonderes Interesse an der Erfassung des gesunden und kranken Menschen im kosmischen Geschehen. Man hat ihnen manche Verdienste in dieser Richtung zugesprochen. In der naturhistorischen Richtung erörtert man die Frage der Abhängigkeit der Krankheit, insbesondere der Epidemien von Ort und Zeit, völkischer Eigenart und Nationalität. Aber das wird alles schon in seiner Bedeutung erkannt, ehe die Romantik aufkommt.

Vieles findet sich bereits in den Topographien, deren Geschichte und Bedeutung *Alfons Fischer* ausführliche Studien gewidmet hat und die (vgl. Bd. I, S. 328) schon von *Leibniz* gefordert worden waren. Der badische Landphysikus *G. V. Jägerschmid* schrieb die erste dieser hygienischen Ortsbeschreibungen in deutscher Sprache im Jahre 1760. Später gehörten solche Aufzeichnungen zu den regelmäßigen Berichten der beamteten Ärzte an die vorgesetzte Gesundheitsbehörde. Ihr unsterbliches Muster war die Bd. I, S. 78 erwähnte hippokratische Schrift: „Über Luft, Wasser und Örtlichkeit“, aber sie wuchsen bald über das Vorbild hinaus. Sie befassen sich mit der Konstitution der Einwohner bestimmter Gegenden, mit ihrer Lebensweise, mit den endemischen Erkrankungen, dem Kommen und Gehen der Seuchen und machen von der Statistik Gebrauch. Sie geben Auskunft über das Heilpersonal, sein Können und sein ethisches Verhalten vom Arzt bis zum Chirurgen und zu den vielen Heilkundigen zweiten und dritten Ranges, über die Apotheker und die Apotheken und über die Hebammen.

Vor allem muß man hier eines Mannes gedenken, in dem man den Vorläufer der Geomedizin und vergleichenden Volkspathologie sehen kann, *Leonhard Ludwig Finke* (1747—1837). Er war ein tüchtiger beamteter Physikus und eine Zeitlang Professor an der Akademie in Lingen an der Ems. Seine dreibändige „Medizinisch-praktische Geographie“ erschien in den Jahren 1792—1795. Sein Programm wollte mehr als die landesüblichen Topographien: Eine den praktischen Interessen der Heilkunde dienende medizinische Geographie muß die Völker der ganzen Erde zu erfassen suchen: alles, was die gesunde und ungesunde Beschaffenheit eines jeden Landes verursacht, Klima und Regierungsverfasseung, Religion und Sitte, Gewohnheit, Ernährung und Erziehung, die von der einheimischen Volkserfahrung ausgehende Krankheitsbehandlung und -bekämpfung mit ihren Erfolgen und Mißerfolgen, ergänzt durch eine „medizinische Geschichte des Menschen“ mit dem Ziel, zu sehen, wie sich der Mensch bei seiner verschiedenen Geburt, Erziehung, Lebensart, Ernährung im verschiedenen Klima usw. verhält.

Man könnte es eine vergleichende Anthropologie nennen; denn es kommt *Finke* darauf an, auf diese Weise zur Kenntnis der Faktoren zu gelangen, die die Eigenart des Menschen aus seiner Natur und Kultur bestimmen, die ihn anpassungsfähig an seine Umgebung oder widerstandsunfähig machen und unter Umständen die stärksten Naturen zerrütten und ganze Völker ausrotten können.

V. Die Praxis

Es war für die Medizin der Aufklärung ein Glück, daß es in der Praxis anders aussah als in der Theorie. Der Praktiker erkannte, daß mit der philosophischen Spekulation am Krankenbett nicht viel anzufangen war. Es konnte gleichgültig sein, ob man die Wirkung eines Arzneimittels nach der umgewandelten alten Humorallehre erklärte, nach der das Medikament die Krankheitsmaterie kochen, die Säfte chemisch verändern oder aus der Eindickung verflüssigen sollte, oder aus seiner Fähigkeit, die Faser zu entspannen oder zu tonisieren, oder aus seiner Eigenschaft als Reiz oder — nach der Entdeckung des Sauerstoffs — aus seinen oxydierenden und desoxydierenden Eigenschaften oder aus seiner Einwirkung auf die Lebenskraft, auf den imaginären Parasiten usw. Die Hauptsache blieb, daß es half. Nach wie vor ist derjenige der beste Arzt, der am Krankenbett am besten beobachtet und seine Mittel aus der größten Erfahrung und Kunst heraus individualisierend zu verordnen weiß. An solchen großen Arztpersönlichkeiten hat es nicht gefehlt. Manche von ihnen waren sich darüber klar, daß die theoretische Fundierung ein Ideal darstellte, aber den Praktiker, wenn es darauf ankam, oft im Stich ließ, daß selbst die erweiterten chemischen Kenntnisse über die Natur der Arzneimittel nicht ausreichten, um ihre therapeutische Verwendbarkeit zu sichern, von der Philosophie zu schweigen. Als *Werlhof* (vgl. Bd. I, S. 309), der hervorragende hannöversche Praktiker, bei der Gründung der medizinischen Fakultät Göttingen zu Rate gezogen wurde, lehnte er die Schule *Stahls* ab, weil sie ihm zu theoretisch war, und meinte, es gäbe nichts so Unsinniges, daß es nicht von irgendeinem Philosophen verteidigt würde (*Brednow*). Der nüchterne, der Tatsachenforschung zugeneigte Geist von Göttingen herrschte nicht überall. Jena sollte sich zu einer Hochburg der Naturphilosophie entwickeln. Die allgemeine Unsicherheit half mit, daß die Erfahrung des Volkes und der Heilkundigen, die nicht auf den Hochschulen ausgebildet waren, auch im Zeitalter der Aufklärung bei den Ärzten nach wie vor Beachtung fand. Die Rousseausche Lehre von der Rückkehr zum Natürlichen und Primitiven trug ebenso dazu bei wie die durch *Linné* geförderte Freude an botanischen Studien. So war es z. B. bei dem bedeutenden englischen Praktiker *William Withering* (1741 bis 1799). Er lernte 1776 von einer alten Frau aus dem Volke, daß man den roten Fingerhut mit Vorteil bei Wassersucht anwendet. Das führte ihn zur Erkenntnis der spezifischen Wirkung der Digitalis auf das kranke Herz, die er 1785 bekannt gab. Ein „kritischer Empirismus" brachte die Ärzte weiter. Aus dieser Einstellung heraus suchte *Selle* (1773) sogar die Basis für die nosologische Unterscheidung der Krankheiten im therapeutischen Erfolg und deutet damit etwas von den späteren Lehren *Rademachers* an (vgl. S. 153). Ähnlich wollte (1792) der dänische Veterinär, Botaniker und Anatom *Erik Viborg* (1759—1822) die Frage beantworten, wieweit aus der ungleichen oder gleichen Wirkung der Gifte auf die Verschiedenheit oder Verwandtschaft der Arten im Tierreich zu schließen ist.

Es war für diese Entwicklung von größter Bedeutung, daß so hippokratisch denkende Ärzte und kritische Empiriker wie *Stahl* und *Boerhaave* in die Weite wirkten. Vor allem letzterer wurde der Lehrer Europas, ja der ganzen Welt. Im deutschen Norden waren die Universitäten von Halle und Göttingen, in Berlin die Charité und die Akademie unter *Friedrich dem Großen* die Hauptpflanzstätten *Boerhaave*schen Geistes, im Süden Wien in einer der glänzendsten Epochen der Kultur dieser Stadt und ihrer namentlich nach Italien, den Balkanländern und Rußland ausstrahlenden Medizin, in England Edinburgh, wo zeitweise fast der ganze Lehrkörper aus Schülern *Boerhaaves* bestand, in Amerika Philadelphia, dessen junge medizinische Fakultät mit dem Vorbild Edinburghs *Boerhaave*schen Geist übernahm. Abgesehen von den Hochschulen, finden wir in allen Ländern praktische Ärzte, die von *Boerhaave* begeistert sind, mögen sie ihn als Studenten in seinem internationalen Auditorium in Leiden selbst gehört haben oder ihn nur aus seinen Schriften kennen.

1. Die innere Medizin

Die Klinik auf dem Fundament der pathologischen Anatomie aufzubauen, die aus dem Leichenbefund erworbenen Kenntnisse für die Diagnose, Prognose und Therapie fruchtbar zu machen, war, wie wir hörten, das Ziel der Lebensarbeit *Morgagnis.* Als Ideal hatte die pathologisch-anatomische Forschung manchem älteren Forscher vorgeschwebt. *Francesco Redi* (vgl. Bd. I, S. 292) hatte die Ärzte, die sich auf die pathologische Anatomie stützen, als „optimi consultatores mortui" bezeichnet (*Buttersack*). Aber niemand hatte das vor *Morgagni* so eindringlich bewiesen. So zeigt er z. B. an einer Reihe von Hirnsektionen, wie vielseitig die Ursache des „Irreredens" sein kann. Er schildert die vielseitigen pathologischen Veränderungen, die der Epilepsie zugrundeliegen können, um zu formulieren, was man daraus für die Therapie zu erwarten bzw. nicht zu erwarten hat. Viele Kliniker eiferten ihm, wie wir hörten, nach. Aber das Hauptverdienst der inneren Medizin liegt um diese Zeit nicht in der Klärung der pathologischen Zusammenhänge. Dazu waren die naturwissenschaftlichen Methoden und Erkenntnisse noch nicht weit genug vorgedrungen. Wer hier am Ziel zu sein glaubte, mußte scheitern.

Das zeigt besonders deutlich das Schicksal der Lehre vom tierischen Magnetismus. Ihr Begründer, *Franz Anton Mesmer* (1734—1815), glaubte an ein (dem Pneuma der Alten analoges) magnetisches Fluidum, dessen Äußerungen denen des Erdmagnetismus entsprechen sollten. Es ist unendlich fein, durchdringt den ganzen Kosmos, im Menschen das Nervensystem und unterliegt mechanisch-physikalischen Gesetzen. Es wird — so setzt er 1779 auseinander —, wie das Licht durch Spiegel verstärkt und zurückgeworfen, auch durch den Schall mitgeteilt, fortgepflanzt und verstärkt. Es besitzt Polarität. Aus seinem Studium wird man neue Aufklärungen über die Natur des Feuers und Lichtes, über die Theorie der Anziehung, der Ebbe und Flut, des Erdmagnetismus, des Eisenmagneten und der Elektrizität bekommen. Ist *Mesmer* auf dem Wege zur einheitlichen Erfassung der Naturkräfte im Sinne des dynamisch-physikalischen Weltbildes der Gegenwart? Wir glauben es nicht. Er will die Gesetze der Physik in das Lebendige übertragen, eine vitalistische Physik schaffen und mit ihrer Hilfe therapeutische Erfolge erzielen. Ihr Ziel war, die magischen Behandlungsmethoden der Überlieferung aus den Erscheinungen des Erdmagnetismus rationalistisch zu erklären, ihre Voraussetzung der Glaube an das Versagen der Lebenskraft als Ursache der Krankheit und an die starke Beteiligung des Seelischen bei ihrem Zustandekommen und ihrer Heilung. Wie hätte sonst der Magnetismus wirken können? Von späteren Anhängern *Mesmers* wird der tierische Magnetismus mit der Lebenskraft geradezu identifiziert. Nach einer Zeit großer Suggestiverfolge und großen Ansehens, die wir noch kennenlernen, verlor der Mesmerismus in der wissenschaftlichen Medizin den Kredit.

Wie *Mesmer* scheiterte der Franzose *Fr. Josef Victor Broussais* (1772—1838). Er ging von ganz anderen Gesichtspunkten aus an die Pathologie und Therapie heran. An *Bichat* anknüpfend, wollte er eine „physiologische Medizin" schaffen, die die praktische Heilkunde auf der Gewebelehre aufbaute. Wie *Bichat* selbst ist er Vitalist. Im Sinne *Browns* ist die letzte Ursache der Krankheit für *Broussais* immer eine zu starke oder zu schwache Reizung, eine Irritation oder Abirritation. Als Schüler *Bichats* versucht er, die Reizung anatomisch-physiologisch zu erklären, und findet ihren Ausdruck im lokalen pathologischen Befund. Bei Allgemeinkrankheiten fehlt der Lokalbefund. Da hilft sich *Broussais* mit der Annahme, daß doch an irgend einer Stelle eine pathologische Reizung vorhanden ist, mag sie auch nicht immer nachweisbar sein. Von diesem primär erkrankten Teil strahlt die Reizung durch Vermittlung des Nervensystems, durch „Sympathie", in den übrigen Körper aus. Das Schlagwort Sympathie war, wie wir schon sagten, damals in der Medizin sehr beliebt, eine bequeme vitalistische Verlegenheitslösung. Bei *Hufeland* spielt sie z. B. eine große Rolle. Der Teil, welcher der primären Reizung am meisten ausgesetzt ist, ist nach *Broussais* die Darmschleimhaut. Das kam daher, daß er Militärarzt war, ein echtes Kind der Revolution und der Napoleonischen Kriege. Er hatte im Krankenbett und auf dem Seziertisch viele Soldaten vor sich. Todesfälle an Dysenterie und Typhus waren außerordentlich häufig. So sah er oft Darmentzündungen und Darmgeschwüre. Sicher hat er nicht selten auch postmortale Zerfalls- und Aufweichungsprozesse im Darm mit pathologischen Veränderungen verwechselt. Aus dem Reizungsbegriff entwickelte er den Entzündungsbegriff. Leicht verständlich, wenn man sich an die Ähnlichkeit der Symptome der Reizung und der Entzündung erinnert! An die Stelle der Reizung der Magendarmschleimhaut trat jetzt ihre Entzündung, seine berühmte „Gastroentérite". Schließlich führte er so ziemlich alle Krankheiten auf sie zurück, selbst Masern, Pocken, Scharlach, Geisteskrankheiten, Blutungen und Anomalien der Drüsenfunktion.

Broussais wirkte wie *Mesmer* äußerst suggestiv. Seine Lehre gewann auch außerhalb Frankreichs viele Anhänger. Dabei waren seine therapeutischen Methoden und seine Erfolge verheerend.

Das wesentliche Verdienst der inneren Medizin ist um diese Zeit in der durch den kritisch geschärften Blick verbesserten und vertieften Beschreibung der Symptome gegeben. Dazu trug die nosologische Systematik seit *Sydenham* nicht wenig bei. Man kann die Belebung der klinischen Forschung, speziell die Förderung der diagnostischen Kunst, mit einem gewissen Recht als Charakteristikum der praktischen Heilkunde des 18. und beginnenden 19. Jahrhunderts ansehen. Krankheiten, die man früher verwechselt hatte, wurden in ihrer Individualität erkannt. So trennte man endgültig den Scharlach von den Masern, die Lungen- von der Rippenfellentzündung, und manche Krankheit erfährt eine genauere Beschreibung und Abgrenzung als bisher.

Führend war die Wiener Schule. Ihren Ruf begründete *Gerhard van Swieten* (1700—1772), der große Schüler *Boerhaaves*. Er richtete die Wiener Klinik nach dem Muster von Leiden ein. Neben ihm wirkte sein einstiger Mitschüler von Leiden, *Anton de Haën* (1704—1776). Unter seinem Nachfolger *Maximilian Stoll* (1742 bis 1787) erreichte die sog. ältere Wiener Schule ihren Höhepunkt.

Die Leistungen dieser und anderer Wiener Größen können im einzelnen nicht gewürdigt werden. An den Grundlagen der Medizin haben sie nichts geändert, die Mittel der alten Humoralpathologie spielen noch eine große Rolle. *de Haën* macht eine entschieden übertriebene Anwendung vom Aderlaß und glaubt bei aller oft bewiesener wissenschaftlicher Skepsis an Hexen. Und doch waren diese Männer ganz andere Ärzte als der größte Teil ihrer Vorgänger. Sie haben exakt gearbeitet. *van Swieten* schrieb meisterhaft über Fieber, Syphilis, Gelenkrheumatismus, akute Exantheme u. a., *de Haën* machte Pulsbeobachtung und Thermometermessung zum integrierenden Bestandteil der Diagnostik. Er stellte unter anderem zum erstenmal das Vorkommen besonders hoher Temperaturen beim Tetanus fest. *Stoll* lieferte hervorragende Darstellungen des Krankheitsbildes der Lungentuberkulose, der Bleikolik usw. *Joh. Peter Frank*, von dem wir noch hören, unterschied (1794) den Diabetes insipidus vom Diabetes mellitus.

Der Engländer *William Heberden* (1710—1801) beschrieb 1768 in klassischer Weise den Symptomenkomplex der Angina pectoris und prägte den Namen für dieses Krankheitsbild.

Die Beschreibung des heute so häufig beobachteten Symptomenkomplexes ist für den ärztlichen Blick eines hervorragenden Arztes der zweiten Hälfte des 18. Jahrhunderts so charakteristisch, daß wir den Originaltext seiner ersten Mitteilungen über das Krankheitsbild im Kollegium der Londoner Ärzte nach der deutschen Übersetzung von *E. Wallach* im Wortlaut folgen lassen:

„Es gibt eine Brustkrankheit, die sich durch heftige und eigentümliche Symptome auszeichnet. Sie ist beachtenswert wegen der mit ihr verbundenen Gefahr und gar nicht so außerordentlich selten. Ich erinnere mich aber nicht, sie bei den ärztlichen Schriftstellern irgendwo erwähnt gefunden zu haben. Ihr Sitz und das mit ihr verbundene Gefühl der Erstickung und Angst lassen den Namen „Angina pectoris" gerechtfertigt erscheinen.

Die von ihr Betroffenen werden beim Gehen, und ganz besonders beim Gehen bald nach der Mahlzeit, von einer schmerzhaften und außerordentlich peinlichen Empfindung in der Brust befallen, die mit einem Gefühl von Vernichtung einherzugehen scheint, wenn sie sich steigern oder länger anhalten sollte. Im Augenblick, wo die Kranken ruhig stehenbleiben, verschwindet die ganze Unbequemlichkeit. In jeder anderen Hinsicht sind die Kranken im Beginn dieser Störung vollständig wohl, im besonderen leiden sie nicht an Kurzatmigkeit, von welcher das Leiden ganz verschieden ist.

Nach mehrmonatiger Dauer hören die Beschwerden nicht so plötzlich auf, wenn der Kranke still steht, und das Übel äußert sich nicht nur beim Gehen, sondern auch beim Niederlegen, und zwingt die Kranken viele Monate lang, jede Nacht ihr Bett zu verlassen. In zwei oder drei sehr veralteten Fällen entstanden die Beschwerden beim Reiten oder Fahren und sogar bei Schluckbewegungen, bei Husten, bei der Stuhlentleerung oder bei irgendeiner seelischen Erregung. Ein Kranker, und zwar nur dieser eine, erzählte mir von Anfällen, wenn er auf war, ruhig stand oder saß. Aber die meisten mir bekannten Fälle blieben völlig verschont beim Reiten, Sprechen, Schlucken, Lachen, Niesen oder Erbrechen. Ein Patient hat mir gesagt, seine Beschwerden wären im Winter am größten, ein anderer wollte sich bei warmem Wetter schlechter befinden: im übrigen fand sich kein Verdacht, daß die Jahreszeiten einen Unterschied machten. Bei einer gelähmten Frau sah ich eine ähnliche Brustaffektion, hörte auch einen oder zwei junge Männer darüber klagen, aber alle anderen, die ich sah, und es waren wenigstens zwanzig, waren Männer und fast alle über 50 Jahre alt, die meisten mit kurzem Hals und Neigung zu Fettansatz.

Wenn ein derartiger Anfall im Gehen eintritt, so ist seine Dauer sehr kurz, da er beim Stillstehen fast unmittelbar aufhört. Tritt er des Nachts ein, so dauert er eine bis zwei Stunden lang, und einen Kranken habe ich gesehen, bei dem er mehrere Tage anhielt. Während dieser ganzen Zeit schien der Kranke in drohender Lebensgefahr zu sein.

Als ich zuerst auf diese Übel aufmerksam wurde und in der Literatur nichts Genügendes fand, wandte ich mich an einen geschickten Arzt von langjähriger Erfahrung, der mir sagte, er hätte mehrere daran Leidende gekannt, die alle plötzlich gestorben wären. Diese Beobachtung halte ich mit Grund im allgemeinen für zutreffend, da ich von sechs von mir Beratenen weiß, die auf diese Weise starben, und vielleicht mögen noch mehr so zugrunde gegangen sein, von denen ich nichts in Erfahrung bringen konnte. Obwohl die Krankheit die Tendenz hat, plötzlich zu töten, außer, wenn sie jemanden vor allen anderen Übeln bewahren sollte, so wird man leicht glauben, daß manche von ihr Betroffenen auf andere Weise sterben, indem die Krankheit, wie ich mehr als einmal erlebte, beinahe zwanzig Jahre lang dauerte und ganz gewöhnlich Personen von über fünfzig Jahren befiel. Dementsprechend habe ich einen Fall beobachtet, der einer chronischen Krankheit abweichender Natur erlag.

Der Brustbeinknochen wird uns vom Kranken gewöhnlich als Sitz der Krankheit bezeichnet, aber bisweilen schien es, als ob er sich unter dem unteren Teil befinde und zu anderen Zeiten unter der Mitte oder unter dem oberen Teil, aber immer mehr nach links, und bisweilen kam dazu ein Schmerz in der Mitte des linken Arms. Welche besondere Schädlichkeit es ist, die auf diese verschiedenen Teile des Brustbeins bezogen wird, ist nicht leicht zu mutmaßen, und ich hatte keine Gelegenheit, es mit Gewißheit zu erkennen. Es kann ein heftiger Krampf oder ein Geschwür, oder möglicherweise beides sein. Die Meinung, daß es sich um einen Krampf des befallenen Teiles handelt, wird sich leicht jedem aufdrängen, der die Plötzlichkeit des Eintritts und Verschwindens betrachtet, die langen Zwischenräume vollkommenen Wohlbefindens, die Erleichterung durch Wein und spirituöse Stärkungsmittel, den Einfluß heftiger Gemütsbewegungen, die günstige Wirkung einer Lageveränderung des Kopfes und der Schultern, des Streckens oder geringer Beugung der Brustwirbel rückwärts oder vorwärts, das jahrelange Freibleiben von anderweitigen Gesundheitsstörungen, die im allgemeinen gute Verträglichkeit des Reitens oder Fahrens (zum Unterschied krampfhafter Schmerzen von solchen, die auf Geschwüren beruhen), und zuletzt den Umstand, daß manche Kranke nachts bald nach dem Einschlafen ihren Anfall bekommen, zu einer Zeit, in der Alpdrücken, krampfhaftes Asthma, Eingeschlafensein der Glieder, epileptische Anfälle, hypochondrische Erschlaffungszustände und andere mit Recht auf ein gestörtes Nervensystem bezogene Übel gern wiederkehren oder sich verschlimmern.

Der Puls ist wenigstens zuweilen bei diesem Schmerz nicht gestört und folglich das Herz nicht in Mitleidenschaft gezogen. Dies hatte ich zu erfahren Gelegenheit, indem ich den Puls während des Anfalls fühlte. Ich vermochte aber niemals eine Leichenöffnung an den daran Verstorbenen zu verrichten. Der plötzliche Tod der Kranken trug soviel zu den sonstigen Schwierigkeiten, eine Sektion vorzunehmen, bei, daß die meisten, deren Erkrankung mir bekannt geworden war, schon begraben waren, ehe ich nur von ihrem Tode erfuhr.

Aber obwohl es am wahrscheinlichsten ist, daß ein heftiger Krampf die wahre Ursache der Störung ist, so hat man doch einigen Grund für die Annahme, daß ihn bisweilen ein Geschwür begleitet und er zum Teil davon herrührt; denn ich habe zwei Kranke gesehen, die oft Blut und Eiter aushusteten. Der eine versicherte beständig, dieser Auswurf käme, wie er fühlte, von dem Sitz des Übels her. Ein anderer hatte eine schmerzhafte Empfindung beim Schlucken und bci Druck auf den erkrankt scheinenden Teil. Von einem vierten, der unerwartet tot umfiel, ging sofort ein so übler Geruch aus, daß alle Umstehenden der Ansicht waren, es wäre irgendein stinkender Abszeß aufgebrochen.

Aderlässe, Brechmittel und andere Ausleerungen schienen mir nicht gut zu tun. Wein und Stärkungsmittel beim Zubettgehen werden den nächtlichen Anfällen vorbeugen oder sie schwächen. Aber nichts ist so wirksam als Opium. Zehn, fünfzehn oder zwanzig Tropfen Tinct. thebaic. beim Schlafengehen werden Kranken, die aufzustehen genötigt waren und viele Monate 2—3 Stunden aufsitzen mußten, ermöglichen, bis zum Morgen im Bett zu bleiben. Eine solche Dosis oder eine größere kann ohne Schaden, so lange als es nötig ist, genommen werden; und diese Wirkung des Opiums kann zu den Gründen gezählt werden, welche die krampfhafte Natur dieser Zufälle beweisen. Zeit und aufmerksame Beobachtung werden zweifellos mehr Hilfsmittel gegen diese quälende und gefährliche Erkrankung entdecken lassen.

Es ist aber nicht zu erwarten, daß viel in der Behandlung einer bisher so unbeachtet gebliebenen Krankheit hat getan werden können, die, soweit ich weiß, weder eine Stelle, noch einen Namen in der Geschichte der Krankheit gefunden hat."

Im Gedanken an die moderne Lehre von den Koronarspasmen ist es besonders interessant, daß *Heberden* die häufigste Ursache der Erkrankung im Krampf sieht. Das hängt mit der Neuropathologie *Cullens* zusammen, die damals in England dominierte. Nach ihrer Theorie sollte der Spasmus der festen Teile durch Steigerung der Nervenkraft als Folge erhöhter Reize entstehen und dadurch viele spastische Krankheiten verursachen. Daher die Prädominanz der Opiumtherapie. Daneben finden sich auch deutliche Reminiszenzen an die Humorallehre. Für die Problematik der Pathologie der Zeit ist es charakteristisch, daß die Sektion eines von *Heberden* beobachteten Patienten, der an Angina pectoris gelitten hatte, durch *John Hunter*, über die *Heberden* 1772 berichtet, die „Todesursache nicht ermitteln" konnte. „Das Herz mit seinen Gefäßen und Klappen" zeigte sich „natürlich beschaffen" mit Ausnahme einiger weniger Flecken beginnender Verkalkung in der Aorta, und auch sonst war am Körper nichts Außergewöhnliches zu finden.

Von *Heberdens* Landsleuten beschrieb *John Fothergild* (1712—1780) im Jahre 1773 die Trigeminusneuralgie, *Matthew Baillie* im Jahre 1795 die Endokarditis, *James Parkinson* (1755—1884) im Jahre 1817 die Paralysis agitans. In Philadelphia erkannte *Benjamin Rush* (1745—1813), ein begeisterter Anhänger *Browns*, 1801 den Zusammenhang von Zahnerkrankungen mit anderen Krankheitsherden im Sinne der späteren Lehre von der Fokalinfektion. In Afrika beobachtete, wie schon vor ihm *Atkins* (vgl. Bd. I, S. 309) *Thomas Winterbottom* die Schlafkrankheit und gab ihr (1803) den Namen.

Im Milieu der seefahrenden Nationen lernte man auf den langen Reisen als Folge unzulänglicher und einseitiger Ernährung den Skorbut kennen. Er wurde von *Paul Gottlieb Werlhof* (vgl. Bd. I, S. 309) als morbus maculosus haemorrhagicus beschrieben. Die Veröffentlichung in der medizinischen Literatur erfolgte erst 1775 in seinen posthum erschienenen Opera omnia. Um 1735 studierte ein spanischer Arzt, *Gaspar Casal* (1661—1759), jenen Symptomenkomplex, der in den Mittelmeerländern mit der reichlichen Ernährung durch Mais weit verbreitet ist und volkstümlich „mal de la rosa" genannt wurde. Er hielt ihn für eine Art Lepra. In Kenntnis seiner Aufzeichnungen ging der Franzose *François Thiéry* (geb. 1719, Todesjahr unbekannt) bei einem Studienaufenthalt in Spanien der Sache weiter nach und schilderte das Krankheitsbild zuerst im Jahre 1755. Als der Mailänder Arzt *Francesco Frapolli* (gest. 1773) eine weiter fortgeschrittene Studie über die Krankheit veröffentlichte, wanderte (1771), ebenfalls aus dem Volkstum, der Name Pellagra (= rauhe Haut) in die medizinische Literatur.

Zu den Großtaten der Franzosen gehören am Anfang des 19. Jahrhunderts die Beschreibung der Zerebrospinalmeningitis durch *Gaspard Vieusseux* (1746—1814) im Jahre 1805 und vor allem die klassische Beschreibung der Diphtherie im Jahre 1826 durch *Pierre Bretonneau* (1755—1862).

Die Ausdehnung des Welthandels und der Kolonialreiche hatte zur Folge, daß man in den tropischen und subtropischen Zonen neue Krankheiten kennenlernte. Der Holländer *David Bijlon* beschrieb als Arzt in Batavia 1779 zum erstenmal die Dengue-Krankheit als klar erfaßten Symptomenkomplex. Sie hat ihren Namen aus dem Spanischen (dengue = Ziererei) von dem eigentümlich gezierten Gang, der zu den Krankheitserscheinungen gehört. Die uralte Plage vieler warmen Länder war das Gelbfieber (vgl. Bd. I, S. 22 u. 322). Ein Geistlicher, *Dutertre*, hatte es zum erstenmal im Jahre 1647/48 als in Westindien heimische Seuche in seiner Wesenheit gezeichnet. Mit dem zunehmenden Verkehr breitete es sich auch in Europa und vor allem in den nordamerikanischen Ländern aus. 1723 wurde es von Lissabon in London eingeschleppt. 1750 erhielt es seinen Namen „yellow fever" durch *Griffith Hughs* in seinem klassischen Bericht über Gelbfieberepidemien auf der Insel Barbados (*Garrison*).

Das Streben der nosologischen Systematik nach Übersicht und Ordnung unter dem Gesichtspunkt der natürlichen Verwandtschaft zeigte sich in der Dermatologie nützlich. Hier war eine Systematik besonders nötig, und es schien auch gut möglich, in der Unzahl von Hautsymptomen und -ausschlägen mit so viel Ähnlichkeiten eine Verwandtschaft zu entdecken. Mit der Gruppierung kam man zu einer feineren Unterscheidung und Klärung der Krankheitsbilder. Auf dieser Basis gelangte der Engländer *Robert Willan* (1757—1812) in London in den 80er und 90er Jahren des 18. und im ersten Jahrzehnt des 19. Jahrhunderts zu einer Neuordnung der Hautkrankheiten und einer in vielem neuen Nomenklatur, die bis heute nachwirkt. Dadurch wurde er in gewissem Sinne der Begründer der modernen Dermatologie. *Pinels* Schüler *Jean Louis Alibert* (1766—1837), ebenfalls ein Dermatologe von Weltruf, fühlt sich mit seiner Nosologie zwar als Nachfolger *Sydenhams*, aber trotzdem erscheint ihm im Gefolge *Pinels* die Gruppierung der Krankheiten nur nach den Organen möglich, die ihren speziellen Sitz bilden; denn nur auf dieser Grundlage kann man die Kennzeichen herausarbeiten, die dem Kliniker wichtig sind. Außerdem zieht er physiologische Gesichtspunkte heran. In den Jahren 1806—1827 und 1833 stellt er das Gebiet der Hautkrankheiten in 12 Gruppen dar. Er hat erkannt, daß die Haut eines der wichtigsten und für das Leben notwendigsten Organe des Körpers ist, und manche ihrer Veränderungen in der heute noch gültigen Form beschrieben, z. B. die heute zu den Leishmaniosen gerechnete „Aleppobeule". Ausdrücke, wie Dermatosen, Dermatolyse u. a. rühren von ihm her.

Alle diese Errungenschaften wären nicht möglich gewesen, wenn zur Schärfung des ärztlichen Blickes nicht auch Verbesserungen der diagnostischen Technik hinzugekommen wären. Damit ging es freilich langsam genug. Seitdem *Boerhaave* die prinzipielle Bedeutung der Inspektion mit der Lupe, der chemischen Urinuntersuchung, der Pulsbegutachtung und Thermometrie, die schon von *Leibniz* empfohlen worden war (*Rath*), im modernen Sinne erkannt hatte, hatten *van Swieten*, *de Haën*, *Stoll*, *Johann Peter Frank* (siehe weiter unten) u. a. alle Mühe, diesen Methoden zur allgemeinen Anerkennung zu verhelfen. In England bürgerte sich das Fieberthermometer schneller ein als auf dem Kontinent.

Die Begutachtung des Urins mit bloßem Auge suchte feinere Unterscheidungen. Seine mikroskopische Untersuchung steckt um diese Zeit noch in den Kinderschuhen, obwohl nach den Untersuchungen von *Ludwig Englert* u. a. der Harn schon früh nach der Erfindung des neuen Instruments (vgl. Bd. I, S. 285f.), wie es bei allen leicht zugänglichen Körperflüssigkeiten nahe lag, von Männern wie *Hooke*, *Leeuwenhoek* u. a. mikroskopisch durchforscht worden war. Es ging um die Analyse der mineralischen Elemente. Ein charakteristisches Zeugnis dafür ist eine 1775 erschienene Prager Dissertation von *Josef Wenzeslaus Tichy*. Auf der von ihm gebrachten Abbildung (vgl. Abb. 22, S. 159) erkennt man die Kristalle der freien Harnsäure (IV), die Stechapfelformen des harnsauren Ammoniaks (VIc) und die Sargdeckelkristalle der phosphorsauren Ammoniak-Magnesia (Ia). Die von *Dekkers* (vgl. Bd. I, S. 307) gemachte Beobachtung, daß der Urin bei schweren Krankheiten koaguliert, wenn man ihn kocht, führte im Laufe des 18. Jahrhunderts zur Erkenntnis, daß es sich hier um eine wichtige diagnostische Methode zum Eiweißnachweis handelt. Entscheidend war für ihre weitere Entwicklung die Mitteilung von *Domenico Cotugno* (1736—1822) vom Jahre 1770, daß der Harn mancher Wassersüchtiger (infolge seines Eiweißgehaltes) ebenso gerinnt wie die im Leib enthaltene Flüssigkeit selbst. 1780 benutzte der Engländer *Francis Home* (1719—1813) die Gärungsprobe zum Nachweis des Zuckers im Urin.

Im Schülerkreis *Stolls* wurde die chemische Untersuchung des Auswurfs in der Hoffnung vorgenommen, näher in die Differentialdiagnose der Lungenkrankheiten einzudringen. Nach *Hufeland* (1802) haben die Chemiker nachgewiesen, daß beim Fieber die „Lungenabsonderungen“ weniger, die „Hautabsonderungen“ mehr Kohlenstoff enthalten als im gesunden Zustand. Die chemische Analyse der Körperausscheidungen steht in den Anfängen, aber sie ist nicht mehr als ein Wechsel auf die Zukunft.

Im Jahre 1761 wurde der Medizin als neue diagnostische Methode die Perkussion geschenkt, im gleichen Jahr, in dem *Morgagnis* grundlegendes Werk erschien. Die Anfänge der Körperbeklopfung und Behorchung am Krankenbett fanden wir schon bei den Hippokratikern. Es ist erstaunlich, daß die Menschen über 2000 Jahre gebraucht haben, um zu erkennen, welch aussichtsreiche Frucht dieser erste Keim versprach. Aber es ist so. *Leopold Auenbrugger* (1722 –1809), als Sohn eines Gastwirts in Graz geboren, Student unter *van Swieten*, später praktischer Arzt in Wien, wo er längere Zeit das „Spanische Hospital“ leitete, erinnerte sich aus seiner Jugend an die Methode, mit der man an einem gefüllten Faß durch Beklopfen seiner Wände feststellen kann, wie hoch der Spiegel seines Inhalts steht. In seiner Schrift: „Neue Erfindung durch Beklopfung des menschlichen Brustkorbes als eines Zeichens, verborgene Krankheiten des Inneren der Brust aufzudecken“, bezieht er sich auf diese Beobachtung. Was *Auenbrugger* mit ärztlichem Scharfblick am Krankenbett wahrnahm, kontrollierte er durch zahlreiche normale und pathologische Leichenbefunde. Außerdem zog er das Experiment heran, indem er bei Leichen den Brustkorb mit Wasser füllte und die Höhe des Wasserstandes mit seiner neuen Methode bestimmte. Sie bestand darin, daß er die Brust „mit aneinander gelegten gerade ausgestreckten Fingerspitzen langsam und sanft" anschlug.

Er unterschied von dem „sonoren normalen" Schall den „sonus altior", d. h. unseren hellen tympanitischen Schall, den „sonus obscurior", d. h. unseren gedämpften Schall, den „sonus prope suffocatus" oder „sonus percussae carnis", d. h. den leeren Schenkelton.

Was damit für die Krankheitsdiagnose geschaffen war, braucht man dem modernen Mediziner nicht zu sagen. Die Zeitgenossen erkannten es nicht. Obwohl *Haller* die Sache „aller Aufmerksamkeit würdig" fand und *Stoll* die Perkussion auf seiner Klinik zur Anwendung brachte, konnte *Auenbrugger* sich zunächst nicht durchsetzen. Erst Jahrzehnte später wurde die Methode durch die Autorität des Leibarztes Napoleons *Jean Nicolas Corvisart* (1755—1821) der allgemeinen Anerkennung zugeführt. Er übersetzte die Schrift (1808) ins Französische und trat begeistert für die Perkussion ein. Von da an gewann sie den Platz, der ihr gebührt.

Ihre wertvollste Ergänzung brachte der französische Kliniker *René Théophile Hyacinthe Laennec* (1781—1826), ein Schüler *Corvisarts*, indem er die Auskultation einführte. Ein zufälliges Erlebnis gab ihm den ersten Anlaß zum Nachdenken. Er beobachtete im Jahre 1816 in den Anlagen des Louvre Kinder beim Spielen. Ein Junge hielt ein Ohr an einen Holzbalken und lauschte auf das Geräusch, welches ein Spielkamerad am anderen Ende des Holzstückes durch Kratzen und Klopfen hervorbrachte. In seinem Hospital angekommen, drehte *Laennec* einen Zylinder aus fest zusammengerolltem Papier, setzte das eine Ende auf die Gegend des Herzspitzenstoßes und hörte am anderen Ende die Herztöne. Daraus entwickelte er in den folgenden Jahren die Methode der „mittelbaren Auskultation", wie er es nannte, „zur Diagnose der Lungen- und Herzkrankheiten".

„Mittelbar" bedeutete den Gegensatz zur unmittelbaren Beobachtung von Geräuschen der arbeitenden Körpermaschine. Diese kannte man seit hippokratischen Zeiten (vgl. Bd. I S. 87). *Harvey* hatte auf Geräusche aufmerksam gemacht, die er bei Tierversuchen mit dem aufgelegten Ohr über dem verdauenden Magen bei Vögeln beobachtete, und ebenfalls festgestellt, daß das Schlagen des Herzens in der Brust zu hören ist. *Corvisart*, der Lehrer *Laennecs*, hatte ebenfalls Herzschläge gehört, wenn er „sehr nahe der Brustwand horchte", aber keinen Gebrauch von dieser Beobachtung gemacht (*Laennec*).

Das primitive Hilfsmittel des Anfangs ersetzte *Laennec* durch einen noch recht plumpen, rohrförmigen Zylinder aus Holz. Das erste „Stethoskop" (Brustspäher) war geschaffen und gleichzeitig (1819) mit bewundernswerten Einzelheiten und feinen differenzialdiagnostischen Erkenntnissen das Fundament zur modernen Diagnose der Erkrankungen der Lunge und des Herzens gelegt. 1826 kann *Laennec* berichten, daß inzwischen mehr als 300 junge Ärzte aus allen Nationen Europas unter seiner persönlichen Anleitung die „Observations stéthoscopiques" geübt haben (*H. Vierordt*). 1828 erteilte in *Schoenleins* Klinik *Karl Pfeufer* die ersten Kurse in Perkussion und Auskultation (*Kußmaul*). In Frankreich und England ging es schneller vorwärts als in Deutschland. Aber erst um die Mitte des 19. Jahrhunderts waren Perkussion und Auskultation als selbstverständliche Untersuchungsmethoden in den Händen aller Ärzte.

Eingeleitet von dem Theologen und Schwärmer *Joh. Kaspar Lavater* (1741 bis 1801), dessen „Physiognomische Fragmente zur Beförderung der Menschenkenntnis und Menschenliebe" aus den 70er Jahren begeisterte Anhänger und rationalistische Spötter fanden, macht sich in der Medizin des beginnenden 19. Jahrhunderts eine stärkere Bewertung des Äußeren des Menschen für die Erkenntnis von leib-seelischen Zusammenhängen und Krankheiten bemerkbar. An sich war das eine sehr alte Methode; denn schon ein Schüler des *Aristoteles* schrieb eine Abhandlung, die versucht, aus der körperlichen Haltung auf die seelische zu schließen, wie es der aristotelischen Schule von der Sympathie der Seele mit dem Körper und des Körpers mit der Seele entsprach (*W. Jäger*). Auch die hippokratischen Ärzte hatten solche Rückschlüsse verwendet, wenn sich Gelegenheit dazu bot. Wo diese Versuche sich in ihren Grenzen hielten und von einem geschulten ärztlichen Blick geleitet wurden, waren sie sicher nicht ohne Nutzen. Das beweist die reich illustrierte, von feiner Beobachtungsgabe zeugende „Krankenphysiognomik" des Direktors der Freiburger inneren Klinik *Karl Heinrich Baumgaertner* (1798—1886) aus dem Jahre 1839. *Carl Gustav Carus* (1779—1869) wurde durch die Überzeugung, daß der „Wunderbau des Menschen" die „Idee der Seele und des Geistes" symbolisch verkörpert, zu einer Ausdeutung der körperlichen Konstitution geführt, die für die Diagnose wertvoll war. Diese praktische Verwertbarkeit ist dem Umstande zu verdanken, daß der Romantiker *Carus* sich dabei auf eine über 40jährige Beobachtung in der ärztlichen Praxis stützte.

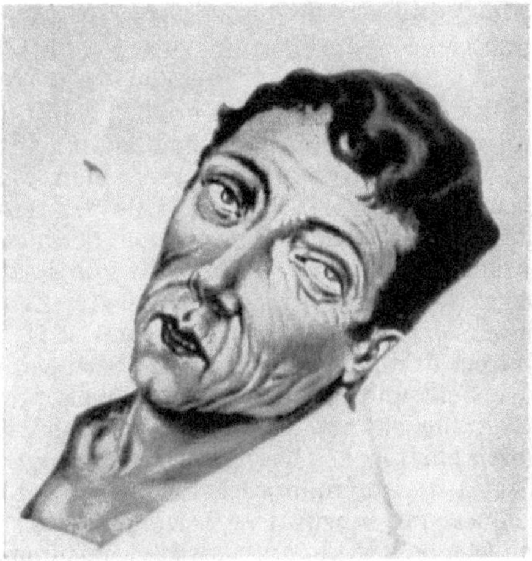

Abb. 5. Charakteristische Physiognomik eines Cholerakranken nach *K. H. Baumgärtner* (1841).

In geradezu vorbildlicher Weise zog man für die Diagnose die Anamnese heran. Wie eingehend man sich damit beschäftigt und beschäftigen muß, zeigen in einer auch heute noch vorbildlichen Weise die Krankengeschichten und Lehrbücher aus der damaligen Zeit. *Morgagni* stimmt mit modernsten Gedankengängen überein, wenn er die Anamnese in größtem Umfang auch für die Deutung des pathologischen Befundes wertet.

Daß der Therapie, von wenigen Ausnahmen abgesehen, keine grundsätzlich neuen Methoden zuflossen, ist nach dem S. 29 Gesagten zu erwarten. Eine von diesen Ausnahmen ist die Schaffung der Homöopathie durch *Samuel Hahnemann* (1755—1843). Sie ist ein Produkt ärztlicher Erfahrung und ausgesprochen vitalistischen Denkens. Die Krankheit ist für ihn eine Verstimmung der Lebenskraft. Was dem Arzt von ihr bekannt wird, sind nur die Symptome. Wenn er diese beseitigt hat, hat er die Krankheit geheilt. Um zu erkennen, welche Wirkungen die Medikamente haben, muß man sie am gesunden Menschen erproben. Mit unendlicher Mühe, Liebe und Sorgfalt der Beobachtung probierte *Hahnemann*, zweifellos ein tüchtiger Kopf, guter Praktiker und Chemiker, der den wissenschaftlichen Apparat seines Jahrhunderts beherrschte, an sich und an anderen minimal kleine Arzneigaben im gesunden Zustand aus und glaubte, nach ihrem Einnehmen und Eingeben hunderte von Symptomen wahrzunehmen, die sich auch bei gewissen Krankheiten zeigen. Fieber glaubte er z. B. bei sich nach kleinen Mengen von Chinarinde zu beobachten, demselben Mittel, das, wie wir hörten, schon das 17. Jahrhundert als Specificum gegen die Fieberkrankheit par excellence, die Malaria, gekannt hatte. Ebenso war es bei anderen Arzneien. Sie riefen am Gesunden dieselben Symptome hervor wie die Krankheiten, bei denen sie sich nützlich zeigten. Also ist der einzig richtige Grundsatz der Therapie: Similia similibus curentur! Eine Krankheit wird zweckmäßig mit Mitteln bekämpft, welche der Krankheit ähnliche Symptome am Körper hervorrufen. Daher der Name Homöopathie (von dem griechischen homoios = gleich, ähnlich und Pathos = Leiden, Krankheit). Warum ist das so? Die krankhaft veränderte Lebenskraft wird durch die homöopathische Arznei in eine andere, aber sehr ähnliche, etwas stärkere „Arzneikrankheit" versetzt. Die Arzneikrankheit löscht als die stärkere die „natürliche" Verstimmung der Lebenskraft aus. Die an ihre Stelle getretene arzneiliche Affektion wird bald überwunden; denn jede Arzneiwirkung ist ihrer Natur nach vorübergehend. Neben dem Simileprinzip stellte *Hahnemann* als zweiten Grundsatz die Lehre auf, daß die Wirkung eines Arzneimittels erst dadurch richtig erreicht oder gesteigert wird, daß man es in äußerst dünnen Lösungen verabreicht oder die Gabe durch Verreibung mit Milchzucker und ähnlichen Prozeduren bis aufs äußerste verringert. Er nannte das: „Potenzieren" der Gabe, weil es eine Kraftentwicklung und -steigerung bedeuten sollte. Ein Beweis dafür, daß er die ganze Arzneiwirkung dynamisch sah und daß es ihm auf die chemische Konstitution der Heilmittel nicht ankam!

Wie *Mesmer* und *Broussais* war *Hahnemann* sehr selbstbewußt. Der überlieferten Medizin machte er den Vorwurf, ganz falsch nach dem Grundsatz behandelt zu haben, daß eine Krankheit zweckmäßig mit Mitteln bekämpft wird, welche der Krankheit entgegengesetzte Symptome hervorrufen. Das war nicht richtig; denn so einseitig war dieser Grundsatz von der „Schule" nie vertreten worden. Dadurch entstand in der Ärzteschaft ein Gegensatz, den man vorher nicht gekannt hatte, zwischen Homöopathen und Allopathen (von allos = der andere und Pathos = Leiden). Diese Spannung wirkt bis in die Gegenwart nach. Im Rahmen seiner Zeit ist *Hahnemanns* Lehre so hoch oder so niedrig zu werten wie die anderen Systeme des 18. und beginnenden 19. Jahrhunderts, mit manchem Extrem und manchem Irrtum, aber auch mit dem redlichen Bemühen, der Therapie weiter zu helfen, und mit dem Vorzug eines besonderen Strebens nach sorgfältiger Beobachtung der Arzneiwirkung und nach Verhütung von Schäden, die aus der Verwendung zu großer Dosen entstehen. Die größte Ausbreitung fand seine Lehre zunächst in Amerika. Auf dem Kontinent war man zurückhaltend oder scharf dagegen. *Tischner* hat diese nicht immer schönen und in würdiger Form geführten Kämpfe mit historischer Objektivität geschildert. Die wenigen Anhänger stritten untereinander um Dogmen.

Eine zweite über den Rahmen des Althergebrachten herausgehende Besonderheit der Medizin ist die Förderung der Hydrotherapie im 18. Jahrhundert. Ihre Wertung als Heilmethode unterliegt im Laufe der Geschichte manchen Schwankungen. Der hervorragende englische Arzt *John Floyer* (1649—1734) hatte am Ende des 17. Jahrhunderts in einer oft aufgelegten und in vielen Ländern verbreiteten Schrift über den Nutzen verschieden temperierter Bäder die Ärzte nachdrücklich und erfolgreich auf die Heilkräfte der Wasserbehandlung aufmerksam gemacht. In Deutschland machte sich eine schlesische Ärztefamilie namens *Hahn* besonders verdient. Der Vater *Sigmund Hahn* (1664—1742), praktischer Arzt und Stadtphysikus in Schweidnitz, rettete seinem Sohn *Johann Gottfried* bei einem schweren Flecktyphus, wie er glaubte, durch die Wasserbehandlung das Leben. Der bedeutendste seiner beiden Söhne und Nachfolger in seiner Tätigkeit in Schweidnitz, *Johann Sigmund Hahn* (1696—1773) behandelte vor allem fieberhafte Infektionskrankheiten und chirurgische Affektionen, ferner Wassersucht, Lähmungen, Gicht, Rachitis und Hautkrankheiten mit kalten Umschlägen, Waschungen und Bädern. In den Kriegen *Friedrichs des Großen*, die in der schlesischen Heimat dieser Männer geführt wurden, brachten die Ärzte der preußischen Armee die Methoden bei Kranken und verwundeten Soldaten erfolgreich zur Anwendung. So kam das Verfahren nach Berlin und an die Charité, zu den praktischen Ärzten und ins Ausland. In der Folge wird es in den Indikationen ausgebaut und zum Allgemeinbesitz der guten Ärzte. So beruft sich z. B. der Direktor der englischen Militärhospitäler in Jamaika, *William Bright*, auf *Hahn* und wendet bei einer eigenen Erkrankung an einem bösartigen Fieber 1777 Übergießungen mit kaltem Wasser mit bestem Erfolg an. 1821 erließ *Hufeland* in seinem Journal ein Preisausschreiben über die Methode, das eifrig bearbeitet wurde.

Als später (um 1830) der Bauer *Vincenz Prießnitz* (1799—1851) mit seinen Umschlägen, Packungen usw. einen großen Kreis von Patienten gewann, popularisierte er eine Methode, die bei den Ärzten und in den Hörsälen der Universitäten Deutschlands längst Heimatrecht hatte. Mit seiner großen ärztlichen Begabung erwarb er sich manches Verdienst um ihren weiteren Ausbau. Der „Prießnitzumschlag" mit seiner wohltätigen Wirkung am rechten Platz war schon lange vor ihm bei den Ärzten in Anwendung und wurde von ihm nur modifiziert. Er trägt aber insofern seinen Namen mit Recht, als *Prießnitz* ihn besonders nachhaltig appliziert und empfohlen hat.

Eine ähnliche Stellung wie *Prießnitz* nimmt in der historischen Entwicklung der sog. natürlichen Heilweisen sein Schulkamerad *Paul Schroth* (1789 oder 1800—1856) ein, ebenfalls ein Landwirt. Auf Grund von Erfahrungen am eigenen Leibe entwickelte er eine Trockendiätkur mit einer mageren Kost unter Bevorzugung von trockenen Semmeln mit äußerster Einschränkung aller Flüssigkeitszufuhr und erzielte damit solche Erfolge, daß ihm nach langem behördlichen Widerstand 1840 die Ausübung seiner Heilkunst gestattet wurde.

Die dritte Besonderheit der Therapie des 18. Jahrhunderts ist die intensive Verwendung der Elektrizität für Heilzwecke. Wie *Alfred Schmid* geschildert hat, beteiligten sich daran neben den Ärzten in weitem Umfang und zum Teil produktiv auch Laien. Manchen fehlte es gegenüber dem geheimnisvollen Effluvium der Reibungselektrisiermaschine, der „Leydener Flasche" und später dem galvanischen Strom und ihrer Wirkung auf den menschlichen Körper an der nötigen Kritik. Der erste, der die Aufmerksamkeit auf die in der Elektrizität verborgenen Heilkräfte lenkte, war der Hallenser Professor der Medizin *Joh. Gottlob Krüger* (1715—1759) in einer Schrift aus dem Jahre 1744. Bald folgen Berichte über erfolgreiche Kuren bei Lähmungen aus der Schule *Hallers*, der selbst freilich bei Tierversuchen nicht viel Positives sah, und *de Sauvages*' in Montpellier. Um die Mitte des Jahrhunderts sind Ärzte und Laien in der „ganzen zivilisierten Welt" von großen Hoffnungen erfüllt, bis man die Grenzen erkennt, innerhalb deren z. B. *de Haën* das Verfahren zur Anwendung bringt. Die üblichen Applikationsformen gingen von der Anwendung des einfachen Funkens bis zur Erteilung heftiger elektrischer Schläge, von der „Einatmung elektrisch geladener Luft", dem „elektrischen Bad" und der „unmerklichen elektrischen Durchströmung" bis zum „elektrischen Wind".

Bald nach der Entdeckung *Galvanis* und der Korrektur ihrer Deutung durch *Volta* tritt man der Frage der Verwendung dieses neuen elektrischen Stromes für therapeutische Zwecke nahe. 1793 empfahlen *Hufeland* und *Reil* den „Galvanismus" bei Lähmungen. *Alexander von Humboldt* (1769—1859) unterzog sich 2 Jahre später schmerzvollen Selbstversuchen, indem er die Wirkung des galvanischen Stromes auf künstlich gesetzte Geschwüre am eigenen Körper probierte. Er empfahl den so gesetzten „Reiz" zur Behandlung von Augenkrankheiten, Lähmungen und rheumatischen Beschwerden und machte — Kommendes voraussehend — als erster darauf aufmerksam, daß das galvanische Experiment dazu dienen könnte, die Reizbarkeit eines Nerven oder Muskels zu messen (*A. Schmid*). Allmählich bildeten sich mehr und mehr Indikationen für die Elektrotherapie aus, die vor dem Urteil des kritischen Arztes nicht bestehen konnten, bis zur Behandlung des „schwarzen Stares", des Kropfes und dem Versuch unter der Geburt die Wehentätigkeit mit Hilfe elektrischer Applikationen zu regeln (*J. Fischer*). Der Mißerfolg ließ das ganze Verfahren bald in den Hintergrund treten, bis die später zu schildernden exakten Versuche der fortschreitenden Naturwissenschaft seiner Verwendung für die Diagnose und Therapie eine gesicherte Basis gaben.

Neben diesen neuen Errungenschaften tritt in den Lehrbüchern der ganze altüberlieferte und empirisch erprobte pharmako-therapeutische Apparat auf. Man bekommt einen guten Einblick aus der Übersicht, die *Selle* in einem angesehenen Berliner Lehrbuch aus dem letzten Drittel des 18. Jahrhunderts über die Wirkung der gebräuchlichsten Arzneien gibt.

Die Absorbentien sind kalkerdige Körper, die zur Einsaugung der in den ersten Wegen (d. h. im Magendarmkanal) befindlichen Säure dienen. Die Demulcentia sind schleimige und ölige Mittel zur Einwicklung von Schärfen in den ersten Wegen. Die Temperantia sind kühlende Mittel und so verschieden wie die Natur des Fiebers. Bei entzündlicher Beschaffenheit der Erkrankung muß man salpeterartige Salze, bei Fäulnis saure Salze dazu nehmen. Die Aperientia lösen zähe Säfte auf und können Stockungen zerteilen. Davon wirken die Solventia oder Digestiva, z. B. das mit Zitronensäure gesättigte Laugensalz (ein Alkalisalz mit Zitronensäure), auf die zähen Säfte in den ersten Wegen, die eigentlichen Resolventia, z. B. Salmiak, mehr auf die Eingeweide selbst. Die Antiscorbutica, zu denen namentlich die antiskorbutischen Pflanzen, saure Früchte, „fixe Luft" (d. h. Kohlensäure) gehören, schaffen bei chronischer Verdorbenheit der Säfte und gehinderten Aus- und Absonderungen durch ihren Reiz und durch ihre feine Säure die verdorbenen Säfte weg und verbessern die zurückbleibenden Säfte. Die Antiseptica, darunter in hohem Grade die Chinarinde und die mineralischen Säuren, widerstehen der Fäulnis der Säfte beim Fieber. Die Alexipharmaca, für die *Stahl* besonders beliebte Kompositionen angegeben hatte, schaffen beim Fieber ansteckende Materien durch Stärkung des Nervensystems und Beförderung des Schweißes aus dem Körper, z. B. die Baldrianwurzel, die virginische Schlangenwurzel (Radix Senegae) und der Kampfer. Bei den Confortantia unterscheidet man die Nervina oder Analeptica, die unmittelbar auf die Nerven wirken, wie Wein und Naphtha, die Tonica oder Adstringentia, die mehr auf die Muskelfibrillen wirken, z. B. die Catechu, endlich die Visceralia, deren Einfluß auf die Wände des Darmkanals geht, wozu fast alle Bitterstoffe zu rechnen sind. Anthelmintica, die die Würmer weniger töten als wegschaffen, sind Zitwersamen gegen die Spulwürmer, Farrenkrautwurzel gegen den Bandwurm. Als Untergruppen der Paregorica, d. h. der lindernden Mittel, unter denen der Mohnsaft den ersten Rang einnimmt, kennt man die schmerzstillenden Anodyna, die krampfstillenden Antispasmodica, die beruhigenden Hypnotica. Unter den Vomitoria sind Ipecacuanha und Brechweinstein die vorzüglichsten. Von den stuhlgangfördernden Catartica unterscheidet man nicht mehr die vielen Sorten, welche die Alten auseinandergehalten hatten, weil sie glaubten, das eine wirke auf diesen, das andere auf jenen Saft, die Hydragoga, Phlegmagoga, Cholagoga, Melanagoga, Panchymagoga und Emmenagoga, sondern nur die Gruppe der drastischen Purgantia und der gelinderen Laxantia. Trotzdem ist nach *Selle* die Unterscheidung der Alten in gewissem Sinne gerechtfertigt. Die sog. Purgantia drastica, wie Gummigutti und Resina Jalapae, wirken hauptsächlich auf wäßrige Feuchtigkeiten, während die Aloë Hämorrhoidenblutungen und Menses auslösen kann. Weitere natürliche Wirkungsgruppen bilden die Diaphoretica, Diuretica, Apophlegmatisantia, Salivantia und Diluentia. Die Apophlegmatisantia befördern die Absonderung der schleimigen Feuchtigkeiten durch Mund und Nase. Was durch den Mund befördert, heißt Expectorans. Es sind auflösende und demulzierende Mittel. Durch die Nase befördern die Errhina (Rhis = Nase); als Typus wird die Nieswurz erwähnt. Dic Salivantia werden eigentlich nur durch die Quecksilberarzneien repäsentiert, welche die Eigenschaft haben, das venerische Gift mit dem Speichel auszuführen. Zu den durchspülenden Diluentia sind vor allem die Mineralwässer zu rechnen.

Die Heilmittel aus diesen Gruppen werden vom guten Arzt so angewandt, wie es die subjektiven und objektiven Symptome im einzelnen Fall erfordern. Der Gedanke an die Unterstützung der Heilkräfte der Natur dominiert, wenn er auch gelegentlich, z. B. von *Hahnemann*, als überlebt bezeichnet und alles vom Eingreifen des Arztes abhängig gemacht wird. Oft brachte diese Therapie dem Patienten Linderung und Heilung und wurde von ihm als wahre Wohltat empfunden. Es ist mancher Fortschritt zu verzeichnen, etwa wenn 1732 *Thomas Dover* (1660 bis 1742) das nach ihm benannte Opium — Ipecacuanhapulver zur Bekämpfung des Nachtschweißes und zur Erleichterung des Hustens, *Thomas Fowler* (1736—1801), nach dem die bekannte Arseniklösung benannt ist (1776), den Arsenik gegen Malaria empfahl und der Wiener Kliniker *Anton Stoerck* (1731—1803), dessen Schüler *Hahnemann* gewesen war, an sich und anderen, Gesunden und Kranken, sorgfältig und kritisch Schierling, Stechapfel, Bilsenkraut, Herbstzeitlose, Küchenschelle, Waldrebe und andere Drogen auf ihre arzneilichen Wirkungen ausprobierte.

Als Beispiel, wie es im letzten Drittel des 18. Jahrhunderts um die Therapie in den Händen eines angesehenen und behutsamen Arztes stand, geben wir die Krankengeschichte des jungen Berliner Arztes *Friedrich Wilhelm Daniel Muzell* im Wortlaut wieder, der (1782) im Alter von 27 Jahren einer fieberhaften Krankheit erlag, wegen der er von *Selle* behandelt wurde. *Heim* (vgl. S. 43) war mit dieser Behandlung nicht einverstanden. *Selle* berichtet Folgendes:

„Ein junger Mann von 27 Jahren, dessen Muskelkraft zwar sehr stark, dessen Nervensystem aber äußerst empfindlich war, so daß er von frühen Jahren an schon mit öfterem Herzklopfen befallen wurde, welches gemeiniglich auf moralische Ursache erfolgte und also nur als ein wahrer Nervenzufall angesehen werden konnte, wurde im Frühjahr 1778 nach einer Erhitzung durch Gehen, Essen und Trinken von fieberhaften Bewegungen befallen, die er anfänglich nicht achtete, aber doch, als sie sich nach einigen Tagen nicht legten, durch Aderlassen und Brechmittel zu heben suchte.

Ich besuchte ihn den sechsten Tag seiner Krankheit, und fand ihn zwar im Bette, aber doch munter, mit zwar fieberhaften, aber doch nicht ominösen Pulse, und dem ersten Anblick nach sah ich nichts, das mich für die Zukunft hätte fürchten lassen; eine Art von Durchfall, den er eben dieser Tage hatte, hielt ich für eine Folge des den Tag vorher genommenen Brechmittels und versprach mir, weil er sonst stark aß, gute Folgen davon. Die Augen sahen etwas entzündet aus, welches wohl von der seit dem Anfange der Krankheit gewesenen Schlaflosigkeit herrührte, die mich zwar aufmerksam machte, die ich aber doch nicht für ein bösartiges Zeichen ansahe, da er sonst ganz munter und gut bei Kräften war, und ich sie vielmehr seiner Lebhaftigkeit zuschrieb, die in diesen Tagen ziemlich gereizt worden war.

Aber plötzlich stellte sich den folgenden Tag Nachmittags ein starkes Delirium mit konvulsivischen Bewegungen und krampfhaftem Pulse ein, und nun erst erkannte ich den Feind. Es wurden sogleich Epispastica (blasenziehende Mittel) gelegt, und innerlich die Chinarinde mit Biesam gegeben. Nach einigen Stunden wurde er ruhiger, der Puls weich, die Haut feucht und plötzlich kehrte kurz darauf das Bewußtsein zurück. Es erfolgte jetzt ein reichlicher Schweiß und man hatte einigen Grund zu hoffen, daß dieser Schweiß kritisch seyn werde.

Aber es erfolgte die Nacht kein Schlaf und dies ließ mit Grunde einen neuen Anfall befürchten, der sich auch gegen Nachmittag wieder mit eben der Heftigkeit einstellte, und bis zum Tode anhielt, der mit dem Ende des dritten Tages, nach dem ersten heftigen Anfalle, mit starken Röcheln und allen Zeichen einer Erstickung erfolgte.

Es geschahe hier, sowohl der erste heftige Anfall des zweiten Zeitraums, als auch der Tod an kritischen Tagen, jener nemlich den siebenten, dieser den neunten Tag.

Die Brust war vorher ganz frei, und keine Spur von Entzündung da. Auch war kein Zeichen einer Fäulnis zu finden. Die im Anfang des zweiten Zeitraums abgehenden Exkremente rochen zwar sehr, aber das ist kein Erweiß von Fäulniß in den zweiten Wegen.

Auch war das Fieber sicher keine febris gastrica. Die Zunge und der Geschmack waren rein. Die Brechmittel hatten unbedeutend wenig Galle ausgeleert, und die ziemlich häufigen Stuhlgänge, die er den Tag vor Anfang des zweiten Zeitraums hatte, waren fast alle ohne Geruch und blos wässerichtschleimicht.

Die Konstitution des Körpers und der Seele des Kranken und der Gang der Krankheit zeigten offenbar, daß das Nervensystem vorzüglich durch eine verborgene reizende Ursache angegriffen sei, die hier vielleicht wiederum rheumatischer Art seyn konnte, weil die Gelegenheitsursache eine Erhitzung und eine wahrscheinlich darauf erfolgte Erkältung war.

Der Tod erfolgte vermuthlich aus einer Metastase dieser reizenden Materie nach der Brust."

Man ersieht aus dieser Krankengeschichte die große Bewertung des Nervensystems und des Reizbegriffes, die von England herüber gekommen war. Vermutlich hat es sich um eine typhöse Erkrankung gehandelt, obwohl *Selle* ein „gastrisches

Fieber" ablehnt. Die Behandlung war relativ mild. In der Regel waren die Kuren angreifender. Manchmal mag die Therapie zur Qual geworden sein. Es wird entsetzlich purgiert, geschwitzt, die Ader geschlagen und mit Blutegeln gewirtschaftet. Es werden Haarseile gelegt, blasenziehende Pflaster und ableitende Eiterungen in einem Umfang verordnet, daß dem modernen Mediziner die Haare zu Berge stehen, wenn er davon liest. Der Leiter der Berliner Charité *Friedrich Hermann Ludwig Muzell* (1715—1783), der Vater des eben erwähnten Verstorbenen, ein ausgezeichneter Arzt und Therapeut, versucht einen Geisteskranken, freilich vergeblich, dadurch zu heilen, daß er ihm künstliche Geschwüre beibringt, die bis auf die Wirbelsäule gehen. Einem Melancholiker impft er eine künstliche Krätze ein und glaubt, ihn durch diese auf die Haut ableitende Kur geheilt zu haben. Er kann sich dabei auf *Hippokrates* berufen. Die Krätze gehörte zu den „morbi auxiliares", ein Begriff, der von *Augustinus Quirinus Rivinus* (1652—1723), einem begeisterten Anhänger der Pathologia animata (vgl. Bd. I, S. 308), geprägt worden war. Sie wurde von altersher als wertvolles Ableitungsmittel betrachtet, und von der „Unterdrückung" des „Ausschlages" erwartete man schwere Störungen. Das hält bis zum Anbruch der modernen naturwissenschaftlichen Ära des 19. Jahrhunderts an. *Napoleon* mußte, als er nach dem ägyptischen Feldzug Magenbeschwerden bekam, auf ärztlichen Rat das Hemd eines Krätzekranken anziehen. Dadurch sollte ein früherer Ausschlag, den man für Krätze gehalten hatte, wieder hervorgerufen werden, um die Magenbeschwerden auf die Haut abzulenken (*Schönfeld*).

Ein halbes Jahrhundert später floß in *Broussais*' Klinik in Paris das Blut in Strömen; denn die Blutentziehunng durch Blutegelapplikation erschien ihm neben einer entsprechenden Diät als Universalheilmittel seiner Gastroentérite. Um den Bedarf an diesen Tieren zu decken, mußten 1824 nicht weniger als 100000 Blutegel in Frankreich eingeführt werden, 1827 waren es 33 Millionen. Die Patienten starben in Massen. Auf ein Abflauen der Begeisterung deutet es, daß die Zahl der importierten Blutegel im Jahre 1828 auf 25 Millionen zurückging.

Auf der anderen Seite stehen *Mesmers* milde magnetische Kuren. In demselben Paris kamen zahllose Patienten zusammen, um der heilenden Kräfte teilhaftig zu werden, die aus Bottichen entströmten, deren Inhalt aus Eisenspänen und Säurelösungen bestand und vom behandelnden Arzt magnetisiert wurde. Letzten Endes eine Suggestivtherapie en gros. Unter dem Einfluß der Romantik (vgl. S. 30) entfernte sich die Kurmethode mehr und mehr von den rationalen Zielen ihres Begründers. Der durch den magnetischen Stab in den „somnambulen" Zustand versetzte Kranke sollte selbst mit schlafwandlerischer Sicherheit die Diagnose und Therapie bestimmen können. Das glaubte sogar der angesehene Bonner Kliniker *Christian Friedrich Nasse* (1778—1851) (*Steudel*). Schließlich kam man sogar zur Verknüpfung mit dem Religiösen, mit dem Glauben des Mittelalters. Reinheit von Sünde sollte das Hellsehen erst recht sichern und die Entsühnung durch Beichte und Sakramentsempfang die beste Vorbereitung auf eine erfolgreiche Therapie sein, wie es *Ringseis* lehrte. Auf der anderen Seite gab es genug Praktiker und Universitätslehrer, die den Unfug, der mit den romantisch-naturphilosophischen und mystischen Entgleisungen getrieben wurde, in Grund und Boden verurteilten. Wir nennen nur aus der romantischen Atmosphäre von Bonn den bedeutenden Kliniker *Johann Christian Harless* (1773—1853), sowie den tüchtigen Geburtshelfer *Hermann Friedrich Kilian* (1800—1863) und aus Berlin den großen Lehrer Johannes Müllers *Karl Asmund Rudolphi* (1771—1832).

Wie sollte sich der praktische Arzt in dieser Wirrnis zurechtfinden? Er mußte, wie einst *Galen*, Eklektiker oder, besser gesagt, rationeller Empiriker werden, aus der Masse des Dargebotenen, mit Emphase Angepriesenen und mit Hohn Bekämpften das auswählen, zu dem er bei ruhiger Überlegung Vertrauen haben konnte, und was sich ihm wirklich bewährte. In allen Ländern gab es tüchtige Praktiker und kritisch denkende Ärzte, die so handelten.

Für Deutschland ist der Typus dieses guten Therapeuten seiner Zeit in *Christoph Wilhelm Hufeland* gegeben (1762—1836). Sein Arzttum bewahrte ihn vor Entgleisungen. Die Basis seines Denkens und Handelns bildete der Vitalismus. Das Brownsche System lehnte er ausdrücklich ab. Die magnetische Therapie behielt er mit Vorsicht auszuwählenden Fällen vor und empfahl sie, für nervöse Störungen; nicht ohne auf die Schäden und Gefahren der Methode aufmerksam zu machen; denn es hatte sich ihm die Macht der Suggestion und Hypnose gezeigt. Gegenüber der Homöopathie vertrat er bei allen Bedenken gegen die Einseitigkeit *Hahnemanns* den Standpunkt, daß man das Verfahren als eine Ergänzung der anderen Behandlungsmethoden betrachten und mit sorgfältiger Überprüfung der Praxis einverleiben solle. Naturphilosophisch-romantische Gedanken sind ihm keineswegs fremd, wenn er z. B. die Gefahr einer erotisierenden Wirkung des tierischen Magnetismus erklärt: Im Menschen besteht ein „polarer" Gegensatz zwischen dem Gangliensystem und dem Gehirnsystem. Ersteres beherrscht das Triebleben, letzteres repräsentiert das höhere, geistige Leben. Durch die magnetische Operation wird das Gangliensystem höher potenziert und über das Zerebralsystem erhoben. Dadurch kann die Tierheit über die Menschheit gestellt und ihr die Herrschaft über die Vernunft gegeben werden. Das oberflächliche Gerede der Naturphilosophie bekämpft er mit Energie. Mancher mit Reklame propagierten Verirrung stellt er die Autorität seiner Persönlichkeit entgegen, so den Versuchen, die Lungenschwindsucht mit Kohlensäureeinatmung zu heilen, oder der Erfindung des Amerikaners *Elisha Perkins*, alles durch Bestreichen mit Metallstäbchen, sog. metallic tractors, zu kurieren. Mit *Hahnemann* teilt er die Methode, die Arzneimittel vorsichtig am Menschen zu probieren. Oft ertönt seine warnende Stimme vor unüberlegter Dosierung, die den Giftcharakter der Medikamente nicht genügend berücksichtigt. Seine Erfahrung auf dem Gebiet der Pharmakotherapie ist vielseitig und am Krankenbett immer wieder bewährt. Dem Aderlaß läßt er einen angemessenen Platz, wehrt sich aber gegen den „Vampyrismus" à la Broussais. In schweren fieberhaften Krankheiten ist ihm die Diät besonders wichtig. Er schätzt die richtig angewendete Hydrotherapie und die heilsame Wirkung der Bäder und Mineralwässer. Es spricht für seinen ärztlichen Scharfblick, daß er der Ansicht war, durch chemische Nachbildung könne man kein natürliches Mineralwasser restlos ersetzen, weil dem Surrogat doch immer jenes Spezifische fehlen würde, das die Alten Brunnengeist genannt hatten. *Hufeland* erwarb sich mit seinem großen Einfluß als akademischer Lehrer und Staatsrat auch große Verdienste um die Hebung des ärztlichen Standes und das ganze Medizinalwesen in Preußen.

Wie in ihm, betätigte sich in anderen Männern der Zeit ein hohes Arzttum zum Segen der Kranken. Wir nennen aus Deutschland *Ernst Ludwig Heim* (1747—1834) in Berlin und *Joh. Heinrich Ferd. von Autenrieth* (1772—1835) in Tübingen, ausgezeichnete Praktiker von universeller Bildung und glänzender ärztlicher Begabung, denen die romantische Lebensanschauung und die romantische Naturphilosophie ebensowenig den Blick verbaute wie die sich gegenseitig bekämpfenden unromantischen Versuche, die Praxis durch theoretische Systeme zu fundieren. Diesen Männern bedeutete die Erfahrung alles. Damit ist nicht gesagt, daß sie ganz frei von Einseitigkeit und aus dem Zeitgeist geborenen Fehlschlägen waren. *Heim* war auch ein tüchtiger Botaniker. Er führte in Berlin die erste Impfung nach *Jenner* aus. *Autenrieth* bedeutete für das Medizinalwesen Württembergs Ähnliches wie *Hufeland* für Preußen. Auch er besaß eine für seine Zeit ungewöhnliche Vielseitigkeit und konnte sich an die theoretische und praktische Betätigung auf allen Spezialgebieten der Medizin heranwagen. Als Arzt verband er Sydenhamschen Hippokratismus mit dem Boerhaaveschen Versuch, die naturwissenschaftlichen Erkenntnisse für die praktische Heilkunde fruchtbar zu machen (*Stübler*). Wie von so manchem Arzt konnte man von ihm sagen: Zwei Seelen wohnten in seiner Brust, die idealistische Naturphilosophie des überzeugten Vitalisten mischte sich mit dem Realismus des nüchternen Beobachters, der selbst Versuche am Tier machte, z. B. bei der Katze eine künstliche Pupille herstellte und von der experimentellen Physiologie das Heil erwartete. Die Vielseitigkeit wurde manchmal zur Oberflächlichkeit, und manches war fehl am Platze, mochte *Autenrieth* sich als innerer Kliniker betätigen und dem Keuchhusten durch Einreibung mit seiner berühmten Brechweinsteinsalbe heilen wollen, als Psychiater das Arsenal der quälenden Zwangsmittel um eine Gesichtsmaske vermehren, in der Chirurgie operationstechnische

Vorschläge machen und auf geburtshilflichem Gebiet phantastische Ansichten entwickeln oder in hungrigen Zeiten an sich und seinen Familienmitgliedern ein Ersatzbrot aus Holzmehl ausprobieren. Daneben ist vieles richtig und fortschrittlich gesehen: in seiner vitalistischen Anatomie und Physiologie, in der Lehre von den Mißbildungen, vom anthropologischen Unterschied der Geschlechter, von den Beziehungen des Körperbaues zu psychischen Erscheinungen, in der Symptomatologie der Infektionskrankheiten, speziell des Gelbfiebers, an dem er bei einem Aufenthalt in Amerika selbst erkrankte, des Typhus, der akuten Exantheme, sowie des Kretinismus.

Wir hielten uns bei *Autenrieth* absichtlich etwas länger auf als bei den von der Geschichtsschreibung oft gewürdigten beiden ersten Vertretern einer Richtung, die man am besten als rationell-empirisch bezeichnet, weil *Autenrieth* mit seinen Fehlschlägen die Unsicherheit der wissenschaftlichen und praktischen Medizin an der Schwelle des 19. Jahrhunderts besonders deutlich erkennen läßt. Es gab damals in allen Kulturländern nicht wenig Ärzte gleicher Grundanschauung, und sicher war trotz mancher Unzulänglichkeit der Patient bei ihnen am besten aufgehoben.

Jedenfalls zeigt das Beispiel der großen Ärzte des 18. und beginnenden 19. Jahrhunderts, daß die innere Medizin im Zeitalter der Aufklärung doch ein gutes Stück weiter gekommen ist.

2. Die Chirurgie
und ihre Teilgebiete, Augen- und Hals-, Nasen-, Ohrenheilkunde

Die Chirurgie dieser Zeit darf man nicht nach epochemachenden Fortschritten messen. Ihre Leistung liegt in einer großen Erweiterung der Erfahrung, in einem ausgesprochenen Streben nach wissenschaftlicher, d. h. anatomisch-physiologischer Fundierung der Praxis und nach Weiterbildung der Technik. Chirurgen, denen noch keine Narkose die Arbeit erleichterte, mußten, schon um den Schmerz der Patienten zu verkürzen, besonderen Wert auf schnelles Operieren legen. Manche von ihnen brachten es zu einer kaum glaublichen manuellen Geschicklichkeit. Der Engländer *William Cheselden* (1688—1752) soll für eine Lithotomie weniger als eine Minute gebraucht haben. In der Schlacht bei Borodino (1812) machte *Larrey* in 24 Stunden 200 Amputationen. Von dem hervorragenden Göttinger Chirurgen *Conrad Johann Martin Langenbeck* (1776—1851) wird erzählt, er habe eine Exartikulation des Armes in der Schulter so schnell gemacht, daß ein Zuschauer, der sich, nachdem er eine Prise genommen hatte, umdrehte, um zu niesen, nichts mehr davon zu sehen bekam. *Zimmermann* wurde dagegen bei einer Bruchoperation $1^1/_2$ Stunden geplagt und ist sehr stolz darauf, daß er es ausgehalten hat, ohne sich, wie üblich, festbinden zu lassen. Trotz der erwähnten „philosophischen" Verbände blieb man Realist. Die romantische Naturphilosophie interessierte sich nicht für ein so prosaisches Fach. Auch nach dem Tode *Ludwigs XIV.* widerhallte das Jahrhundert vom Klange der Waffen. Die Kriege *Friedrich des Großen* erwiesen sich ebenso wie die Feldzüge *Napoleons* als große Lehrer der Wundärzte, und die „Wildwestler" Amerikas standen vielen Aufgaben gegenüber, die hohe Anforderungen an den Arzt und Wundarzt stellten. Schon aus diesem Grunde waren in den Kolonien und später in den „Vereinigten Staaten" die prinzipiellen Gegensätze zwischen innerer Medizin und Chirurgie, wie sie im alten Europa herrschten, nicht vorhanden. Auf europäischem Boden milderten sie sich wenigstens, vor allem in England und Frankreich. An der Berliner Charité ist man sich ebenfalls darüber klar, daß der Chirurg dieselbe wissenschaftliche Ausbildung braucht wie der Arzt, der innerlich Kranke behandelt, daß beide Disziplinen zusammengehören und sich gegenseitig ergänzen müssen.

Diese Tendenz und die wissenschaftliche Fundierung der Chirurgie wurden dadurch unterstützt, daß *Boerhaaves* Geist auch die Wundarzneikunst durchdrang. *Lorenz Heister* (1683—1758), einer der bedeutendsten Wundärzte des 18. Jahrhunderts, ein Kind der Goethestadt am Main, war in Leiden ein Schüler *Boerhaaves* gewesen. Sein chirurgisches Lehrbuch wurde in fast alle europäischen Sprachen übersetzt und noch in der zweiten Hälfte des 18. Jahrhunderts mit Vorliebe dem Unterricht zugrunde gelegt. Vor allem ging man nach England und Frankreich, wenn man in der Chirurgie etwas lernen wollte. *Friedrich der Große* schickte manchen Militärchirurgen zur Ausbildung dorthin.

In England war es namentlich *John Hunter*, der die Erfahrung des praktischen Chirurgen mit allen Vorzügen des Experimentalforschers verband und in seinen Studien über Entzündung, Regenerationsprozesse und Eiterbildung dem Ringen um eine wissenschaftliche Unterbauung der Chirurgie Ausdruck verlieh. Hier wirkte der hervorragende *Percival Pott* (1713—1788). Er beschrieb 1775 das Skrotalkarzinom der Schornsteinfeger. Der Spitzbuckel als Folge einer Zerstörung des Wirbelkörpers, die man später als tuberkulös erkannte, ist nach ihm benannt. *Astley Paston Cooper* (1768—1847), nach *W. v. Brunn* der bedeutendste englische Chirurg jener Periode, zog durch seinen Ruf die Ausländer zum Lernen nach England. Wie schon früher sein Landsmann *Lower* (vgl. Bd. I, S. 310) erwarb sich der Engländer *James Blundell* (1790—1878) Verdienste um die Bluttransfusion. Er widmete ihr zahlreiche experimentelle Arbeiten und übertrug (1824) zum erstenmal Blut von Mensch zu Mensch.

In Frankreich hatte man das alte Collège de St. Côme (1731) in eine Akademie der Chirurgie umgewandelt und darin symbolisch den Weg vom Handwerk zum wissenschaftlichen Beruf gewiesen. Sieben Jahre später wurde diese Akademie mit einer praktischen Schule der Chirurgie verbunden (*W. v. Brunn*). An ihr wirkten Männer von Weltruf, wie *François Chopart* (1743—1795), dessen Methode der Fußexartikulation in dem nach ihm benannten Gelenk eine wesentliche Verbesserung darstellte, und *Pierre Joseph Desault* (1744—1795), bekannt durch den nach ihm benannten Verband. Er förderte die Gefäßunterbindung und die Lehre von den Frakturen und Luxationen. Später bedeuteten Namen wie *Larrey*, *Dupuytren* und *Lisfranc* den Ruhm der französischen Chirurgie. *Dominique Jean Larrey* (1766 bis 1842), der Chefchirurg *Napoleons*, ein kluger, geschickter, unerschrockener und gütiger Vater der verwundeten Soldaten, ein treuer Diener seines Herrn, hatte eine ungeheuere Kriegserfahrung, vor allem im russischen Feldzug gewonnen. Sein größtes Verdienst ist nach *W. v. Brunn* die Einführung von Ambulanzen, die noch während des Tobens der Schlacht die Verwundeten versorgten, in Sicherheit brachten und dringende Operationen zu einem Zeitpunkt ermöglichten, den man früher versäumt hatte, weil man die Notwendigkeit eines unmittelbaren Einsatzes des Sanitätspersonals in den Kampf nicht erfaßte. *Guillaume Dupuytren* (1777—1835) resezierte zum erstenmal den Unterkiefer, durchschnitt subkutan bei Schiefhals den Kopfnicker und wagte die Unterbindung der A. iliaca externa und der subclavia. *Jacques Lisfranc* (1790—1847) gab 1815 die nach ihm benannte Amputation des Fußes zwischen Fußwurzel und Mittelfuß an. Im Jahre 1816 führte *Jacques Matthieu Delpech* (1777—1832), der auch um die Orthopädie hoch verdiente Professor der Chirurgie in Montpellier, die erste subkutane Achillotomie bei Klumpfuß aus. *Georg Friedrich Louis Stromeyer* (1804—1876), einer der bedeutendsten Chirurgen seiner Zeit, damals in seiner Vaterstadt Hannover tätig, baute den Eingriff (seit 1831) systematisch aus und verhalf ihm zur allgemeinen Anerkennung. Hierbei war es sehr vorteilhaft, daß er die Operation (1836) mit Erfolg bei einem Kollegen machen konnte, dem englischen Chirurgen *William John Little* (1810—1894), demselben, der später (1861) den nach ihm als Littlesche Krankheit benannten Symptomkomplex der angeborenen Erhöhung des Muskeltonus beschrieb. *Little* litt infolge einer spinalen Kinderlähmung selbst an Spitzfuß. Von großer Bedeutung für die ganze Bauchchirurgie wurde die neue Technik der Darmnaht, die der Pariser *François Jules Lembert* (1802—1851) im Jahre 1826 angab. Er nähte unter Mitfassen der Muscularis die Magen- und Darmwand so, daß die Serosa flächenhaft aufeinander zu liegen kam und dabei etwas eingestülpt wurde. Dadurch erhielt die Darmnaht eine bis dahin nicht bekannte Festigkeit der Verklebung der Wundflächen und Sicherheit der Heilung.

In Deutschland verband sich am Ende des 18. und Beginn des 19. Jahrhunderts die beste Tradition von Göttingen mit einer gründlichen, auf Studienreisen gewonnenen Kenntnis der ausländischen Chirurgie und einer großen persönlichen Begabung bei *August Gottlob Richter* (1742—1812). Weitblickend zog er die innere Medizin, in der er ebenfalls zu Hause war, in seinen chirurgischen Vorträgen und Veröffentlichungen heran. Göttingen erfreute sich in der Zeit seiner dortigen Professur eines besonderen Rufes als Lehrstätte der Chirurgie. Im Gegensatz zu der großen Operations- und Amputationsfreudigkeit der Franzosen vertrat er einen konservativen Standpunkt, sicher nicht zum Schaden seiner Kranken. Eine ähnliche Stellung zu den Grundfragen und Aufgaben der Chirurgie nahm *Carl Ferdinand von Graefe* (1787—1840) ein, der erste Direktor des mit der Universität 1810 neu gegründeten chirurgischen Klinikums in Berlin. „Eine chirurgische Operation ist immer nur ein Vorgang in der Reihe derjenigen Veranstaltungen, die zur Beseitigung eines bestimmten Krankheitszustandes zu treffen sind; sie ist freilich oft der wichtigste; allein nie das einzige für Dich genügende." „Die Chirurgie hat . . . nirgendwo ein gegen die Medizin verschlossenes und vermarktes Gebiet; überall ist sie im lebendigen Zusammenhang mit derselben." Diese (nach *P. Rostock* zitierten) vom Inhaber des ersten Lehrstuhls für Preußen (1820) geschriebenen programmatischen Worte zeigen besser als vieles andere, daß eine neue Entwicklung der Chirurgie vorbereitet wird. Dabei war *von Graefe* ein hervorragender Techniker mit besonderen Erfolgen auf dem Gebiet der plastischen Operationen. 1816 machte er zum erstenmal die Naht zur Schließung der Spalte des Gaumensegels. Er sah in ihr die einzige Möglichkeit zur Beseitigung der durch diese Mißbildung verursachten Sprachstörung. Die Versuche zur Schließung der Spalte des harten Gaumens waren, wie er berichtet, gescheitert. Wenn es auch gelang, die Hasenscharte zu beseitigen und den Defekt des harten Gaumens durch eine Platte zu schließen, wurde die Sprache, die ein bewegliches Gaumensegel voraussetzt, dadurch nicht genügend vervollkommnet. Es war sein Stolz, hier mit seiner neu erfundenen Operation einen Erfolg erzielt zu haben.

Am Ende des 18. und am Anfang des 19. Jahrhunderts nimmt das Interesse an plastischen Operationen allgemein zu, ein Zeichen der weiterentwickelten Technik, von der bei dieser Art von chirurgischen Eingriffen besonders viel verlangt wird. 1791 benutzt *Chopart* mit Erfolg einen Lappen aus der Haut des Nackens, um einen Lippendefekt auszugleichen, der nach einer Karzinomoperation geblieben war. Um die Mitte der neunziger Jahre des 18. Jahrhunderts (1794) werden in England erfolgreiche rhinoplastische Operationen bekannt, welche in Indien von einheimischen Chirurgen mit der (Bd. I, S. 44) geschilderten „indischen Methode" ausgeführt wurden. Sie regen den Londoner Chirurgen *Joseph Constantine Carpue* (1764—1846) an, als erster in Europa im Jahre 1814 die Rhinoplastik nach indischer Art vorzunehmen und auszubauen. Daneben trat die „italienische" Nasenplastik nach *Tagliacozzi* (vgl. Bd. I, S. 267f.), die wie *Gnudi* und *Webster* neuerdings in einer sorgfältigen Quellenstudie nachgewiesen haben, nie ganz in Vergessenheit geraten, wenn auch im 17. und 18. Jahrhundert praktisch nicht ausgeführt worden war. Sie wurde neben der indischen Methode von *Ferdinand von Graefe* in den Jahren 1816—1817 mehrfach mit glücklichem Ausgang gemacht. Im Lebenswerk *Dieffenbachs* nahm dann (siehe weiter unten) die gesamte Wiederherstellungschirurgie einen glanzvollen Aufstieg. Sicher trug zu den Erfolgen dieser plastischen Operationen viel bei, daß seit den dreißiger Jahren von Amerika aus die Verwendung des Silberdrahtes zur Naht bekannt wurde (*Rucker*), bei der es viel seltener zu Eiterungen kam als bei dem bisher verwendeten Material. Dem Silberdraht verdankte u. a. *Marion Sims* (vgl. S. 177) seine aufsehenerregenden Heilungen der Blasenscheidenfistel (*Rosenstein*).

Ebenso machte am Anfang des 18. Jahrhunderts die Gefäßchirurgie erhebliche Fortschritte. Man wurde kühner in der Unterbindung der großen Gefäße, wie der Aorta (1817) und der Carotis (1807) durch *Cooper*, der Subclavia (1811 bis 1816) durch *Colles* und *Dupuytren*, der Iliaca externa durch *Dupuytren* und *William Goodlad* (1811), der Iliaca communis (1812) durch *William Gibson* (1788—1868) in Baltimore, der Femoralis durch *Henri M. Onderdonk* (1813). Erfolge wechselten mit Mißerfolgen.

a) Die Augenheilkunde

Die Augenheilkunde blieb mit der Chirurgie verbunden, jedoch begünstigte die exponierte Lage des Auges und der auf den ersten Blick lokale Charakter seiner Affektionen die weitere Spezialisierung der Disziplin innerhalb der Chirurgie. Im 18. Jahrhundert schlug die Geburtsstunde ihres wissenschaftlichen Lebens. Im Jahre 1800 gab ihr der Göttinger Chirurg, spätere innere Mediziner und Vertreter der Augenheilkunde *Carl Himly* (1772—1837), den Namen Ophthalmologie, um ihre umfassende Bedeutung als Lehre vom Auge schlechthin ins Licht zu stellen. Schon lange lagen wertvolle Resultate der physiologischen Optik vor, namentlich seit dem 17. Jahrhundert, aber erst jetzt werden sie praktisch verwertet. Bisher hatte die Augenpraxis fast ausschließlich in den Händen der im Lande herumziehenden Okulisten gelegen. Sie waren gewöhnlich Pfuscher. Selten findet man unter ihnen einen wissenschaftlich denkenden Mann, wie den großen Scharlatan *John Taylor* (1708—1772), der zum erstenmal den richtigen, aber erst viel später (1839) verwirklichten Vorschlag machte, das Schielen durch Muskeldurchschneidung zu heilen. Jetzt erwählen tüchtige Chirurgen und Ärzte die Ophthalmologie zu ihrer Spezialität und bilden sie weiter fort. In Frankreich war *Jacques Daviel* (1696 bis 1762), der Erfinder des Davielschen Löffels, ein hervorragender Staroperateur. Er ersetzte den noch immer üblichen Starstich (1746) grundsätzlich durch die Starextraktion. *Jacques René Tenon* (1724—1816) beschrieb zum erstenmal exakt die nach ihm benannte bindegewebige Hülle des Augapfels.

Im Jahre 1777 schrieb ein medizinischer Laie, *Joseph Huddart* (1741—1816), ein gelehrter englischer Schiffskapitän, an *Joseph Priestley* einen Brief, der im gleichen Jahr in den Philosophical Transactions Aufnahme fand, über einen von ihm beobachteten Schuster, der als Kind nicht wußte, warum man einen roten Strumpf rot nennt, und der die roten Kirschen von den grünen Blättern des Baumes, der sie trug, nur an der Formgestalt unterscheiden konnte. 17 Jahre später gab der hervorragende englische Chemiker *John Dalton* der selbst farbenblind war, eine genauere Beschreibung der Ausfallserscheinungen. Er entdeckte diesen Fehler bei sich, als er bei botanischen Studien den Storchschnabel im Kerzenlicht betrachtete. In der Mitteilung *Daltons* fand *Young* (1807) eine Bestätigung für die von ihm aufgestellte Theorie, daß in der Retina drei verschiedene Rezeptoren für die Farben Rot, Grün und Violett vorhanden sein müssen. Ihre Gesamtreizung bewirkt die Empfindung des weißen Lichtes. Die Rotblindheit ist dadurch bedingt, „daß die zur Rotempfindung bestimmten Fasern der Netzhaut fehlen oder gelähmt sind“. Die erste Sonderschrift über Farbenblindheit in der Weltliteratur erschien erst 1855 aus der

Feder des Vorstehers des Gewerbemuseums und Professors der Technologie an der Universität in Edinburgh *George Wilson* (1818—1859), der auch Doktor der Medizin war. Er weist auf die Gefahren der Anomalie für den Dienst im Eisenbahn- und Schiffsverkehr hin.

1751 beschrieb *Robert Whytt* den Pupillarreflex und zeigte seine Abhängigkeit von bestimmten Hirnpartien (*Mettler*). Es erregte nicht geringes Aufsehen, als *Himly*, der durch die Lektüre des *Plinius* dazu angeregt worden sein soll (*Julius Pagel*), im Dezember 1800 in den Göttinger Gelehrten Anzeigen die Beobachtung mitteilte, daß man ohne Schaden für das Auge durch Einträufeln einer Lösung des Bilsenkrautauszugs oder eines Tollkirschenauszugs in den Bindehautsack eine Erweiterung und Starre der Pupille erzielen kann. Das hatte man schon früher gelegentlich beobachtet, aber hier wurde die „erste genaue systematische Abhandlung über künstliche Pupillenerweiterung in der gesamten Weltliteratur geliefert" (*Julius Hirschberg*). Sie wurde bald in andere Sprachen übersetzt. Und wer wollte ihre Bedeutung bestreiten, wenn er an die Verwendung des Atropins in der modernen Ophthalmologie denkt! *Himly* zeigte auch gleich, welchen Nutzen die Praxis aus dem Verfahren zog, wie man damit prüfen konnte, ob Irisverwachsungen vorhanden waren, wie es die genauere Untersuchung des Stares ermöglichte und seine Extraktion erleichterte usw. So wurde die Veröffentlichung zu einem Markstein in der Entwicklung der Augenheilkunde. *Thomas Young* beschrieb 1800 den Astigmatismus. Das Wort für diese Anomalie wurde erst in den 40er Jahren des 19. Jahrhunderts von dem berühmten Mathematiker und Philosophen *William Whewell* (1794—1866), der in Cambridge lehrte, geprägt.

In Berlin war *Carl Ferdinand von Graefe* ein besonders erfolgreicher und angesehener Augenarzt. Er behandelte in seiner großen chirurgischen Praxis in den Jahren 1817 und 1818 240 Augenkranke und führte an ihnen 70 Operationen aus. In 15 Jahren nahm er 163 Starextraktionen mit nur $8^1/_2$% Mißerfolgen vor. *Conrad Joh. Martin Langenbeck* machte um die Mitte des zweiten Jahrzehntes die künstliche Pupillenbildung bei Verschluß der Irisöffnung, einen Eingriff, der schon 1805 von *Walther* (siehe weiter unten) empfohlen und von *Autenrieth*, wie wir sahen, an der Katze versucht worden war.

Einen besonderen Anstoß erhielt die Augenheilkunde am Ausgang des 18. Jahrhunderts durch die napoleonische Politik. Die aus Ägypten heimkehrenden französischen und englischen Truppen brachten von dort das Trachom, die ägyptische Körnerkrankheit, mit ihrer starken Infektiosität und ihren bedrohlichen Symptomen nach Hause. Durch die weiteren kriegerischen Komplikationen in dem bunten Völkergemisch, das sich am Anfang des 19. Jahrhunderts auf europäischem Boden mit Waffen gegenüberstand, wurde das Übel vermehrt. 1818 mußten in England 5000 erblindete Invaliden unterhalten werden. Schon zur Verhütung eines weiteren Umsichgreifens wurden Sonderspitäler für Trachomkranke eingerichtet. Das führte wieder zur Gründung von Spezialkliniken für Augenkranke überhaupt und steigerte die Möglichkeit zur Beobachtung und das Interesse für die gesamte Ophthalmologie in England und in anderen Ländern. Was in zahlreichen Einzelheiten geleistet wurde, kann nicht geschildert werden. *George Frick* (1793—1870) in Baltimore veröffentlichte 1824 das erste amerikanische Lehrbuch der Ophthalmologie.

Durch die Zunahme der Erblindungen wurden die philanthropischen Bemühungen der Zeit verstärkt, das Los der des Augenlichtes Beraubten zu erleichtern. Schon in der zweiten Hälfte des 18. Jahrhunderts hatte der Franzose *Valentin Haüy* (1745—1822) seine ganze Energie für dieses Ziel eingesetzt. Er hatte sich aus kleinen Verhältnissen zum Staatsbeamten emporgearbeitet. Das Elend der massenhaft auftretenden, oft verachteten, verspotteten und zu Schaustellungen mißbrauchten Blinden konnte und wollte er nicht mehr mit ansehen. Als er einen 16jährigen blinden Jungen, *François Le Sueur*, an der Kirchentür bettelnd fand, nahm er sich seiner an und erteilte ihm den ersten Unterricht. Durch Vorträge, die von seinen überraschenden Erfolgen berichteten, warb er um finanzielle Unterstützung. Schließlich konnte er eine Schule gründen und fand selbst beim königlichen Hof, dem er seine Zöglinge (1786) vorstellte, wirksame Protektion. Die wichtigste Methode des Unterrichts war die Ausbildung in einer tastbaren Blindenschrift. Ein Zufall soll dabei zu Hilfe gekommen sein. Beim Aufräumen fiel seinem Schüler *Le Sueur* eine Einladungskarte mit in die Höhe gepreßten Buchstaben in die Hand (*Sasse*). Daraus entwickelte er ein System mit beweglichen erhabenen Lettern, analog denen der Buchdrucker, die Reliefschrift für Blinde. Sie wurde überholt durch die heute noch allgemein übliche Blindenpunktschrift, bei der der Leser bestimmt angeordnete, erhabene Punkte abtastet. Ihre Anfänge gehen auf einen jüngeren Zeitgenossen *Haüys*, den französischen Offizier *Charles Barbier* (1767—1841) zurück. Sie wurde von dem Pariser Blindenlehrer *Louis Braille* (1809—1852), der selbst im Alter von 3 Jahren erblindet war, (1837) so verbessert, daß das internationale gebräuchliche Punktschriftsystem geschaffen war.

Für die Brillenindustrie bedeutete es einen Fortschritt, als *John Dollond* (1706 bis 1761) im Jahre 1751 die ersten achromatischen Linsen konstruierte. Sie wurden (1814/15) von *Fraunhofer* in einer klassischen Arbeit über das Brechungs- und Farbstreuungsvermögen verschiedener Glasarten theoretisch exakt fundiert und technisch verbessert. Im 18. Jahrhundert kamen auch die Bezeichnungen Presbyopie und Myopie auf.

b) Die Hals-, Nasen- und Ohrenheilkunde

muß im 18. und beginnenden 19. Jahrhundert wie die Ophthalmologie noch zur Chirurgie gerechnet werden. Doch zeigen manche Fortschritte, vor allem in der Praxis, daß es dem modernen Spezialfach entgegengeht. Die Anatomie, Physiologie und Pathologie der einschlägigen Organe wird durch viele Einzelfunde bereichert und der Praxis eine solidere Basis geschaffen. *Valsalva* und *Morgagni* trugen viel zum Fortschritt bei. Schon 1683 war durch den Franzosen *Guichard Joseph Duverney* (1648—1730) ein neuer Gesichtspunkt in die Ohrenheilkunde dadurch gekommen, daß er die Krankheiten dieses Organs streng nach ihrem anatomischen Sitz unterschied und ordnete. Aus technischen Improvisationen wurden kunstgerechte Methoden. Unbekannte und bekannte Laien und Ärzte sind an ihrem Ausbau beteiligt.

Den ältesten Hinweis auf die Otoskopie mit einem röhrenförmigen Speculum finden wir in der altindischen Literatur. Man ist sich im Altertum darüber klar, daß zur Besichtigung des Rachens ein Mundspatel, mit dem man die Zunge herunterdrückt, und eine gute Beleuchtung nötig ist, die direktes Sonnenlicht vermittelt. Es folgen im Mittelalter und in der Renaissance Neukonstruktionen von Instrumenten zur Rhinoskopie, die den wohlbekannten aufschraubbaren gynäkologischen Specula der Antike nachgebildet sind. Zur Fixierung des Unterkiefers in der Hand des Arztes, der die Mundhöhle besichtigen will, gibt es ein Instrument in Zangenform; eine plattenförmige Branche drückt die Zunge herunter, während die andere das Kinn festhält. Mit *Arnald von Villanova* (vgl. Bd. I, S. 211), der zur Besichtigung der Nase das Kerzenlicht empfiehlt, beginnt die Ära der künstlichen Beleuchtung. *Savonarola* (vgl. Bd. I, S. 235) drückt die Zunge so stark herunter, daß man die Epiglottis zu sehen bekommt. Der große Laryngologe *Gustav Killian* (1860 bis 1921), der eine sorgfältige Quellenstudie zur Geschichte der Endoskopie schrieb, nennt ihn deshalb einen Vorläufer der direkten Laryngoskopie. *Giulio Cesare Aranzio* (vgl. Bd. I, S. 265) war bemüht, sich seine rhinoskopischen Untersuchungen zu erleichtern, indem er bei verdunkeltem Zimmer das Sonnenlicht nur durch ein zu diesem Zweck angelegtes Loch im Fensterladen einfallen ließ oder das Licht mit Hilfe einer stark gebauchten, mit Wasser gefüllten Flasche nach Art der sogenannten Schusterkugel konzentrierte. Der, wie wir Bd. I, S. 286 hörten, um die Mikroskopie verdiente Franzose *Pierre Borel* verwendete zur Beleuchtung bei der endoskopischen Diagnostik und Therapie (1653) zum erstenmal das reflektierte, mit einem Hohlspiegel aufgefangene Sonnenlicht. Sein Spiegel wurde zum Vorläufer des modernen Reflektors. Der um die Mitte des 18. Jahrhunderts lebende Engländer *Archibald Cleland* empfahl (1739) einen von ihm konstruierten Beleuchtungsapparat, der aus einem Kerzenhalter bestand, mit dem eine bikonvexe Linse verbunden war. Wie aktuell die Sache war, geht aus mehreren anderen Versuchen hervor, die sich um die Verbesserung der Beleuchtung bemühen. *André Levret* (1703—1780), den wir als Gynäkologen kennenlernen (siehe weiter unten), polierte die Zungenplatte des oben beschriebenen zangenförmigen Instrumentes zur Besichtigung der Mund- und Rachenhöhle spiegelblank, um den darauf entstehenden Lichtreflex nutzbar zu machen. Der Chirurg *George Arnaud de Ronsil* (1698—1774) konstruierte (1768) die erste endoskopische Untersuchungslampe nach Art der kleinen Diebeslaternen und unserer elektrischen Taschenlampen. Wie *Borel*, so verwendete der selten vielseitige Rostocker Professor *Samuel Gottlieb von Vogel* (1750—1837) das reflektierte Sonnenlicht (1795), jedoch nicht mit einem konkaven, sondern mit einem Planspiegel. So schloß das 18. Jahrhundert mit einem nicht geringen Apparat zur Erkennung und Behandlung der Erkrankungen der oberen Luftwege. Man ist erstaunt, daß niemand auf den Einfall kam, den reflektierenden Spiegel mit einer zentralen Öffnung für das Auge des Beobachters zu versehen. Es lag doch so nahe, aber erst ein Praktiker des 19. Jahrhunderts sollte diese Verbesserung bringen (vgl. S. 138). Und ein Zweites ist menschlich interessant. Diese komplizierten Apparate zur Besichtigung der Mundhöhle imponierten dem Publikum nicht. Den Patienten war der gute alte Mundlöffel lieber und appetitlicher; dem trug die Praxis Rechnung. Nach *Heister* — dem Erfinder der Heisterschen Mundsperre, die noch heute, vor allem bei Zufällen in der Narkose, verwendet wird, — ekeln sich gerade die vornehmeren und empfindlicheren Patienten vor Instrumenten, die in aller Mund gebraucht werden.

Zu endoskopischen Zwecken erfand 1807 *Philipp Bozzini* (1773—1809), damals Arzt in Frankfurt a. M., einen besonderen Apparat, von dem er sich sehr viel versprach. Es war ein ziemlich unförmiges Instrument, das er selbst als Maschine bezeichnete, eine komplizierte Laterne von etwa 33 cm Höhe und 8 cm Breite. Sie mußte so groß sein, damit die „besonders stark brennende“ Wachskerze, die vor einem reflektierenden Metallspiegel angebracht war, in ihrem Innern nicht erstickte. An dieser Laterne war ein „Lichtleiter“ befestigt. Er bestand entweder aus einer einfachen Röhre oder aus einem entsprechenden spekulumartigen Gebilde, welches man aufschrauben konnte, um den zu betrachtenden „Hohl- oder Zwischenraum“ im Körper aufzuspreizen. Unter Umständen war in dem lichtleitenden Rohr noch ein zweiter reflektierender Spiegel befestigt. Ein dritter Hauptbestandteil des Apparates war die „Reflektionsleitung“. Sie bestand aus Leitungen „ovaler oder kegelförmiger Art“, welche an der geeigneten Stelle in Rohrform in die Lichtleitung einmündeten. Durch sie nahm das Auge des Beobachters das Bild des beleuchteten Innenraums auf. Eine komplizierte Angelegenheit! Angesichts der modernen Apparate zur Endoskopie kann man sich nicht leicht vorstellen, daß mit dieser schwerfälligen „Maschine“ etwas zu machen war, um so besser dagegen, was später die Einführung der kleinen elektrischen Lampe bedeutetete. *Bozzini* war stolz auf seine Erfindung. Er erwartete einen großen Nutzen für die Physiologie, Pathologie, Chirurgie, Geburtshilfe, Diagnostik und Arzneilehre davon. Von diesen Hoffnungen ist manches in Erfüllung gegangen, z. B. wenn er von der Spiegelung der weiblichen Blase das erwartete, was *Nitzes* Zystoskop vollendete. Seine weiteren Erwartungen stellten sich als trügerisch heraus, wollte er doch das Innere des Uterus während der Geburt ableuchten, um den Geburtsmechanismus bei Querlagen zu studieren. Bei aller Bewunderung für den Erfinder des prinzipiell neuen technischen Weges — die Erfindung erregte auch in Laienkreisen großes Aufsehen und wurde sogar in Tageszeitungen lebhaft erörtert — konnte die Methode nicht populär werden.

Bei der Behandlung des Innenohrs eröffnete sich eine neue Perspektive mit dem berühmt gewordenen, noch heute verwendeten Valsalvaschen Versuch. *Valsalva* ließ zuerst tief einatmen und dann durch kräftiges Ausatmen bei geschlossenem Mund und zugedrückter Nase die Luft in die Eustachische Röhre blasen in der Absicht, dadurch die mit Eiter gefüllte Paukenhöhle bei perforiertem Trommelfell zu reinigen. Aus einer Weiterführung dieses Planes mit Hilfe von Instrumenten entstand der moderne Tubenkatheterismus als integrierende Behandlungsmethode der Otologie. Ein medizinischer Laie machte den Anfang, der Versailler Postmeister *Edme Gilles Guyot*, welcher an Schwerhörigkeit litt. Er bog sich eine zinnerne Röhre knieförmig zurecht, führte sie in den Mund ein und kam damit angeblich in die Rachenmündung der Tuba Eustachii. Mit Hilfe von Einspritzungen durch das Instrument wollte er sich von seiner auf katarrhalischem Weg entstandenen Schwerhörigkeit befreit haben. Er berichtete der Pariser Akademie der Wissenschaft (1724) über seine Erfindung. *Archibald Cleland* führte die Sache praktischer durch, indem er mit einem silbernen Katheter durch die Nase in die Rachenöffnung der Eustachischen Trompete einging, um zu spülen und Luft einzublasen.

Aus unbekannten Anfängen lernt man am Beginn des 18. Jahrhunderts die Parazentese des Trommelfells

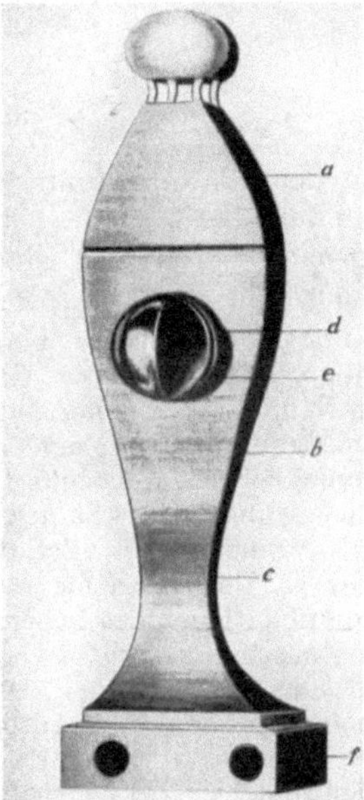

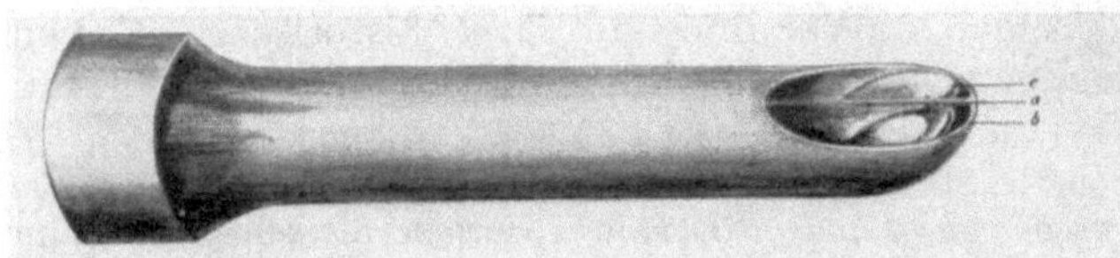

B

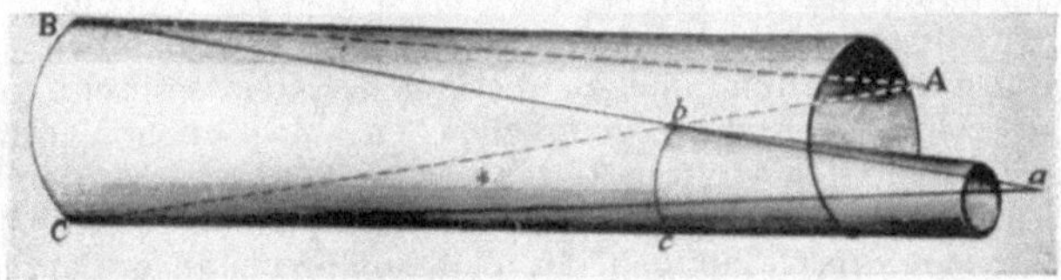

A C

Abb. 6. *Bozzinis* Apparat zur Endoskopie aus dem Jahre 1807.

A) Die lichtbereitende Laterne (Lichtbereiter). Im Inneren die Lichtquelle in Gestalt einer Wachskerze, die beim Abbrennen durch eine federnde Spirale nachgeschoben wird, und ein an der Innenwand befestigter Hohlspiegel. Die Öffnung in der Vorderwand dient zur Befestigung des röhrenförmigen „Lichtleiters", der das Licht in das zu beobachtende Organ bringt.

B) Lichtleitende Röhre mit Reflexspiegeln, durch eine Scheidewand (a) in zwei Teile geteilt, von denen der eine das Licht in den zu beleuchtenden Hohlraum, der andere das reflektierte Licht auf den Weg zum Auge des Beobachters bringt.

C) „Reflektionsleiter" mit verschiebbarem trichterförmigem Tubus, der das Auge des Beobachters vor Blendung durch das vom beleuchteten Objekt zurückstrahlende Licht schützen und dadurch die Schärfe des Bildes garantieren soll.

Der unter C) abgebildete „Reflektionsleiter", durch den der Beobachter sieht, wird an einer ovalen Öffnung in der Rückseite des Lichtbereiters befestigt.

vornehmen. Am Ende des Jahrhunderts ist sie wissenschaftlich akkreditiert, weil man hofft, mit ihr die Schwerhörigkeit zu bessern. Als der Mißerfolg allzu deutlich wurde, wendete man sich von ihr ab. Vorschläge, sie zur Entleerung von Exsudaten der Paukenhöhle zu verwenden, werden nicht beachtet. Man überwindet durch *Morgagni* die alte hippokratische Ansicht, daß es sich bei der Otitis media um eine sekundäre, aus einem primären Gehirnabszeß entstandene Affektion handelt, und lernt durch *Jean Louis Petit* (1674—1760) die Mastoiditis und die Aufmeißelung des Warzenfortsatzes kennen.

Noch etwas früher als der Blinden nahmen sich die humanitären Bestrebungen der Aufklärung der Taubstummen an. *Charles Michel de l'Épée* (1712—1789), ursprünglich Kanonikus in Troyes, wegen Streitigkeiten mit der kirchlichen Behörde aus seinem Amte entfernt, unterrichtete seit 1765 zwei taubstumme Mädchen in einer von ihm selbst erfundenen Zeichensprache und erzielte damit erstaunliche Erfolge. Das führte zur Errichtung einer größeren Taubstummenschule in Paris, die zum Vorbild anderer wurde und die moderne Taubstummenfürsorge einleitete.

c) Die Zahnheilkunde

Als weitere Unterabteilung der Chirurgie ist am Beginn des 18. Jahrhunderts die Zahnheilkunde anzusehen. Im Laufe des Jahrhunderts tritt eine einschneidende Wandlung in ihrer historischen Entwicklung ein. Sie nähert sich dem, was man als wissenschaftliche Zahnchirurgie bezeichnen kann.

Ursprünglich hatte die Beschäftigung mit den Erkrankungen der Zähne eine isolierte Stellung eingenommen. Von alters her war sie die Domäne von Handwerkern gewesen, von seßhaften Barbierchirurgen, die selbst im Rahmen der Wundärzte zweiter und dritter Klasse einen besonders tiefen Rang einnahmen, oder von im Lande umherziehenden Zahnbrechern, die vom Zahnextrahieren und vom Verkauf aller möglicher zahnschmerzstillender Medikamente und Mundwässer lebten, vom Kurpfuscher schlechthin kaum zu trennen. Man darf das aber nicht so verstehen, als hätten sich in der Vergangenheit die Schulchirurgen und inneren Mediziner gar nicht um die Zähne gekümmert. Dazu sind die Erkrankungen der Mundhöhle und das Zahnweh doch zu peinliche Komplikationen des Lebens und das Bedürfnis nach Sauberkeit des Gebisses beim gepflegten Menschen zu groß.

Die dem Auge zugänglichen pathologischen Veränderungen der Zähne waren den Ärzten von den ältesten Zeiten her bekannt und wurden von manchem prominenten Autor beschrieben. Ihre Ätiologie wurde entweder volkstümlich oder den wissenschaftlich-pathologischen Anschauungen der Zeit entsprechend erklärt. Der volkstümliche „Zahnwurm", der aus verdorbenen Säften spontan entsteht, wie der Regenwurm aus der feuchtwarmen Erde, und dann am Zahn weiternagt, ist auch in der wissenschaftlichen Medizin anerkannt. Schon bei den alten Kulturvölkern waren den Ärzten die Caries der Zähne, die Gefahren des Zahnsteins und die Notwendigkeit seiner Entfernung geläufig; man kannte das Lockerwerden der Zähne, das man heute als Paradentose bezeichnet, bei den Ärzten ebenso gut wie bei den Zahnbrechern, auf die sie mit Verachtung herunterschauten. In den Bd. I, S. 103 erwähnten Brückenwerken kann man frühe Versuche sehen, dem weiteren Verfall des Gebisses durch Festigung ihres Haltes vorzubeugen. Bei *Diokles* (Bd. I, S. 93) fanden wir ärztliche Ratschläge in der Zahnpflege für die Aristokratie. Im Mittelalter beschäftigte sich mancher tüchtige Chirurg theoretisch und praktisch mit Fragen der Zahnheilkunde. *Abulkasim* (vgl. Bd. I, S. 180) schreibt man (nach *Garrison*) die ersten Hinweise auf die Behandlung der Deformitäten des Gebisses zu. Im 15. Jahrhundert bemühte sich der tüchtige Lehrer der Medizin und Chirurgie in Padua und Bologna *Giovanni Arcolani* (gestorben 1458) sehr um die chirurgische Behandlung der Mund- und Zahnkrankheiten. Seine scholastische Interpretation der anerkannten Autoritäten, wie sie zu seinem akademischen Lehramt gehörte, trübte ihm nicht den Blick für die realen Notwendigkeiten der Praxis. Schon früh gibt es Spezialschriften zur Zahnheilkunde in den Landessprachen. Nach Erfindung der Buchdruckerkunst werden sie oft aufgelegt, wie die in Mainz 1532 zum erstenmal gedruckte „Zene Artzney". Führende Chirurgen des 16. und 17. Jahrhunderts wie *Ambroise Paré* und *Fabricius von Hilden* (vgl. Bd. I, S. 266 bzw. 310f.) haben ihre chirurgische Kunst und Erfahrung auch der Dentologie gewidmet. Die Fortschritte der Anatomie und Physiologie gingen nicht spurlos an ihr vorbei, aber erst im Zeitalter der Aufklärung beschreitet sie neue Wege.

Die Wandlung gibt sich vor allem in dem Lebenswerk zweier bedeutender Männer kund, des Franzosen *Pierre Fauchard* (1680—1761) und des Deutschen *Philipp Pfaff* (gestorben 1767). Des ersteren Werk: „Le Chirurgien dentiste", welches 1728 erschien, und *Pfaffs* „Abhandlung von den Zähnen" (1756) atmen einen neuen Geist.

Die Vorstellung vom Zahnwurm wird, nicht ohne Widerstände, überwunden. Es bilden sich die Anfänge einer vertieften, nachdenklichen Verfolgung der pathologischen Veränderungen des Zahnes, einer sorgfältigeren Pflege des Gebisses und der Mundhöhle, einer besseren Technik. *Fauchard* schildert (1746) zum erstenmal das Krankheitsbild der Alveolarpyorrhoe. Nach *Greve* faßte er es als eine Art Skorbut auf. *Pfaff* war mit seinen Methoden der Füllung und Prothese ein Künstler der konservativen Zahnheilkunde und ein besonders geschickter Meister der Zahnextraktion. Er beschrieb als erster den Abdruck mit Siegelwachs und empfahl Überkappung der lebenden Pulpa. *John Hunter* schrieb (1771) als klassisches Werk eine „Natural History of the Human Teeth". Er untersuchte zum erstenmal die Anatomie, Physiologie und Pathologie der Zähne im modernen Sinne wissenschaftlich und empfahl, vor der Füllung kariöser Zähne die Pulpa restlos zu entfernen. Auch beschäftigte er sich wie mancher vor ihm mit der Behandlung von Stellungsanomalien der Zähne. 1803 gab der Engländer *Joseph Fox* in seiner „Natural History of the Human Teeth" die erste gründliche Anweisung zur Zahnregulierung. Sie sollte bis zur Mitte des 19. Jahrhunderts in Anwendung bleiben (*Garrison* nach *Weinberger*).

3. Die Geburtshilfe und Frauenheilkunde

Wenn man die Geburtshilfe und Frauenheilkunde um 1740 mit der um 1840 vergleicht, zeigt sich, welche Arbeit in den dazwischen liegenden 100 Jahren geleistet worden ist. Man hat das 18. Jahrhundert das Jahrhundert der Frau genannt. In der Tat hat die Aufklärung viel dazu beigetragen, ihre soziale Stellung zu heben und ihrer Eigenart als Weib, Gattin und Mutter mehr als im 17. Jahrhundert gerecht zu werden. Diese Zeitstimmung war der Frauenheilkunde günstig; sie mag sogar die Indikationsstellung beeinflußt haben. In England erörterte man die Frauenfrage mit besonderer Lebhaftigkeit. Hier machten die Geburtshelfer die Perforation des kindlichen Schädels ungewöhnlich häufig, weil sie selbst kleinere Risiken für die Frau vermeiden wollten. Der namhafte Geburtshelfer *Robert Gooch* (1784—1830), Arzt an der Westminstergebäranstalt in London, berichtete von seinem Vorgänger *W. Thynne* den Ausspruch, es sei besser, 6 Kinderschädel unnötig anzubohren als eine Frau zu verlieren.

Die Führung in der Geburtshilfe liegt am Anfang unseres Zeitabschnittes noch in den Händen der Franzosen. Neben ihnen haben die Engländer bedeutende Accoucheure aufzuweisen. Die anderen Nationen treten hinter ihnen etwas zurück, aber es dauert nicht lange, bis man die Verdienste nicht mehr gegeneinander abwägen kann. Am Beginn des 19. Jahrhunderts gehört mancher deutsche Arzt zu den ersten Förderern des Faches. Für die fortschrittliche Entwicklung war die Tatsache wichtig, daß man die Notwendigkeit der Errichtung öffentlicher Entbindungsanstalten klarer erkannte als vorher. Die alte Hebammenlehranstalt am Hôtel-Dieu in Paris blieb freilich auch im 18. Jahrhundert nur wenigen Bevorzugten zugänglich; die berühmten Pariser Accoucheure, zu denen die Ausländer kamen, um zu lernen, mußten ihren Unterricht am Phantom oder im kleinen Kreise am einzeln zugänglichen Geburtsbett geben. Dagegen wurde schon früh (1727) in Straßburg eine Entbindungsanstalt nach dem Vorbild des Hôtel Dieu geschaffen. Ihr Leiter, der hervorragende *Joh. Jak. Fried* (1689—1769), der „erste klinische Lehrer der Geburtshilfe" (*Fasbender*), machte sie im Jahre 1737 dem Unterricht nicht nur für Hebammen, sondern auch für Studierende der Medizin zugänglich. Nach dem Straßburger Muster entstanden solche Lehranstalten im Jahre 1751 in Göttingen unter *Joh. Georg Roederer* (1726 bis 1763), einem sehr tüchtigen Mann, der schon im 37. Lebensjahr starb, und in Berlin an der Charité. Letztere wurde das Vorbild für die Kopenhagener Entbindungsanstalt, die im Jahre 1761 ins Leben trat. 1739 ermöglichte private Wohltätigkeit dem ausgezeichneten Londoner Geburtshelfer *Richard Manningham* (1690—1759) die Einrichtung einer öffentlichen Entbindungsanstalt im Zusammenhang mit dem St. Jameshospital, der ersten auf englischem Boden. Bald gab es viele solcher Anstalten in allen Ländern Europas. Lehrer und Schüler hatten nun ganz anders als früher Gelegenheit, den Verlauf der normalen und pathologischen Geburt zu beobachten. Dazu kamen die **Fortschritte der Anatomie und Physiologie der Frau** innerhalb und außerhalb des Puerperiums. So gestaltete sich das Bild einer neuen Geburtshilfe, das wir an einigen markanten Beispielen mit den Namen der Hauptträger des Fortschrittes erläutern.

Zahlreiche Studien an der Leiche und an der Lebenden galten dem weiblichen Becken und seiner geburtshilflichen Bedeutung. Man merkt an manchen Einzelheiten, daß es der modernen **Beckenlehre** entgegengeht, so wenn der bedeutende französische Geburtshelfer *André Levret* (1703—1780) zum erstenmal (1753) die Bezeichnungen Beckeneingang und Beckenausgang anwendet, wenn man nähere Angaben über die Beckenmaße macht und *Roederer* (1757) zuerst von der Conjugata spricht, *William Smellie* (1697—1763) in London sie mit dem Finger mißt, *Jean Louis Baudelocque* (1746—1810) in Paris für die äußere Beckenmessung den Tasterzirkel konstruiert, wenn *Georg Wilhelm Stein der Ältere* (1731—1803) in Kassel und später in Marburg, zum erstenmal das allgemein verengte vom platten Becken unterscheidet und ein osteomalazisches Becken beschreibt, bis am Anfang des 19. Jahrhunderts *Franz Carl Naegele* (1778—1851) in Heidelberg, der (1834) das nach ihm benannte schräg verengte Becken in seiner geburtshilflichen Bedeutung erkennt, die Grundlagen der modernen Beckenlehre schafft. Hand in Hand damit — das ist der beste Beweis dafür, wie die Geburtshilfe damals, ähnlich der Chirurgie, vom Handwerk zur Wissenschaft wuchs — ging die genauere Erforschung des **Geburtsmechanismus**. Hier waren *Fried*, *François Joseph Solayrès de Renhac* (1737—1772), der Lehrer *Baudelocques*, ferner *Pieter Camper* und vor allem *Naegele* (1819) führend.

Die **Untersuchungsmethoden** wurden verfeinert und systematisch ausgebaut. Man lernte sowohl die äußere wie die innere Untersuchung sorgfältiger anzuwenden und miteinander zu kombinieren. Selbst die Wichtigkeit der rektalen Untersuchung für den Geburtshelfer wurde schon von *Levret* und später (1818) von *Wilhelm Josef Schmitt* (1760—1824) in Wien erkannt. Dadurch wurde die **Diagnose** sowohl in der Geburtshilfe wie in der Gynäkologie nach vielen Richtungen verbessert. So gab z. B. *Roederer* zum erstenmal an, daß man die Placenta praevia als schwammigen Körper fühlt. *Levret* unterschied den vorliegenden Mutterkuchen von der vorzeitigen Lösung der Placenta an der Verschiedenheit der blutigen Abgänge.

Die **Pathologie des Puerperiums** wird durch zahlreiche neue Beobachtungen an der Lebenden und am Seziertisch vertieft, ohne an den theoretischen Vorstellungen der Zeit über seine Ätiologie etwas zu ändern. Die humoralpathologische Erklärung des Kindbettfiebers aus metastasierter Muttermilch und Retention der Lochien blieb trotz vereinzelten Widerspruchs herrschend. *Smellie* führt (1725) die Retention der Lochien mit dem sich daraus ergebenden Puerperalfieber mit tödlichem Ausgang auf Punschgenuß zurück (*Mettler*). *Joh. Christ. Gottfried Joerg* (1779—1856), der ausgezeichnete Leipziger Geburtshelfer, sah in der Eklampsie eine erhöhte Erregbarkeit des Nervensystems als Folge schlechter Qualität des Blutes. *Solayrès*, der aus Montpellier, der Pflanzstätte der nosologischen Systematik, kam, machte den Versuch, die Einteilung in Gruppen, genera und species auf die Anomalien der Geburt zu übertragen. Er unterschied drei Hauptgruppen, je nachdem die Geburten den Naturkräften überlassen werden können oder durch manuelle oder durch instrumentelle Hilfe beendigt werden müssen. Diese Hauptgruppen zerfallen dann in genera und species. Die genera ergeben sich aus der Lage, die species aus der Stellung (modern gesprochen). Am weitesten kam man in der Kenntnis der Anomalien von Lage, Stellung und Haltung der Frucht und ihrer geburtshilflichen Konsequenzen. Die **Extrauterinschwangerschaft** wurde in vielen neuen Einzelheiten erkannt.

1820 teilte *August B. Granville* (1783—1871) in London den ersten einwandfreien Fall von primärer Ovarialschwangerschaft mit.

In der geburtshilflichen Therapie machen sich zwei Richtungen bemerkbar, eine konservative, von Vertrauen auf die Kräfte der Natur erfüllte, und eine aktive, der die Fortschritte der operativen Technik und die neuen Instrumente zum Anlaß kühnen Eingreifens wurden. Die großen Erfolge, die man mit der neuerfundenen Kopfzange erzielt hatte, ließen viele Geburtshelfer die Gefahren übersehen, die bis auf den heutigen Tag mit ihrem Anlegen verbunden sind. Das Instrument war auf dem Wege, zum Symbol des Geburtshelfers zu werden. Zahllose Modifikationen suchten es zu verbessern, erreichten jedoch manchmal das Gegenteil.

Die aktive Richtung lag besonders den Franzosen, in Deutschland war ihr Hauptvertreter der vielumstrittene *Friedrich Benjamin Osiander* (1759—1822) in Göttingen. 46% aller Geburten wurden in seiner Klinik operativ beendet, darunter 40% durch die Zange. Mit dieser operativen Betätigung wuchs die Geschicklichkeit in der Technik und die Verbesserung der Methoden. Man muß es als einen großen Fortschritt bezeichnen, daß *Joachim Friedrich Henckel* (1712—1799), Geburtshelfer an der Berliner Charité, im Jahre 1769 den Kaiserschnitt von der seitlichen Schnittführung in die linea alba verlegte. Als neue Operation wurde 1777 von *Jean René Sigault* die erste Symphyseotomie vorgenommen. Von seinem Lebenslauf wissen wir nur, daß er um die Mitte des Jahrhunderts geboren, Schüler der früher erwähnten praktischen Chirurgenschule an der chirurgischen Akademie und ein viel beschäftigter Geburtshelfer in Paris war. Der Eingriff wurde des öfteren wiederholt. Es schlossen sich vereinzelte Versuche an, die Symphyseotomie durch die Pubotomie zu ersetzen. Die Resultate waren erschreckend schlecht. Schon *Sigaults* Patientin sah zwar ihren Wunsch, nach vier toten Kindern ein lebendes zu haben, erfüllt, blieb aber ihr ganzes Leben mit Urininkontinenz behaftet und konnte nur am Stock gehen. Daher wurde die Operation nach einigen Dezennien wieder aufgegeben.

Die konservative Richtung fand ihre Hauptvertreter zunächst in England. Hier suchte *William Cooper* (1771) bei absolut verengtem Becken die Gefahr des Kaiserschnittes durch den künstlichen Abort zu vermeiden. Am Ende des 18. Jahrhunderts faßte *William Hunter* seine Lebenserfahrung in dem Satz zusammen, die Zange habe mehr Unheil als Nutzen gestiftet. Der Gegenpol zu *Osiander* war in Deutschland *Lucas Johann Boër* (1751—1835). Gründliche Studien in Würzburg und Wien setzte er auf Reisen in England, Frankreich und Italien fort. Später wirkte er in Wien als Lehrer der praktischen und theoretischen Geburtshilfe und erhob die von ihm geleitete Entbindungsabteilung am dortigen allgemeinen Krankenhaus in kurzer Zeit zur ersten Europas (*Fasbender*). „In Frankreich hatte er kennengelernt, was die Kunst, in England, was die Natur vermöge.“ Aus dieser Erfahrung wurde er zum Begründer der „natürlichen Geburtshilfe.“ Mit flammenden Worten wandte er sich gegen das Darauflosoperieren und zeigte an seinen Erfolgen, was ein abwartendes, der Natur vertrauendes Verfahren leisten kann, welches nur da eingreift, wo es wirklich nötig ist. Er gewann sich zum Segen der Mütter und Kinder viele Anhänger.

Beide Richtungen brachten der Geburtshilfe dauernden Besitz. Die Methoden des Dammschutzes und die Handgriffe zur Wendung und Entwicklung des Kindes bei Steißlage, die damals erdacht wurden, sind bis auf den heutigen Tag — nicht immer ganz zutreffend — mit dem Namen ihrer Erfinder, Modifikatoren und Propagandisten verbunden, wie der sogenannte *Smellie*sche Handgriff zur Extraktion des nachfolgenden Kopfes oder das Zurückhalten des Kopfes während der Wehe und der Druck auf den Hinterdamm während der Wehenpause, wie es der Gießener Geburtshelfer *F. A. M. Franz von Ritgen* (1787—1867) im Jahre 1828 empfahl.

Auf die Bemühungen der Praktiker, bei den geburtshilflichen Operationen schonend vorzugehen, wirft die Erfindung von Handschuhen aus Schafsdarm ein Streiflicht. Sie wurden 1758 von dem in Lübeck tätigen, vielseitigen Geburtshelfer *Joh. Georg Walbaum* (1724—1799) empfohlen, um, mit Öl bestrichen, die Wendung zu erleichtern, Nebenverletzungen zu vermeiden und der Frau unnötige Schmerzen zu ersparen (*E. Ebstein, E. Philipp*). Den besten Beweis für den Fortschritt der Geburtshilfe liefert das Sinken der Durchschnittssterblichkeit nach den Geburten im British Lying-in-Hospital in London von 1749—1789. Sie verminderte sich bei den Müttern von 24 auf 3,5 je Tausend, bei den Kindern von 66 auf 13 je Tausend (*Shryock* nach *Buer*).

Die Gynäkologie bleibt im fortschreitenden 18. und beginnenden 19. Jahrhundert erheblich zurück, wenn man die Leistungen der Geburtshilfe zum Maßstab nimmt. Selbst die Aufklärung hat in Ärztekreisen den Glauben an die durch Zauber verursachte Sterilität nur langsam überwinden können. Noch 1758 hält es ein sehr tüchtiger italienischer Frauenarzt, *Francesco Scardona* (1718—1800), für nötig zu betonen, er sage ungern, daß eine Sterilität auch durch Zauber hervorgerufen sein könnte. Nichtsdestoweniger machen sich das schon erwähnte zunehmende Interesse an der Frau und der Geist der Aufklärung auch im Gebiet der Frauenkrankheiten, ihrer Bekämpfung und Heilung günstig bemerkbar.

Der Blick der Ärzte bleibt freilich zunächst, entsprechend der Tradition des Zusammenhanges der Gynäkologie mit der inneren Medizin, noch immer weit mehr auf den Gesamtorganismus des Weibes als auf seine lokalen Erkrankungen gerichtet. Es ist mehr eine Frauenkunde als eine Gynäkologie im modernen Sinne. In den achtziger Jahren erscheinen aus der Schule *Soemmerrings* die ersten grundlegenden anatomischen Untersuchungen über die Verschiedenheit des ganzen Körperbaues und seiner Organe bei Mann und Weib. *John Hunter* prägt den Begriff der „sekundären Geschlechtsmerkmale". Bezeichnend für die verschiedenen Grundauffassungen, die dem Geist des Realismus und des Idealismus entspringen, sind die Gegensätze zwischen dem gynäkologischen Lehrbuch des Franzosen *Jos. Marie Joach. Vigarous* (1759—1829) und der deutschen gynäkologischen Literatur im Zeitalter der Romantik. Bei *Vigarous* macht allein die Gebärmutter das Weib zum Weibe, ein Erbe *van Helmonts*. Alle Erkrankungen der Frau sind Uteruserkrankungen und von hier aus zu beurteilen. *Joerg* setzt seinem „Handbuch der Krankheiten des menschlichen Weibes" vom Jahre 1809 die Forderung voran, daß der ganze Organismus des Weibes mit Leib und Seele vom Geburtshelfer gekannt sein muß, und daß nur der Arzt wirklich helfen kann, der die Psyche der Frau kennt. Ähnlich ist es bei *Elias von Siebold* (1775—1828) in Berlin, bei *Hufeland* und bei *Carl Gustav Carus*. Man soll nicht glauben, daß *Vigarous* wegen seiner Uterustheorie in der Kenntnis und Behandlung der gynäkologischen Lokalkrankheiten besser Bescheid gewußt hätte als die deutschen Idealisten. Auf diesem Gebiet kommt es erst in der folgenden Periode der Medizingeschichte zu grundlegenden Neuerungen. Aber es zeigt doch das Gefühl für die kommenden neuen Erkenntnisse und Aufgaben, wenn *Carl Wenzel* (1769—1827) in Frankfurt a. M. (1816) sagt: „Das Bild der reinen Entzündung des Uterus, wie es von großen Meistern unserer Zeit entworfen wurde, ist mehr eine Zusammenstellung der allgemeinen Zufälle (= Symptome) der Entzündung mit jenen zusammengedacht, die sich aus der Struktur und Verbindung des Uterus entnehmen lassen, als eine reine, aus der Natur aufgegriffene Beschreibung der wirklichen Tatsachen." (*I. Fischer*). Es mehren sich die größeren Handbücher, die sich speziell den Frauenkrankheiten widmen, und die Mitteilungen über einzelne Operationen, die Aufsehen erregen, wie die vorsichtige Inzision vom Ovarialzysten von den Bauchdecken aus mit Entleerung ihres Inhaltes oder die erste Kastration bei einem 23jährigen Mädchen durch *Pott* (1750), die ohne Eröffnung der Bauchhöhle möglich war, weil die Ovarien in Herniensäcken gelagert waren, die im ganzen unterbunden und abgetragen wurden. Im Jahre 1827 gelang dem genialen Plastiker *Johann Friedrich Dieffenbach* (1792—1847) die Wiederherstellung des komplett zerrissenen Dammes. Die erste richtige abdominelle Ovariotomie nahm im Jahre 1809 *Ephraim Mac Dowell* (1771 bis 1830) in Danville im Staate Kentucky, die erste planmäßige vaginale Totalexstirpation des Uterus im Jahre 1822 nach vorausgegangenen Versuchen an der Leiche der Konstanzer Stadtphysikus *Johann Sauter* (1766—1840) vor. Diese Männer wurden die Pioniere der kommenden Ära der großen gynäkologischen Chirurgie.

4. Die Psychiatrie

Um sich klar zu machen, was die Aufklärung für die Lehre von den Geisteskrankheiten und ihre Therapie bedeutet, muß man sich daran erinnern, wie es vorher um die Kenntnis von den Psychosen bestellt war. In der Antike gab es manchen Arzt, der gute Beschreibungen der Symptomatologie verschiedener Geisteskrankheiten gibt. Man braucht nur an *Aretaios* oder *Galen* zu erinnern. Das römische Recht zeigt in seinen einschlägigen Bestimmungen und seiner Berücksichtigung der „lucida intervalla", der Zeiten, in denen der Kranke klar und zurechnungsfähig ist, daß man die Bedeutung der Psychosen im Rechtsleben erkannt hatte. Es fehlt nicht an Versuchen, körperliche Veränderungen für krankhafte seelische Zustände und Symptome verantwortlich zu machen und verschiedene Formen der Psychosen auseinander zu halten, die Manie, die Melancholie, die Lykanthropie mit der volkstümlichen Vorstellung, in einen Wolf verwandelt zu sein, usw.

Die Konsequenz war die Behandlung des Körpers je nach der pathologischen Grundvorstellung. Der Anhänger der Säftelehre trieb die dunkle Galle aus, welche die Melancholie verursachte, in der methodischen Schule gab man bei Aufregungszuständen Mittel, welche den status strictus herabsetzten, die Pneumatiker und ihre Gefolgschaft suchten die verdorbenen spiritus zu verbessern. Daneben suchte man die primäre Ursache auch in der Seele selbst. Im Mittelalter, für das am Primat der Seele über den Körper kein Zweifel war, gewann diese Richtung die Oberhand. In der Antike, vor allem in der Spätantike, hatte die Philosophie die Psychotherapie zu ihren Aufgaben gezählt, im Mittelalter war sie in die Hände der Theologen übergegangen. Es ist echt volkstümlich, wenn damals die Psychose auch manchem Arzt als Folge der Sünde, als Strafe Gottes, als Dämonenwerk, Zauberei und der Geisteskranke als Hexenmeister erscheint. In einer eigenartigen Kombination glaubte man unter Umständen, daß ein körperlich krankes Gehirn ein für Dämonenwerk besonders disponiertes Gebilde sei. Körperliche und seelische Therapie griffen ineinander. Nach dem Glauben der Araber war dem „Daemonium", der Geisteskrankheit, eher etwas von besonderer Begnadung durch Gott eigen; man lauschte den Reden der Patienten mit Ehrfurcht wie einer Prophetie. Alles das lenkte von einer ruhigen ärztlichen Betrachtung der Psychose ab. Im mittelalterlichen Abendland blieb die Scheu und die Angst vor dem Geisteskranken maßgebend. Man glaubte nicht recht an die Möglichkeit einer Heilung durch natürliche Mittel und suchte weniger dem Kranken zu helfen als den Gesunden vor ihm zu schützen. Die Gesellschaft benahm sich ihm gegenüber egoistisch und grausam.

Aber die religiöse Weltanschauung kannte auch Ausnahmen. Die Nächstenliebe siegte über die Furcht vor dem Satan. Schon früh pilgerten im Mittelalter Geisteskranke nach Gheel im heutigen Belgien in der Nähe von Antwerpen und suchten Heilung in der Kirche der heiligen Dympna (*Walz*). Bei dieser Gelegenheit fanden sie vorübergehend oder auch auf die Dauer Aufnahme und Pflege in einheimischen Familien. Ein durch päpstliche Bullen im 14. und 15. Jahrhundert wiederholt anerkanntes und belobtes Werk der Wohltätigkeit, dessen Anfänge bis ins 13. Jahrhundert zurückzuverfolgen sind! Daraus entwickelte sich im Laufe der Zeit eine Irrenkolonie, die bis auf den heutigen Tag in einer den Fortschritten der Zeit angepaßten Form besteht.

Die fortschrittlichen Ärzte der Renaissance, ein *Paracelsus* und *Johann Weyer* konnten an dem überlieferten Vorurteil des Volksglaubens ebensowenig ändern, wie vereinzelte

Sektionsbefunde, die im 16. und 17. Jahrhundert pathologische Prozesse im Gehirn Verstorbener nachwiesen. Auch war nichts damit gewonnen, daß man in der Folge nach den Symptomen und dem Inhalt der Wahnvorstellung eine größere Zahl von Geisteskrankheiten auseinander zu halten und in den nosologischen Systemen unterzubringen suchte. Es zeigt höchstens die feinere Beobachtungsgabe. Mit iatrochemischen und iatrophysikalischen Methoden war den Kranken ebensowenig zu helfen wie mit der gut gemeinten Absicht, ihnen ihre Wahnvorstellungen auszureden. Das Schicksal der Irren blieb hart. So weit sie in der Gesellschaft störend empfunden wurden, sperrte man sie in gefängnisartige Gebäude, Einzelzellen oder — noch schlimmer — in Tollkisten. Zucht- und Tollhaus waren vielfach identisch, Verbrecher und Irre unterstanden demselben Personal und denselben Grundsätzen der Behandlung, wenn sie sich asozial benahmen.

Im 17. Jahrhundert wurde der Menschenfreund *Vinzenz von Paul* (1576—1660) der Reformator des Irrenwesens (*Leibbrand*). Es ist bewundernswert, wie groß das Verständnis dieses heiligen Mannes für das Wesen der Psychosen, die geistig Minderwertigen und asozialen Psychopathen war. In einer früheren Leproserie, Saint Lazare, richtete er eine mustergültige Anstalt ein. Hier herrschte ein von Charitas und ratio, von Liebe und Einsicht in das Notwendige getragener Geist und führte zu einer menschenwürdigen Behandlung der Insassen. In diesem Pariser Irrenheim zeichnete sich „das Grundsystem späterer Anstaltstechnik" ab. Manche Erleichterungen des Schicksals dieser Armen und manche Milderungen in der Therapie, die später, im 18. und 19. Jahrhundert von Philantropen und aufgeklärten Psychiatern gefordert werden sollten, wurden von *Vinzenz* und seinen Mitarbeitern vorweggenommen.

Definitiv nahm erst die Aufklärung den Fluch der Besessenheit und des Verzaubertseins von den Geisteskranken. Dazu kam das durch *Stahl* inaugurierte höhere Interesse an der Seele und die philantropischen Bestrebungen zur Verbesserung des Gefängnis-, Hospital- und Lazarettwesens. Sie gingen unter der Ägide *John Howards* (1727—1790) von England aus und fanden bald in allen Kulturländern Widerhall.

Alles änderte zunächst wenig an der Überlieferung, daß die Psychosen ihre Ursache in primären, mehr oder weniger schuldhaften Entgleisungen der menschlichen Seele selbst haben. Auch übermäßige Freude kann den Verstand verlieren lassen. *Rush* erzählt Fälle, in denen hohe Lotteriegewinne, eine ungewöhnlich erfolgreiche Laufbahn oder eine glückliche Verheiratung zum Irrsinn führten (*Kraepelin*).

Im Gefolge *Stahls* begann ein erhöhtes Interesse für die Wechselwirkung des Psychischen und Physischen und für das Unbewußte. Die Psychologie trat in nähere Beziehungen zur praktischen Medizin. Die aufblühende pathologische Anatomie achtete bei verstorbenen Geisteskranken mit größerer Aufmerksamkeit auf Gehirnveränderungen. Schon *Haller* sammelte das einschlägige Material aus der Literatur und kam zu dem Ergebnis, daß das Gehirn bei Psychosen in der Regel mit ergriffen ist. Wenn man in selteneren Fällen nichts fand, war wohl die feinste Organisation betroffen, ohne daß es nachgewiesen wurde. *Cullen* vertrat entsprechend seiner Neuropathologie einen ähnlichen Standpunkt, wenn er die psychischen Krankheiten für Nervenkrankheiten erklärte und sie durch Unterdrückung oder Aufregung der Gehirntätigkeit entstehen ließ. Die Vitalisten brauchten überhaupt keine materiellen Veränderungen.

Es entspricht der hohen Bewertung der Philosophie, daß die Philosophen sich um die Erforschung der leibseelischen Zusammenhänge bemühen und Psychotherapie treiben. Daß *Kant* sich intensiv mit den geistigen Störungen beschäftigte, ist bekannt. Er unterschied entsprechend den verschiedenen „Gemütsfähigkeiten" drei Hauptabteilungen: 1. „Verrückung“, d. h. Verkehrtheit der Erfahrungsbegriffe, 2. „Wahnsinn“, d. h. in Unordnung gebrachte Urteilskraft bei der Erfahrung, 3. eine „in Ansehung allgemeinerer Urteile verkehrt gewordene Vernunft“. In diesem Schema brachte er alle Formen unter. Seine *Hufeland* (1798) gewidmete Schrift: „Von der Macht des Gemüths, durch den bloßen Vorsatz seiner krankhaften Gefühle Meister zu sein“, zeigt die Ziele der Therapie. Es war eine zeitgemäße Pädagogik des Kranken, wie sie von vielen Ärzten und Philosophen angestrebt wurde. Die Psychiatrie kam in Gefahr, den Händen des Arztes zu entgleiten, die Psychotherapie drohte, ähnlich wie heute, ein Betätigungsfeld für Laien zu werden. Es wäre unrecht zu verschweigen, daß von diesen Laien auch manches Gute geleistet wurde. Aber darum ist das Verdienst der Ärzte nicht kleiner, die in Wort und Schrift dafür eintraten, daß die Behandlung der Irren nicht Sache der Theologen und metaphysischer Spekulationen, sondern des Arztes ist. Besonders energisch war hier *Johann Gottfried Langermann* (1768—1832), der „erste deutsche Irrenarzt“. Philosophisch, juristisch und medizinisch vorgebildet, entwickelte er (1796) die ärztlichen Grundsätze, nach denen die Geisteskranken zu behandeln sind. Nur eine vom Arzt geübte empirische Psychologie, Physiognomik, Erziehungskunst und „Politik“ können weiter führen. Damit wird er ein Repräsentant der Methoden, die am Ausgang des 18. und im Beginn des 19. Jahrhunderts von den wirklich tüchtigen Psychiatern in allen Ländern angewendet werden, mögen sie zu den „Psychikern“ oder den „Somatikern“ zählen. *Langermann* war unter dem Einfluß *Stahls* Psychiker. Die echten Geisteskrankheiten haben für ihn ihren Ursprung und Sitz in der Seele. Sie bestehen in Störungen des Denkens und Wollens. Diese echten „idiopathischen“ Psychosen sind von den „sympathischen“ streng zu trennen. Bei letzteren ist primär der Körper erkrankt, die Seele nur sekundär in Mitleidenschaft gezogen. Organische Gehirnveränderungen sind niemals die Ursache einer echten Psychose. Weder Idiotie noch Schwachsinn oder senile Demenz gehören dazu; denn sie sind körperlich bedingt. *Langermanns* Zeitgenosse, der Italiener *Vincenzo Chiarugi* (1759—1820), der sich in zahlreichen Sektionen bemühte, in das Rätsel der Psychosen einzudringen, verglich das Verhältnis von Seele und Körper mit dem der Hände des Spielers zum Saiteninstrument. Beide müssen in Ordnung sein, damit ein harmonischer Ton entsteht. Der lokale pathologische Vorgang spielt sich bei der Psychose an der Stelle ab, wo nach seiner Ansicht die Seele mit dem Körper in Verbindung tritt. Er vermutet sie da, wo die Rückenmarksubstanz aufhört und die Marksubstanz des Gehirns anfängt, aus der die „Nervenfäden“ entspringen. *Chiarugi* steht in der Mitte zwischen den Psychikern und den Somatikern, die sich am Anfang des 19. Jahrhunderts in den Haaren liegen. Als einer der Begründer der somatischen Richtung darf *Reil* gelten (*Boldt*). Nach seinen Ansichten über die materielle Bindung der Lebenskraft (siehe S. 25) und seiner Begeisterung für *Gall* ist das nicht überraschend.

In der Therapie war der Unterschied nicht groß. Ob nun die Seele oder der Körper das primär Erkrankte war, behandelt wurden beide. Dem stand auch die materialistische Lehre *Galls* (vgl. S. 14) nicht entgegen. Gewiß sind nach ihm die Ursprünge der seelischen Vorgänge den Menschen und Tieren gemeinsam. Die instinktiven Betätigungen geben sich vor der Erfahrung kund. Die intellektuellen Fähigkeiten müssen herangezogen und geübt werden. Die Erziehung kann unsere Anlagen nicht ausrotten, aber uns lehren, sie zu beherrschen. Und hier gilt der Satz: Je komplizierter die Organisation, desto größer die Möglichkeit der Auswahl und die Freiheit der Entscheidung. Die Tiere haben keine vollkommene Freiheit, obwohl sie handeln, ohne eine Hemmung zu fühlen. Der Mensch besitzt dagegen durch den Zusatz zu seinen tierischen Qualitäten, in der Fähigkeit zu sprechen und in der Erziehbarkeit, zwei unerschöpfliche Quellen des Wissens und der Tätigkeit. Er unterscheidet Wahrheit und Irrtum, Recht und Unrecht, hat das Bewußtsein des freien Willens, und der Gedanke an die Vergangenheit und Zukunft kann seine Handlungen bestimmen. So kann er den an ihn herantretenden Versuchungen widerstehen. Es ist der Kampf gegen die Triebe, der über den Aufstieg zur Tugend, zum moralischen Verantwortlichkeitsgefühl und zum Sieg über das Laster entscheidet. Mit solchen Gedankengängen konnte nicht nur der Therapeut gut zuwege kommen, auch der Kriminalanthropologe konnte darin eine gediegene Grundlage für die Beurteilung von Degenerierten und Verbrechern finden, zumal in deren Physiognomie und Schädelgestaltung manches Zutreffende von *Galls* Kranioskopie zutage treten konnte.

Am wichtigsten wurde für die Weiterentwicklung der Psychiatrie, daß sich ihr in allen Ländern tüchtige Ärzte mit Vorliebe widmeten, und daß man ihre Bedeutung als Sonderfach erkannte. Beseelt vom Geiste der großen französischen Revolution mit ihrer Berufung auf die natürlichen Menschenrechte, ging in Paris der Verwaltungsdirektor der Salpêtrière *Pussin* in der menschenwürdigen Behandlung der Irren voran. Er löste ihre Ketten und führte, wie es *Pinel* ausdrückt, die „surveillance paternelle" ein. *Pinel*, der ihm darin begeistert folgte, wendete sich unter bewußtem Verzicht auf alle „metaphysischen Untersuchungen und ideologischen Ausschweifungen" der sorgfältigen, klinisch beobachtenden psychiatrischen Empirie zu. Mit der gleichen Methode wurde sein großer Schüler *Jean Étienne Dominique Esquirol* (1772—1840) der bedeutendste psychiatrische Kliniker seiner Zeit. Die Schriften *Esquirols* fanden in allen Ländern bei Ärzten und Laien mehr Verbreitung und Anerkennung als die irgend eines anderen zeitgenössischen Irrenarztes. Daß sie im Publikum begeistert gelesen wurden, ist nach dem oben Gesagten verständlich. *Esquirol* war ein vorzüglicher Beobachter und ein guter, von Menschenliebe erfüllter Arzt. Die überlieferte Ätiologie der Psychosen durch Sünde, Leidenschaft und irrationale Kräfte anderer Art lehnte er ab. Es sind Krankheiten, wie alle anderen auch. Bei der Beurteilung der Sinnestäuschungen unterscheidet er klar zwischen Halluzinationen und Illusionen. Seine Behandlungsmethoden halten sich im Rationalen und verzichten auf die brutalen Peinigungen der Patienten, von denen die meisten Psychiater Besserung und Heilung erhofften. Um das Jahr 1800 errichtete er die erste Privatirrenanstalt, sieben Jahre später die erste psychiatrische Klinik zu Unterrichtszwecken in Paris, wo er der Nachfolger *Pinels* wurde. Hier zog er Schüler aus allen Ländern an. Später berief man ihn zum Direktor der großen öffentlichen Irrenanstalt Charenton bei Paris. Dort fand er das dankbarste Feld seiner Tätigkeit im Sinne seines Lehrers, die Reform der Einrichtung der Irrenanstalten und die menschenwürdige Behandlung ihrer Insassen. Diese Tätigkeit beschränkte sich nicht auf sein eigenes Institut, sondern er wirkte auch auf langen Forschungsreisen durch Vorbild und Anregung auf manche andere Heil- und Pflegeanstalten in Frankreich und in außerfranzösischen Ländern.

Schon im Laufe des späteren 18. Jahrhunderts waren Irrenanstalten und gesonderte Abteilungen für psychisch Kranke in den Hospitälern entstanden. Vorher hatte es sich um seltene Ausnahmen gehandelt. Die Lostrennung vom Zuchthaus vollzog sich langsam. Sie verzögerte sich stellenweise bis zur Mitte des 19. Jahrhunderts.

Die Methoden der Behandlung waren mit den Augen des modernen Psychiaters gesehen fast alle sinnlos und zum Teil grausame Quälereien. Das kam den verordnenden Anstaltsdirektoren nicht zum Bewußtsein, oder sie unterdrückten der Notwendigkeit wegen ihre mitleidigen Regungen. Sicher ohne Schaden und teilweise von direktem Nutzen war die am Ende des 18. Jahrhunderts eingeführte, dem Können der Kranken angepaßte Beschäftigungs- und Unterhaltungstherapie mit leichten körperlichen Arbeiten, handwerklicher Tätigkeit, geistig oder körperlich anregenden Spielen und Vorlesungen und die sorgfältig geregelte Lebens- und Ernährungsweise. Medikamentöse Beruhigungsmittel, künstlich gesetzte Geschwüre, Blutentziehungen, Salbeneinreibungen auf den geschorenen Kopf, protrahierte lauwarme Beruhigungsbäder u. ä. konnten die Kranken ertragen, ohne zu viel zu leiden. Anderes war furchtbar: Die kalten Sturzbäder mit 100—200 Eimern eiskalten Wassers, die über Kopf und Leib gestürzt wurden, die kalten Duschen, das Herumschleudern im Drehstuhl, das Einschließen in einen Sack, der „dem Kranken imponiert, ihn durch das Gefühl des Zwanges schreckt und einigen die Vermuthung, anderen die Überzeugung der Fruchtlosigkeit ihrer etwaigen Zerstörungsversuche aufdrängt" (*Horn* 1809). Der „Zwangsstuhl" und das „Zwangsstehen" in gefesseltem Zustand sollten das zerstörte Gemeingefühl durch die einseitige Unannehmlichkeit günstig beeinflussen. Das einzige, was bei diesen und anderen hier nicht erwähnten Methoden herauskam, war ein Zustand totaler Erschöpfung. Man kann an eine Art Vorahnung der modernen Schocktherapie bei Psychosen denken.

VI. Das öffentliche Gesundheitswesen und die Hygiene

Wir haben im Mittelalter, in der Renaissance und im Zeitalter des Barock manchen Ansatz zur Verhütung gesundheitlicher Schäden durch behördliche Einrichtungen und Erlasse und durch manche ärztliche Schrift, die sich bemühte, der sozialen Gemeinschaft und dem einzelnen die Wege zu einer gesunden Lebensführung zu weisen, kennengelernt. Im Zeitalter der Aufklärung und des absolutistischen Staates nehmen diese Bestrebungen in einem solchen Umfang zu, daß man diese beiden Faktoren die eigentlichen Schöpfer der modernen staatlichen Gesundheitsfürsorge und der Erziehung des Individuums zur Gesundheitspflege nennen kann.

Grundsätzlich war es von großer Bedeutung, daß in Preußen 1725 in jeder Provinz neben das traditionelle Collegium medicum, welches das Gesundheitswesen durch Beaufsichtigung und Ordnung der heilenden Berufe förderte, ein Collegium sanitatis trat, welches die Seuchenbeobachtung und -verhütung zur besonderen Aufgabe hatte. Das führte zur Beschäftigung mit weiteren Fragen der Volksgesundheit. Die Einrichtung wirkte vorbildlich auf andere Länder; es fehlte nirgendwo an Problemen auf beiden Gebieten. Noch am Anfang des 19. Jahrhunderts erkrankten in Deutschland jährlich etwa 600000 Menschen an den Blattern. 75000 von ihnen erlagen der Seuche. Die verschärften Quarantänevorschriften, die zwangsweise Isolierung im Privathaus oder Unterbringung in Sonderhospitälern bei Epidemien erwiesen sich als wenig wirksame Abhilfe der Gefahr, dagegen durch ihre strenge und unbarmherzige Durchführung als unerträgliche Belästigung der Bevölkerung. Die Anzeigepflicht wurde strenger durchgeführt. Aber wesentlich neue Seuchenbekämpfungsgesetze hat das 18. Jahrhundert nicht produziert.

Die in der zweiten Hälfte des 18. Jahrhunderts vor allem in England und in geringerem Umfange auf dem Kontinent aufkommende Industrie ließ Fabrikstädte mit einer armen Arbeiterbevölkerung und schmutzigen Stadtvierteln entstehen. Hier lebten die Arbeiter meist unter jämmerlichen Gesundheitsverhältnissen. Die hohe Sterblichkeitsziffer der Statistiken redete eine deutliche Sprache. Schon 1629 hatte man in England die Angabe der Todesursache auf den Bescheinigungen über den erfolgten Tod verlangt. Vor allem die Kindersterblichkeit war enorm. Die schon im Mittelalter gegründeten Findelhäuser brachten bevölkerungspolitisch wenig

Vorteil. Von den 740 Kindern, die vom Jahre 1763—1781 dem Findelhaus in Kassel übergeben wurden, lebten Ende 1781 nur noch 88, und kaum 10 von ihnen erreichten das 14. Lebensjahr.

Ähnlich war es mit der Sterblichkeit der Mütter im Wochenbett trotz der angedeuteten vereinzelten Besserung. Für die unbemittelte Schwangere und Wöchnerin geschah so gut wie nichts. Um die uneheliche Schwangere kümmerten sich die Behörden, um sie zu beaufsichtigen und zu bestrafen, wozu sich leicht ein Grund fand, weniger, als um für sie zu sorgen. Wo kein Geld war, mußten die Frauen auch in diesen Zuständen, ob verheiratet oder nicht, bis zur Erschöpfung arbeiten, oft genug unter sehr gesundheitswidrigen Verhältnissen. Kinderarbeit war bei den Besitzlosen selbstverständlich. Die meisten Arbeiter waren, auch in handwerklichen Betrieben, unter unhygienischen Umständen und ohne den nötigen und möglichen Schutz gegen die gewerblichen Schäden tätig, die *Ramazzini* (vgl. Bd. I, S. 316) mit den Maßnahmen zu ihrer Verhütung geschildert hatte. Allmählich rührte sich aber doch das Gewissen der Zeit. Die philanthropische Gesinnung begann sich praktisch zu betätigen. Laien und Ärzte arbeiteten Hand in Hand. Neben den Medizinern hatte die Geistlichkeit den besten Einblick in die traurigen Verhältnisse der armen Bevölkerung. Von beiden ging dann auch die Initiative zur Abhilfe aus. Das Werben in den Kreisen der Wohlhabenden, Vereinsgründungen, Anschluß an kirchliche Organisationen, Aufrufe der Öffentlichkeit im ärztlichen Schrifttum führten zu manchem Erfolg, doch blieb alles mehr oder weniger der Privatinitiative überlassen, an einzelne gütige und energische Persönlichkeiten, echte Wohltäter der Menschheit, gebunden. Zu einer systematischen, behördlich geregelten Abhilfeorganisation kam es nicht.

Zu diesen Wohltätern gehörte der Amerikaner *Benjamin Thompson* (1753—1814). Ursprünglich Lehrer, mußte er in den amerikanischen Freiheitskriegen als Freund Englands fliehen, trat in den englischen Staatsdienst, wurde in England Unterstaatssekretär, später Oberstleutnant und Regimentskommandeur, dann in Bayern zunächst wieder Offizier, in der Folge Kammerherr, Staatsrat und Kriegsminister. In München legte er den Englischen Garten an, der noch heute jeden erfreut, der ihn besucht. 1798 kam er wieder nach London. Schließlich finden wir ihn als Privatgelehrten in Paris, wo er die Witwe *Lavoisiers* heiratete. Vom englischen König wurde er zum Grafen *Rumford* gemacht. Als solcher lebt er in der Geschichte weiter. Ein vielseitiger, vor allem in der Physik beschlagener Gelehrter und Organisator, hatte er ein warmes Herz für die Stiefkinder des Schicksals. Er versuchte die Lage der armen Bevölkerung durch Beschaffung billiger Nahrungsmittel, billiger Öfen und Lampen zu verbessern und führte die nach ihm benannte kräftige Rumfordsuppe ein. Die ersten Schulspeisungen sind sein Werk. Für Bettler richtete er Arbeitshäuser ein, in denen sie Beschäftigung fanden.

Praktisch arbeiteten auch die Spitalärzte im Industrieort Manchester *Thomas Percival* (1740—1804) und *John Ferriar* (1761—1815). Sie visitierten Wohnungen und Fabriken, regten die Gründung eines Sonderhospitals für Fieberkranke an und empfahlen eindringlich sowohl eine allgemeine Gesundheits-, wie eine Fabrikreform. In Amerika ging *Benjamin Rush* (vgl. S. 33) ähnliche Wege, indem er sich für die Gefängnisreform einsetzte (*Shryock*).

In Edinburgh untersuchte der forensische Mediziner *William Pulteney Alison* (1790—1859) in den zwanziger Jahren des 19. Jahrhunderts den Zusammenhang zwischen Armut und Krankheit und kam zu ähnlichen Ergebnissen wie später *Virchow* (vgl. S. 191). Skrofulose, Typhus und Febris recurrens sind Krankheiten der Armen, die unterernährt in licht- und luftarmen Räumen hausen. Die Hauptursache einer Fieberepidemie sucht er in einer Wirtschaftskrise des Jahres 1825 (*Comrie*).

Zahlreich sind die ärztlichen Verfasser auf deutschem Boden, die sich am Ende des 18. und Beginn des 19. Jahrhunderts mit öffentlich-gesundheitlichen und gewerbehygienischen Fragen beschäftigen und den Behörden Vorschläge zur Abhilfe und Verhütung von Mißständen machen. Die Staatsmedizin, die „medizinische Polizei", wie man sie in Deutschland seit 1764 nannte, wird nach verheißungsvollen Anfängen im 17. Jahrhundert zu einem wissenschaftlich bearbeiteten und in akademischen Vorlesungen behandelten Aufgabengebiet des Arztes. Wie nötig das war, erkennt man aus den Bestimmungen des Allgemeinen preußischen Landrechts von 1794, die gesundheitliche Fragen regeln. Das Gebotene ist spärlich. Zum großen Teil bezieht es sich auf die Pflichten der Ärzte und des übrigen Heilpersonals. Die Verletzung des Berufsgeheimnisses wird mit Strafe bedroht. Die Herrschaft muß für die in der Tätigkeit erkrankten Dienstboten sorgen, gesunde Mütter müssen ihr Kind von Gesetzes wegen solange stillen, als es der Vater verlangt. Es bleiben die alten Vorschriften zur Pestbekämpfung und zur Verhütung der Schäden durch schlechte und verdorbene Nahrungsmittel. Jeder hat die Pflicht, sein Betragen so einzurichten, daß er weder durch Handlungen noch durch Unterlassungen das Leben oder die Gesundheit anderer gefährdet. Die Bordelle werden mit ärztlicher Hilfe sorgfältig beaufsichtigt, und es geschieht alles, um die Verbreitung der Geschlechtskrankheiten zu verhüten.

Was im letzten Viertel des 18. Jahrhunderts an Erfahrung, Schrifttum und Verordnung auf öffentlichem und privathygienischem Gebiet vorlag, wurde von *Johann Peter Frank* (1745—1821) in einem für alle Zeiten vorbildlichen Werk zusammengetragen, kritisch besprochen und aus eigener ärztlicher Sachkenntnis und gründlicher Erfahrung bereichert, in dem „System einer vollständigen medizinischen Polizei", das von 1779—1819 in zahlreichen Bänden erschien.

Der Verfasser war als Arzt und Berater von Fürsten und Behörden viel in der Welt herumgekommen. Im französischen Rotalben in der Nähe von Zweibrücken geboren, kam er von der Praxis in der Heimat ins Badische, von da für kurze Zeit als Professor nach Göttingen, dann als Kliniker und Generaldirektor des Gesundheitswesens der Lombardei nach Pavia, hierauf als Direktor des Allgemeinen Krankenhauses und klinischer Professor nach Wien. Von dort folgte er 1804 einem Ruf nach Wilna, 10 Monate später nach St. Petersburg als Leibarzt des Kaisers *Alexander I.* und Professor an der medizinisch-chirurgischen Akademie. Später kehrte er nach Wien zurück und widmete sich dort bis zu seinem Lebensende seinen literarischen Arbeiten und einer ausgedehnten Konsultativpraxis. Ein unruhiger Geist, ein hochbegabter, echt wissenschaftlicher Kopf und ausgezeichneter Arzt!

Es gibt keine Frage der modernen sozialen Medizin und Hygiene, die *Frank* in seinem Standardwerk nicht angeschnitten und selbständig beleuchtet hat. Er grenzt ihren Bereich ausdrücklich von der gerichtlichen Medizin ab. Mit größter Menschenliebe und praktischem Sinn für die Organisation der Abhilfe schildert er die Mißstände und macht den Behörden seine Vorschläge. Er anerkennt, was bis jetzt geschehen ist, doch überall zeigt er die Unzulänglichkeit der staatlichen Maßnahmen und des mangelnden Verständnisses der Bürger für die Gefahren und die Unhygiene ihrer Lebensweise. Gewiß soll sich der Staat nicht zu sehr in die Lebensführung der Familien einmischen, aber es bleibt genug, wo er das Recht und die Pflicht dazu hat. Viele Seuchen, die frühe Sterblichkeit der Kinder, die hohe Morbiditäts- und Mortalitätsziffern ließen sich vermeiden. Man muß Ackerbau und Viehzucht, Städtebau und Wohnungsgestaltung nach hygienischen Gesichtspunkten ausrichten. Die ärztlichen Standesverhältnisse sind nach mancher Richtung änderungsbedürftig. Die Hospitäler, das Beerdigungswesen müssen reformiert werden. Die Gefängnisse sind nicht vergessen. Die Genußmittel, Kaffee, Tee, Alkohol u. a. fordern durch ihren Mißbrauch viele Opfer. Die modische Kleidung ist ungesund. Die Frauen vernachlässigen ihre Mütterpflicht und bringen ungesunde Kinder zur Welt. Die Unzulänglichen belasten den Staat und gefährden die Allgemeinheit. Das Fundament des Staates ist die gesunde Ehe, in der sich der von der Natur nun einmal gegebene, unwiderstehliche Geschlechtstrieb richtig auswirken kann. Auch die uneheliche Mutter muß vor allzu strenger Bestrafung und Ächtung geschützt und für ihr Kind muß gesorgt werden. Der Kampf gegen Abtreibung, Kindesmord, Prostitution und Geschlechtskrankheiten ist mit allen Kräften aufzunehmen. Was

Frank über die Schulhygiene sagt, über Spiel, Sport und Körperschulung der Jugend, über die Hygiene der Arbeit mit allen Einzelheiten, über die Ernährungsfrage bis zum Kochgeschirr und die Details der Zubereitung von Speise und Trank, über die Krüppelfürsorge, das Irrenwesen, alles wird in diesen Bänden sachlich und gründlich behandelt. Statistische Untersuchungen und eine intensive Kenntnis der Literatur führen zusammen mit der eigenen großen Erfahrung zu Ergebnissen und Ratschlägen, die mutatis mutandis noch heute alle Beachtung verdienen.

Man kann von *Franks* Werk an eine neue Epoche in der Gesundheitswissenschaft rechnen (*A. Fischer*). Das Ausschlaggebende war, daß er im Gegensatz zu seinen Vorläufern, die sich gewöhnlich auf Fragen der sozialen Medizin und der Seuchenbekämpfung beschränkten, alle Einwirkungen der natürlichen und kulturellen Umwelt auf die Gesundheitsverhältnisse eingehend berücksichtigte. Der Eindruck dieser „Wissenschaft von der Gesundheit“ auf die ärztliche Welt war groß. Die medizinische Literatur läßt ihn in zahlreichen Schriften erkennen. Sie wurde entsprechend dem Zeitgeist der Aufklärung bald populär. Der praktische Erfolg bei den Regierungen blieb aus. Die Forderungen wurden nicht oder nur unzulänglich erfüllt, die alten Medizinalordnungen nur wenig geändert.

Vergebens blieben auch direkte Formulierungen einer Gesundheitsgesetzgebung, die alle Zweige des Gesundheitswesens berücksichtigten. Zwar fand der erste derartige Versuch auf deutschem Boden, ein Entwurf, den der Heidelberger Professor *Franz Anton Mai* (1742—1814) 1800 an die zuständige Behörde schickte, lebhafte Zustimmung von allen kompetenten Stellen, an der Spitze der Kurfürst *Max Josef*. Die Vorschläge waren mit so feinem Verständnis für die menschliche Psyche, so tiefem humanem Empfinden und so klarer Einsicht in die Möglichkeiten und Grenzen der Durchführbarkeit geschrieben, daß ihre Befolgung viele moderne Gesundheitsgesetze schon vor 100 Jahren verwirklicht hätte. Aber es geschah nichts. Vermutlich trugen die unglücklichen politischen Verhältnisse und die ständigen Kriege, die Europa bis zum Jahre 1815 heimsuchten, die Schuld daran.

Um so mehr bemühte man sich, gesundheitlich-aufklärend in Wort und Schrift auf das Volk, Gebildete und Ungebildete, einzuwirken. Wenn es auch schon vorher nicht an einer einschlägigen umfangreichen Literatur fehlte, so ist doch der bedeutende französische Schweizer *Simon André Tissot* (1728—1797) besonders hervorzuheben, ein Freund *Haller*s und höchst erfolgreicher Arzt. Seine hygienisch belehrende populäre Schrift „Avis au peuple sur la santé“ vom Jahre 1761 wurde in alle Sprachen übersetzt. Die darin angegebenen Regeln zu einer gesunden Lebensführung wurden von vielen anderen ärztlichen und Laienschriftstellern übernommen und von verständigen Menschen befolgt. Noch bis auf den heutigen Tag wird die erfolgreiche Schrift von *Hufeland*: „Die Kunst, das menschliche Leben zu verlängern“, die 1797 zum erstenmal erschien, neu aufgelegt. Ihre Übersetzung in alle europäischen Sprachen, selbst in das Chinesische, beweist ihren Dauerwert.

Diese Aufklärungstendenz vergaß kein Kapitel der Gesundheitslehre bis zur Sorge für einen gesunden Nachwuchs. Mit streng mahnenden Worten bezeichnet es der Hamburger Arzt *Joh. Aug. Unzer* (1727—1799) in der von ihm herausgegebenen populärmedizinischen Wochenschrift „Der Arzt“, die in den sechziger Jahren erschien, als Verbrechen, wenn man diese Pflicht aus Unwissenheit und Leichtsinn vernachlässigt.

Zur hygienischen Belehrung des Volkes schlug man verschiedene Wege ein. Bücher aller Art, Katechismen mit Frage und Antwort, plakatartige Bildertafeln, Gedichte, wie einst das salernitanische Gesundheitsregiment, Zeitschriften dienten ihrem Zweck. Die Lehrer und Pfarrer wurden beteiligt. Man hat sogar die Symphyseotomie (vgl. S. 55) in der Predigt behandelt. In den Schulen wurde die

Gesundheitslehre Unterrichtsgegenstand. Man hängte die gesundheitlichen Fragen und Antworten an religiöse Katechismen an, in Gebetbüchern wurden neben besonderen Gebeten für die werdende Mutter gesundheitliche Regeln und Mahnungen eingeflochten. Man nahm die Kanzel in Anspruch und belehrte in der Predigt über die Fortschritte der Hygiene und der Therapie. Man bekämpfte auf diese Weise manchen schädlichen Volksglauben, dem seine jahrhundertelange Tradition die Autorität erhalten hatte, und förderte beides, indem man Ethik und Hygiene zur Moralhygiene verband.

Das 18. Jahrhundert sollte nicht zu Ende gehen, ohne seine größte Tat auf dem Gebiet der Hygiene hervorgebracht zu haben, die Einführung der Kuhpockenimpfung als Schutz gegen die Menschenblattern durch den englischen Arzt *Edward Jenner*, einen Freund und Schüler *John Hunters* (1749—1823). Die, wie wir Bd. I, S. 328 sahen, von England aus in den europäischen Westen eingeführte Schutzimpfung mit dem Inhalt menschlicher Blatternpusteln wurde trotz aller Aufklärung nicht recht populär. *Friedrich der Große* hatte die größten Schwierigkeiten, Eltern gegen Geld und gute Worte zu veranlassen, daß sie ihre Kinder mit dieser Impfung vor der Infektion schützen ließen, und mußte sich schließlich damit begnügen, das Verfahren für Waisenkinder des Friedrich-Waisenhauses anzuordnen. Man kann angesichts der Bd. I, S. 51 angedeuteten Gefahren verstehen, daß es damals mit mehr Recht Impfgegner gab als heute.

Edward Jenner war ein tüchtiger, von Menschenliebe erfüllter, mit seiner bäuerlichen Bevölkerung verbundener Landarzt in dem Marktflecken Berkeley in der Grafschaft Gloustershire nicht weit von Bristol. Der dortigen Bauernschaft war ebenso wie in anderen Gegenden, z. B. in Schleswig bekannt, daß man von den schlimmen Menschenpocken verschont blieb, wenn man an einem harmlosen Blatternausschlag erkrankte, der beim Rind vorkommt, und mit dem sich das Stallpersonal leicht, z. B. beim Melken, infizierte. Als *Jenner* noch lernte, hörte er einmal von einer Bäuerin den triumphierenden Ausspruch: „Ich kann keine Pocken bekommen; denn ich habe die Kuhblattern gehabt.“ Das gab ihm zu denken. 21 Jahre grübelte er über das Problem nach und machte seine Beobachtungen, dann schritt er 1796 zur Tat. Er entnahm den Impfstoff den Blattern der Hand einer Melkerin, die sich an einer blatternkranken Kuh infiziert hatte. Dann übertrug er ihn auf einen achtjährigen Knaben. 6 Wochen später impfte er demselben Jungen echte Menschenblattern ein; er blieb gesund. Als *Jenner* das Verfahren der Royal Society, der ältesten Akademie der Wissenschaften in England, zur Begutachtung und Veröffentlichung vorlegte, wurde ihm dringend von der Publikation abgeraten, damit er seinen guten Ruf als Wissenschaftler nicht gefährde. So ließ er denn die Schrift 1798 auf eigene Verantwortung erscheinen. Das Verfahren eroberte sich bald die Welt und trug den Ruhm *Jenners* in alle Länder. Der Erfolg war eklatant. Die Morbidität und Mortalität an den Pocken ging überall zurück, wo man „vakzinierte“ (von vacca = Kuh). Bald entstehen Impfgesetze, 1806 im Kanton Aargau in der Schweiz, 1807 in Bayern und Hessen, 1826 in Sachsen, in England merkwürdigerweise erst 1867. Die Wiederimpfung wurde erst später als notwendig erkannt und durch entsprechende Gesetze geregelt.

VII. Die gerichtliche Medizin

Die zahlreichen Beziehungen der gerichtlichen Medizin zur „medizinischen Polizei“ lassen es verständlich erscheinen, daß man sie in der Literatur des 18. Jahrhunderts nicht selten mit ihr verbunden findet. Jedoch entstehen in vielen Ländern auch Spezialwerke von mehr oder größerem Umfang über den Gegenstand. Sie wachsen über das heraus, was *Zacchia* (vgl. Bd. I, S. 317) mit kundiger Hand zusammengetragen hatte. Die dem Volksglauben entsprungenen Vorurteile verschwinden bis auf wenige Ausnahmen. Die pathologische Anatomie ließ vieles neu erkennen und erschütterte die Zuverlässigkeit von Methoden, auf die man vertraute. Das gilt z. B. von der Schwimmprobe der Lunge. Das Schwimmen von Lungenstückchen von toten Neugeborenen im Wasser sollte mit ihrem Luftinhalt beweisen, daß das Kind gelebt hatte. *Swammerdam* (vgl. Bd. I, S. 287) hatte 1667 nachdrücklich betont, daß eine Lunge, die geatmet hat, im Wasser schwimmt, der Stadt- und Landphysikus *Johann Schreyer* in Zeitz 1681 als Gutachter in dem Prozeß eines 15 jährigen Mädchens, das des Kindesmordes angeklagt war, zum erstenmal praktischen Gebrauch von der Probe gemacht. Jetzt erkannte man die Kompliziertheit der Frage und erörterte eifrig, was dafür und dagegen sprach. Andere Probleme, insbesondere die Frage des tötlichen Ausgangs nach Verletzungen als direkte oder indirekte Folge der Läsion, wurden ebenso eifrig diskutiert. Der Heilbronner Arzt *Friedr. Aug. Weber* (1753—1806) gab aus dem Nachlaß *A. v. Hallers* „Vorlesungen über gerichtliche Arzneiwissenschaft" heraus.

Als ein zweiter *Zacchia* an Gelehrsamkeit (nach dem Urteil von *Kurt Sprengel*) veröffentlichte in den Jahren 1725—1746 in 6 Bänden ein umfangreiches „System der medizinischen Jurisprudenz" *Michael Alberti* (1682—1757). Er war ursprünglich Theologe gewesen, in allen vier Fakultäten beschlagen und auf Vorschlag *Stahls* schließlich dessen Nachfolger in Halle geworden. Das Werk ist dadurch bemerkenswert, daß es zahlreiche Gutachten über die verschiedensten forensischen Fragen enthält.

Die größte Bereicherung erfuhr die gerichtliche Medizin durch das Lebenswerk des ausgezeichneten Vertreters der gerichtlichen Medizin und Chemie in Paris *M. J. B. Orfila* (1787—1853). Er widmete sich vor allem der Toxikologie, die er durch seine experimentelle Vergiftung von Hunden mit Alaun, Salzsäure, Blausäure, Zyankali u. a. Substanzen, vor allem mit Arsenik wesentlich förderte, nicht ohne Irrtümern zu verfallen, die er aber zum Teil noch selbst erkannte und berichtigte. *Hans-Joachim Wagner* hat gezeigt, wie mancher Fortschritt in unserem Zeitraum durch die experimentelle Bereicherung des Giftnachweises in der Aufklärung von Giftmorden gemacht wurde.

Das ärztliche Leben

Im Zeitalter der Aufklärung behält die Ausbildung des Mediziners die früher geschilderten Formen im großen Ganzen bei. Höhere Anforderungen an das Studium und die Examina zeigen, daß die Heilkunde Fortschritte gemacht hat. Manche akademische Lehrer entwickeln im Unterricht eine bewundernswerte Universalität, ohne daß die Qualität der Vorträge darunter leidet. *Pieter Camper* las an holländischen Hochschulen über Anatomie, Botanik, innere Erkrankungen, Chirurgie, Geburtshilfe, gerichtliche Medizin und Tierheilkunde. Langsam tritt jedoch eine Spezialisierung ein. Sie entspricht der Vergrößerung des Wissensstoffes. Neu errichtete Professuren, Sonderinstitute und Kliniken tragen ihr Rechnung.

Die Anatomie gewinnt im Rahmen des akademischen Unterrichts eine zunehmende Bedeutung. An der Schwelle des 18. Jahrhunderts war sie unter dem Einfluß des Animismus von *Stahl* und einer Anzahl seiner Schüler etwas in den Hintergrund gedrängt worden, während der Kreis um *Hoffmann* ihre Wichtigkeit für den in der Praxis stehenden Arzt und Chirurgen besonders betonte. Und so ließ sich denn ihre Aufwärtsentwicklung nicht aufhalten (*Wilhelm Schmitt*). Man beginnt auch — und hier dürfte das vitalistische Denken *Stahls* nicht ohne Einfluß gewesen sein — die Bedeutung der Anatomie für die Kenntnis der Organfunktion hervorzuheben, eine Vorbereitung der kommenden Anatomia animata, der Physiologie *Hallers*.

Anatomische Präparierübungen werden allgemein eingeführt. Nach einzelnen Beispielen, bei deren Verallgemeinerung man allerdings vorsichtig sein muß, war ihre Durchführung nicht immer ideal. *Autenrieth* hielt sich 1793 zu Studienzwecken in dem damals österreichischen Pavia auf. Hier lehrte der berühmte Anatom *Antonio Scarpa* (1752—1832). *Autenrieth* berichtet, daß man dort im Winter keine Leichenzergliederungen vornehmen konnte, weil der ungeheizte Präpariersaal zu kalt und nicht genügend beleuchtet war. Aber der Anatomiediener brachte einem für ein Trinkgeld „einen halben Menschen in sein Logis" (*Stübler*). Um dieselbe Zeit bekam man in Berlin an der Charité, in Mainz, Wien oder Göttingen einen guten anatomischen und klinischen Unterricht. Wer Geburtshilfe lernen wollte, ging mit Vorliebe nach Straßburg.

Der Staat wendet dem ärztlichen Ausbildungs- und Standeswesen in den absolutistisch regierten Ländern des europäischen Kontinents noch mehr Interesse zu als im Zeitalter des Barock (vgl. Bd. I, S. 318ff.).

In England, und ähnlich in Amerika, blieb dagegen fast alles der Privatinitiative überlassen. Manche von den früher erwähnten Medizinschulen und Vorschulen, die sich aus eigenen Mitteln erhielten, waren direkt berühmt, wie die anatomische Anstalt „Great Windmill Street School" der Gebrüder *Hunter* in London. Hier bekam man eine vorzügliche Ausbildung in der Anatomie. Das Bartholomäus-Hospital und das St. Thomas-Hospital sahen auf eine lange, ehrenvolle Vergangenheit zurück. Aus letzterem zweigte sich zu Beginn des 19. Jahrhunderts unter *Astley Cooper* und anderen als berühmtere Lehranstalt das St. Guy-Hospital ab. Manche von den Privatschulen suchten sich durch eine in unsern Augen marktschreierische Zeitungsreklame Zöglinge und Einnahmen zu verschaffen.

Die englischen Universitäten dienten weniger der Fach- als der Allgemeinbildung. Manchen fehlten die medizinischen Fakultäten überhaupt und, wo sie vorhanden waren, vertraten sie nur die theoretischen Fächer. Daher verzichteten die meisten Ärzte auf den Universitätsbesuch. Er war kostspielig und verlängerte das Studium. In Edinburgh und an einzelnen anderen schottischen Hochschulen gab es an Instituten und Kliniken alles, was zu einer richtigen medizinischen Fakultät gehört. Dort das Studium der Medizin absolviert, die Approbation erlangt und promoviert zu haben, galt als besonderer Vorzug und schaffte dem Arzt für sein ganzes Leben eine besonders angesehene Stellung. Aber es gab dort auch Nieten. *Alexander Monro* (tertius), der dritte aus einer angesehenen Anatomenfamilie (1773—1859), der Vorläufer *Goodsirs*, soll sich beim Unterricht in der Anatomie mit dem Kollegheft seines berühmten Großvaters begnügt haben.

In Amerika war die Qualität der Schulen, der Medical Colleges, unterschiedlich. Manche standen, wie in England, auf der Höhe der besten medizinischen Fakultät und vermittelten ihren Schülern eine ausgezeichnete Ausbildung. Dem entsprach das große Ansehen des Arztes, der aus ihnen hervorging. Manche wurden später als medizinische Fakultäten den allmählich entstehenden Universitäten angegliedert. 1765 erhielt auf Anregung des von einer Europareise zurückgekehrten *John Morgan* (1735—1789), das College von Philadelphia, welches bis dahin der höheren Allgemeinbildung gedient hatte, eine medizinische Schulabteilung. 1791 wurde sie zur medizinischen Fakultät der Pennsylvania-Universität. 1767 geschah dasselbe in New York. Hier führte der Anschluß an das King's College zur späteren medizinischen Fakultät der Columbia-Universität. 1783 erhielt auf Anregung des Chirurgen *John Warren* (1753—1815) die Harvard-Universität in Cambridge bei Boston ihre medizinische Fakultät.

An manchen Schulen, die als Geldgeschäft betrieben wurden, sah es ganz schlimm aus. Noch am Anfang des 19. Jahrhunderts sind wenige Ansätze zur Besserung vorhanden. Nur vereinzelt gab es behördliche Vorschriften über Art und Dauer des Unterrichts. 1772 wurde im Staate New Yersey ein Staatsexamen eingeführt. Aber jeder, der sich berufen fühlte, konnte praktizieren, wenn er nur irgend ein Zeugnis in der Hand hatte.

Im Gegensatz zu den englischen und amerikanischen Universitäten kam an den europäischen in der Regel die Praxis neben der Theorie nicht zu kurz. Das zeigt sich sehr deutlich in Frankreich. Hier überwachte der Staat nach alter Tradition streng die Ausbildung und Praxis der Ärzte. Die führenden Stellungen hatten die Fakultäten. Daneben wurden viele Ärzte auf medizinischen und chirurgischen Schulen ausgebildet. In dieser Entwicklung bedeutete die Revolution einen tiefen Einschnitt. Mit einer radikalen Maßnahme wurden im Jahre 1792 alle Universitäten, Fakultäten und staatlichen medizinischen Schulen aufgehoben, ohne daß man genügenden Ersatz schaffte. Im Jahre 1794 errichtete man jedoch in Paris, Montpellier und Straßburg wieder drei Lehranstalten. Sie sollten hauptsächlich der Ausbildung von Militärärzten dienen, die durch die vielen Kriege in großer Zahl erforderlich waren. Bald wurden aber auch zivile Studierende zugelassen. Im Jahre 1796 wurde die medizinische Schule zu Paris neu organisiert und mit zwölf Lehrkanzeln ausgestattet, worauf sie sich schnell hob.

Am Schluß der Studien folgten Prüfungen aus den wichtigsten Unterrichtsgegenständen. Da diese vom Gesetz nicht unbedingt verlangt wurden, herrschten am Anfang des 19. Jahrhunderts böse Zustände. Sie wurden im Jahre 1803 durch die Einführung obligatorischer Examina und einer Studiendauer von vier Jahren beseitigt. Neben den eigentlichen Doktoren der Medizin und Chirurgie wurde das Institut der „officiers de santé“ geschaffen. An ihre Ausbildungszeit und Examina wurden geringere Anforderungen gestellt. Dafür durften sie nur auf dem Lande und in dem Departement, für das sie die Lizenz erhalten hatten, praktizieren und mußten in schwierigen Fällen einen Doktor zuziehen. Ihre Ausbildung erfolgte hauptsächlich in den Hospitalschulen, die als „Écoles secondaires“ in verschiedenen Städten entstanden. Im Jahre 1808 wurden die oben genannten Lehranstalten in Paris, Montpellier und Straßburg wieder zu Universitätsfakultäten erhoben. Sie verliehen als akademische Würden das Bakkalaureat, das Licentiat und Doktorat. Die beiden letzteren gaben das Recht zur uneingeschränkten Ausübung der Praxis. Im Jahre 1824 wurden die medizinischen Schulen und Fakultäten dem neuerrichteten Unterrichtsministerium unterstellt. Mehrfache Versuche, die niedere Klasse von Ärzten, die officiers de santé, abzuschaffen, hatten keinen Erfolg. Doch war ihre Zahl um die Mitte des 19. Jahrhunderts bereits erheblich vermindert.

In Rußland leitete *Peter der Große*, der in Holland *Boerhaave* und *Ruysch* kennen gelernt hatte, eine Reform der ärztlichen Ausbildung ein, indem er 1706 in Moskau eine Schule zur Ausbildung von Chirurgen errichtete. Sie war mit dem dortigen Hospital verbunden und erhielt ein anatomisches Theater und einen botanischen Garten. 1725 wurde in Petersburg die Akademie der Wissenschaften eröffnet. Sie diente auch der medizinischen Forschung und sollte im 19. Jahrhundert manchen großen Arzt und Naturforscher zu ihren Mitgliedern zählen. Die erste Universität mit einer medizinischen Fakultät entstand, wenn man von der ganz deutsch orientierten Dorpater Universität (1632 von *Gustav Adolf* gegründet) absieht, ebenfalls in Moskau, im Jahre 1755. Im Jahre 1763 wurde ein Collegium medicum (vgl. Bd. I, S. 319) errichtet, an dessen Spitze ein Archiater stand. Der erste war ein Schotte, *Robert Erskin*, der Leibarzt *Peters des Großen*. 1793 trat in Petersburg die „Medizinische Akademie“ ins Leben, die mit ihren Spitälern und Instituten der Ausbildung von Militärärzten gewidmet war.

So verschieden die Zusammensetzung der jungen Menschen, die zu diesen Bildungsstätten der Heilkunde Zutritt suchten, so verschieden war ihre Vorbildung. Ebenso ungleich waren die Anforderungen, die man an ihre Vorkenntnisse stellen konnte und mußte. Bisher war an den Universitäten das Latein die alleinige Vortragssprache, jetzt lehrten die Professoren mehr und mehr in den Landessprachen, wenn auch noch bis in das 19. Jahrhundert hinein mancherorts das lateinisch gehaltene Kolleg als das vornehmere und gelehrtere galt. Jedenfalls mußte in den Ländern deutscher Zunge jeder, der an der Universität ein vollwertiges medizinisches Studium absolvieren wollte, das Abschlußexamen einer Schule nachweisen, die etwa dem modernen Gymnasium entsprach. In Heidelberg gab es im Jahre 1786 fünf ordentliche Professuren: für die medizinische Praxis (also alle praktischen Fächer), für die medizinische Polizei und gerichtliche Medizin, für Anatomie und Chirurgie, für Chemie und Pharmazie, für Physiologie und Pathologie. Der klinische Unterricht wurde jetzt ganz systematisch durchgeführt und häufiger durch poliklinische Unterweisung an ambulant behandelten Kranken unterstützt. In Halle begründete *Stahls* Schüler *Joh. Juncker* (1679—1759) eine Poliklinik. Der Unterricht, den die Studenten dort im Gegensatz zu den rein theoretischen Ausführungen des berühmten *Friedrich Hoffmann* erhielten, muß als vorbildlich bezeichnet werden. Wir sind durch von *E. Heischkel* bearbeitete Aufzeichnungen *Senckenbergs* (vgl. S. 75), der diesen Unterricht (1730/31) genoß, darüber orientiert. Zwei, drei, auch vier Kranke wurden in einer Vorlesung behandelt. Es wurden Krankengeschichten nach Art der modernen angelegt. Die Eintragungen über den einzelnen Patienten erstreckten sich oft über Tage und Wochen. Die Anamnese wurde sorgfältig erhoben. Angaben über Wesensart und Temperament des Kranken fehlten nie. Wie früher dauerte das Studium in Deutschland im Durchschnitt etwa vier Jahre und wurde mit einer mündlichen Prüfung beendet. Hierbei wurden u. a. zwei Fragen vorgelegt, auf die sich der Kandidat 24 Stunden vorbereiten durfte, eine aus der Theorie und eine aus der Praxis. Nach Bestehen dieses Examens folgte auf die Abfassung einer genügenden Dissertation die Promotion zum Dr. med.

Die Bemühungen des Staates, die Ausbildung zu verbessern und die Bevölkerung mit guten ärztlichen Kräften zu versorgen, bewegten sich in den deutschsprachigen Ländern trotz einiger lokaler Abweichungen in den gleichen Bahnen. In Österreich wurde 1804 die Studienzeit der Mediziner von 4 auf 5 Jahre erhöht, im Jahre 1810 eine Reihe von neuen Fächern und eine Studien- und Prüfungsordnung eingeführt, die schon in allen wesentlichen Zügen der heutigen entspricht. In Preußen brachte das Jahr 1825 eine entscheidende Änderung. In der Studienzeit von 4 Jahren machte man dort zwei Prüfungen: Das Tentamen philosophicum über Logik und Psychologie, Physik, Chemie, Mineralogie, Botanik und Zoologie und das Tentamen medicum mit dem Examen rigorosum. Dabei mußte man eine schriftliche Klausurarbeit anfertigen und sich einer mündlichen Prüfung unterziehen. Die Fragen erstreckten sich auf alle Unterrichtsgegenstände. Das Bestehen dieser Prüfungen war die Vorbedingung für die Promotion. Diese Examina fielen in den Bereich der Universität, der philosophischen und der medizinischen Fakultät.

Die Berechtigung zur Praxis bekam man erst durch eine dritte Prüfung, die für ganz Preußen nur in Berlin vor einer außerhalb der Universität stehenden Kommission abgelegt werden konnte. Diese Staatsprüfung setzte sich aus mehreren Abschnitten zusammen. Der erste betraf die Anatomie, die Demonstration des Situs viscerum, die Anfertigung eines anatomischen Präparates und die Erklärung von anderen Präparaten, die dem Prüfling vorgelegt wurden. Der zweite handelte über innere Medizin. Zwei Kranke mußten über 2—3 Wochen untersucht und behandelt werden. Im Anschluß daran waren Fragen über andere Krankheitsfälle zu beantworten. Dann erfolgte eine praktische Prüfung über Rezeptierkunst. Der dritte Abschnitt beschäftigte sich in ähnlicher Weise mit zwei chirurgischen Krankheitsfällen. Der vierte umfaßte als mündliche Schlußprüfung nochmals sämtliche Lehrgegenstände und diente gleichsam als Kontrolle der vorangegangenen Prüfungen. Hierauf wurde die Berechtigung zur Behandlung der inneren Krankheiten verliehen. Wer auch chirurgische Praxis treiben wollte, war verpflichtet, sich noch einer chirurgisch-technischen Prüfung zu unterziehen. Sie wurde zwischen den zweiten und dritten Abschnitt eingeschaltet und bestand darin, daß der Kandidat ein chirurgisches Thema schriftlich bearbeitete, seine Kenntnisse in der Operationskunst und Instrumentenlehre zeigte, einen Verband anlegte und zwei Operationen an der Leiche ausführte. Wenn dieses Examen vorzüglich ausfiel, so erhielt er das Diplom als Operateur, im anderen Falle dasjenige als praktischer Arzt und Wundarzt. Doch wurde der Titel „Operateur“ schon 1855 wieder aufgehoben (*Puschmann*).

Die von der Universität kommenden Ärzte reichten zahlenmäßig zur Versorgung der Bevölkerung nicht aus. Vor allem fehlte es auf dem Lande an genügenden

Kräften. Wenn Epidemien kamen, wurde die Lage katastrophal. Seit den Pestzügen des Mittelalters war es den Behörden klar, daß sie in Seuchenzeiten mit einem starken Ausfall von Ärzten und ärztlichem Hilfspersonal rechnen mußten. Viele von den am Krankenbett Tätigen wurden ein Opfer ihres Berufs. Andererseits galt es nicht als schimpflich, sich, wenn Epidemien nahten, der Ansteckungsgefahr durch Flucht in gesündere Gegenden zu entziehen, bis die Seuche ausgetobt hatte. Dadurch wurde es nötig, daß Stadt und Staat durch Sonderkontrakte Ärzte — sie wurden gewöhnlich Pestärzte genannt — oder auch Angehörige der niederen Klassen der Heilkundigen verpflichteten, gegen ein entsprechendes Honorar in Seuchenzeiten auf ihrem Posten auszuharren und ihre Pflicht zu tun. Im 18. Jahrhundert hört man nichts mehr von solchen Verträgen. Es mag mit dem Rückgang der Pest im Zusammenhang stehen. Die unzulängliche ärztliche Versorgung der Bevölkerung blieb. In den deutschsprachigen Ländern versuchte man mit ähnlichen Maßnahmen zu helfen, wie in Frankreich mit der Einrichtung der officiers de santé. In Österreich wurden „medizinische Lyceen" eingerichtet. Auf ihnen erhielten „Arztchirurgen" eine verkürzte Ausbildung. Sie stand der der eigentlichen Ärzte nach, wirkte aber in den Landbezirken, auf die ihre Tätigkeit beschränkt war, wohltätig. Seit dem Beginn des 19. Jahrhunderts wurden die Lyceen allmählich wieder aufgehoben und die Ausbildung der „niederen Landärzte" in Sonderkurse an den Universitäten verlegt.

Inzwischen muß die Zahl der Ärzte erheblich zugenommen haben. Wenigstens klagt *Joseph Frank* (1771—1842), der Sohn des berühmten *Joh. Peter*, damals in Wien, über die Überfüllung des Berufes. „Bald wird man Legionen (von Ärzten) errichten können, wenn nicht der Staat dieser Iatromanie unserer Jugend einen Damm entgegenstellt" (*Stübler*).

Der Zeitgeist der Aufklärung war der (Bd. I, S. 326) angedeuteten Tendenz günstig, die Sonderstellung des Chirurgen gegenüber dem inneren Mediziner aufzugeben. Es mehren sich die Stimmen, welche die großen Erfolge und die wissenschaftliche Unterbauung der Wundarzneikunst hervorheben und die Gleichberechtigung des Chirurgen mit dem Internisten verlangen. Das geht nicht ohne Kämpfe und unerfreuliche, von Dünkel, Kurzsichtigkeit und Konkurrenzangst diktierte Beschimpfungen und Streitigkeiten, wie sie sich in Paris 1724 zum Gaudium des Straßenpublikums zwischen der Fakultät und den Chirurgen des Collège de St. Côme abspielten und 1771 in Freiburg i. Br. in Erscheinung traten, als die Studierenden dem Professor der Chirurgie und Geburtshilfe *Matthaeus Mederer* (1739—1805) eine Katzenmusik brachten und das Haus zu stürmen drohten, weil er in seiner Antrittsvorlesung die Gleichberechtigung von Medizin und Chirurgie gefordert hatte.

Die Klärungsbedürftigkeit der Standesverhältnisse am Anfang des 18. Jahrhunderts zeigt sich in badischen Ehescheidungsakten. Neben dem beamteten Arzt, neben Baseler Universitätsprofessoren und neben dem beamteten Landchirurgen tritt darin ein ganz ungebildeter Barbier als Gutachter auf, der nicht einmal der Orthographie einigermaßen kundig ist. An der Schwelle des 19. Jahrhunderts ist das anders geworden. Der Staat hat dafür gesorgt, daß die Ausbildung und das Betätigungsfeld der Heilkundigen niederen Ranges durch Verordnungen klar abgegrenzt sind. Die Mißstände, die die Zersplitterung in die verschiedenen Klassen der Heilkundigen zur Folge hatte, wurden dadurch nur zum Teil behoben. Kompetenzüberschreitungen waren am Krankenbett zu allen Zeiten leicht möglich und schwer zu beweisen.

Schon wegen der Versorgung des Heeres hatten die Regierungen ein Interesse daran, für eine gute Ausbildung in der Chirurgie zu sorgen. In dieser Absicht entstand in Wien 1785 unter *Josef II.* das berühmte Josefinum. In Preußen entwickelte sich die 1710 gegründete Berliner Charité mit bedeutenden Lehrern und im Rahmen der Zeit guten Einrichtungen zu einer jeder Fakultät gewachsenen Schule der Praxis. Man konnte auf ihr nicht nur Kriegschirurg werden, sondern auch die volle Ausbildung zum Zivilchirurgen und zum praktischen Arzt bekommen. Gerade auf dieser Schule, aus der 1810 die medizinische Fakultät der Universität Berlin hervorging, kämpfte man mit wissenschaftlichen Argumenten für eine gleichwertige Vorbildung und gleichberechtigte Stellung des Chirurgen mit dem Internisten. Trotzdem unterscheidet man auch nach der Reform von 1825 in Preußen wie in anderen Ländern scharf zwischen der Betätigung als Arzt und als Wundarzt.

Neben den erwähnten promovierten Ärzten mit oder ohne Befugnis zur Ausübung der Chirurgie gab es Wundärzte erster und zweiter Klasse. Die Wundärzte erster Klasse studierten nur drei Jahre an einer medizinischen Fakultät oder medizinisch-chirurgischen Lehranstalt. Ihr Examen war von dem der promovierten Ärzte nur wenig verschieden. Die Wundärzte zweiter Klasse erwarben sich ihre Kenntnisse handwerksmäßig bei einem Lehrmeister, teils durch Dienst in Lazaretten und Spitälern, teils durch Besuch einzelner Vorlesungen an einer medizinischen Fakultät oder medizinisch-chirurgischen Lehranstalt. Ihre Prüfung wurde von den Medizinalkollegien der Provinzen abgenommen. Zur Ausübung der Geburtshilfe war bei allen Kategorien des Heilpersonals ein spezielles, praktisches und theoretisches Examen nötig. Als beamtete Ärzte wurden nur promovierte Ärzte und Arztchirurgen angestellt.

Die Bader und Barbiere verloren ihre selbständige Tätigkeit auf medizinischem Gebiet und wurden, wie die Krankenpfleger und Krankenpflegerinnen, lediglich ausführende Organe für die Anordnungen der Ärzte und Chirurgen.

Die früher (vgl. Bd. I, S. 272, 327) erwähnten großen Spitalanlagen des 17. Jahrhunderts, die in weitem Umfang zum Unterricht herangezogen wurden, behielt man im 18. Jahrhundert zunächst bei. Dann überzeugte man sich von dem Nachteil der Kasernierung so zahlreicher Kranker — vielfach in Häusern von 1000 bis 2000 Betten — und ging etwa um die Mitte des Jahrhunderts, zuerst in England, zur Dezentralisation über. An die Stelle des alten Hochbaues und Kreuzbaues entstand das Pavillonsystem. Vor allem streifte man den aus dem Mittelalter überkommenen Charakter der Pfründner- und Altersheime endgültig ab und nahm nur noch wirklich Kranke zur Pflege und Behandlung auf.

Einen nicht geringen Anteil an der medizinischen Aus- und Weiterbildung hatten in der zweiten Hälfte des 18. und im beginnenden 19. Jahrhundert ärztliche Studienreisen. Zum Teil lag es an der Mode. Wer es sich leisten konnte und auf seine Reputation hielt, wollte im Ausland etwas für seine Bildung tun, schon um mitreden zu können. Das war bei allen Nationen gleich. Daneben steckte ernstes Streben darin, eine „weltoffene Europagesinnung" (*Schnabel*) und ein von engem Nationalismus freies kosmopolitisches Denken. Die deutschen Ärzte wollten die Medizin in anderen Ländern kennenlernen, weil sie die Unzulänglichkeit der Heimat auf manchen Gebieten empfanden. Preußische Könige schickten Militärchirurgen zu Studienzwecken nach Leiden, Paris und London. Die früher erwähnten Reisen *Boërs* erfolgten im Auftrag *Josefs II*. Wohlhabende Studenten setzten auf eigene Kosten die traditionelle peregrinatio academica (vgl. Bd. I, S. 246) fort. In Amt und Würden stehende Ärzte erstrebten etwas Ähnliches wie unsere internationalen Fortbildungskurse. Es kamen auch Ausländer nach Deutschland. In Göttingen studierte und promovierte 1839 *Thomas Laycock* (1812—1876), der später den Lehrstuhl für innere Medizin in Edinburgh als rühmlich anerkannter Lehrer und Forscher bekleidete (*Comrie*). Anfangs besuchte man bevorzugt Leiden, später Paris, London, Edinburgh und Wien. In Edinburgh promovierte der früher genannte *Benjamin Rush*, der Freund *Franklins*, der später der Begründer der amerikanischen „Klinik" und ein um die Sozialmedizin hoch verdienter Arzt wurde.

Friedrich Wilhelm Bayer hat (1937) den reichen und vielseitigen Ertrag geschildert, den deutsche Ärzte damals mit ihren Reiseberichten nach Hause brachten. Viele haben es mehr auf die Beschreibung von Land und Leuten abgesehen. In der Blüte der Romantik ist der romantische Gefühlseinschlag sowohl in der Art wie in den Zielen der Schilderungen zu erkennen. Manchen ist es um politische Beobachtungen und Vergleiche zu tun. Das tritt namentlich bei den Besuchern Frankreichs in der Revolutions- und Nachrevolutionszeit zutage. Andere sehen, kritisch und unkritisch, nur oder fast nur das Ärztliche und Wissenschaftliche. Der Vergleich fällt nicht immer zugunsten des Auslandes aus. In der Regel schaut man jedoch zu den Großen, die man aus der Literatur kennt, und mit denen man nun persönlich an ihrer Wirkungsstätte zusammenkommt, mit Achtung und Ehrfurcht und mit dem Gefühl auf, vieles lernen zu können. Manche besuchen mit Vorliebe die namhaften Vertreter von Sonderfächern, für die sie sich persönlich interessieren, den Geburtshelfer *Baudelocque* in Paris, die bedeutenden englischen Okulisten *William Adams* (1760—1829) in London und *James Wardrop* (1782—1869) in Edinburgh, in Paris *Laennec*, um die Auskultation zu erlernen. Besonderes Interesse finden die Irrenanstalten in Frankreich und England. Der in Aachen geborene und wirkende praktische Arzt *Gerhard Reumont* (1765—1828) wird in London mit *Jenner* bekannt und von ihm persönlich in die Beurteilung des Verlaufs und Erfolgs des Impfausschlages eingeführt. Zurückgekehrt, bringt er die Schutzimpfung in seine Vaterstadt. Man besucht den 1826 von der französischen Akademie preisgekrönten großen Techniker der Lithothrypsie *Jean Civiale* (1792—1867) in Paris und die dortigen orthopädischen Anstalten. Aus den Reiseberichten erwächst „ein lebendiges Bild von dem damaligen Betrieb in den Spitälern, von Visiten, Vorlesungen und Kursen, von Sitzungen der medizinischen Gesellschaften, von Streit und Anfeindung der Gelehrten untereinander". *Broussais* ist unter die Anhänger *Galls* gegangen. Seine erste Vorlesung über Phrenologie bedeutet für Paris ein gesellschaftliches Ereignis. Unter den zahlreichen Laienzuhörern findet sich auch *George Sand*. Viele von den bedeutenden Ärzten, die wir kennenlernten, werden uns mit ihren Vorzügen und Schwächen im anekdotischen Rankenwerk menschlich nähergebracht. *Dupuytren* verläßt täglich mit einem Weißbrot unter dem Arm das Hotel-Dieu, *Lisfranc* macht seine eleganten Operationen mit dem Hut auf dem Kopf und kommandiert dabei „mit der herkulischsten Baßstimme der Welt".

Manche Ärzte — einige nannten wir schon, z. B. *Johann Peter Frank* — verlegten ihren Wirkungskreis dauernd oder wenigstens für längere Zeit in andere Länder, seltener aus Wandertrieb als infolge ehrenvoller Berufungen. Unter dem absoluten Regime war es nicht immer einfach, einer Berufung ins Ausland zu folgen. Deutsche Duodezfürsten verboten es ihren angesehenen Professoren und verhinderten die Ausreise durch Gewalt und Schikanen z.B. wenn es ihnen nicht paßte, daß ein tüchtiger Mann aus dem sächsischen Jena nach dem hannöverschen Göttingen ging oder umgekehrt (*Brednow*).

In Rußland hatten im 16. und beginnenden 17. Jahrhundert die Angehörigen der seefahrenden Nationen das Hauptkontingent der ausländischen Ärzte gestellt, die Engländer und Holländer, im weiteren Verlauf des 17. Jahrhunderts hatte der deutsche Einfluß zugenommen (vgl. Bd. I S. 275 und 322). Im Jahre 1734 kam *Georg Wilhelm Steller*, ein geborener Bayer, in jungen Jahren als Militärarzt nach Rußland, wo er schon 1746 starb. Als Erforscher Kamschatkas förderte er viele naturwissenschaftliche und praktisch wichtige Fragen und begleitete *Bering* auf seiner Expedition zur Erforschung Nordasiens. Er war nicht nur der Mannschaft seiner Schiffe in den Schrecken des Skorbuts ein guter Arzt, sondern hatte auch einen wesentlichen Anteil an den geographisch, ernährungshygienisch und wirtschaftlich wichtigen Ergebnissen der Forschungsreise. Ein anderer Deutscher, *Johann Gottlieb Schlegel* (1787—1851), wurde als Präsident der militärärztlichen Akademie in Petersburg ein Mann von überragender Bedeutung für die Organisation des russischen Heeressanitätswesens. *Konrad Friedrich Uden* (geboren 1776 in Stendal), selbst ein Schüler der Berliner Pepinière, war von 1803—1823 an dieser Petersburger Akademie Lehrer und machte den ersten, allerdings mißglückten Versuch, eine periodisch erscheinende medizinische Zeitschrift in russischer Sprache zu gründen. *Friedrich Joseph Haas*, ein Sohn der Eifel (geboren Münstereifel 1780, gestorben in Moskau 1853), hatte einen russischen Würdenträger erfolgreich behandelt, begleitete ihn nach Rußland und wurde bald der gesuchteste Praktiker Moskaus, ein vorbildlicher, unermüdlicher Arzt, der in seinem Beruf bis zur Selbstaufopferung ging und trotz seines zeitweise sehr großen Einkommens, das er den Armen schenkte, selbst in Armut starb.

Im spanischen Kolonialgebiet von Südamerika entfaltete *Thaddaeus Haenke* (1761—1817) am Ende des 18. und Anfang des 19. Jahrhunderts als Arzt und Naturforscher eine vielseitige Tätigkeit. Sie hat ihm bei denen, die ihn kannten, den Ehrentitel „zweiter Humboldt" eingetragen. Sein Lieblingsgebiet waren botanische Studien. Sie führten ihn zur Entdeckung der Victoria regia. 16 Jahre lang bereiste er unter Strapazen und Gefahren als Beamter der spanischen Regierung die Gebiete des heutigen Peru, Bolivien, Chile und Argentinien. Von ihm wurde (1806) die Schutzpockenimpfung in den spanischen Kolonien Südamerikas eingeführt. Ein sorgfältiger Beobachter, hervorragender Arzt, ausgezeichneter Pharmakotherapeut und kenntnisreicher Chemiker, hatte er vor allem nach seiner Niederlassung in Cochamba im heutigen Bolivien große praktische Erfolge aufzuweisen. Als erster erkannte er im Chilesalpeter den wertvollen Rohstoff Südamerikas und wies auf seine große volkswirtschaftliche Bedeutung als Handelsartikel hin. Die Herstellung von Salpetersäure aus diesem Salpeter und andere Verfahren zu seiner Ausbeutung wurden von ihm in die Wege geleitet.

Die Bemühungen, die europäische Medizin in Japan einzuführen, hatten (vgl. Bd. I, S. 279 und 323) schon im 16. Jahrhundert angefangen und waren im 17. Jahrhundert fortgesetzt worden. Die ihnen entgegenstehenden Schwierigkeiten wurden nur langsam überwunden. Um die Mitte des 17. Jahrhunderts herrschte eine Politik strengster Abschließung des Reiches gegen die Außenwelt. Nur mit den Holländern wurde ein beschränkter Handelsverkehr zugelassen. 1641 konnten sie sich auf der kleinen Insel Deshima, die gegenüber der Hafenstadt Nagasaki angelegt war, niederlassen und von dort aus einen streng überwachten Handel treiben. Im übrigen lebten die Mitglieder der Faktorei in strenger Abgeschlossenheit von den Japanern. Diese Hemmung war für die dort wirkenden holländischen Chirurgen und Ärzte etwas gelockert; denn sie hatten den Gouverneur auf der jährlich einmal stattfindenden Tributgesandtschaftsreise an den Sitz der Regierung in Edo zu begleiten. Diese hatte den Zweck, dem regierenden Shogun den Pachtzins zu bezahlen und Geschenke zu überreichen. Dafür erhielten die Holländer jedesmal erneut das Niederlassungs- und Handelsrecht für Deshima-Nagasaki. An einer der frühesten dieser Reisen, im Jahre 1649, nahm als Chirurg der holländisch-ostindischen Compagnie *Caspar Schambergen* teil. Er war sehr tüchtig und gewandt und benutzte die Gelegenheit, sich japanische Schüler zu erwerben und eine Chirurgenschule einzurichten (*Hübotter*, *Halbertsma*). Ganz vereinzelt und heimlich reisten dann auch Japaner nach Holland, um dort Medizin zu studieren und chirurgische Instrumente kennenzulernen.

Ein weiterer Widerstand gegen die europäische Medizin ergab sich, worauf mich *Otto Karow* freundlicherweise aufmerksam machte, damals aus jener geistesgeschichtlich bedeutungsvollen Bewegung nationaler Selbstbesinnung, die als Kokugaku (Japankunde) bezeichnet wird. Sie ging von rein literarischen Bemühungen um die Wiedergeburt der klassischen Nationalliteratur aus. Später verfolgte sie extrem nationalistische Ziele, darunter die Vertreibung der Fremden. Sie richtete sich sowohl gegen den Einbruch westlicher Ideologien als auch gegen die übertriebene Verherrlichung alles Chinesischen. Von diesem Geiste war eine medizinische Schule getragen, welche die Wiederherstellung der altjapanischen Heilkunde erstrebte (Wahōka). Ein solcher Versuch war schon früher einmal gemacht worden. Um 808 n. Chr. hatte sich der Kaiser *Heijo* mit Unterstützung konservativer Kreise des Kultus und der einheimischen Medizin vergeblich bemüht, die Heilkunde der Chinesen aus ihrer Vormachtstellung zu verdrängen. Jetzt wollte die „Wahōka"-Schule (Schule der [alt]japanischen Medizin) wieder zur altjapanischen Heilkunde zurück. Ähnlich wie *Paracelsus* u. a. (vgl. Bd. I, S. 275) vertrat die Schule die Ansicht, daß nur die in Japan selbst gewonnenen Heilmittel und ebenso die von den Heilgöttern der Urzeit überlieferten und erprobten Heilmethoden ihre spezifischen Wirkungen bei Krankheiten von Japanern entfalten könnten. Damals (1663) entstand aus dieser Einstellung auch „die erste japanische Geschichte der japanischen Medizin" (*O. Karow*).

In der Gegnerschaft gegen die westlichen Einflüsse war sich mit der „Wahōka"-Schule eine zweite medizinische Richtung einig, obwohl sie sie im übrigen bekämpfte, die „Schule der Altchinesischen Medizin" (Ko-i-hō). Sie fühlte sich als die Trägerin der alten (echten) chinesischen Heilkunde, deren Ideal sie in der Medizin des chinesischen *Hippokrates* der Han-Zeit (vgl. Bd. I, S. 58) sah, und wollte wieder zu dieser zurück, wie die gleichzeitige Philosophie die Erneuerung der alten, unverfälschten Lehre des *Konfutse* (vgl. Bd. I, S. 56) anstrebte.

Erst im 18. Jahrhundert hörten die Schwierigkeiten allmählich auf, die schon den älteren Pionieren der europäischen Heilkunde wie *Almeida* und *Kaempfer* (vgl. Bd. I, S. 279 und 323) die Arbeit erschwert hatten. 1720 wurde ein Importverbot für holländische Bücher aufgehoben und seitens der Regierung das Studium der holländischen Sprache und westlicher Wissenschaft sogar direkt gefordert. Damit gelangte die „Hollandkunde" (Rangaku) zur Blüte (*O. Karow*). Und nun begann der durch die Holländer vermittelte und immer mehr zunehmende Einfluß der europäischen Medizin auf Japan. Es ist ein Zeichen der kulturellen Sendung des Arztes, von der wir in diesen Bänden des öfteren sprachen, daß (nach *Karow*) fast ausschließlich japanische Ärzte als Anhänger der „Hollandkunde" die Männer gewesen sind, welche ihren Landsleuten „den Reichtum europäischer Kultur und Wissenschaft" erschlossen und dadurch mithalfen, den Boden zu bereiten, auf dem die führenden Männer der Meiji-Zeit (1868—1912) das moderne, westlich orientierte Staatswesen errichteten.

Werke von *Ambroise Paré* wurden in holländischer Übersetzung importiert. 1754 (nicht, wie Bd. I, S. 52 gesagt wurde, 1784) sezierte der hervorragende Arzt *Tōyō Yamawaki* in Kyoto eine männliche Leiche und veröffentlichte auf Grund der bei dieser Gelegenheit gemachten eigenen Beobachtungen im gleichen Jahr das erste japanische Lehrbuch der Anatomie. Die im Reiche des Tenno bisher erschienenen anatomischen Schriften hatten nur die unzulängliche chinesische Tradition weitergegeben.

Selbständiger noch war das in chinesischer Sprache geschriebene anatomische Lehrbuch „Kaishihen" (= Schrift der Leichenpräparierung), welches *Shinūin Kawaguchi* (gestorben 1811) im Jahre 1772 auf Grund der Sektion von zwei Leichen ohne Kopf und eines einzelnen Kopfes verfaßte. Die Präpariertechnik mutet in manchen Einzelheiten (Messen der Organe, Füllen mit Wasser, Aufblasen usw.)

modern an; viele Organbeschreibungen sind richtig (*Tsuzaki*). Den Vorstoß des Verfassers gegen die chinesische Tradition könnte man mit *Vesals* Kampf gegen *Galen* vergleichen, aber ein anderes literarisches Produkt der Anatomie wurde für die weitere Entwicklung wichtiger: bei der Sektion der Leiche einer hingerichteten Verbrecherin zog man im Jahre 1771 eine holländische Edition der unbedeutenden, aber zu ihrer Zeit beliebten anatomischen Tafeln des Danziger Mediziners *Adam Kulmus* (1689—1745) zu Rate (*van Esso*). Sie wurden 1774 als „Kaitai Shinsho" ins Japanische übersetzt. Das war der entscheidende Schritt. Er machte den Weg für die westliche Medizin in Japan frei.

Die zweite von *James Cook* in den Jahren 1772—1775 durchgeführte Weltumseglung gewinnt dadurch eine besondere Bedeutung für die Geschichte der Medizin, daß die Schiffsmannschaft durch die sorgfältig ausgesuchte und vor Verderbnis gesicherte Ernährung bis auf wenige Fälle vor den Schrecken des Skorbuts bewahrt blieb. Die Expedition wurde von zwei deutschen Naturforschern, von *Johann Reinhold Forster* (1729—1798) und seinem Sohn *Georg Forster* (1754—1794) begleitet, die auch in der Medizin etwas Bescheid wußten. Sie heben in ihrem Reisebericht den besonderen Vorteil des deutschen Sauerkrautes und des Gerstenmalzes für die Skorbutprophylaxe hervor.

Der auf diesen Reisen und durch die Niederlassungen im Ausland erworbene weite Blick, das kosmopolitische Gefühl, das die Ärzte aller Länder, unabhängig von Krieg und Politik, zu einer internationalen Gemeinschaft verband, trug viel dazu bei, daß ihre soziale Stellung im Zeitalter der Aufklärung besonders gut und angesehen war. Wichtig wurde für die zwischenstaatlichen Beziehungen der Ärzte auch der wissenschaftliche Austausch der Akademien und gelehrten Gesellschaften, die im 18. Jahrhundert immer zahlreicher entstehen. 1822 trat in Leipzig zum erstenmal die Versammlung deutscher Naturforscher und Ärzte zusammen. Als ihr Gründer ist *Lorenz Oken* anzusehen. Nach ihrem Vorbild hielt man in England 1831 die erste Sitzung der British Association for the Advancement of Science ab.

Forschung und Fortbildung wurden durch medizinische Zeitschriften, die in den Kulturländern regelmäßig und in zunehmender Zahl erschienen, und durch schöne, mit Büchern reich ausgestattete Bibliotheken erleichtert, deren Grundstock oft durch Stiftungen und Vermächtnisse angesehener und wohlhabender Ärzte entstand. Ein vorbildliches Beispiel dieser Art ist die heute trotz aller Kriegsschrecken in Frankfurt am Main noch erhaltene Senckenbergische Bibliothek, die der dortige bedeutende Praktiker *Johann Christian Senckenberg* (1707—1772) durch sein großherziges Testament ins Leben rief (*de Bary*). Mit Recht hat man das 18. Jahrhundert als Blütezeit des praktischen Arztes bezeichnet.

Im „Zeitalter der Frau" (vgl. S. 53), sollte man erwarten, daß mit der Aufklärung auch die Ärztin als gleichausgebildetes und gleichberechtigtes Mitglied im Stand erschienen wäre. Dazu war es noch ein weiter Weg. Gewiß gibt es unter den Ärzten schon früher nicht wenige, die die völlige Gleichberechtigung von Frau und Mann verlangen, wie schon 1672 der Engländer *William Ramsay* und ein Jahr später der Franzose *François Poulain de la Barre*, der die Frau sogar als Hochschullehrerin sehen will. Im 18. Jahrhundert schreitet die Bewegung energisch weiter. Die Schrift der Engländerin *Mary Wollstonecraft* (gest. 1797) vom Jahre 1792: „Verteidigung der Rechte der Frau" erregte in der ganzen Welt großes Aufsehen. Aber es geschah nichts. Rite approbierte und promovierte Ärztinnen in unserem Sinne sind selten. *Dorothea Christina Erxleben* geb. *Leporin* (1715—1762), die in Halle, wie jeder männliche Mediziner, studiert und promoviert hatte, als Frau eines Geistlichen in Quedlinburg eine große Praxis betrieb und auch schriftstellerisch hervortrat, blieb eine ebenso vereinzelte Erscheinung wie die Doktorin *Franciska Maria Charlotta Gering* und

Antonia Elisabetha de Held bis „nupta Müller", die um die Mitte des Jahrhunderts inFrankfurt am Main über besondere Erfahrung in der Therapie venerischer Krankheiten gehabt haben soll (*Schönfeld*). Ebenso vereinzelt blieben die gelehrten promovierten Italienerinnen *Laura Bassi* (1711—1778), die, obgleich Philosophin, auch in der Anatomie mitreden konnte, und die Professorin der Anatomie *Anna Morandi Manzolini* (1716—1774) in Bologna (*G. de Francesco*), wo der Weitblick Papst *Benedikts XIV.* (1740—1758) die Verleihung von Lehrstühlen den Frauen erleichterte (*Schnürer*). Die ausgezeichnete Geburtshelferin an der Pariser Maternité des Hôtel-Dieu in Paris *Victoire Gillain* verw. *Boivin*, die Verfasserin eines bedeutenden Lehrbuchs und wertvoller Abhandlungen, konnte Ehrendoktor der Universität Marburg und auswärtiges Mitglied der Berliner Kgl. Akademie der Wissenschaften werden. Ja, sie erhielt 1814 den preußischen Orden pour le mérite (*Podach*). Aber das sind seltene Ausnahmen. Der große Einfluß *Rousseaus* in der zweiten Hälfte des 18. Jahrhunderts mag mit daran schuld sein, daß Ärztinnen so selten blieben. Er vertrat die Lehre von der Unterordnung des Weibes unter den Mann besonders nachdrücklich.

Wie heute, kamen die Ärzte damals aus sehr verschiedenem Milieu und Elternhaus. Oft sind sie Söhne von Ärzten. Viele, wie *Haller* und *Zimmermann*, enstammen Familien, die schon auf Generationen geistig tätiger Berufe zurückblicken. Andere arbeiten sich mühsam empor. *Johann Philipp Hagen* (1734—1792), Sohn eines dem Trunke ergebenen Tagelöhners, fing entbehrungsreich und armselig als Barbierlehrling an und kam als Lehrer der Geburtshilfe an der Charité, als Hofrat und Professor am Collegium medico-chirurgicum in Berlin zu höchstem Ansehen. *Joh. Heinrich Jung-Stilling* (1740—1817), betrieb erst das Schneiderhandwerk, wurde dann Hauslehrer und hatte schließlich die Mittel in der Hand, um in Straßburg Medizin zu studieren. Hier pflegte er, wie bekannt, den Umgang mit *Goethe*, *Herder* und anderen Geistesgrößen.

Wir könnten aus allen Ländern berühmte Ärzte mit reichlichen Einnahmen aufzählen, die ein großes repräsentatives Haus machten. In *Mesmers* Privatpark wurde 1768 das eigens für ihn komponierte Singspiel des jungen *Mozart* „Bastien und Bastienne" aufgeführt. Ähnlich wohlhabend und repräsentativ im Auftreten waren erfolgreiche Chirurgen. Der bedeutende Chirurg *François de la Peyronie* (1678 bis 1747) in Montpellier konnte für Zwecke der Ausbildung von bedürftigen Studenten in seinem Testament zwei Häuser, eine Summe von 100000 Franks für das Bauen eines Unterrichtsamphitheaters und ein Kapital für einen jährlich auszuzahlenden Preis stiften.

Die französische Revolution und die an sie anschließenden Kriege haben mit der allgemeinen Verarmung auch die Einkommensverhältnisse der Ärzte reduziert und Zustände herbeiführen helfen, die wir im nächsten Zeitabschnitt näher kennenlernen. Im 18. Jahrhundert ging es dem Arzt noch gut. Er hielt auf sein Äußeres und besuchte seine Kranken in sorgfältig gepflegter Kleidung. Die Reminiszenz daran hat sich lange erhalten. Vor einem halben Jahrhundert pflegte mancher Arzt auf seiner Privatpraxis noch den Gehrock und Zylinder zu tragen, wie man es von den feierlichen Visiten in der Gesellschaft gewohnt war. Im 18. Jahrhundert trug er in England und, von da aus durch die Mode beeinflußt, auch in anderen Ländern den „Doktorstab" bei sich, einen eleganten Spazierstock, mit einem womöglich goldenen Knopf. Die Karikatur hat sich oft darüber lustig gemacht.

Dadurch, daß die geistige Bildung in weitere Kreise getragen und volkstümlicher als bisher wurde, durch die Bekämpfung des Aberglaubens und altüberlieferter Vorurteile, durch die hygienische Volksbelehrung, an der die Ärzte selbst in weitem Umfang beteiligt waren, wuchs im Publikum das Verständnis für die Leistung des tüchtigen Arztes und das Vertrauen zu seiner Beratung, nicht nur im Ärztlichen, sondern auch im rein Menschlichen. Den Ungläubigen, an denen es bei dem herrschenden Zeitgeist weniger fehlte als je, mochte der Hausarzt den Seelsorger ersetzen. Im absolutistischen Staat mit seiner strengen Rangordnung bekam er auch von hier aus Autorität gegenüber seinem Patienten. Man darf sich allerdings den Erfolg der Volksbelehrung nicht zu groß vorstellen. Im Jahre 1764 weist der Ulmer Stadtphysikus *Rau* darauf hin, daß das Volk nichts anderes liest als Kalender. Nach *Zimmermann* (1767) kann man dem Geist der Bauern nur auf zwei Wegen beikommen, durch die Pfarrer und durch die Kalender. Wie heute wurden mit der populär wissenschaftlichen Literatur auch Geschäfte gemacht. 1721 schreibt ein Herr *von Flamm* ein Buch „Über die Kunst sein eigener Medicus zu sein" mit Selbstbehandlungsvorschlägen. Es entstand eine neue Art von Volksmedizin, ein Bastard der wissenschaftlichen Heilkunde.

Eine gründliche Allgemeinbildung gehörte zum Beruf und gab dem Arzt das Recht und die Pflicht, zu den sozialen und politischen Fragen der Zeit das Wort zu ergreifen. *Giovanni Ludovico Bianconi* (1717—1780) kam 1750 als Leibarzt an den Dresdener Hof *Friedrich Augusts II.* von Polen. Seine große humanistische Bildung, seine Sprachgewandtheit, seine Begeisterung für die schönen Künste machten sein Dresdener Haus, ähnlich wie später das von *Carus* (vgl. S. 81), zu einem Zentrum des geistigen Lebens. *Winckelmann*, der Begründer der neueren archäologischen Wissenschaft, verdankt ihm die Förderung, die ihm seine ergebnisreichen Reisen nach Italien ermöglichte, und die Empfehlungen und Ratschläge, die ihm die Arbeit auf dem altklassischen Boden erleichterten. Nicht jeder Arzt, der sich auf dem glatten Parkett der Politik bewegte, war erfolgreich und glücklich. Der in Halle 1737 geborene *Joh. Friedrich Struensee* brachte es unter dem schwachen *Christian VII.* von Dänemark vom Leibarzt zum Minister, war eifrig um aufklärerische Reformen bemüht, wurde der ausgesprochene Günstling der Königin, aber schließlich ein Opfer seiner Gegner. Im Jahre 1772 endete er sein Leben auf dem Schafott.

Von den Ärzten, die in der französischen Revolution die politische Bühne betraten, sind *Jean Paul Marat* (1743—1793), den *Charlotte Corday* im Bade ermordete, und *Joseph Ignace Guillotin* (1738—1814), der die Urteilsvollstreckung mit der nach ihm benannten Hinrichtungsmaschine durchsetzte, am bekanntesten geworden.

Das genügende Einkommen und das von keiner Kassenjagd gehetzte Leben ließen dem Praktiker die Zeit, neben der Versorgung seiner Patienten wissenschaftlichen Fragen nachzugehen. Von verschwindenden Ausnahmen abgesehen, waren alle großen Förderer der Heilkunde praktische Ärzte, auch wenn sie eine akademische Lehrtätigkeit ausübten. *Conrad Johann Martin Langenbeck* war ein ebenso tüchtiger Anatom wie Chirurg. Dasselbe kann man von manchen englischen Chirurgen sagen, wie *Robert Liston* (1794—1847), *Astley Cooper* u. a. Wenn jemand sich wie *Haller* als akademischer Lehrer und Forscher ausschließlich der Wissenschaft widmete, so war er vorher praktischer Arzt gewesen. Das war ein großer Vorzug. Die wissenschaftliche Forschung blieb im Zusammenhang mit dem praktischen Leben und gewann von da aus Anregung und fruchtbare Blickrichtung. Das Gesamtbild der Medizin und ihrer Hilfsfächer war noch nicht so groß, daß ein begabter Arzt es nicht hätte übersehen können, wie das später im Zeitalter des Spezialistentums der Fall sein sollte. Es blieb dem einzelnen überlassen, womit er sich besonders beschäftigen wollte. *Stark*, der *Goethe* behandelte (vgl. S. 81), war hauptamtlich Geburtshelfer. An den Universitäten konnte man vom einen zum anderen Fach herüberwechseln, wenn sich die Notwendigkeit oder die Lust dazu zeigte. *Carus* (vgl. S. 37) wurde vom vergleichenden Anatomen zum Frauenarzt.

Manche wendeten sich in ihren Mußestunden der Kunst, der Technik oder anderen nicht medizinischen Betätigungen zu. *Haller*s Gedicht: „Die Alpen" rühmt man Tiefe der Empfindung und Schönheit der Sprache nach. In Lyon betätigte sich der

Chirurg *Pierre Laurès* als satirischer Schriftsteller. Der Grieche *Adamantios Korais* (1748—1833) wurde nach einem zunächst kaufmännischen Beruf aus einem Mediziner zum Sprachforscher und half zur geistigen Vorbereitung der nationalen Erhebung seines Volkes (*Herre*). *Antonio Scarpa* war ein bedeutender Latinist, der einen großen Teil seiner Werke in glänzendem Latein schrieb, *Heberden* ein tüchtiger Kenner der griechischen und hebräischen Sprache, *v. Baer* ein begeisterter Homerforscher und Geograph, der von seiner Stellung an der Petersburger Akademie aus das weite russische Reich erfolgreich bereiste und geographisch beschrieb. Der vier Jahre jüngere *Philipp Franz von Siebold* (1796—1866) trat nach seiner Promotion zum Dr. med. und seiner ärztlichen Approbation in Würzburg 1822 in den Dienst der holländisch-ostindischen Kompanie, kam als Arzt nach Japan und wurde einer der bedeutendsten Japanforscher des 19. Jahrhunderts. Noch gegen Ende seines Lebens, als er wieder in seiner Vaterstadt Würzburg weilte, wurde er von der russischen und von der französischen Regierung zwecks Gründung von Handelsverbindungen zu Rate gezogen. Der praktische Arzt *J. J. Bücking* (geboren 1749) in Wolfenbüttel erfand im Anschluß an ältere Versuche aus dem 17. Jahrhundert ein brauchbares Modell eines silbernen Füllfederhalters, den er mit seinen Rezeptformularen auf der Praxis bei sich führte. Der um die Kenntnis des Geburtsmechanismus verdiente Däne *Jens Bang* (1737—1808) war Architekt, Kupferstecher und Zeichner; seine Arbeiten wurden von der Kunstakademie preisgekrönt. Er war 25 Jahre Landarzt, schließlich arzneikundiger Vizebürgermeister von Kopenhagen, Mitglied zahlreicher gesundheitlicher Kommissionen und Professor der Akademie an der Kunstakademie. An der Eroberung der Luft mit dem Ballon sind im 18. Jahrhundert mehrere Ärzte beteiligt. Der englische Arzt *John Jeffries* (1744—1819), der seine Aufstiege nur zu wissenschaftlichen Zwecken mit der dazu nötigen physikalischen Apparatur unternahm, überflog 1784 in einer lebensgefährlichen Fahrt von England aus den Kanal, ein Erfolg, der damals allgemeine Begeisterung auslöste. *Sömmerring* erfand 1809 das erste Modell eines Telegraphen mit Verwendung der elektrischen Eigenschaften des galvanischen Stromes. *Ernst Alban* (1791—1856), praktischer Arzt in Rostock, wurde in den zwanziger Jahren des 19. Jahrhunderts der Konstrukteur der ersten Hochdruckdampfmaschine.

Der Aufschwung der naturwissenschaftlichen Medizin vollzog sich nicht ohne Widerstand der „öffentlichen Meinung". Wie man im 17. Jahrhundert die Gräber frisch Beerdigter bewachte, damit die Toten nicht heimlich ausgegraben wurden, um „gerolfinckt", d. h. dem Anatomen *Rolfinck* (vgl. Bd. I, S. 312) ausgeliefert zu werden, so brachte das Vorurteil gegen die Leichenzergliederung noch im 18. und beginnenden 19. Jahrhundert, namentlich in England und Amerika den Anatomen und Pathologen Schwierigkeiten. Sie kamen manchmal, wie früher (vgl. Bd. I, S. 271f.) nicht ohne illegale Beschaffung von Material aus. Im Jahre 1829 vollführten in Edinburgh Verbrecher 35 Morde, um die Leichen an die Anatomie zu verkaufen. Ihr Hauptabnehmer war der bedeutende Anatom *Robert Knox* (1793—1862). Gelegentlich hören wir von Aufständen des empörten Mobs, von persönlicher Bedrohung der Anatomen und von Versuchen, die Sezieranstalten zu demolieren. Weniger handgreiflich wurde der Kampf gegen die sogenannte Vivisektion und die Schutzpockenimpfung geführt.

Es gab Ausnahmen. Der um die Lehre vom Asthma verdiente Engländer *Robert Bree* (1759—1839) konnte sich von einem Schwerkranken ausdrücklich die Erlaubnis geben lassen, ihn nach seinem Tode zu sezieren, und besuchte ihn von da an, wie er selbst schreibt, besonders fleißig, um aus der Sektion möglichst viel zu lernen. Mancher bedeutende Mediziner verfügte testamentarisch, daß seine Leiche der wissenschaftlichen Durchforschung zur Verfügung gestellt wurde.

Der ganze Zeitgeist war, wie in der Antike die griechische Aufklärung, dazu angetan, in den Kreisen der Gebildeten das Interesse für die Medizin zu wecken und zu verstärken. Die Kombination von Naturwissenschaft, Kunst und Philosophie, welche die Heilkunde charakterisierte, drängte zur Verwertung im Weltanschaulichen. Vom Einfluß *Rousseaus* haben wir wiederholt gesprochen. Der Klassizismus erneuerte das Verständnis für *Hippokrates* und die alten Ärzte. Aus der Begeisterung für die Antike und Rousseausches Gedankengut nennt *Hufeland* (1800) die Beobachtungen der Alten „die reinsten von allen", da nicht nur die Beobachter alles, was an dem Kranken sinnlich bemerkbar war, mit „ganz reinem Sinn und unbefangenem Gemüt" auffaßten und ebenso rein ohne Kunst und Nebenabsicht darstellten, sondern auch die Natur selbst natürlicher und sich gleicher in Krankheiten wirkte, da die Körper noch ungeschwächt und unverdorben waren und „der Gang der Krankheit durch keinen künstlichen Eingriff gestört oder verändert wurde".

Solche Äußerungen zeigen das Interesse für die Geschichte der Medizin. Sie wurde im Unterricht vorgetragen, vereinzelt auch auf den Medizinschulen Amerikas. In England veröffentlichten *Francis Clifton* († 1736) und *William Black* (1749—1829) medizinhistorische Essais im kritischen Sinne der Aufklärung (*Neuburger*). An die gelehrte Geschichtsschreibung von *Leclerc* und *Freind* (vgl. Bd. I, S. 324) schlossen sich zahlreiche weniger bedeutende Schriftsteller an, bis sich bei *Albrecht von Haller*, der ebenfalls Rousseausche Gedanken erkennen läßt, ein neues Geschichtsbild der Heilkunde entwickelte. Es entsprach der universalhistorischen Betrachtungsweise der Aufklärung. Die Medizin der Naturvölker wird zum erstenmal wirklich behandelt und mit der der Kulturvölker der ganzen Welt verglichen. *Haller* zeigt auch ein bemerkenswertes Bemühen um Objektivität. Seit ihm wuchs langsam, wohl nach dem Vorbild *Winckelmanns*, die Überzeugung, daß eine Geschichte der Ärzte und ihrer Werke noch keine Geschichte der medizinischen Wissenschaft ist. Am Ende des 18. Jahrhunderts (1792—1803) entstand in *Kurt Sprengels* „Versuch einer pragmatischen Geschichte der Arzneykunde" ein im Rahmen der Zeit vorbildliches Werk. Es sollte bis in die Gegenwart nachwirken. Nichts ist vollkommen, und niemand kann sich restlos von Einseitigkeit und Subjektivität freimachen. Das merkt man auch bei *Sprengel*, „dem begabtesten unter den Historikern der Aufklärung". Aber es gelang ihm, sein Werk auf den Quellen selbst aufzubauen, ihre Grundlagen kritisch zu verwerten und mit dem Einfühlungsvermögen des echten Historikers sich in Geist und Seele der Vergangenheit zu versetzen. Pragmatisch nennt er seine Geschichte, weil sie uns klug machen, d. h. uns Anlaß geben soll zu Betrachtungen über die stufenweise Entwicklung des menschlichen Verstandes, zum besseren Verstehen der medizinischen Lehrgebäude, zur Benutzung auch der vergeblichen Versuche, die Wahrheit zu erforschen, und zur Berichtigung unseres eigenen Systems. Hier tritt neben die Nutzbarmachung der Vergangenheit zur Korrektur der eigenen Anschauung die Bereicherung des Wissens überhaupt durch die Kenntnis der Geschichte" (*Heischkel*). Diese „pragmatische" Auffassung der Medizingeschichte fand auch ein Echo in der Praxis. Nach dem bedeutenden Erlanger Psychiater *Karl August Solbrig* (1809—1872) muß der Arzt Historiker sein, weil die Beziehungen des Menschen zu Religion, Wissenschaft, Kunst, Beruf, Familie, Staat und Geschichte häufig für die Psychosen vorbereitende Ursachen sind (*E. Eberstadt*).

Die Historiographen der Heilkunde im Zeitalter der deutschen Romantik und im Gefolge *Hegels* stellten sich eine andere Aufgabe. Diese philosophischen Medizinhistoriker hofften, aus der Geschichte das Gesetz der Entwicklung der Medizin und ihre Zukunft erfassen zu können. Die Folge sind mehr oder weniger geistvolle, oft oberflächliche Darstellungen mit mehr oder weniger gelungenen Versuchen, das Werden und Fortschreiten der Medizin in der geistigen Entwicklung der Menschheit aufgehen zu lassen und mit der Entwicklung der organischen Natur in Parallele zu setzen. Ein typisches Zeugnis für das Denken und Schreiben dieser Generation von Medizinhistorikern sind die 1829 erschienenen „Elemente der nächsten Zukunft der Medizin, entwickelt aus der Vergangenheit und Gegenwart" des Psychiaters *Heinrich Damerow* (1798—1866). Die Richtung mußte scheitern, schon weil sie auf die exakte Quellenforschung verzichtete und der spekulativen Konstruktion zu viel Raum ließ.

In derselben Zeit, in der die exakte Naturforschung die neue Ära der Heilkunde einleitete, erkannte man, daß die erste Aufgabe der Historie im sorgfältigen Studium der Quellen besteht. Für die Darstellung waren historische Quelle und Wahrheit in erreichbarster „Objektivität" die Voraussetzung.

Ihr diente, wie in der Naturwissenschaft und der wissenschaftlichen Medizin der Zeit, eine mühsame Kleinarbeit, die nicht auf schnellen Ruhm und äußeren Glanz erpicht war, sondern der Sache diente. Mit ihren quellenforschenden Untersuchungen haben damals *Heinrich Haeser* (1811—1884), *Ludwig Choulant* (1791—1861), ein guter und vielseitiger klinischer Lehrer in Dresden, *A. W. E. Th. Henschel* (1790—1856) in Breslau, *Charles Daremberg* (1817—1872) in Paris u. a. im Zeitalter des großen Historikers *Leopold von Ranke* (1795—1886) das Fundament der modernen Medikohistoriographie geschaffen. Bis auf den heutigen Tag unentbehrlich ist die Edition der Werke des *Galen* des Leipziger Professors der Medizin *Karl Gottlob Kuehn* (1754—1840), die in den Jahren 1821—1828 entstand, und der Werke, die unter dem Namen des *Hippokrates* gehen, des Franzosen *Maximilien Paul Émile Littré* (1801—1881), eines der vielseitigsten und gelehrtesten philologischen Mediziner und Historiker aller Zeiten, die er in den Jahren 1839—1861 mit französischer Übersetzung herausgab.

Im Kampf um die Weltanschauung teilten sich Ärzte und Nichtärzte in verschiedene Lager. Ein charakteristisches Beispiel dafür ist der Streit um *Gall*, der viele Länder durchreiste, um seine Lehre zu propagieren. In Wien wurden seine Vorlesungen (1801) als religionsgefährlich verboten. Anderswo schlug man Ehrenmedaillen auf ihn. Einen größeren Gegensatz als den zwischen *Lamettrie* und *Haller* kann man sich schwer denken. Der Materialismus am Hofe *Friedrichs des Großen* dürfte *Haller* davon abgehalten haben, einem Ruf an die Berliner Akademie Folge zu leisten. Er war nicht nur als Mediziner, sondern auch mit seinem Pietismus ein Schüler *Boerhaaves.* Durch seine strenggläubige Einstellung zu den letzten Fragen geriet er in Streit mit der frivolen Verurteilung der dogmatischen Religion durch den Spötter *Voltaire.* Der oft und nicht immer richtig aus Hallers Gedicht „Falschheit menschlicher Tugenden" zitierte Vers: „Ins Innere der Natur dringt kein erschaffener Geist; zu glücklich, wenn sie noch die äußere Schale weist", stieß bekanntlich auf den heftigen Widerspruch *Goethes.* Was dieses Genie mit der Medizin seiner Zeit verbindet, läßt sich in kurzen Worten schwer sagen. Neigung und eigenes Krankheitserlebnis, Lebensgang und amtliche Stellung brachten ihn in enge Berührung mit der Medizin als Wissenschaft und Beruf, mit zahlreichen Vertretern ihrer Theorie und Praxis, mit der Naturforschung als ihres Teils und ihrer Grundlage. Wir haben S. 18 einige seiner eigenen Forschungsergebnisse angeführt. Als Straßburger Student besuchte er die Anatomie und setzte später in Amt und Würden seine Studien unter *Justus Christian Loder* (1753—1832) in Jena fort. Von seiner idealistischen Morphologie fühlte sich *Virchow*, von seiner Vorstellung vom Sehakt und der Farbenempfindung fühlten sich *Purkinje* und *Johannes Müller* angeregt. Die hippokratischen Schriften sind ihm das Muster, „wie ein Mensch die Welt anschauen und das Geschehene, ohne sich selbst hereinzumischen, überliefern soll", was an *Hufeland* anklingt. *Boerhaave* und *Haller* (letzteren trotz des erwähnten Widerspruchs) rechnet er zu den „außerordentlichen Menschen", die das „Unglaubliche" geleistet haben. Mit dem Brownianismus, demzufolge man ihn in Pyrmont in angreifende Bäder gesteckt hat, hat er keine guten Erfahrungen gemacht und rechnet *Brown* und *Roeschlaub* in seinen Invektiven zu den Feinden, die, als Kegel gedacht, er mit der Kugel umwirft. Mit kritischem Auge sieht er die Konflikte zwischen Theorie und Praxis, die die Medizin zerspalten und schwächen. Es ist bewundernswert, wie klar er Fortschritt und Hemmung auseinanderzuhalten weiß und wie tief er alles, was die Seele des Patienten und des rechten Arztes erfüllt, zu erfassen vermag. Bedeutende Ärzte traten ihm nicht nur als Behandler, sondern auch als Freunde und anregende Gesellschafter gegenüber, wie *Hufeland*, *Reil*, der viel erfahrene Arzt und akademische Lehrer *Joh. Christian Stark* (1753—1811), der von Jena zu ihm gerufen wurde und ihm bei einer bedrohlichen Brustkrankheit half.

Zu den bekanntesten ärztlichen Persönlichkeiten, mit denen *Goethe* zusammenkam, und von denen er erzählt, gehört der wiederholt erwähnte Schweizer *Johann Georg Zimmermann*, ein Schüler *Hallers*, einer der bedeutendsten Köpfe im geistigen Leben des 18. Jahrhunderts, aber von großem Ehrgeiz und einer hypochondrisch-melancholischen Veranlagung, die in seinen alten Tagen in einer depressiv-paranoischen Psychose endete. Sein Buch „Über die Einsamkeit" ist ergreifend, sein Leben unruhig und vom Bedürfnis, über das Ärztliche hinaus eine Rolle zu spielen, erfüllt, rastlos und mit häufigem Ortswechsel verbunden. *Katharina II.* von Rußland, mit der er, zunächst über diese Schrift, in Briefwechsel trat, und *Friedrich der Große*, den er als Arzt behandelte, hielten große Stücke auf ihn. Seine Stellung als Leibarzt in Hannover brachte zahlreiche Patienten dorthin, die seinen Rat hören wollten.

Von ganz anderer Art, der Exponent einer anderen Generation mit anderen Idealen und Lebenszielen, war *Carl Gustav Carus* (vgl. S. 77). Ihn verband mit *Goethe* vieles Gemeinsame im naturwissenschaftlichen und weltanschaulichen Denken und besonders die Kunst. War *Zimmermann* ganz vom Rationalismus der französischen Aufklärung durchdrungen, der ihn seinem Lehrer *Haller* innerlich entfremdete, so gehört der universelle *Carus* mit seiner Grundeinstellung der Romantik. Er zählt zu den glänzendsten Vertretern der Medizin im gesellschaftlichen Leben der ersten Hälfte des 19. Jahrhunderts. Gediegene zoologische und vergleichende anatomisch-physiologische Arbeiten bringen ihm die Achtung und Freundschaft *Alexander von Humboldts* ein und zeitigen wertvolle neue Ergebnisse. Verdienstvolle Untersuchunng zur Psychologie und zur Lehre vom Unbewußten wirken anregend bis in die Gegenwart. Geburtshilfliche und gynäkologische Werke mit reichen praktischen Erfahrungen vermitteln neben vielen Gelegenheitsschriften aus dem Alltag des Arztes und neben seinen Lebenserinnerungen einen Einblick in die Leistung und die Vielseitigkeit des einzigartigen Mannes. Als Landschaftsmaler hat er nicht Unbedeutendes geleistet. Von der Dozentur für vergleichende Anatomie in Leipzig wurde er 1814 als Professor der Geburtshilfe und Leiter der Entbindungsanstalt an die im Entstehen begriffene chirurgisch-medizinische Akademie in Dresden berufen. Dazu kam später die Stellung als „kgl. Leibarzt" und wichtiger Berater für Medizinalangelegenheiten bei der Landesregierung.

In seinem Hause in Dresden verkehrten die Größen der Musik und bildenden Künste, der Wissenschaft und des Staates, nicht selten auch die Mitglieder des Hofes. Hier sangen *Wilhelmine Devrient* und *Jenny Lind*, hier spielte *Klara Wiek*, die spätere Gattin *Schumanns*. Hier sprachen *Purkinje* und *Remak* (vgl. S. 106, 113), der Physiker *Heinrich Dove*, auch *Alexander von Humboldt* mehrfach vor. *Henrik Ibsen* suchte *Carus* hier noch auf (*P. Clemens*).

Welch ein Gegensatz zwischen dem Wirken dieser Männer in einer geistvollen, hoch kultivierten und gewöhnlich materiell gesicherten Gesellschaft und dem Landarzt und Landchirurgen unter oft sehr primitiven und in der Regel auch ärmlichen Verhältnissen! Überhaupt trifft die oft zitierte Bezeichnung „goldenes Zeitalter des ärztlichen Standes" für das 18. Jahrhundert nur mit gewissen Einschränkungen zu. In den „Allgemeinen medizinischen Annalen auf das Jahr 1811" erscheint ein Aufsatz „Über Verarmen der Ärzte und ihrer Familien" mit Klagen über die Überfüllung des Standes durch Unberufene. Es fehlt nicht an Vorschlägen der Ärzteschaft, die der Notlage abhelfen sollen, und an Wünschen nach einem numerus clausus, die auch schon im 15. und 17. Jahrhundert gelegentlich laut wurden (*J. Fischer*). Dabei waren die finanziell schlecht gestellten Landärzte, mochten sie vollwertig auf der Universität oder in Schulen und Lyceen ausgebildet sein, oft tüchtige Leute, in ihrer Universalität ein Segen für ihren Wirkungskreis, oft auch in der Veterinärmedizin ausgebildet. Wenden wir unseren Blick auf den Westen Amerikas an der Schwelle des 19. Jahrhunderts zu der Grenzbevölkerung, die im ständigen, harten Kampf ums Dasein mit den Indianern lebt. Da macht *Mac Dowell* (vgl. S. 57) 1809 die erste Ovariotomie in seinem Haus auf einem gewöhnlichen Tisch. Die Patientin legt die 60 Meilen zu dem Hause des Operateurs zu Pferde zurück und vertraut ihm ihr Leben ruhig an. Ohne zu schreien, erträgt sie die Schmerzen der Laparotomie. Nach wenigen Tagen ist sie wieder auf den Beinen. Am 25. Tag reitet sie nach Hause zurück. In der Frauenkultur Europas wäre so etwas damals kaum möglich gewesen. Die „Grenzerfrauen" waren es gewohnt, ihr Leben in die Schanze zu schlagen. Der tapferen Farmersfrau, *Jane Todd Crawford*, gebührt ebenso viel Ehre für ihren Mut, wie dem kühnen Operateur für seine chirurgische Leistung.

Für weite Kreise der Bevölkerung war die Aufklärung mehr Mode als Herzenssache. Das Gefühl wehrte sich gegen den einseitigen Rationalismus. In allen Ländern entstehen Strömungen, die ihm diametral entgegenfließen. In Deutschland zog das Zeitalter des Sturmes und Dranges, dann die Romantik herauf, in Frankreich kam die Revolution, in Amerika kamen die Freiheitskriege, alles Strömungen, die zum guten Teil vom begeisterungsfähigen Gefühl des menschlichen Herzens getragen wurden, das sein Recht vor der Vernunft verlangte. Mit erschreckender Deutlichkeit zeigen die noch immer möglichen Hexenprozesse, wohin Leichtgläubigkeit und überkommenes Vorurteil auch bei studierten Köpfen führen. Im Jahre 1749 gab die Würzburger medizinische Fakultät in einem Hexenprozeß, der zur Hinrichtung der Beschuldigten führte, ein Gutachten ab, in dem die Existenz von Zauberern und Zauberkünsten zugegeben wurde. Die letzte Hinrichtung einer Hexe fand in Bayern 1775, in Glarus 1782, in Posen 1793 statt. Um 1775 erregte der Pfarrer *Joh. Joseph Gaßner* (1727—1779) mit seinen Krankheitsheilungen durch Teufelaustreibung großes Aufsehen. Während seiner zweijährigen Amtszeit in Ellwangen belief sich die Zahl der dortigen „Kurgäste" auf 20000. Von anderen bekämpft, wurde er von *Lavater* verteidigt. Man braucht sich nicht zu wundern, was sonst alles möglich war. Ein Schwindelgenie wie *Cagliostro* (eigentlich *Giuseppe Balsamo*; 1743—1795) konnte als Goldmacher und Geisterbeschwörer die Welt jahrzehntelang am Gängelbande führen. Der schwedische Theosoph *Emanuel Swedenborg* (1688—1772), dem neuerdings der Theologe *Ernst Benz* eine eingehende Studie gewidmet hat, in der er ihm eine echte visionäre Begnadung zuschreibt, erscheint in der Kombination der darüber hinausgehenden Extreme seiner Schau mit seinen realen naturwissenschaftlichen, exakt begründeten Forschungen als echter Vertreter der Zwiespältigkeit des Zeitgeistes; konnte er doch in seinem Buch von den himmlischen Geheimnissen um die Mitte des 18. Jahrhunderts behaupten, er sei imstande, durch seine „inneren Sinne" nicht nur mit den Seelen der Toten, sondern auch mit den Bewohnern anderer Welten zu reden, und sich damit einen großen Anhängerkreis gewinnen. Geisterbeschwörungen waren an der Tagesordnung. Manche Intellektuelle traten als Geisterbeschwörer auf, unter anderem der früher erwähnte, als Staroperateur berühmte Augenarzt *Jung-Stilling*. Eine Autorität von Weltruf auf diesem Gebiet wurde der Dichterarzt *Justinus Kerner* (1786—1862) in Weinsberg. Er fiel auf die plumpsten Täuschungen von Hysterischen und Psychopathen herein und war doch sonst ein guter Beobachter und kritischer Arzt.

Mesmers real gedachte Lehre vom tierischen Magnetismus wurde von romantisch veranlagten Laien und Ärzten mit dem Transzendenten und Religiösen verknüpft. Der große Philosoph, Geschichtsforscher und Dichter *Friedrich von Schlegel* (1772—1829) glaubte, mit seiner Freundin *Christine von Stransky* über weite Entfernungen in einer ständigen magnetischen Beziehung mit stark religiösem Einschlag zu stehen. Anhänger *Mesmers* glaubten, daß die Ekstase im „magnetischen Zustand" der Hypnose, die Clairvoyance die Kranken zur Erkenntnis ihres eigenen Leidens und der für sie oder auch für andere geeigneten Therapie bringen könnte, nachdem *Mesmers* französischer Schüler *Armand Marc Jaques Chastenet* Marquis *de Puységur* (1751—1825) im Jahre 1784 zu der Überzeugung gekommen war, daß künstlich in den Zustand des „Somnambulen" versetzte Menschen „übernormale" Fähigkeiten entwickeln. Da die Seele von Gott stammt und alles Gute von ihm herrührt, war der Schritt zu der Anschauung nicht weit, daß nur Entsühnung und Reinheit dieser Gabe in vollem Umfang teilhaftig machen, daß nur der gottbegnadete Arzt seine magnetischen Kräfte voll ausnützen kann, daß das Gebet ihre beste Unterstützung bildet. An der Universität München, die 1826 von Landshut nach der bayrischen Hauptstadt verlegt wurde, machten sich solche Anschauungen bemerkbar. Hier lehrte der mystisch veranlagte *Gotthilf Heinrich von Schubert* (1780—1860), ursprünglich auch praktischer Arzt, die Naturwissenschaften. Seine „Ansichten von der Nachtseite der Natur" haben u. a. *Heinrich von Kleist* und *E. T. A. Hoffmann* tief beeinflußt und den Brüdern *Schlegel* den Blick in das „grenzenlos Wunderbare" eröffnet. *Joh. Nepomuk von Ringseis* lehrte die innere Medizin. Er wendet sich mit Entrüstung gegen die, welche in der Physiologie, Pathologie und Therapie den Repräsentanten des Schöpfers in der organischen Natur, die besonderen, im Gesunden erhaltenden und im Kranken wiederherstellenden Kräfte und Mächte des Lebens, leugnen und dem Irrtum verfallen sind, daß Gesundheit und Krankheit, Physiologie und Pathologie auf denselben Gesetzen beruhen. Da die Krankheit (vgl. S. 27) mit dem Sündenfall in die Welt gekommen ist, ist es sicherer, daß sich der Kranke und der Arzt vor dem Heilversuch entsündigen lassen. Der Heiland begann ja auch jede Heilung mit Vergebung der Sünde oder Anerkennung des Glaubens des Kranken. Gewissenlose und unsittliche Ärzte entbehren nicht nur dieser höheren heilenden Mächte, sondern wirken auch durch unlautere, z. B. politische, parteiliche Zwecke positiv gefährlich. *Windischmann* hält es für töricht und mitleidswert, wenn die Ärzte so emsig nach materiellen Ursachen der Krankheit forschen. Da sie ihren Sitz in der sündigen Seele hat, müssen alle Hilfsmittel der Kirche neben den natürlichen Heilmitteln einschließlich des Magnetismus herangezogen werden, darunter als eines der wichtigsten der Exorzismus. In dem protestantischen Leipzig vertrat *Joh. Christian August Heinroth* (1773 bis 1843), in Erlangen *Johann Michael Leupoldt* (1794—1874) ähnliche Ansichten, wenn auch lange nicht so scharf betont.

Das alles kam dem Denken des Volkes entgegen. Andererseits suchte und fand der romantische Arzt medizinische Wahrheit in dem, was im Volkstum Geltung hatte; denn die Romantik bemühte sich bewußt, in den Kräften, die im Volkstum verborgen wirkten, sinnvolles Geschehen nachzuweisen und das in ihm schlummernde Irrationale, für das der Gegensatz zwischen Glauben und Wissen nicht besteht, auch in der Wissenschaft zur Methode zu erheben. Die Intuition des Gemütes sollte die mühsame Arbeit des Verstandes ersetzen. Laien versuchten sich in ärztlichen Erkenntnissen und Ausdeutungen medizinischer Wissenschaft, und die gelehrte Welt ließ sich in ihrem Denken von ihnen in einem Ausmaß beeinflussen, das man heute schwer für möglich hält. *Schelling* behandelte nicht nur theoretisch in seinen Schriften die verschiedensten Gebiete der Medizin, sondern er wagte sich auch auf das Glatteis der Therapie. Er behandelte die Tochter *A. W. von Schlegels*. Das junge Mädchen starb. Der peinliche Fall trug sehr zur Erschütterung seiner Stellung in Jena bei. Der vielseitige Politiker und Historiker *Josef von Goerres* (1776—1848), einer der einflußreichsten Köpfe unter den deutschen Romantikern, brachte in seinen „Deutschen Volksbüchern" vom Jahre 1807 die geheimnisvolle Weisheit des gefälschten *Albertus Magnus* (vgl. Bd. I, S. 211) wieder zu Ehren und damit volkstümliche Geburtshilfe, Gynäkologie, allerlei Krankheitslehren und Behandlung mit Edelsteinen. Er empfahl den Ärzten und Laien den „barmherzigen Samaritan", ein Volksbuch, das manches besser wüßte als die wissenschaftliche Medizin.

Diese Laien fühlten sich durchaus berechtigt, in medizinischen Dingen mit zu urteilen und zu reden. Hatte nicht *Novalis* gesagt: Ein Dichter versteht die Natur besser als ein wissenschaftlicher Kopf? Und schließlich steckte trotz aller Fortschritte in der empirischen Volksmedizin manches Gute. *Heim*, der früher erwähnte populärste praktische Arzt Berlins seiner Zeit, sagte von sich: „Ich habe von Quacksalbern, Kurpfuschern, Scharfrichtern und alten Weibern manches Gute und Nützliche gelernt."

Aus allem ersieht man leicht, daß sich für den Unkritischen der Unterschied zwischen dem Quacksalber und dem Arzt nach wie vor, wenn auch nicht in dem gleichen Maß wie früher, verwischte. *Garrison* hat sehr bezeichnend gesagt: „Das 18. Jahrhundert war die Blütezeit des erfolgreichen Arztes, Praktikers und Quacksalbers." Wie immer, nützte das Verbot des Kurpfuschens, mit dem der aufgeklärte Absolutismus in manchen Ländern die Quacksalberei untersagte und bestrafte, nicht viel. Auch mit Patent- und Geheimmedizin wurden sowohl auf dem europäischen Kontinent wie in England und Amerika von diesen Leuten gute Geschäfte gemacht. Es war auch einmal ein verdienstvoller Laie darunter. Der amerikanische Journalist *Noah Webster* (1758—1843) veröffentlichte am Ende des 18. Jahrhunderts wertvolle epidemiologische Schriften.

In der schönen Literatur und der Dichtung fallen nicht immer Worte zum Lobe der Medizin und ihrer Vertreter, wie sie *Goethe* fand. Die meisten Menschen wissen zwischen Pfuscher und Arzt nicht zu unterscheiden, wenn der gehoffte Erfolg ausbleibt. Das Ressentiment gegen die Kunst als solche ist schnell da, und beide werden in einen Topf geworfen. Der wiederholt angedeutete Zwiespalt zwischen den neuen wissenschaftlichen Erkenntnissen und Theorien und dem Versagen in der Praxis forderte die Kritik heraus. Im Gil Blas des Franzosen *Le Sage* (1668 bis 1742), dem „besten französischen Schelmenroman", kommen die rückständigen ärztlichen Verhältnisse in Spanien schlecht davon. Der Geist der französischen Revolution macht sich im Zeitalter der Gleichheit besonders scharf und nicht ohne Neid über die prunkvolle Kleidung, die eine oft schwache Leistung verhüllt, lustig.

Die Rührseligkeit der Romantik wird in einem zweibändigen Arztroman von *Heinrich Christian August Osthoff*: „Ferdinand Niederholdt's eines jungen deutschen Arztes Lehrjahre" aus dem Jahre 1808/1809 lebendig. Darin wird ein junger Arzt vom Anblick eines Schwerkranken so überwältigt, daß er sich erst durch einen Spaziergang im Garten erholen muß, ehe er eine Verordnung treffen kann. Er wundert sich darüber, daß die Verwandten inzwischen einen anderen Doktor gebeten haben.

In vielen Variationen haben französische, deutsche und vor allem englische Künstler Szenen aus dem ärztlichen Leben und den Heilberufen, mit Gelehrten, Pfuschern und Kranken in zum Teil köstlichen Karikaturen festgehalten, wie *Hogarth*, *Gillray*, *Rowlandson*, *Daniel Chodowiecki*. Ernste Darstellungen aus dem Milieu von Krankheit und Tod sind seltener geworden als im Barock.

Die Heilkunde in der Zeit von der Begründung der Zellenlehre bis zur Begründung der Zellularpathologie

(ca. 1830 bis ca. 1858)

Einleitung

Nachdem der Versuch, die Probleme der Biologie und Pathologie mit Hilfe der Philosophie zu lösen, in der romantischen Medizin, vor allem auf deutschem Boden, in manchen spekulativen Köpfen noch einmal große Hoffnungen erweckt hatte, war er definitiv gescheitert. Damit ist keineswegs gesagt, daß die Philosophie das Denken der medizinischen Forscher und Ärzte nicht weiter beeinflußt. Aber es kommt nur wenigen von ihnen zum Bewußtsein, daß sie in ihrem Denken und Handeln weiter von ihr abhängig sind. Die meisten lehnen bei ihrer Arbeit im Laboratorium und am Krankenbett alles Metaphysische ab. Es gibt Zeitspannen, in denen sie sich der trügerischen Hoffnung hingeben, aus der Medizin die ärztliche Kunst ausschalten und sie zu einer angewandten Naturwissenschaft machen zu können. Man geniert sich ordentlich, an etwas anderes zu glauben als an das, was man mit der chemischen Reaktion, dem physikalischen Versuch, dem Mikroskop, dem biologischen Experiment und einem immer feiner und raffinierter ausgearbeiteten technischen Hilfsapparat sinnlich wahrnimmt.

Die Skepsis gegenüber dem Metaphysischen war verständlich angesichts des von Jahrzehnt zu Jahrzehnt fortschreitenden und sich vertiefenden Eindringens der Physik und Chemie in die Konstitution der Materie und das Wesen der Energie und angesichts der sich immer mehr aufdrängenden Überzeugung von der Einheit der die Welt bewegenden Kräfte und ihres stofflichen Substrats. Viele Einzelheiten der Entwicklung der exakten Naturwissenschaften und der mit ihr verbundenen Technik, die dem Arzt neue Forschungswege und Forschungsmethoden, neue diagnostische und therapeutische Hilfsmittel in die Hand gaben, werden zu schildern sein, wenn man den Werdegang der Heilkunde richtig verstehen will.

Die Ausdehnung des Arbeitsfeldes und die Kompliziertheit der Methode zwingen in Forschung und Praxis langsam, aber sicher zur Spezialisierung. Eine mühsame Kärrnerarbeit muß sich damit begnügen, einzelne Steine zum Aufbau des stolzen Gebäudes der modernen Heilkunde zusammenzutragen oder auch nur zu behauen. Bei der Darstellung werden wir des öfteren auf die Vergangenheit zurückgreifen müssen. Nicht nur die Erleichterung des Verständnisses, sondern auch die historische Gerechtigkeit verlangt es, der Vorläufer zu gedenken, die sich, ohne im Besitz der fortgeschrittenen Hilfsmittel des 19. Jahrhunderts zu sein, um die Lösung gleicher uralter Probleme bemühten. Selten kommt ein ganz Großer, schafft eine neue Basis und dauerhafte Tragbalken oder konzipiert eine grundlegend neue Idee. Die exakte, entsagungsvolle Kleinarbeit gibt der Medizin immer mehr das charakteristische Gepräge.

Neben der rapiden Entwicklung der Naturwissenschaft und Technik wird das Denken und Handeln der Ärzte aufs stärkste von den Wandlungen beeinflußt, die im Weltverkehr und in der inneren und äußeren Politik vor sich gehen. Nationale Unterschiede werden zwar noch bemerkbar, gelegentlich sogar übertrieben betont, aber es geht dem Endspurt der Entwicklung der Heilkunde zur Weltmedizin entgegen. Durch ihr Verbundensein mit der Technik — man denke an die Folgen der Maschinenarbeit, mit der Politik — man denke an die Veränderung der sozialen Struktur der Menschheit, und mit der Ausdehnung des Weltverkehrs — man denke an die Krankheiten der tropischen Länder, sollte sich die Heilkunde bald vor viele neue wissenschaftliche Probleme und praktische Aufgaben gestellt sehen.

I. Allgemeine Grundlagen

1. Die politische Situation

Politisch waren in Europa die Jahre, in denen die Zellenlehre vorbereitet und begründet wurde, durch die nach dem Wiener Kongreß (1815) einsetzende Restauration charakterisiert. Sie wollte das durch die französische Revolution und ihre Rückwirkungen auf die anderen Länder verdrängte Alte wieder herstellen und die neuen liberalen Ideen unterdrücken. Dagegen wehrten sich die Völker. Sie wollten sich der neuerrungenen Freiheit erfreuen, die sie gegen die frühere Unterdrückung durch Absolutismus und Despotismus erkämpft hatten. Auch um ihre politische Selbständigkeit ringen in der ersten Hälfte des 19. Jahrhunderts ganze Länder in blutigen Kriegen. Die amerikanischen Kolonien Spaniens und Portugals werden unabhängige Staaten. 1830 wird auf dem Londoner Kongreß die Selbständigkeit Griechenlands ausgesprochen. Um dieselbe Zeit wird Belgien ein unabhängiger Staat.

Von den größeren und kleineren Kriegen, die diesen und anderen Zielen dienten, wird der Krimkrieg (1854—1856), der ganz Europa politisch in Mitleidenschaft zog, von Bedeutung für die Entwicklung der Medizin. In diesem Krieg ging die Belagerung von Sebastopol nach 349tägiger Dauer mit der Räumung der Festung durch die Russen zu Ende. Die Leiden in den Heeren der Belagerten und der Belagerer während dieser Zeit waren unerträglich, besonders im Winter 1854/55. Cholera, Ruhr, Typhus und Skorbut wüteten. Bei der englischen Armee versagten Intendantur und Sanitätsdienst. Zeitweilig war die Hälfte der Truppen krank. Die Lazarette waren überbelegt und schlecht versorgt. Die Sterblichkeit erreichte den Satz von 42%. Hier griff nun eine energische Frau ein, die Engländerin *Florence Nightingale* (1820—1910). Sie organisierte gründliche Abhilfsmaßnahmen und eine großartige freiwillige Krankenpflege. Das wurde der Ausgangspunkt zu einer Weiterentwicklung, die in späteren Kriegen unzähligen kranken und verwundeten Soldaten zugute kommen und bis auf den heutigen Tag nachwirken sollte.

Mehr als durch diese Kriege wurde die Welt von den stürmischen innerpolitischen Kämpfen zwischen Radikalismus und Reaktion um Volksfreiheit und Verfassung beunruhigt, welche die Länder Europas, vor allem die deutschen, erschütterten. Sie führten zu der großen europäischen Krise von 1848—1852. Was die Medizin dabei am meisten berührt, ist die soziale Frage. Sie steht im engsten Zusammenhang mit den wirtschaftlichen Verhältnissen. Ein lebhafter Aufschwung von Handel und Wandel war das Zeichen der Zeit. Freilich bewegte sich im Vergleich mit heute alles noch in bescheidenen Bahnen. Der mündliche und schriftliche Austausch der Forschung hatte manche heute nicht mehr vorhandene Verkehrsschwierigkeiten zu überwältigen. Erst 1834 fielen durch die Gründung des deutschen Zollvereins in Mitteleuropa einige Schranken. Das Eisenbahnwesen hatte eben erst begonnen. Am 7. Dezember 1835 war die erste Eisenbahnstrecke auf deutschem Boden (zwischen Nürnberg und Fürth) in Betrieb genommen worden. Man stritt darüber, ob so schnelles Fahren für die Insassen der primitiven Wagen gesundheitliche Nachteile mit sich bringen könne (vgl. S. 219f.). 1815 überquerte der erste amerikanische Dampfer den Atlantischen Ozean, aber erst 1848 ging ein in Deutschland beheimatetes Dampfschiff nach England und 1850 nach Amerika.

Die Maschine verdrängte die Handarbeit. In manchen Ländern begann die Wandlung vom Agrarstaat zum Industriestaat. Von 1837—1849 stieg die Zahl der Dampfmaschinen, die im Dienst standen, in Deutschland auf das $3^1/_2$fache (von 419 auf 1444). Der aus der Aufklärung und der französischen Revolution geborene Liberalismus lehrte den freien Wettbewerb. Es herrschte das „Manchestertum", das, von der Großindustrie der Stadt Manchester vertreten, die völlige Beseitigung der wirtschafts- und sozialpolitischen Eingriffe des Staates forderte. Jeder mochte für sich selbst sorgen. Die Wandlung in der wirtschaftlichen Struktur brachte manchem Wohlstand und Ansehen, aber weite Volksmassen, die nicht mit konkurrieren konnten, warf sie zurück und ließ sie verelenden. Selbst der wohlhabende Bürger führte ein in unseren Augen bescheidenes Leben; die von den Revolutions- und Freiheitskriegen verbliebene Verarmung wirkte noch nach. Trotzdem waren auch in der Biedermeierzeit die Gegensätze zwischen dem satten Bürgertum, das der erfolgreiche Großhandel und der Mittelstand repräsentierten, und den arbeitenden Klassen schroff. In den anwachsenden Städten drängten sich in dumpfen Wohnungen schlecht ernährte Massen eng zusammen. Vor allem in Arbeiterfamilien herrschten Zustände, von denen wir uns heute schwer vorstellen können, daß sie Wirklichkeit waren. Kinderarbeit um einen minimalen Lohn in der Heimindustrie und in den Fabriken galt nach wie vor als Selbstverständlichkeit. Nur zögernd erschienen, von England ausgehend, unzulängliche einschränkende Bestimmungen. Von den schlesischen Webern wurde berichtet, daß sie das Fleisch krepierter Pferde als Leckerbissen verzehrten. Bei einem Tagesverdienst einer sechsköpfigen Familie von 9—15 Pfennigen überrascht das nicht. Die besitzenden Klassen glaubten mit Wohltätigkeit und einzelnen Zuwendungen ihre Pflicht getan zu haben. In manchen Manufakturen und Fabriken erleichterte ein patriarchalisches Verhältnis zwischen Arbeitgeber und Arbeitnehmer die Lage. Das und der Umstand, daß die Massen noch nicht allgemein zum Bewußtsein ihres Elendes gekommen waren und daß ihnen Zusammenschluß und Führung fehlten, verhinderte vorläufig noch den Ausbruch der späteren heftigen politischen Kämpfe. Aber das soziale Denken, das Bestreben, systematisch zu helfen und zu bessern, mußte die unvermeidliche Reaktion auf die Ungerechtigkeit in der Verteilung der Güter dieser Erde sein. Es findet seinen Niederschlag in der literarischen Bewegung der dreißiger Jahre, die man das junge Deutschland nennt, im zeitgenössischen Roman, in den Werken *Fanny Lewalds*, *Bettina von Arnims*, in den Liedern vom armen Mann des Ungarn *Karl Beck*, in der Lyrik *Freiligraths*, in dem Drama Wozzeck von *Georg Büchner*, in dem sich ein armer Soldat, um Geld zu verdienen (*Rath*), rücksichtslosen Experimenten eines brutalen Arztes unterziehen muß, in der Philosophie *Immanuel Hermann Fichtes* (1796—1879), in den nationalökonomischen und sozialen Theorien des französischen Genossenschaftssozialisten *Charles Fourier* (1772 bis 1837), der die privaten Unternehmungen durch Wirtschaftsgemeinschaften ersetzen wollte, der Saint-Simonisten, die nach dem Tode des Meisters *Cl. H. de Rouvroy Saint-Simon* (1760—1825), alles Heil von der Volksaufklärung und dem gebildeten Bürgertum erwarteten und nach der Julirevolution von 1830 ihren größten Einfluß hatten, des menschenfreundlichen Engländers *Robert Owen* (1771—1858), der schon als Mitbesitzer einer großen Spinnereifabrik in seinem Betrieb vorbildliche soziale Reformen, darunter solche hygienischer Art, geschaffen hatte und später einen idealistischen Kommunismus vertrat, den er auch unter großen persönlichen Opfern in der Praxis zu verwirklichen suchte, vor allem in den Werken der Kant- und Hegelschüler *Karl Marx* (1818—1883) und *Friedrich Engels* (1820—1895). Im Februar 1848 erschien von ihrer Hand das an die „Proletarier aller Länder" gerichtete kommunistische Manifest. Es sollte die führende Programmschrift des Sozialismus und Kommunismus werden und enthielt die erste Formulierung einer materialistischen Geschichtsauffassung.

Die enge Verbundenheit der sozialen Frage mit dem Gesundheitswesen macht es selbstverständlich, daß diese politische Entwicklung und die zunehmende Spannung zwischen den Gesellschaftsklassen an der Medizin nicht spurlos vorüberging. Wir werden sehen, daß die Hygiene und das ärztliche Leben aufs tiefste von ihnen bewegt und zu einer fortschrittlichen Entwicklung angeregt wurden.

Wie auf politischem und wirtschaftlichem Gebiet, so nehmen die Spannungen auch im Religiösen zu. Die Opposition gegen den Idealismus läßt die Geister heftig aufeinanderfahren, 1835/36 erschien das zweibändige Werk des damaligen Repetenten am Tübinger theologischen Stift, *David Friedrich Strauß*, (1808—1874): „Das Leben Jesu". Darin wurde die Geschichtlichkeit der Evangelienberichte bestritten; sie wurden aus einer Mythenbildung in den Gemeinden der Urchristen abgeleitet. Das Buch erregte großes Aufsehen und wurde der Anlaß heftiger theologischer Kämpfe, aber auch einer wissenschaftlich strengeren, quellenkritischen Behandlung der Überlieferung.

2. Die Soziologie und Philosophie in ihrem Verhältnis zur Naturwissenschaft und Medizin

Seit dem Ausgang des 18. Jahrhunderts hatte, gefördert von den bürgerlichen Revolutionen, in denen Staat und Gesellschaft als eigengesetzliche Formen auseinanderklafften, eine fortschreitende Umschichtung der Gesellschaft eingesetzt. Dadurch wuchs das Interesse am Wesen der gesellschaftlichen Erscheinungen überhaupt, wie sie sich als Volk und Staat, als Stände, Klassen und Gruppen, als raum- und zeitgebundene, geschichtliche, von der seelischen Eigenschaft des Menschen abhängige Vorgänge kundgaben. Das von altersher vorhandene soziologische Denken wurde zur Wissenschaft, zur modernen Soziologie. Aus dem 18. Jahrhundert war die Vorliebe für Mathematik (vgl. S. 7) erhalten geblieben. Mit ihrer Hilfe hofften viele Soziologen, durch statistische Materialsammlung, -bearbeitung und Wahrscheinlichkeitsrechnung zu sicheren objektiven Ergebnissen zu kommen.

Die Schwierigkeiten, die sich aus der Individualität jedes einzelnen Menschenwesens ergeben, hatte man schon früher mit dem Hinweis zu ignorieren versucht, daß die Statistik die zufälligen Abweichungen der Einzelfälle insofern berücksichtige, als ihre Resultate für die Mehrheit und auf die Dauer gälten. Dies beweise die Anwendung der Wahrscheinlichkeitsrechnung auf die Sterbelisten, die die Grundlagen der Lebensversicherung geschaffen hatten. Es wäre möglich, mit Hilfe der Statistik „soziale Gesetze" zu entdecken, die zwar nicht den kausalen Gesetzen der Physik glichen, aber wenigstens rein deskriptive, statistische Gesetze wären, und diese Gesetze könnten erforscht und den menschlichen Bedürfnissen dienstbar gemacht werden (*R. H. Shryock*).

Den großen Wert statistischer Berechnungen für die wissenschaftliche Forschung einem weiten Kreise klar gemacht und dadurch diesem Wissenszweig zur fruchtbarsten Anwendung verholfen zu haben, ist das Verdienst des französischen Astronomen und Statistikers *Lambert Adolphe Jacques Quételet* (1796—1874). Sein Bestreben war, mit Hilfe der Statistik die Gesetze zu ergründen, welche die physischen und moralischen Erscheinungen des individuellen und sozialen Lebens regeln. Sein Hauptwerk, die „Physique sociale" vom Jahre 1835, machte großen Eindruck auf die wissenschaftliche Welt. In den Jahren 1830—1842 erschien in Paris ein noch weiter ausholendes sechsbändiges Werk, das ebenfalls in großem Umfang von der statistischen Methode Gebrauch macht, der „Cours de Philosophie positive" seines Landsmannes *Auguste Comte* (1798—1857). Der von *Comte* begründete „Positivismus" will die Erkenntnis der Gesetze, durch welche die Erscheinungen wirken und bewirkt werden, mit Hilfe der sogenannten positiven Denkweise erreichen, d. h. er verzichtet bewußt auf alles Spekulative und Metaphysische, faßt nur die realen Erscheinungen an sich ins Auge und analysiert sie mit Hilfe exakt wissenschaftlicher Methoden. *Comte* nimmt eine dreistufige Entwicklung des menschlichen Geistes an. Auf der ersten Stufe herrscht die theologische oder fiktive Denkart; die Menschen erklären die ihnen zum Bewußtsein kommenden Erscheinungen durch übernatürliche Mächte. Auf der zweiten Stufe herrscht die metaphysische oder abstrakte Denkart; sie erklärt die Wirklichkeit aus Ideen, Wesenheiten, Substanzen usw. Die dritte und höchste Stufe der Entwicklung ist die positive.

Diese Wandlungen der Denkweise äußern sich nicht nur auf dem Gebiet des Erkennens. Sie geben im Zusammenhang damit auch allen sozialen Verhältnissen ihr Gepräge. Trotz der individuellen Verschiedenheiten trägt jede Zeit in allen ihren Zügen und bei allen ihren Individuen einen solidarischen Grundcharakter. Es kommt nicht darauf an, was der einzelne denkt, sondern auf die psychologischen Gesamt- oder Kollektiverscheinungen, oder, wie man es jetzt nennt, auf die Sozialpsychologie. Die individuellen Motive und Begebenheiten, die Ideen und Taten der einzelnen, selbst der größten Genies, sind durch die Gesamteinflüsse ihrer Umgebung, durch das Milieu — diesen uns geläufigen Begriff hat *Comte* geschaffen — bestimmt.

Damit war das Studium des Milieus und der Sozialpsychologie in den Vordergrund des Interesses gerückt und gleichzeitig eine Art von naturwissenschaftlicher Methode für diese Forschung gefordert. Die Naturwissenschaft und die Medizin griffen diese positive Denkweise bereitwillig auf. Sie kam ihrer auf das Reale gerichteten Arbeitsweise entgegen. Die Fehler jener noch sehr unvollkommenen Statistik, die man einmal verächtlich eine Hure der Wissenschaft genannt hat, weil jeder mit ihr machen kann, was er will, sind klar, ebenso die Unzulänglichkeit der Psychologie des Milieus für die Erkenntnis der Psyche des Individuums. Aber entbehren kann man beides bis auf den heutigen Tag nicht. Es ist verständlich, daß ihre Wirkung auf die Heilkunde und ihre Hilfsfächer nicht ausblieb.

Die Lehre *Comtes* zeigt, wieweit sich der Weg der Philosophie vom Idealismus des beginnenden 19. Jahrhunderts entfernt hatte. Die Tendenz dieser Philosophie, die Erscheinungen der Außenwelt aus dem Ich abzuleiten, konnte den Naturforscher am wenigsten befriedigen. Deswegen fand auch *Arthur Schopenhauers* (1788—1860) Philosophie, die die Welt und ihre Erscheinungen aus der subjektiven Vorstellung und dem Willen erklärte, keinen unmittelbaren Einfluß auf das Denken der Naturforscher. Obwohl er seit der Mitte des 19. Jahrhunderts populär wird und sich selbst mit Fragen der Physiologie und Psychologie beschäftigt hat, wird er von den Medizinern relativ selten erwähnt. Dabei fanden sich in seiner Philosophie auch zukunftweisende Elemente. „Die Erfassung der Polarität von Trieb und Erkenntnis (Wille und Vorstellung)" nimmt „die grundlegenden Einsichten der modernen Anthropologie und Tiefenpsychologie" vorweg (*Otto Veit*). Sein Pessimismus stimmte nicht zum Fortschrittsglauben der Zeit.

Man kann das Jahr 1831 als den Zeitpunkt der Wandlung vom Idealismus zum Realismus bezeichnen. Damals erlag der letzte große Verbreiter der idealistischen Philosophie *Hegel* in Berlin der Cholera. Schon vorher war das idealistische Philosophieren bei vielen in Mißkredit gekommen. Man kann verstehen, daß Naturforscher und Ärzte, die einen realen Boden unter den Füßen haben müssen, nicht viel von einem Philosophen wie *Hegel* erwarteten, der den Gebrauch physikalischer Apparate zwar für das Gymnasium forderte, aber für die Universität für überflüssig hielt, weil die wissenschaftliche und mathematische Theorie, die sich allein für die Universität schicke, ihrer nicht bedürfe.

Im Anschluß an diese Wandlung bleiben für die Philosophie der nächsten Zeit zwei Tendenzen charakteristisch:

1. Hatte man früher versucht, die hinter der Natur stehenden Dinge fast nur durch Erkenntnisquellen zu erschließen, die von der Erfahrung verschieden sind, durch den reinen Denkprozeß, so tritt jetzt die Erfahrung in den Vordergrund, und man bemüht sich, über die Grenzen der unmittelbaren Erfahrung durch Hypothesen hinaus zu gelangen, die den Methoden und Resultaten der Naturforscher möglichst angepaßt sind. Ein typisches Beispiel dafür ist die positive Philosophie *Comtes*.

2. Die Denkarbeit, welche früher bei fast allen großen Philosophen auf umfassende Systembildung ausgeht, tritt zurück. Man wendet sich anderen Zielen zu, insbesondere der Bearbeitung der Grenzgebiete, auf denen sich die Philosophie mit den empirischen Wissenschaften berührt.

So beschäftigen sich die Philosophen mit der Arbeitsmethode der Naturforscher und Ärzte, mit der Frage nach dem Wesen von Materie und Energie, mit der Entstehung und Entwicklung des organischen Lebens auf der Erde, mit dem Leibseeleproblem.

Dem Positivismus ist in manchem verwandt die Lehre des englischen Philosophen und Nationalökonomen *John Stuart Mill* (1806—1873). Er untersuchte von der philosophischen Sicht her sehr intensiv die Prinzipien der Naturforschung. Seine in der ersten Hälfte der vierziger Jahre erschienene Logik, vor allem die darin von ihm vertretene Theorie des Experiments und seine Lehre von den Methoden der empirischen Kausalschlüsse, waren für den experimentierenden Naturforscher und Mediziner von großer Bedeutung. Männer wie *Liebig* und *Hermann von Helmholtz* standen unter ihrem Einfluß. Durch seine Schriften hat *Mill* später dazu beigetragen, daß der Boden für die Aufnahme des Darwinismus und der modernen Biologie vorbereitet wurde. Diejenigen Wahrheiten sind ihm die wichtigsten, die sich auf die Ordnung der Naturerscheinungen in deren Reihenfolge beziehen.

Die enge Verbindung von biologischen und philosophischen Problemen tritt stärker als bei *Mill* bei seinem Anhänger *Alexander Bain* (1818—1903) zutage. Seine grundlegenden Schriften erschienen in den fünfziger Jahren. Für *Bain* ist im lebendigen Organismus die Bewegung das Primäre. Sie geht der Empfindung voraus; denn im Gegensatz zu dieser ist sie Tätigkeit und Kraft und damit das Ursprüngliche. In den Anfängen ist die Bewegung immer spontan, unabhängig vom Willen. Sie erfolgt ohne Nachdenken auf jeden Eindruck, jedes „Motiv", wie *Bain* es nannte. Jede Bewegung ist ihrerseits mit Lust- oder Unlustgefühlen verbunden. Die Motive widersprechen sich. Dadurch kommt es zu einem Kampf zwischen ihnen. Begegnet ein starkes Motiv einer Hemmung durch ein anderes starkes Motiv, so geschieht der Übergang von einem Motiv in eine Handlung, eine Bewegung, nicht mehr augenblicklich, sondern es findet eine Überlegung statt. Dadurch wird die Handlung willkürlich. Wollen heißt „Vorstellung eines Lustgefühls, das mit einer bestimmten Muskelbewegung assoziiert ist". Freiheit im Sinne eines selbständigen Eingreifens des Ich in die psychophysischen Vorgänge gibt es nicht.

Hier stehen wir schon ganz in materialistischen Gedankengängen. In Deutschland kam man nicht so unvermittelt vom Idealismus los. Hier vollzieht sich die Wandlung in den vierziger Jahren in *Ludwig Feuerbach* (1804—1872). Anfangs steht er noch unter Hegelschem Einfluß und weist starke Anklänge an die idealistische Richtung und die romantische Naturphilosophie auf, dann aber wendet er sich gegen *Hegel* und beschreitet neue Bahnen. Sein Ziel ist die Verbindung der geisteswissenschaftlichen Philosophie mit den empirischen Naturwissenschaften; die Natur ist kein zufällig zusammengesetztes Aggregat von Atomen, wie es die Anhänger der mechanistischen Weltanschauung wollen, sondern eine harmonische, organische Einheit, in der Zweckmäßigkeit herrscht. Das Wesen des organischen Lebens kann daher auf rein naturwissenschaftlich-analytischem Wege nicht restlos erfaßt werden; es ist etwas Subjektives. Zwischen der unorganischen und der organischen Natur und ebenso zwischen der untermenschlichen organischen Natur und dem Menschen besteht ein notwendiger Zusammenhang. Daher muß, wenn man das Ganze erschließen will, zur naturwissenschaftlich-analytischen Methode die Selbstbeobachtung des Menschen hinzukommen. Zur völligen Erschließung der Natur gehört die „innere Erfahrung". Der lebendige Organismus wird erst mit dem Tode zu einem zusammengesetzten, teilbaren Ding. Solange er lebt, behält er trotz des Kommens und Gehens seiner Bestandteile im Stoffwechsel seinen Typus und Bau, seine Konstitution und Form, kurz seine „Individualität" bei. Diese „Individualität" unterscheidet den lebendigen von dem toten Organismus. Im Menschen bilden Physisches und Psychisches eine lebens- und wirklichkeitsvolle Einheit. Sie kann nur künstlich in der Abstraktion getrennt werden. Diese „Anthropologie" stimmt mit der Grundanschauung der synthetischen Bestrebungen überein, die vor allem seit dem Beginn des 20. Jahrhunderts in der Medizin auftreten sollten. In anderen Gedankengängen gehört *Feuerbach* ganz dem Materialismus an. Das wahrhaft Wirkliche — so sagt er — ist nur in dem sinnlichen Einzelwesen zu suchen, der Geist nur eine Illusion des Individuums. An Stelle der Hoffnung auf das Jenseits will er eine Ethik des Diesseits begründen, den Menschen durch Gesundheit und Sorgenfreiheit sittlich fördern. „Der Mensch ist, was er ißt", war einer seiner Kernsprüche.

Für das naturwissenschaftlich-medizinische Denken wurde es von Bedeutung, daß sich dieser Feuerbachsche Materialismus in der Folge mit den neuen philosophischen, nationalökonomischen und biologischen Theorien verband, die aus Frankreich und England kamen.

Philosophisch und, wie wir sahen, politisch wirkten sich diese Zeitströmungen in dem „historischen Materialismus" von *Karl Marx* und *Friedrich Engels* aus. Sie hatten in Paris, Brüssel, Manchester und London die Philosophie, die sozialen Verhältnisse und die Bestrebungen, sie zu verbessern, kennengelernt. Die Geschichte ist für sie ein Naturgeschehen, welches sich aus dem Formenwandel der gesellschaftlichen Bedürfnisbefriedigung erklärt. Die Menschen gehen zur Erhaltung ihrer Existenz Produktionsverhältnisse ein, die von ihrem Willen zunächst unabhängig sind. Diese verändern sich durch die fortschreitenden Produktionskräfte, also entsprechend dem Standpunkt der Technik. Der naturgeschichtliche Vorgang der Veränderung der wirtschaftlich-gesellschaftlichen Grundlagen des menschlichen Lebens wird durch den Gegensatz der herrschenden und der ausgebeuteten Klassen bestimmt. Er führt von Natur aus zum Klassenkampf, der sich als historisch gegebene Notwendigkeit durch die ganze Geschichte verfolgen läßt. Der Mensch besitzt die Möglichkeit eines Eingreifens in die Geschichte durch sein praktisches Verhalten zur Natur und durch seine Arbeit. Er kann um so intensiver in die Geschichte eingreifen, je besser er die Naturgesetze kennt. Die Kräfte, die die Gesellschaft bestimmen, wirken also nicht blindlings wie die Naturgesetze, sondern können planmäßig ausgerichtet werden. Wenn *Marx* sagt: „Die Produktionsweise des materiellen Lebens bedingt den sozialen, politischen und geistigen Lebensprozeß überhaupt. Es ist nicht das Bewußtsein der Menschen, das ihr Sein, sondern umgekehrt ihr gesellschaftliches Sein, das ihr Bewußtsein bestimmt", so zeigt das nicht nur die große Bedeutung des Milieus, wie sie *Comte* gelehrt hatte, sondern vor allem, welche Wichtigkeit seitens der marxistischen Weltanschauung der Naturwissenschaft zugeschrieben wurde, und welche Anregung zur Erforschung der Natur und damit auch der Medizin in ihr gegeben war.

Von den Medizinern und Naturforschern, die um diese Zeit eine konzessionslose materialistische Weltanschauung vertraten, sind drei besonders einflußreich geworden, weil sie es vorzüglich verstanden, suggestiv-populär zu schreiben.

Der erste, *Jakob Moleschott* (1822—1893), ein geborener Holländer, war ein tüchtiger Physiologe. Er mußte 1854 wegen seiner materialistischen Ansichten seine Privatdozentur in Heidelberg aufgeben und leistete später als Professor der Physiologie in Zürich, Turin und Rom Bedeutendes. Er verband das von *Lavoisier* begründete Gesetz von der Erhaltung des Stoffes mit dem von *Robert Mayer* aufgestellten Gesetz von der Erhaltung der Energie zur Einheit. Die Chemie war für ihn die höchste aller Wissenschaften, das Denken eine stoffliche Bewegung, die vor allem an die Anwesenheit von phosphorsaurem Kalk gebunden ist, der Wille eine Folge des Denkens. Daraus ergab sich ihm die Möglichkeit, Denken und Wollen im Sinn der Biologie weiter zu entwickeln und den Menschen immer glücklicher zu machen, indem man dem Gehirn durch den Organismus immer bessere Stoffe zuführt. Noch extremere Lehren vertraten *Ludwig Büchner* (1824—1899), praktischer Arzt in Darmstadt, dessen 1855 erschienenes Werk „Kraft und Stoff" unzählige Leser fand und bis in die Gegenwart neu aufgelegt und gedruckt wurde, und der Zoologe *Karl Vogt* (1817—1895), ein geborener Gießener. Ähnlich wie im Zeitalter der Aufklärung *Cabanis*, *d'Alembert*, *Diderot*, *Helvetius* und *Lamettrie* (vgl. S. 8), suchten diese Männer ihre Spekulationen im Volk zur allgemeinen Anerkennung zu bringen. Dadurch wurde ein heftiger Streit für und wider hervorgerufen.

Auf der Naturforscher- und Ärzteversammlung zu Göttingen 1854 hatte der Physiologe *Rudolph Wagner* (1805—1864) in einem Vortrag: „Über Menschenschöpfung und Seelensubstanz" die Möglichkeit der Abstammung des Menschen von einem Paar im Sinne der Bibel zugegeben und die Annahme einer stoffähnlichen Seelensubstanz befürwortet, die sich des Gehirns als ihres Instrumentes, wie der Klavierspieler des Pianos (vgl. hierzu S. 59), bedienen und durch Teilung auf die Nachkommen übergehen sollte. Dadurch kam es zu einer scharfen Auseinandersetzung zwischen den materialistischen und den religiös-gläubigen Naturforschern. Kein Wunder, daß die Erregung hoch ging, wenn *Vogt*, ähnlich wie *Cabanis*, von den Gedanken sagte, daß sie zum Gehirn in etwa demselben Verhältnis stünden, wie die Galle zur Leber oder der Urin zur Niere!

Durch den kommenden Darwinismus sollte die materialistische Weltanschauung noch intensiver und weiter verbreitet werden. Schon seit längerem bereitete sich diese Lehre in der Philosophie und im Zeitgeist vor, vor allem was zwei Grundgedanken *Darwins* angeht: den Gedanken einer Entwicklung der Lebewesen und den Gedanken des Kampfes ums Dasein. Bereits in der Antike hatten *Heraklit*, *Empedokles*, *Aristoteles*, *Lukrez* und andere große Denker der Idee der Entwicklung Ausdruck verliehen. In der zweiten Hälfte des 18. Jahrhunderts war sie den gelehrten Naturforschern und manchem Philosophen (*Leibniz*, *Kant*) durchaus geläufig. Die Romantik hatte sie ins Metaphysische verschoben. Den realistischen Philosophen und Nationalökonomen des ausgehenden 18. und beginnenden 19. Jahrhunderts drängte sich der Gedanke vom Kampf ums Dasein aus der Betrachtung der soziologischen Verhältnisse auf, so bei *Bentham* (vgl. S. 7 f.) und bei den sich an ihn anschließenden Lehren des englischen Nationalökonomen *Malthus*, der sich gegen die ungehemmte Vermehrung der Menschen gewendet hatte, weil sie der Tragfähigkeit der Erde für die Ernährung nicht entspricht.

Am eindruckvollsten wurde der Entwicklungsgedanke vor *Darwin* in der evolutionistischen Philosophie von *Herbert Spencer* (1820—1903) vertreten. Sein erstes bedeutendes Werk „Social statics" erschien 1851. *Spencer* ging von *Mill* und *Comte* aus und dachte ganz positivistisch. Die Philosophie muß nach seiner Ansicht Erfahrungswissenschaft sein und hat nach einem für alle Erscheinungen gemeinsamen Gesetz zu suchen. Dieses fand *Spencer* in dem „Entwicklungsgesetz". Es sollte sowohl im Physischen wie im Psychischen, in der Materie, in den lebendigen Organismen, im Individuum wie in der Gesellschaft der Menschen gültig sein. So schuf er eine „evolutionistische Philosophie".

Die Bewegung der Materie an sich zielt auf die Entwicklung hin. Alle natürlichen Gebilde haben die Tendenz, aus dem homogenen in das heterogene überzugehen. Das relativ Einfache differenziert sich vermöge der Vielheit der Ursachen, deren Einwirkung es unterliegt, zur Mannigfaltigkeit und die so gestaltete Mannigfaltigkeit schließt sich wieder zu einer neuen „höheren" Einheit zusammen. Sie unterscheidet sich von der niederen durch den größeren Reichtum ihres Inhalts und durch die verwickeltere Form ihrer einheitlichen Verknüpfung. Bei dieser Entwicklung paßt sich der einfache Keim durch die Vielheit seiner Beziehungen zur Umgebung dieser in seiner Tätigkeit und Ausgestaltung an. Der Anpassungsgrad dient als Maßstab des Fortschritts. Die Phylogenie ist also ein Ausschnitt aus der Weltentwicklung. Die Tierreihe bildet Stufen, durch welche die Anpassung des Lebens an die Umgebung hindurchgegangen ist. So ist es nicht nur in der physischen, sondern auch in der psychischen Welt mit den verschiedenen Stufen der Entwicklung des geistigen Lebens, der Kultur, der gesellschaftlichen Formen. Wenn z. B. in einem Individuum bestimmte Vorstellungen und praktische Willensrichtungen auftreten, die durch seine eigene Erfahrung und sein eigenes Interesse nicht begründet sein können, so handelt es sich nach *Spencer* um Vorstellungs- und Willensarten, die sich im Leben der Gattung als zweckmäßige Anpassungen an ihre eigene Existenz und ihr Verhältnis zur Umgebung entwickelt, befestigt und vererbt haben.

Zu den Philosophen, die damals den Naturforschern und Ärzten den denkmethodischen Weg zur neuen Begründung der Medizin wiesen, gehört an hervorragender Stelle *Rudolf Hermann Lotze* (1817—1881), einer der größten Denker des 19. Jahrhunderts.

Umfassend gebildet, ursprünglich Mediziner, von der Physiologie zur Philosophie gelangt, fast 40 Jahre Professor der Philosophie in Göttingen, war er, wie kein anderer, berufen, in der schicksalsschweren, für das ärztliche Denken und Handeln entscheidenden Frage nach dem Wesen des Lebens mitzureden und zu urteilen.

Wir haben gesehen, zu welchen Verirrungen das bequeme Umgehen mit dem Schlagwort „Lebenskraft" führen konnte. Mit diesem Schlagwort räumte *Lotze* im Jahre 1842 in einem besonderen Artikel „Über Leben und Lebenskraft" und in späteren Schriften aus den fünfziger Jahren gründlich auf. Alles Naturgeschehen hängt für ihn von rein mechanisch determinierten Kräften ab. Die Organismen sind mechanische Systeme. Sie unterscheiden sich von den anorganischen Gebilden nur durch die besondere Anordnung ihrer Kräfte und durch die daraus entspringende Möglichkeit, sich gegen Störungen von außen zu erhalten. Das erinnert an die S. 24 erwähnte „force de situation fixe" des französischen Vitalisten *Barthez*. Wenn *Lotze* ferner (1851) den lebendigen Organismus dadurch gegen das Unorganische abgrenzt, daß er als Mikrokosmus durch die Form seines Zusammenhanges und seiner Entwicklung fähig ist, die bedeutungsvollen Ideen des Weltalls in sich zu reproduzieren und „eine Welt planmäßig und systematisch geordneter Verhältnisse" darstellt, „an denen sich ein zusammenhängendes geistiges Leben entwickeln kann" (zit. nach *J. Gottlieb*), so ist das eine Reminiszenz an vergangene naturphilosophische Spekulationen, die vor allem zeigen, wie weit *Lotzes* mechanistische Auffassung vom Materialismus entfernt war. Er will denn auch nicht bestreiten, daß eine andere als die rein naturwissenschaftliche Betrachtungsweise noch zu ganz anderen Annahmen gelangen kann. Die Naturwissenschaft hat es jedenfalls nur mit diesen Mechanismen und der Ergründung ihrer Gesetze zu tun. Die Konstruktion unbekannter, auf die mystische Lebenskraft zurückzuführender Kräfte, Bildungstrieb, Irritabilität, Sensibilität usw. ist höchstens ein Notbehelf. Damit waren der Naturwissenschaft Aufgabe und Grenze gesetzt, in deren Beschränkung sich der Meister zeigen konnte. Der philosophischen Spekulation blieb nur das Suchen nach dem letzten Grunde und dem Anfang der Naturphänomene.

Mit der Frage nach der letzten Ursache des Lebens auf der Erde und nach der aufsteigenden Stufenreihe der Geschöpfe, an deren Spitze nach landläufiger Meinung als vollkommenster Organismus der Mensch steht, beschäftigt sich *Lotze* mit deutlichem Anklang an die deutsche Naturphilosophie des ausgehenden 18. und beginnenden 19. Jahrhunderts auch selbst. Nach seiner Ansicht ist der ganze gegliederte Organismus, durch den die Welt sich erhält und fortentwickelt, der Gesamtausdruck eines geistigen Entwicklungstriebes, dessen Ziel die Verwirklichung des Guten ist. Durch ihn entfaltet sich die absolute Substanz. Absolute Substanz ist die volle Wirklichkeit eines unendlichen, „lebendigen" Lebens, dessen innerlich gehegten Teile die endlichen Dinge sind. Die endlichen Dinge stehen zu dieser unendlichen Substanz im gleichen Verhältnis wie die Bewußtseinselemente zur Seele. In den Dienst dieser allgemeinen Weltentwicklung stellt *Lotze* den Mechanismus, durch den er alles Naturgeschehen erklärt. Einen absoluten Unterschied zwischen Lebendigem und Totem gibt es ebensowenig, wie zwischen Anorganischem und Organismus. Jedenfalls muß die Entstehung der lebendigen Geschöpfe als eine notwendige Folge der Stellung und Wechselwirkung der Stoffe in einem bestimmten Zeitpunkt der Gestaltung der Erdrinde aufgefaßt werden, die mit derselben Notwendigkeit vor sich ging, die jetzt nur noch Fortdauer und Wiedererzeugung des Lebendigen an die gegenwärtige Verteilung der Massen und ihre Wechselbeziehungen knüpft. Und zwar wirkt die Natur hierbei von Anfang an nach stets unveränderlichen Gesetzen oder nach solchen, die sich selbst gesetzlich ändern, sobald der Tatbestand sich ändert, der unter ihrem Gebot entstanden ist. Diese Gesetze sind mithin als regelmäßige und gesetzmäßige Funktionen ihrer eigenen Resultate anzusehen.

Will man die Gattungen der Tiere und Pflanzen in einer aufsteigenden Stufenreihe ordnen, so muß man sich nicht mit einer einfachen Beschreibung des einzelnen Objektes begnügen, sondern feststellen, was es sein soll, seine Bestimmung oder seine Idee analysieren, aus der sich nicht nur rückwärts die Merkmale des deskriptiven Begriffes ableiten lassen, sondern auch die Wichtigkeit, die jedem einzelnen Geschöpf für den Fortschritt der Reihe zukommt. So vermeidet man den Irrtum, den andere Forscher begangen haben, indem sie den komplizierteren Organismus ohne weiteres für den vollkommeneren und damit höheren in der Stufenreihe gehalten haben, wie beispielsweise *Oken*. Dieser verglich das Tierreich mit einem auseinandergelegten Menschen. Die Organe des Menschen sind in den Tieren sozusagen gesondert dargestellt. Ein Tier wie der Polyp ist nichts anderes als ein Darm. Ein anderes Tier wie die Muschel bringt dazu noch die Leber. Tiere mit einem einfachen Darm stehen ohne weiteres niedriger als solche, die noch eine Leber haben. Nach *Lotze* kann dagegen ein einfacherer Organismus im Verhältnis zu dem, was er zu leisten hat, viel vollkommener sein als ein komplizierter. Die tierische Organisation ist lediglich durch ihren Lebenszweck bestimmt.

II. Physik, Chemie und Technik in ihren Beziehungen zur Medizin

Je intensiver sich die Medizin das naturwissenschaftliche Denken und die naturwissenschaftliche Methode zu eigen machte, desto bedeutungsvoller wurde für sie die Entwicklung der Physik und Chemie und der auf ihnen basierenden Technik. Diese Entwicklung soll in den wichtigsten Zügen geschildert werden.

Die früher (vgl. S. 11 f., 17 f., 25) erwähnte Tendenz zur einheitlichen Erfassung der die Welt bewegenden Kräfte erhielt ihre beste Stütze in der Entdeckung des Gesetzes von der Erhaltung der Energie durch den Heilbronner Arzt *Robert Mayer* (1814—1878).

Er veröffentlichte sie im Jahre 1842. Den ersten Anlaß zur intuitiven Erfassung dieses Gesetzes und seines Ausbaues in systematischer Denkarbeit und mathematischer Berechnung gab ihm eine ärztliche Beobachtung. Im Jahre 1840 fuhr er als Schiffsarzt mit einem holländischen Segler nach Batavia. Er hatte ärztlich fast nichts zu tun und viel Zeit zum Nachdenken. Dabei beschäftigte er sich vor allem mit der Physiologie des Blutes. Sein Tübinger Lehrer *Autenrieth* hatte schon geglaubt, im Sommer eine hellere Farbe des venösen Blutes zu beobachten als im Winter, und die Farbe des Blutes mit seinem Gehalt an Sauerstoff in Verbindung gebracht. *Mayer* selbst war bereits in einer Prüfungsarbeit seines ärztlichen Examens auf die Abhängigkeit des Oxydationsprozesses und der Blutfarbe von der Witterung eingegangen.

Bei Erkrankungen der Schiffsbesatzung während des Aufenthalts in Surabaya mußte er öfter den Aderlaß machen. Dabei fiel ihm auf, daß das entleerte venöse Blut eine hellere, dem arteriellen ähnlichere, rote Farbe hatte, als er sie von den Phlebotomien in seiner nördlichen Heimat kannte. Der Farbunterschied — so schloß *Mayer* — wird durch den größeren oder geringeren Sauerstoffgehalt des Blutes bedingt. Das hellere venöse Blut zeigt, daß der menschliche Körper im warmen Klima einen geringeren Sauerstoffverbrauch hat als im kalten. Je höher die äußere Temperatur, desto geringer der innere Wärmeaufwand, um die gleichmäßige Körpertemperatur des Menschen aufrecht zu erhalten. Das Wärmequantum bleibt gleich. Stoffwechsel, Wärme, Bewegung verbrauchen im gegenseitig wechselnden Verhältnis verschiedene Quanten von Energie, aber die Summe der Energie bleibt immer die gleiche. Aus nichts wird nichts: ex nihilo nil fit. Die Ursache ist das gleiche wie die Wirkung: causa aequat effectum. Es handelt sich bei den verschiedenen Erscheinungen der Natur um einen Wechsel der Energieformen. Das Gesamtquantum der Energie erhält sich in allen Formen, unter denen sie in Erscheinung tritt.

Mayers ganzes Leben diente der weiteren Begründung und dem Ausbau dieser Theorie in der zunehmenden Erkenntnis ihrer universellen Geltung. Schon in seiner ersten Arbeit berechnete er, allerdings fehlerhaft, das mechanische Wärmeäquivalent. Heute formuliert man es in dem Satz, daß die mechanisch wirkende Energie, welche ein Gewicht von 427 kg 1 m hoch hebt, an Quantität die gleiche ist wie die, welche in Form von Wärme die Temperatur von 1 l Wasser um 1° C erhöht. Auf experimentellem Wege kam der englische Bierbrauer und Privatphysiker *James Joule* (1818 bis 1889) zu ähnlichen Ergebnissen. Er berichtete über sie am 21. August 1843 der British Association for the Advancement of Science. In demselben Jahr legte der dänische Ingenieur *L. A. Colding* (1815 –1888) der Kgl. Gesellschaft in Kopenhagen eine Abhandlung vor, in der er auf Grund zahlreicher Versuche nachwies, daß die durch Reibung gewonnene Wärme immer in einem bestimmten Verhältnis zur aufgewandten mechanischen Arbeit steht. Schließlich gelangte *Hermann v. Helmholtz* (1821 –1894), ausgehend von der Verneinung der Möglichkeit eines Perpetuum mobile, das damals viele Köpfe interessierte, im Jahre 1847 zur Erkenntnis der Bedeutung des Energieprinzips für die gesamte Naturwissenschaft. Mit dem Gewicht seines Namens und seiner Gründe verhalf er der Lehre zur allgemeinen Anerkennung.

Alles das tut der Priorität und dem Verdienst des Heilbronner Arztes keinen Abbruch. Der von *Mayer* in der Einleitung zu seinem Hauptwerk vom Jahre 1845: „Die organische Bewegung in ihrem Zusammenhang mit dem Stoffwechsel" ausgesprochene Satz: „Es gibt in Wahrheit nur eine einzige Kraft. In ewigem Wechsel kreist dieselbe in der toten wie in der lebendigen Natur. Dort und hier kein Vorgang ohne Formveränderung der Kraft. Der Aufwand eines mechanischen Effektes führt zur Erzeugung eines gleichwertigen mechanischen, thermischen, magnetischen, elektrischen oder chemischen Effektes" war vorbildlich.

Die experimentelle Erforschung von Licht, Wärme, Magnetismus und Elektrizität sollte tatsächlich in der Folgezeit die engen Beziehungen dieser Energieformen aufdecken. Dadurch gewann der Einheitsgedanke zunächst in der Physik immer mehr Boden.

Bis zur Mitte des 19. Jahrhunderts hatte sich die von *Huygens* (vgl. Bd. I, S. 284) begründete, von *Thomas Young* (vgl. S. 6) gegen zahlreiche Einwände erfolgreich verteidigte und von dem ausgezeichneten französischen Physiker *Augustin Jean Fresnel* (1788 –1827) mathematisch exakt weitergebildete Wellentheorie des Lichtes in den Kreisen der Physiker durchgesetzt. Mit ihrer theoretischen Hilfe konnten die experimentellen Arbeiten über die Lichtreflexion und -brechung, die Dispersion, Absorption und Polarisation gute Fortschritte machen und für die Medizin wertvolle Resultate zeitigen.

Im Jahre 1838 veröffentlichte der große Göttinger Mathematiker und Astronom *Karl Friedrich Gauß* (1777 –1855) seine berühmten dioptrischen Untersuchungen. So theoretisch diese mathematischen Berechnungen der Brechungsverhältnisse des Lichtes waren, so praktisch wirkten sie sich aus. Man braucht nur an die modernen Mikroskope zu denken. Auf Grund der Erkenntnis, daß das Licht, wenn es durch die Luft vom zu untersuchenden Objekt zur untersten Linse des Mikroskops geht, durch die verschiedenen Brechungsverhältnisse zwischen Luft und Glas eine Beeinträchtigung erleidet, erfand der italienische Optiker und Astronom *Giovanni Battista Amici* (1786—1863) im Jahre 1850 die Immersion, welche diesen Nachteil ausschaltete.

Im Jahre 1808 hatte der Physiker *Étienne Louis Malus* (1775—1812) eines Abends durch ein Kalkspatkristall zu den Fenstern des Palais de Luxembourg in Paris hinübergesehen, die im Lichte der Sonne glitzerten, und dabei folgendes beobachtet: Wie schon *Newton* gesehen hat, hatte der Kalkspat die Eigenschaft, das durchtretende Licht doppelt zu brechen. *Malus* bekam also zwei Bilder, aber er sah nur ein Bild, wenn er dem Kristall eine bestimmte Stellung gab. Er erklärte diese Erscheinung daraus, daß der Winkel, in dem das Licht reflektiert wird, von der Natur des Kristalls abhängt. Durch die Veränderung der Stellung des Kalkspates um einen bestimmten Winkel verschwindet das eine von den Doppelbildern, die der Kalkspat liefert. Diesen Vorgang nannte *Malus* Polarisation, weil er für die supponierten schwingenden Teilchen des imponderabelen Lichtäthers Pole annahm, wie bei einem Magneten. Es kam dann zur Erkenntnis der Transversalschwingungen des Lichtes. Die Schwingungen der Lichtteilchen gehen ursprünglich in allen möglichen Ebenen vor sich, die zur Strahlenrichtung senkrecht stehen. Bei dem Durchtritt durch das Kristall erfolgen dagegen diese Schwingungen nur noch in einer einzigen von diesen Ebenen. Das Licht, dessen Transversalschwingungen nur in dieser einen Ebene verlaufen, nennt man polarisiertes Licht.

Es lag nahe, mit Hilfe der Polarisationserscheinungen Rückschlüsse auf die Natur der Körper zu machen, die das durch sie gehende Licht in seiner Reflexionsrichtung veränderten. Dazu war die erste Voraussetzung die Konstruktion eines Apparates, der ein vollkommen polarisiertes Strahlenbündel bot; denn nur damit konnte man einwandfreie Veränderungen der Polarisationsrichtung beobachten. Diesen Apparat konstruierte der Engländer *William Nicol* (1768—1851). Das „Nicolprisma“ bestand aus einer Kombination von zwei Kalkspatprismen. Es bildete in der Folgezeit den Hauptbestandteil mancher technisch wichtiger Apparate, darunter für die Medizin der Polarisationsapparate zum Nachweis des Zuckers in Körperflüssigkeiten und des Polarisationsmikroskops.

Vom Zucker wiesen der Pariser Physiker *Jean Baptiste Biot* (1794—1862) und der deutsche Physiker *Thomas Johann Seebeck* (1770—1831) im Jahre 1818 nach, daß er in Lösung die Ebene des durchfallenden Lichtes dreht. Darauf beruhte die Konstruktion von Polarisationsapparaten, die aus der Art und dem Umfang der Ablenkung Auskunft über den Gehalt einer Lösung, z. B. des Urins an Zucker, gaben. Am häufigsten wurde zunächst das Saccharimeter verwendet, welches im Jahre 1847 von dem Pariser Optiker *Jean B. François Soleil* (1798—1878) hergestellt wurde. Doch war schon 1844 eine den Bedürfnissen der Praxis besser entsprechende Form von dem berühmten Chemiker *Eilhard Mitscherlich* (1794—1863) bekanntgegeben worden (vgl. Abb. 7). Das Prinzip aller dieser Apparate bestand darin, daß zwei Nicolprismen einander gegenüberstehen, der Polarisator und der Analysator. Der Polarisator läßt das polarisierte Licht in die zu untersuchende Flüssigkeit eintreten, der Analysator nimmt es auf und zeigt die eingetretene Ablenkung. Dreht man den Analysator solange, bis der Lichtstrahl wieder in die alte Polarisationsebene des Polarisators zurückfällt, so ist der Grad der Ablenkung und damit die Quantität des Zuckers in der Lösung bestimmt. Später wurde dieser für die Physiologie und die medizinische Diagnostik gleich wichtige Apparat wesentlich verbessert und bequemer gestaltet. Der Schweizer Physiker und Meteorologe *Heinrich Wild* (1833—1902) konstruierte 1865 das sogenannte Polaristrobometer. Das erste Halbschattenpolarimeter dürfte das von *Jellett* (1864) gewesen sein (*Zaunick*). Drei Jahre später stellte *Léon Louis Laurent* (geb. 1840, Todesjahr unbekannt), der in der Werkstatt von *Soleil* als Optiker und Präzisionsmechaniker tätig gewesen war, einen mehr in Gebrauch kommenden Halbschattenapparat her.

Das erste Polarisationsmikroskop wurde von *William Henry Fox Talbot* (1800—1877) konstruiert. Das Konstruktionsjahr konnten wir nicht feststellen. Hier waren ebenfalls Nicolprismen als Polarisator und Analysator in die Beleuchtungsvorrichtung bzw. den Tubus eingebaut.

Von weittragender Bedeutung sollten für die Medizin die Untersuchungen über Strahlen des Sonnenlichtes werden, die für das menschliche Auge unsichtbar sind, und die Erforschung der Fluoreszenzerscheinungen. Im Jahre 1800 hatte der englische

Astronom *Fred. William Herschel* (1738—1822) die als besondere Wärmefaktoren wirkenden ultraroten Strahlen des Sonnenspektrums entdeckt, ein Jahr später *Johann Wilhelm Ritter* die ultravioletten Strahlen an ihrer stark reduzierenden

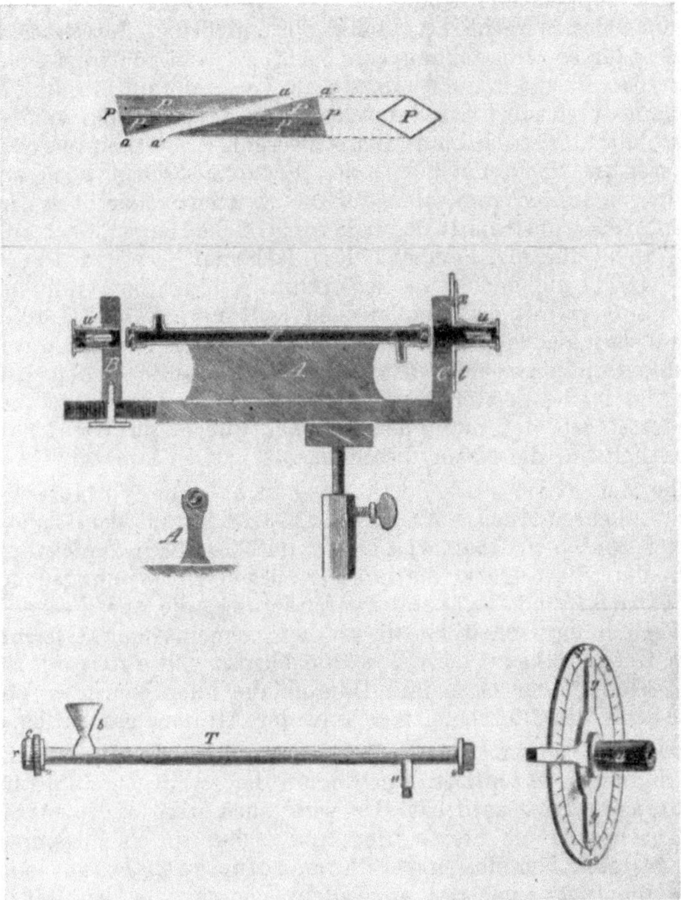

a)

b)

c)

Abb. 7. Polarisationsapparat nach *E. Mitscherlich* (1844).

a) Darstellung des einzelnen Nicolprismas. b) Darstellung des gesamten Apparates. u = Analysator. u' = Polarisator. Vor u brennt eine Öllampe.

c) Darstellung der Röhre, welche die zu untersuchende Flüssigkeit aufnimmt, mit Eingußtrichter und Abflußrohr und der Drehscheibe mit der Gradeinteilung und dem Zeiger zum Anzeigen der Ablenkung des polarisierten Lichtes.

Wirkung auf Chlorsilber nachgewiesen. Dadurch war ein großer Anreiz zum Studium der chemischen Lichtwirkung gegeben, dessen praktischer Wert sich vor allem in der Begründung der Photographie zeigte.

Der englische Mathematiker und Physiker *George Gabriel Stockes* (1819—1903), der Begründer der Fluoreszenzlehre, erklärte um die Mitte des Jahrhunderts das Aufleuchten, welches bei Belichtung bestimmter Körper auftritt, als eine Art von Sichtbarwerden ultravioletter Strahlen. Er schlug dafür den Namen „Fluoreszenz“ vor, weil sich die Erscheinung besonders deutlich an Flußspat-(Fluorcalcium-)kristallen zeigte.

Im Jahre 1814 hatte der Münchner Optiker *Josef Fraunhofer* (1787—1826) im Sonnenspektrum die nach ihm benannten Fraunhoferschen Linien entdeckt, als er die Zerstreuung des Sonnenlichtes durch alle möglichen Glassorten untersuchte, um ihre Eignung für die Herstellung von Fernrohren zu prüfen. In den zwanziger Jahren wiesen *John Herschel* (1792—1871) und *Talbot* darauf hin, daß diese Linien, die man in jedem durch ein Prisma durchgehenden Licht sehen kann, für die Art dieses Lichtes charakteristisch sind. Bei Anwesenheit bestimmter Stoffe in einer Lichtquelle treten im Spektrum neben den Fraunhoferschen noch andere Linien auf, und aus diesen Linien kann man auf die Existenz jener Stoffe in der Lichtquelle schließen. 1854 konstruierte der erfindungsreiche Bonner Mechaniker *Heinrich Geißler* (1815—1879) für die Versuche des Mathematikers und Physikers *Julius Plücker* (1801—1868) die nach ihm benannten Geißlerschen Röhren. In diesen Röhren, deren Luft er mit der Geißlerschen Luftpumpe (vgl. S. 103) verdünnen oder die man mit verschiedenen Gasen füllen konnte, war es möglich, durchschlagende elektrische Funken unter verschiedenen Umständen zu untersuchen. Indem *Plücker* das Spektrum des in diesen Röhren erzeugten Lichtes untersuchte, konnte er im gleichen Jahr feststellen, daß man aus dem Spektrum dieser leuchtenden Gase mit voller Bestimmtheit auf die Natur dieser Gase schließen konnte.

Um dieselbe Zeit (1856—1857) wurde — nicht ohne Vorläufer — von dem Berliner Realschullehrer *August Kroenig* (1822—1879) und dem zuletzt in Bonn tätigen Physiker *Rud. Jul. Emanuel Clausius* (1822—1888) die kinetische Gastheorie begründet. Sie erklärte die mannigfaltigen Erscheinungen der Gase, ihr Verhalten bei Druck- und Temperaturveränderung, die spezifische Wärme, die Diffusion und Reibung einheitlich unter dem gemeinsamen Gesichtspunkt der Bewegung der Gasmoleküle. Dadurch wurde ebenso wie durch die Studien über das optische Verhalten der Gase und Dämpfe die unentbehrliche Voraussetzung für das Verständnis des Blutchemismus und der Atmung geschaffen.

Wie für das Licht, so wurde auch für die strahlende Wärme die Annahme von Ätherschwingungen akzeptiert. Am Beginn der zwanziger Jahre hatte *Seebeck* die Thermoelektrizität entdeckt. Er wies nach, daß Wärmeunterschiede an Metallen elektrische Ströme hervorrufen, und schuf durch Zusammenlöten von verschiedenen Metallstäben das erste Thermoelement. Daraus entstanden im Laufe der Zeit die thermoelektrischen Nadeln, wie sie von den Physiologen zum Nachweis der Temperatursteigerung im arbeitenden Muskel verwendet wurden. In den vierziger Jahren konstruierte der Physiologe *René Joachim Henri Dutrochet* (1776—1847) solche Nadeln zum Einstechen in den Körper aus Neusilber und Eisenstäbchen, die an der Spitze in der Längsrichtung zusammengelötet waren.

Von großer Bedeutung für die Elektrizitätslehre und die Lehre von der Energie überhaupt wurden die Untersuchungen des Engländers *Michael Faraday* (1791 bis 1867), eines der größten Physiker aller Zeiten, über die Induktions- und die elektromagnetischen Erscheinungen.

Sie fallen im wesentlichen in die Jahre 1830—1850. Angeregt durch die Beobachtungen zweier bedeutender Franzosen, des (S. 6) genannten *Ampère* und *Dominique François Arago* (1786—1853) wickelte *Faraday* 1831 auf eine Holzrolle nebeneinander zwei gut isolierte Drähte von 62 m Länge und stellte fest, daß, wenn in dem ersten Draht ein elektrischer Strom geöffnet oder geschlossen, verstärkt oder abgeschwächt wird, in dem zweiten Draht ein elektrischer Strom mit wechselnder Richtung entsteht, den er als Induktionsstrom bezeichnete. Dasselbe geschah bei Annähern oder Entfernen des in dem ersten

Draht fließenden Stromkreises an den zweiten. In dem gleichen Jahre 1831 entdeckte *Faraday* auch die Magnetinduktion. Wenn er von einem Magneten, der mit einer Drahtspule umwickelt war, den Anker abriß, so entstand in der Spule wieder ein kurzer Strom bestimmter Richtung. Beim Anlegen des Ankers hatte der Induktionsstrom die entgegengesetzte Richtung. Denselben Erfolg hatte er, wenn er einen Magneten einer Drahtspule näherte bzw. von ihr entfernte, oder wenn er den Magneten festhielt und die Spule hin und her bewegte. Ließ er eine Kupferscheibe zwischen den Polen eines kräftigen Magneten rotieren, so konnte er durch zwei Schleifdrähte an der Achse und an dem Rand der Scheibe einen dauernden elektrischen Strom ableiten. Man braucht kein Wort darüber zu verlieren, was diese einfachen Versuche und großen Erkenntnisse für die kommende Elektrotechnik und Medizin des 19. Jahrhunderts bedeuten sollten.

Hier war ein klarer experimenteller Beweis für die enge Verwandtschaft zwischen magnetischer und elektrischer Kraft geliefert. *Faraday* vertrat die Anschauung, daß die Elektrizität nicht direkt in die Ferne wirkt, sondern daß die Fernwirkung dadurch zustande kommt, daß in den nicht leitenden Körpern die kleinsten Teilchen von einem zum anderen duelektrisch polarisiert werden. Zu diesen nicht leitenden Körpern gehöre auch der Äther, der den leeren Raum erfülle. Daraus entwickeln sich später Versuche, die zur elektronmagetischen Lichttheorie führen, die wieder auf die Einheit aller Energieformen herauslief.

Um die gleiche Tendenz im Bereich des Stofflichen durchzuführen, war ein tieferes Eindringen in die Konstitution der Materie nötig. Es wurde durch die Begründung der modernen Atomtheorie im Anfang des Jahrhunderts eingeleitet. Ihr Begründer war *John Dalton* (vgl. S. 3). Durch Untersuchungen über die Absorption von Gasen durch Wasser und andere Flüssigkeiten kam er um die Mitte des ersten Jahrzehnts, wohl nicht ohne Kenntnis der Theorie *J. B. Richters* (vgl. S. 3), zu der Überzeugung, daß jedes Element aus Atomen von einem bestimmten Gewicht besteht und daß die chemischen Verbindungen dadurch zustandekommen, daß sich die Atome verschiedener Elemente nach bestimmten, einfachsten Gewichtsverhältnissen miteinander vereinigen. Die genaueste Bestimmung der Atom- oder Verbindungsgewichte und damit der Ausbau dieser Erkenntnis zum Fundament unseres chemischen Denkens erfolgte seit 1810 durch den großen Schweden *Jöns Jakob Berzelius* (1779—1848). Er schuf auch, nach weniger gelungenen Versuchen von anderer Seite, mit einem entsprechenden Vorschlag vom Jahre 1813 unsere noch heute benutzte chemische Zeichensprache, in der H: Wasserstoff, C: Kohlenstoff usw. bedeuten, und prägte im Jahre 1835 die Bezeichnung Katalyse für die chemischen Umsetzungen, die durch einfache und zusammengesetzte Körper eingeleitet werden, ohne daß diese „dabei mit ihren Bestandteilen notwendig selbst Theil nehmen". Welch großen Einfluß *Berzelius* auf das Denken der Naturforscher seinerzeit hatte, zeigt das Bekenntnis *Johannes Müllers* (vgl. S. 122), daß er ihm methodisch viel zu danken habe (*Martin Müller*). Auch um die Förderung der Pharmazie hat *Berzelius* sich manche Verdienste erworben (*Urdang*). Im dritten Jahrzehnt des Jahrhunderts war der experimentelle Nachweis dafür erbracht, daß, wie *Berzelius* es 1830 ausdrückte, in vielen organischen Verbindungen „eine gleiche Anzahl der nämlichen Elemente auf ungleiche Weise miteinander verbunden sind". Daraus wurde die moderne Valenzlehre. Auf diesem Wege war es ein in seinen theoretischen und praktischen Folgen gar nicht zu überschätzender Fortschritt, als *August Kekulé* (1829—1896) im Jahre 1857 die Vierwertigkeit des Kohlenstoffs und seine Fähigkeit zur Kettenbildung sicher erkannte und ein Jahr später die Strukturtheorie ersann, wie er selbst erzählt, in einem halb traumhaften Denken während einer Omnibusfahrt auf dem Dache des Wagens durch das sommernächtliche London. Er sah die Atome räumlich geordnet vor sich. Sie verbinden sich miteinander entsprechend ihrer verschiedenen Wertigkeit (der späteren „Valenz"). Unabhängig von ihm gelangte um dieselbe Zeit *Archibald Scott Couper* (1831—1892) zu ähnlichen Ergebnissen. *Kekulé* veranschaulichte die einschlägigen Verhältnisse durch eine plastische Form von Modellen. *Couper* brachte zwischen den chemischen Symbolen (1858) die heute noch verwendeten Bindestriche an.

Bei der Frage nach dem Wesen der Kräfte, die die Wertigkeit der Atome bedingen, sollte die Theorie von entscheidender Bedeutung werden, daß die kleinsten Stoffteilchen elektrisch geladen sind. Schon seit dem Anfang des Jahrhunderts waren die Erscheinungen der Elektrolyse in Versuchen festgestellt worden. Sie wurden von der wissenschaftlichen Welt mit großer Spannung verfolgt und hatten zu elektrochemischen Theorien geführt, die vor allem an die Namen *Davy*, *Theodor von Grotthuß* (1785—1822), *Faraday* und *Berzelius* knüpften. *Faraday* hatte in den zwanziger Jahren die chemische Zersetzung als „die Leitung des elektrischen Stromes durch den Elektrolyten" erklärt (*Hittorf*) und für die Zersetzungsprodukte, die sich bei der Elektrolyse an den Polen abscheiden, die plastische Bezeichnung „Ionen" (von 'ιών = das Wandernde) und Anionen bzw. Kationen, je nachdem sie zur Anode oder zur Kathode wandern, eingeführt. Das trug im höchsten Maße dazu bei, Klarheit in die ganze wissenschaftliche Elektrochemie zu bringen und die Brücke zwischen Chemie und Physik zu schlagen. Von hier aus erhielt der bedeutende Physiker *Johann Wilhelm Hittorf* (1824—1914) die Anregung zu seinen bahnbrechenden Studien über die Wanderung der Ionen bei der Elektrolyse. Seine wichtigsten Untersuchungen fallen in die Zeit von 1853—1859. *Hittorf* stellte sich den Vorgang so vor, daß in den Molekülen der Elektrolyten die Ionen sich übereinander befinden. Die Elektrolyse besteht darin, daß sie sich in zwei Reihen als Anionen und Kationen aneinander vorbeischieben. Diese Idee erwies sich als ungewöhnlich fruchtbar. Sie sollte zur modernen Elektronentheorie führen.

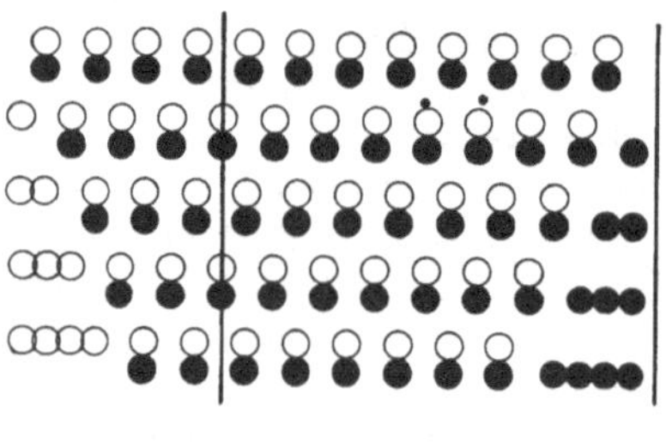

Abb. 8. Elektrolyse des Wassers nach *Hittorf* (1853). Die Elektrolyse erfolgt unter dem Einfluß des elektrischen Stromes nicht durch die Spaltung der Moleküle, sondern dadurch, daß sich die Ionen, die sich im Molekül übereinander befinden, mit ungleicher Geschwindigkeit wandernd aneinander vorbeischieben.

In derselben Zeit, in der die Lehre von der Zelle als Träger des Lebens begründet wurde, Ende der dreißiger Jahre, vollzog sich bei dem genialen Darmstädter Chemiker *Justus Liebig* (1803—1873), der bis dahin die wissenschaftliche anorganische und organische Chemie in einem kaum glaublichen Maße bereichert hatte, der Übergang zur angewandten Chemie (*Winderlich*). Im Jahre 1840 erschien sein Buch: „Die Chemie in ihrer Anwendung auf die Agrikultur und Physiologie" und zwei Jahre später das Werk: „Die organische Chemie in ihrer Anwendung auf Physiologie und Pathologie". Die Titel lassen die Tendenz ohne weiteres erkennen. *Liebig* wußte, was er der Welt damit schenkte. Die praktische Folge seiner Arbeit war die wissenschaftliche Agrikulturchemie, die Entwicklung der Kunstdüngerwirtschaft und damit die ungeahnte Steigerung der landwirtschaftlichen Erträge, ohne die die Völker heute überhaupt nicht mehr existieren könnten. Durch das zweite Buch gehört *Liebig* zu den Begründern der modernen physiologischen und pathologischen Chemie. Er spricht im Vorwort die prophetischen Worte aus, daß man in einem halben Jahrhundert Chemie und Physiologie so wenig trennen würde wie zu seiner

Zeit Chemie und Physik. Sein großzügiger Versuch, den Chemismus der Respiration und Ernährung, des Stoffwechsels und der Muskelbewegung zu ergründen, brachte überall Anregung und manchen im Rahmen der Zeit bewährten neuen Befund, aber, wie es bei der Bearbeitung eines neuen Gebietes unvermeidlich ist, auch zahlreiche Fehler, die ihm von seiten der Fachphysiologen, z. B. von *Emil du Bois-Reymond* und von *Wunderlich* (vgl. S. 211 und 155), Tadel und Ablehnung einbrachten.

Ein Problem, mit dem sich *Liebig* in den genannten beiden Büchern und in anderen Schriften auch eifrig befaßte, war die alte Kardinalfrage nach der Gleichheit oder Verschiedenheit der wirkenden Kräfte im Bereich des Organischen und Anorganischen. Er ist in diesen Büchern eindeutiger Vitalist. Damals war es 14 Jahre her, daß *Friedrich Wöhler* (vgl. S. 3) 1828 zum erstenmal ein bisher nur vom lebendigen Organismus geliefertes Produkt durch künstliche Synthese dargestellt hatte, den Harnstoff, und zwar durch Einwirken von Cyansäure auf Ammoniak. *Liebig* war mit *Wöhler* darin einig, daß von der Zukunft die Synthese zahlreicher Stoffe, die der Welt des Lebendigen angehören, zu erwarten ist. Aber die Grundfrage blieb noch offen; denn die von *Wöhler* zu seiner Synthese verwendeten Stoffe hatte er aus organischen Substanzen gewonnen. Eine Synthese des Anorganischen zum Organischen, die allgemein überzeugte, gelang erst *Hermann Kolbe* (1818—1884) im Jahre 1845. Ausgehend von Schwefelkohlenstoff, der unmittelbar aus den Elementen aufgebaut werden kann, stellte er die Trichloressigsäure her, die ihrerseits leicht in Essigsäure umzuwandeln ist (*Winderlich*). Man braucht sich nicht zu wundern, daß in derselben Zeit, in der *Lotze* an die Stelle des Vitalismus die mechanistische Auffassung des Lebens setzte, der führende Chemiker, in dessen Laboratorien Männer aus allen Ländern der Welt arbeiteten, noch in der traditionellen Lebenskraft die einfachste Erklärung für die Vorgänge in der lebendigen Natur suchte. Als Chemiker sah er die weiteste Analogie zwischen den mechanischen, vor allem den chemischen Kräften und der Lebenskraft.

Wie schon für *Reil* und andere war für *Liebig* die Lebenskraft abhängig von der Zusammensetzung und Form der Materie und durch die Aufgabe charakterisiert, die Zunahme des lebendigen Körpers an Masse und Kraft und den Widerstand gegen die Ursachen zu gewährleisten, die von außen an ihn herantreten und eine Änderung der Form, Beschaffenheit und Zusammensetzung seiner Elementarteilchen herbeizuführen streben. Reminiszenzen an ältere Defintionen aus dem 18. Jahrhundert! Diese Aufgabe erfüllt die Lebenskraft dadurch, daß sie stärker ist als die chemische Affinität, welche die Elementarteilchen der Nahrungsmittel zusammenhält; denn durch die Überwindung dieser chemischen „Kohäsionskraft" werden die Lebensmittel von ihr zersetzt. Neben der Quantität der Lebenskraft, die für diese Vorgänge aufgewendet wird, bleibt stets ein Teil von ihr als „Überschuß". Er dient dazu, den Angriffen zu begegnen, denen der lebendige Organismus von außen ständig seitens des Sauerstoffes ausgesetzt ist. Hier bewegt sich *Liebig* in Bahnen, die von der romantischen Naturphilosophie *Röschlaubs* u. a. vorgezeichnet waren. Fehlt dieser Überschuß an Lebenskraft, so bringt der Sauerstoff dem Körper den Zerfall und Untergang. *Liebig* macht, wie *Robert Mayer* meint, den Sauerstoff aus einer Luft des Lebens zu der des Todes. Aber dieser Vorgang spielt auch bei physiologischen Prozessen eine Rolle, z. B. bei der Muskelbewegung. Hier ändert die Muskelsubstanz als Trägerin der Lebenskraft durch die Aufnahme von Sauerstoff ihre stoffliche Zusammensetzung, wie die Säure eines galvanischen Elementes es als Produzentin der elektrischen Kraft tut. Je nach der Quantität der Muskelleistung verliert ein größerer oder geringerer Teil der Muskelsubstanz als Trägerin der Lebenskraft den Charakter des Lebendigen und wird zu einer einfachen chemischen Verbindung. Es ist also ein bestimmtes Quantum der Lebenskraft als Bewegung verzehrt worden.

Dieser Liebigsche Vitalismus berührte sich in manchen Punkten mit den mechanistischen Auffassungen *Lotzes* und dem um dieselbe Zeit bekanntgegebenen Gesetz von der Erhaltung der Energie und steuerte dem Mechanismus zu. Wenn *Liebig* auch zeitlebens an der Annahme einer Lebenskraft festhielt, so erfolgen nach seiner Ansicht die von der lebendigen Materie durch sie produzierten Erscheinungen doch ganz nach den auch in der anorganischen Natur wirksamen chemischen und physikalischen Gesetzen und können nur auf ihrer Grundlage exakt erforscht werden.

Von den technischen Errungenschaften, die sich aus den wissenschaftlichen Arbeiten der Physiker und Chemiker ergaben, heben wir aus unserem Zeitraum nur die hervor, die unmittelbar oder mittelbar für die Entwicklung der Medizin von Bedeutung geworden sind. An der Entstehung einiger von ihnen haben Mediziner als Anreger Verdienste.

Zu den wichtigsten gehören die schon erwähnten Anfänge der photographischen Technik. Der französische Maler *Louis Jacques Mandé Daguerre* (1789 bis 1851) kam zuerst auf den Gedanken, die Bilder, welche man mit der seit langem bekannten Camera obscura erzielte, durch die Wirkung der Strahlen auf chemische Substanzen festzuhalten. Im Jahre 1829 trat er zur Verwirklichung dieser Idee mit *I. N. Niepce* (1765—1833) in Verbindung. Dieser hatte sich seit 1814 bemüht, die damals in Frankreich bekannt gewordene Lithographie technisch zu vereinfachen, indem er statt des Steines eine Metallplatte verwendete, die mit einer lichtempfindlichen Schicht von aufgelöstem Asphalt bestrichen war. Die Sache kam nicht recht voran. Nach dem Tode von *Niepce* hatte *Daguerre* mehr Glück. Die endgültige Gestaltung und Veröffentlichung des neuen Verfahrens fällt in das Jahr 1839. Die Idee der „Daguerrotypie" war genial einfach, Platten aus dünnem Silber wurden Joddämpfen ausgesetzt. Das Jod war 1811 von dem französischen Salpetersieder *Bernard Courtois* (1777—1838) in der Asche von Meeresalgen entdeckt worden. Durch die Joddämpfe bildeten sich auf den Silberplatten dünne Schichten von Jodsilber. Die so behandelten Platten wurden in der Camera obscura belichtet und dann Quecksilberdämpfen ausgesetzt. Dadurch entstand das Bild des aufgenommenen Gegenstandes. Es wurde in unterschwefligsaurem Natron fixiert und in einer erwärmten Goldlösung vergoldet. Die Bilder waren bei diesem, in unseren Augen recht primitiven Verfahren gegen Feuchtigkeit und Witterungseinflüsse sehr empfindlich, aber es haben sich doch trotz der dadurch entstehenden Schäden manche von ihnen bis in die Gegenwart erhalten. Der Anfang einer großartigen, für die Medizin außerordentlich wichtigen technischen Entwicklung war gemacht.

Den 1855 von *Robert Wilhelm Bunsen* (1811—1899) konstruierten Bunsenbrenner benutzt heute noch jedes klinische Laboratorium. Die technische Verbesserung der Mikroskope sollte von entscheidendem Einfluß auf die Gestaltung der Biologie und Pathologie werden. Sie allein ermöglichte die Fortschritte in der Erforschung der letzten Form- und Lebenselemente des Körpers, die für die Medizin des 19. Jahrhunderts so charakteristisch ist.

Allmählich erhielt man wirklich brauchbare zusammengesetzte Mikroskope, die die bis dahin vorwiegend benutzten einfachen Instrumente verdrängten. Anfang der zwanziger Jahre brachte *Amici* ein von ihm wesentlich verbessertes zusammengesetztes Modell auf den Markt, seit 1824 verfertigte und verkaufte der Pariser Optiker *Charles Chevalier* gute achromatische Mikroskope. Von Wien aus fanden die schönen achromatischen Mikroskope von *Simon Pößl* seit 1830 allgemeine Verbreitung. Mit ihnen machte *Purkinje* seine bahnbrechenden Untersuchungen über die Zelle. Etwas später konnte man entsprechend gute Instrumente in Berlin von *Pistor* und *F. W. Schieck* beziehen. Um 1837 hatte man es zu einer Vergrößerung um das 500fache gebracht (*Rádl*). 1846 gründete *Carl Zeiß* (1816—1888) in Jena das Atelier für Mechanik, das später weltberühmte Werk für optische Instrumente.

Das erste Modell einer für exakte physiologische Versuche brauchbaren Luftpumpe wurde auf Anregung des großen Physiologen *Carl Ludwig* (1816—1895) nach den Angaben seines Bonner ebenfalls hochbedeutenden Fachkollegen *Eduard Pflüger* (1829—1910) von dem genannten Mechaniker *Geißler* konstruiert. Die Art, wie mit ihr ein Vakuum erzielt wurde, ergibt sich aus der Abbildung (vgl. Abb. 9).

Die Konstruktion der Dynamomaschine knüpfte an die beschriebenen Versuche *Faradays* an. Französische, englische und deutsche Ingenieure arbeiteten an ihrer Verbesserung. Bahnbrechend wurde für die Weiterentwicklung noch in unserem Zeitabschnitt, daß *Werner Siemens* (1816—1892) im Jahre 1856 den Doppel-T-Anker einführte.

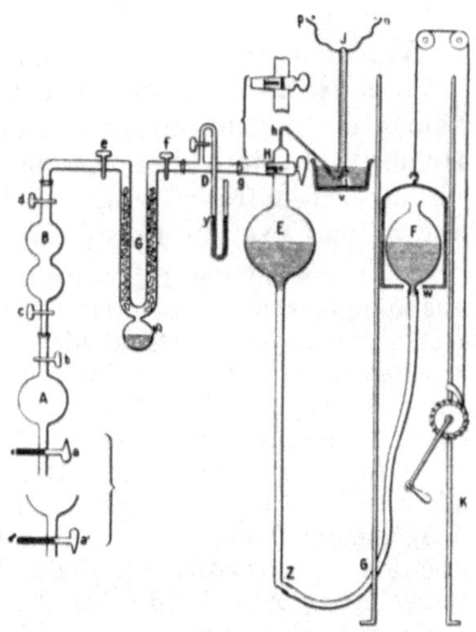

Abb. 9. Entgasungsluftpumpe nach *E. Pflüger*.

A Blutrezepient. *B* Vorrichtung zum Auffangen des bei der Entgasung aufbrausenden Schaumes. *G* Trockenapparat zur Absorption der Wasserdämpfe. *D* Barometer zur Feststellung des Grades der Luftleere. *E* und *F* durch einen Schlauch verbundene, mit Quecksilber halbgefüllte Glaskugeln. — Die Kugel *F* kann auf und ab bewegt werden. Wird *F* gehoben, füllt sich *E*. Wird *F* gesenkt, entleert sich *E*. Dadurch entsteht das Vakuum, in dem die Blutgase aufgefangen werden. Durch Hebung von *F* werden sie bei entsprechender Drehung der Hähne in die Auffangröhre *J* zur Untersuchung gebracht.

Dadurch trat das im Jahre 1841 von *Bunsen* erfundene „Bunsenelement", welches bis dahin überall verwendet wurde, wo es sich um etwas stärkere Ströme handelte, in den Hintergrund.

Die auf *Faradays* Versuche zurückgehenden elektromagnetischen Induktionsapparate sollten in der Medizin weitgehende Anwendung finden, nachdem sie von Männern der Technik und der Wissenschaft vielfach verbessert waren.

Der erste „Funkeninduktor", der eine wirklich starke Funkenbildung (bis zu 40 cm Länge) lieferte, wurde von dem Mechaniker *Daniel Heinrich Rühmkorff* (1803—1877) im Jahre 1851 in Paris gebaut.

Für die Verwertung des Schwachstroms in der medizinischen Forschung und Praxis wurde die Erfindung des Akkumulators bedeutungsvoll. Ihr Vorläufer war *Ritter* (vgl. S. 6). Die in der Praxis verwirklichte Idee geht auf einen Arzt zurück, der im Jahre 1803 geboren wurde, *Wilhelm Josef Sinsteden.*

Als er im Jahre 1854 Ströme mit Elektroden von Blei durch verdünnte Schwefelsäure leitete, bedeckte sich die positive Elektrode mit Bleisuperoxyd. Dadurch wurde die negative Elektrode im Verhältnis zu ihr besonders stark negativ. Wenn er nun einen Stromkreis aus diesen Elektroden herausholte, erhielt er einen Strom von viel längerer Dauer als den gewöhnlichen Strom zwischen dem positiven und negativen Pol eines, wie üblich, aus zwei verschiedenen Metallen gebildeten Elementes. Und zwar dauerte der Strom so lange, bis alles Superoxyd verbraucht war. Dadurch war die Möglichkeit gegeben, diese mit Bleiplatten ausgestattete Batterie mit Strömen zu laden und für den Gebrauch aufzubewahren.

Um dieselbe Zeit, in der der deutsche Optiker und Uhrmacher *Heinrich Grebel* (1818—1893), der 1848 nach Amerika ausgewandert war, dort, ohne Beachtung zu finden, die erste elektrische Glühlampe (1854) konstruierte, finden wir die ersten Anfänge der Galvanokaustik. Ihr Erfinder ist der finnische Arztchirurg *Gustav Samuel Crusell* (1810—1858). Er veröffentlichte seine Experimente und Ideen 1848. Schon 1845 hatte der Wiener Zahnarzt *Moritz Heider* (geboren 1816) auf einen Vorschlag des Münchener Physikers *Steinheil* einen durch Elektrizität glühend gemachten Draht zur Zerstörung der Pulpa eines defekten Zahnes verwendet. Führende Chirurgen in England und Frankreich hatten bei Gelegenheit davon Gebrauch gemacht. 1854 sorgte der Breslauer Chirurg *Albrecht Theodor Middeldorpf* (1824—1868) für die allgemeine Anerkennung der Methode, nachdem er sich längere Zeit gründlich mit dem Problem beschäftigt, mit Hilfe eines geschickten Mechanikers entsprechende Instrumente geschaffen, sie bei Operationen angewendet und die neue Technik für kleinere und größere chirurgische Eingriffe systematisch ausgebaut hatte.

Von den praktischen Ergebnissen der Chemie konnte die Medizin ihren größten Nutzen aus der Auffindung neuer chemischer Stoffe ziehen, die als Medikamente verwendbar waren, und aus der Reindarstellung oder der Synthese von Heilmitteln, die bisher nur als Rohstoffe der Natur bekannt waren. Die S. 101 erwähnte Zukunftshoffnung *Liebigs* und *Wöhlers* erfüllte sich schon bald, wenn auch nur in vereinzelten Beispielen.

1831 fanden der französische Apotheker *Eugène Soubeiran* (1797—1858) und *Liebig* unabhängig voneinander das Chloroform, ein Jahr später *Liebig* das Chloral. 1834 stellte *Runge* den ersten Teerfarbstoff dar und wurde zum Vorläufer der Anilinfarbenindustrie. Im gleichen Jahr gaben *Bunsen* und *Berthold* (vgl. S. 127) die arsenikwidrige Wirkung des Eisenhydroxyds bekannt. Es wurde 1872 als Antidotum Arsenici in die deutsche Pharmakopoe eingeführt. 1838 gewann der Italiener *Raffaele Piria* (1815—1868) aus der Weidenrinde die Salizylsäure. Seit 1843 beschäftigte sich *August Wilh. von Hofmann* (1818—1892) mit dem im Steinkohlenteer als Base enthaltenen Anilin. Es wurde in seinen Händen der Ausgangspunkt der modernen Farbenindustrie, die für die Medizin so viel bedeutete. 1844 prägte *Charles Frédéric Gerhardt* (1816—1856), ein geborener Straßburger, in Paris die Bezeichnung Alkaloide für die wirksamen Basen der Pflanze. 1845 gelang *Hermann Kolbe*, wie schon gesagt, die Synthese der Essigsäure. 1848 entdeckte der Apotheker *Georg Franz Merck* in Darmstadt (1825—1873) das Papaverin, 1853 stellte *Gerhardt* die Azetylsalizylsäure dar, aus der das Aspirin werden sollte. Zwei Jahre später gelang *Marcellin Berthelot* (1827—1907) die Synthese der Ameisensäure. *Bunsen* beschäftigte sich mit dem Studium der Thermalquellen.

III. Die biologischen Grundlagen der Medizin

Die Grundlagen der modernen Medizin sind in der allgemeinen Biologie, in der Anatomie und Physiologie gegeben. Die Biologie ist das echte Kind des 19. Jahrhunderts. Kaum jemals wurden ihre Ergebnisse mit solcher Aufmerksamkeit und einem so brennenden Interesse in weiten Kreisen verfolgt und dadurch von solchem Einfluß auf das geistige Leben und die Kultur wie damals. Auf die allgemeine Biologie stützen sich Anatomie und Physiologie. Je mehr Tatsachen man dabei zutage fördert, desto weiter wird der Gesichtskreis, desto klarer Ziel und Weg zu neuen Erkenntnissen des Baues und der Funktion des lebendigen Organismus. So befruchten sich allgemeine Biologie, Anatomie und Physiologie ständig in wechselseitigem Verhältnis.

1. Die Lehre von der Zelle

Der Ausgangspunkt dieser Biologie war die Erkenntnis, daß die Zelle der Elementarorganismus des lebendigen Körpers ist. Damit trat die Zelle in den Vordergrund der wissenschaftlichen Arbeit der Biologen.

Die Frage nach einem mikroskopisch nachweisbaren letzten Baustein und Träger des Lebens lag seit dem 18. Jahrhundert in der Luft. Man hatte, wie wir sahen, geglaubt, ihn in der Faser gefunden zu haben. Aber auch der Begriff Zelle und Zellgewebe war den

Forschern geläufig. Man bezog ihn auf die Lücken, die man mit dem Mikroskop im festen Gewebe beobachtet hatte. Die Bezeichnung stammte von *Hooke* (vgl. Bd. I, S. 286). Er hatte diese Lücken wegen ihrer Ähnlichkeit mit Bienenwabenzellen so genannt. Über die grundsätzliche Bedeutung seines Fundes war er sich nicht klar. *Haller* hatte (vgl. S. 15) neben der Muskel- und Nervenfaser die „Zellgewebsfaser" unterschieden und das aus ihr zusammengesetzte „Zellgewebe" zum „Grundgewebe" gemacht. Als eng gestricktes und dicht durcheinander gewickeltes Gewebe bildet es „fast alle festen Teile unseres Körpers" (*A. Berg*). Das Maßgebende blieb die Faser. *Caspar Friedrich Wolff* (vgl. S. 16f.) war vom entwicklungsgeschichtlichen Standpunkt aus an die Frage der Entstehung der Körperstruktur herangegangen. Seine embryologischen Untersuchungen hatten ihn zu der Überzeugung geführt, daß sich Pflanzen- und Tierkörper aus einer zunächst homogenen Grundsubstanz entwickeln, indem aus ihr Bläschen und immer wieder neue Bläschen entstehen. Eine Schaumstruktur! Dadurch kam er zwar der künftigen Zellenlehre näher, aber vom rechten Wege ab, weil ihn der Inhalt der Bläschen nicht interessierte, und weil ihm die Bedeutung der „Körnchen" entging, die er im Embryonalkörper der Tiere fand. Die Bläschen entstanden, wie es schon *Grew* (vgl. Bd. I, S. 286) gesagt hatte, wie bei einem Sauerteig, einfach durch Gärung mit Ausdehnung der Säfte. Ebensowenig brachte die naturphilosophische Spekulation von *Oken* weiter, der die lebendigen Organismen aus Urbläschen des Meerschleims hervorgehen ließ.

Etwa um dieselbe Zeit, in der *Hookes* Untersuchungen den Blick auf zellige Hohlräume gelenkt hatten, hatte *Leeuwenhoek* der erstaunten Welt im Vergrößerungsglas wirkliche einzellige Lebewesen gezeigt, als er 1675 die „Infusionstierchen" entdeckte. Zwei Jahre später fand sein Schüler *Ham* (vgl. Bd. I, S. 287) die Spermatozoen, die „Samentierchen". *Leibniz*, der von der Mathematik aus zu Betrachtungen über unendlich kleine Größen geführt worden war und in seiner Monadenlehre die Atome sozusagen zu belebten Gebilden gemacht hatte, kam unter dem Eindruck dieser Entdeckung zu dem kühnen Schluß, daß es solche winzigen Tierchen überall geben müsse. In jedem Stäubchen müßten sie in solcher Unmasse wimmeln wie Fische im Teich. Die einen bleiben immer klein, andere wachsen und werden große Tiere. *Buffon* hatte in den mikroskopisch kleinen Wesen Moleküle gesehen, aus welchen durch Kristallisation, also durch gesetzmäßige Anhäufung, das sichtbare Tier entsteht (*Ràdl*). Der Ausdruck „Moleküle" für die Elementarbestandteile der Organismen blieb noch Jahrzehnte beliebt. Der von der Naturphilosophie geförderte Entwicklungsgedanke und die technische Verbesserung des Mikroskops entschieden das Schicksal der Lehre, die schließlich die Zelle an die Stelle der Faser treten ließ. Zahlreiche belgische, deutsche, englische, französische, italienische und tschechische Forscher verschafften ihr die allgemeine Anerkennung. Das Wichtigste aus der komplizierten Geschichte ihrer Arbeit muß genügen.

Am Ende des 18. Jahrhunderts kommt man analog den Untersuchungen von *Wolff* zu der Überzeugung, daß sich die Faser aus einer ursprünglich homogenen Grundsubstanz durch Erstarrung bildet. Um dieselbe Zeit schreibt der Wiener Anatom und Physiologe *Georg Prochaska* (1774—1820) dieser Grundsubstanz eine breiige, aus kleinsten Kügelchen bestehende Beschaffenheit zu. Dementsprechend sind auch die Fasern aus kleinsten Kügelchen zusammengesetzt. In der weiteren Fortführung dieser Gedanken durch *von Autenrieth* in Tübingen wurde zwar der Faser ihre souveräne Stellung nicht genommen, aber die „Zelle" war nicht mehr eine bloße Gewebslücke, sondern eine aus derselben lebendigen Materie wie die Faser bestehende Substanz mit verschiedenen Einlagerungen und dadurch verschiedenen Lebensfunktionen, je nachdem es sich um „Muskelsubstanz, Hirnsubstanz" usw. handelte. Diese und andere Forscher haben Zellkerne und Zellen mit dem Mikroskop gesehen und beschrieben. Jedoch ließ die Dominanz der Faserlehre sie den springenden Punkt noch nicht erkennen. So war es möglich, daß ein so bedeutender Forscher wie der Zoologe *Henry Milne-Edwards* (1800—1885) in Paris, der um die Mitte der zwanziger Jahre (1823—1826) bei seinem Streben, in die „Elementarstruktur" der organischen Gewebe einzudringen, das Problem der

Kügelchen im Tier- und Menschenkörper begierig aufgriff und alle nur denkbaren Gewebe und Organe mit dem Mikroskop durchsuchte, nicht bis zur Identifizierung dieser Kügelchen mit unseren Zellen vorstieß, obwohl er sie überall wiederfand und in Analogie mit den Blutkörperchen brachte (vgl. Abb. 10). An *Milne-Edwards* knüpfte *Dutrochet* (vgl. S. 98) an. Er ging (1824) weniger von morphologischen als von physiologischen Überlegungen aus. Er wollte die Grundlagen der Funktion im Vergleich vom Pflanzen- und Tierkörper studieren und fand diese Grundlage in dem für beide gleichen Formelement, im Kügelchen, das für ihn zu einem kugligen Bläschen geworden ist. Über die verschiedene Funktion der Organe und Gewebe entscheidet die Natur der Substanz, die den Inhalt der Bläschen bildet. Brachten seine mikroskopischen Untersuchungen auch keine fundamental neuen Ergebnisse, so doch den fruchtbaren Gedanken der Gemeinsamkeit des Aufbauelements von Pflanze und Tier und die Anregung zu einer weiteren energischen Durchforschung des supponierten elementaren Formgebildes und seines Inhaltes. Was man noch 1837 alles als Elementarteile des menschlichen Organismus ansah, zeigt besser als viele Worte die Tafel der „Elementartheile", welche der hochangesehene Wiener Anatom *Joseph Berres* (1796—1844) seinem Prachtwerk „Anatomie der mikroskopischen Gebilde des menschlichen Körpers" beigibt. Wir reproduzieren sie nach *Alex. Berg* (Abb. 11, S. 108). Da gibt es bildbaren Stoff (Fig. 1), zu Fasern anschließende Blutkörperchen, die bei der Gerinnung des Blutes entstehen (Fig. 2), verschiedene Arten von Zellen (Fig. 7 u. 8), Nervenröhrchen (Fig. 18), Nervenbläschen verschiedener Größenordnung (Fig. 11—13) usw.

Um diese Zeit werden die mikroskopischen Untersuchungen von *Joh. Ev. Purkinje* (1787—1869) und seinen Schülern in seiner Professorenzeit in Breslau und später in Prag führend (*Studnička*).

Die wertvollen Resultate waren nicht nur der sorgsameren und planmäßigeren Durchforschung der verschiedenen Gewebe des tierischen und menschlichen Körpers zu verdanken, sondern auch der Anwendung einer neuartigen mikroskopischen Technik: Härten der Objekte durch Chemikalien (darunter Sublimat), Herstellen dünner Schnitte, Entkalkung des Knochens vor der Untersuchung, Aufhellen in Terpentin und Olivenöl. Es wurden auch schon Farben (Indigo) benutzt, und *Purkinje* regte seinen Schüler *Oschatz* (1843) zur Konstruktion eines Mikrotoms an, das später (1856) durch den Hallenser Anatom *Hermann Welcker* (1822—1897) verbessert und seiner modernen Form entgegengeführt wurde.

1825 sah *Purkinje* auf der Oberfläche des Vogeleidotters ein kleines durchsichtiges Bläschen und nannte es vesicula germinativa, Keimbläschen. Nach der Entdeckung des Säugetiereies durch *Karl Ernst von Baer* (1827) wurde das Keimbläschen auch in diesem nachgewiesen. Zehn Jahre nach *Baers* Entdeckung beschrieb *Rudolph Wagner*, damals Professor der Zoologie in Erlangen, den Keimfleck im Ei, ohne daß diese Funde schon zur Erkennung des Zellcharakters des Eies führten.

In den dreißiger Jahren des vorigen Jahrhunderts traten den mikroskopierenden Forschern, vor allem solchen aus dem Kreise um *Purkinje* und um den großen *Johannes Müller* (vgl. S. 122) bei der Durchsuchung der Gewebe und Organe mehr und mehr die Körnchen, Kügelchen oder Bläschen vor Augen, die schon *Wolff* im embryonalen Gewebe gesehen hatte, Aber sie wurden sich der Eigenart dieser Gebilde als Bausteine nicht bewußt. 1837 setzte *Purkinje* auf der Naturforscherversammlung in Prag auseinander, daß nicht die hohlen „Zellen" den Bau des Körpers ausmachen, sondern drei Elementarformen, die flüssige, körnige und faserige. Die „körnige" Grundform findet man in den Drüsen, der Epidermis, den

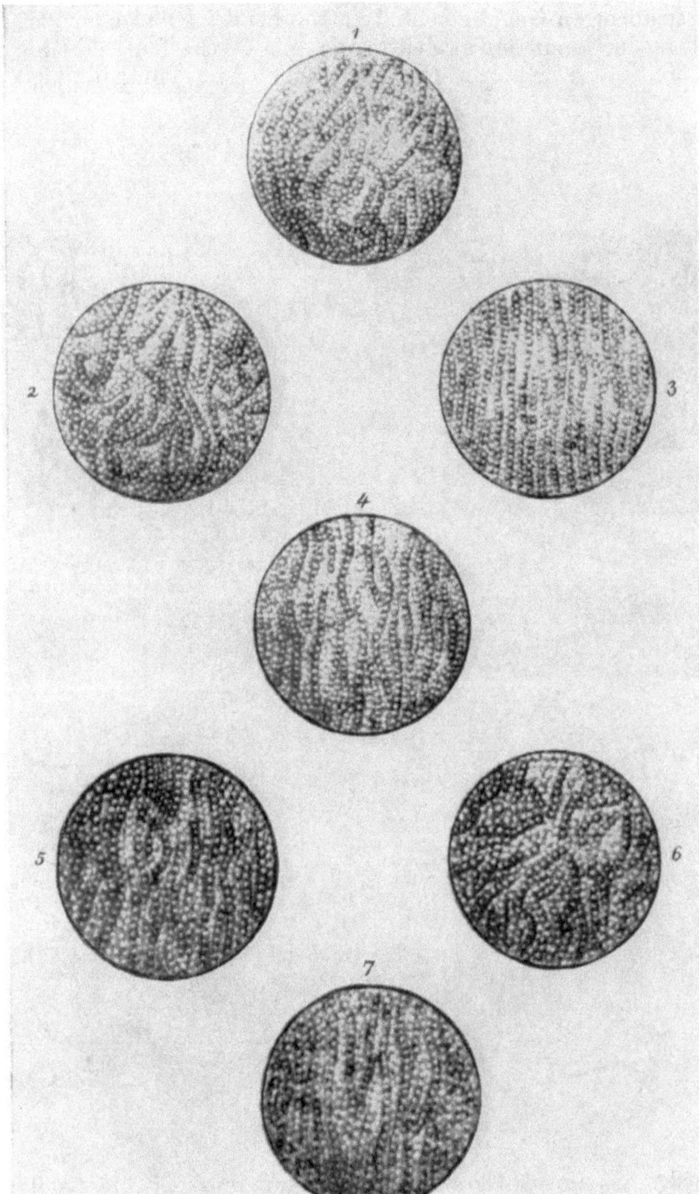

Abb. 10. *Milne Edwards* Theorie vom Aufbau der Gewebselemente aus Kügelchen. Nach *Bichat* 1830 (Reproduktion bei *A. Berg*). Man erkennt, daß die Fasern aus Kügelchen („globules") geformt sein sollen.

Überzügen der Schleimhäute, den Flimmermembranen. Dabei hebt er auch die Analogie dieser körnigen Gebilde beim Tier und bei der Pflanze hervor. Eine wesentliche Grundlage der kommenden Zelltheorie war geschaffen, die Charakterisierung der Zelle als lebendiger Protoplasmakörper angebahnt (vgl. Abb. 12, S. 109).

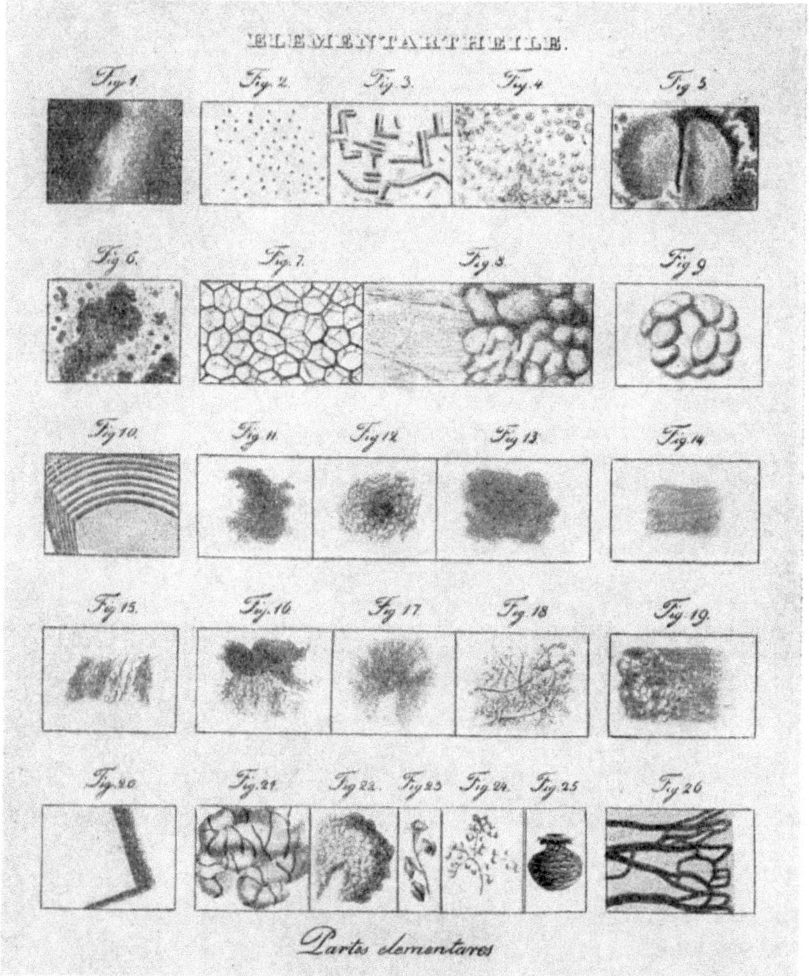

Abb. 11.

„Elementartheile" aus *Joseph Berres:* Anatomie der mikroskopischen Gebilde des menschlischen Körpers (nach *Alex. Berg*).

Um dieselbe Zeit (1838) beschäftigte sich der Botaniker *Matthias Schleiden* (1804—1881) mit dem Problem der Zellvermehrung in der Pflanze. An der alten Auffassung, nach der das Charakteristische der von der Membran umgebene Hohlraum ist, änderte er nichts. Aber er läßt im Inneren der alten Zellen neue entstehen, und zwar aus dem Zellkern, den der englische Botaniker *Robert Brown* (1793—1858) im Jahre 1831 bei Orchideen entdeckt hatte. Den Kern nannte *Schleiden* als Zentrum

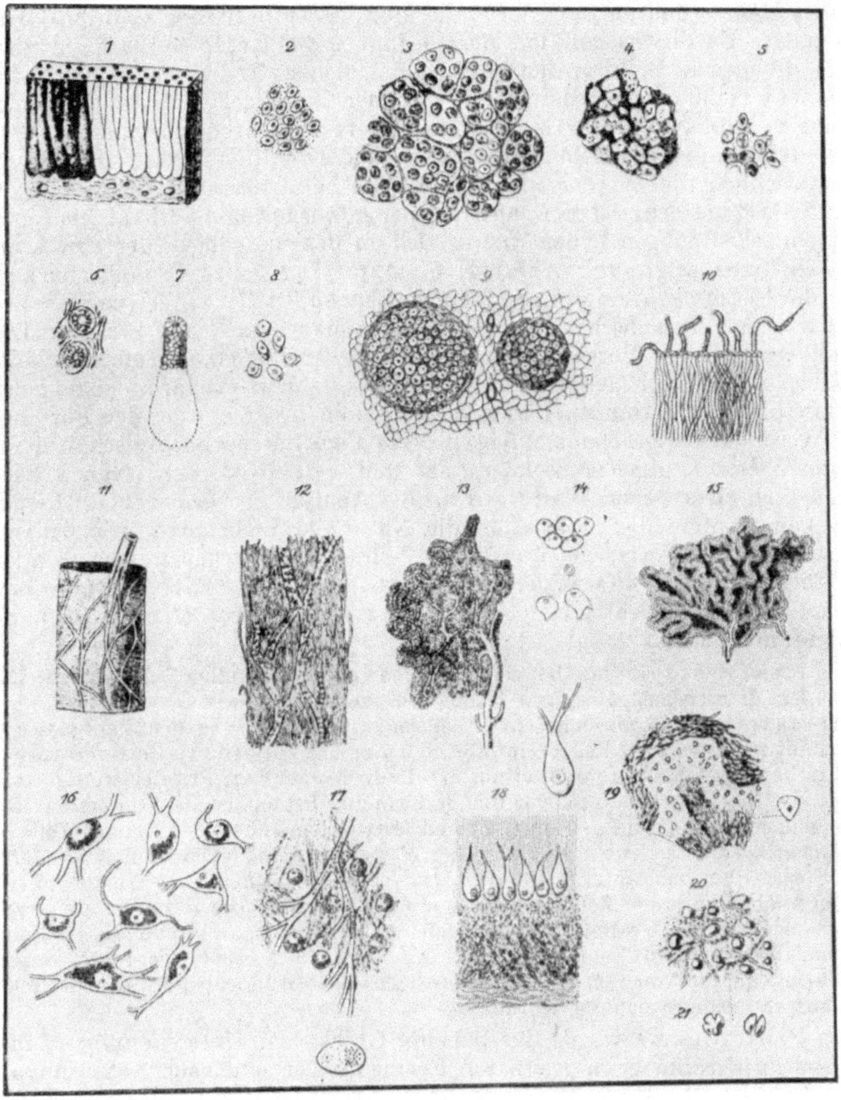

Abb. 12.
Tafel aus den Berichten über die Naturforscherversammlung in Prag mit den Zellabbildungen von *Purkinje* (1837) (nach *F. K. Studnička*).

der Zellentwicklung Cytoblast und machte die Zelle zum Organismus, aus dem die ganze Pflanze besteht. Das letztere besonders klar erkannt zu haben, erhebt ihn trotz aller Irrtümer im einzelnen über seine Vorgänger, die auf demselben Wege waren.

Eines Tages saß *Theodor Schwann* (1810—1882), ein Schüler *Johannes Müllers*, mit *Schleiden* in Berlin bei Tisch. Bei der Unterhaltung sprach *Schleiden* von der wichtigen Rolle, die der Kern in der Entwicklung der Pflanzenzelle spiele. Da erinnerte sich *Schwann* an die mikroskopischen Untersuchungen im Schülerkreise

Johannes Müllers und an die Kerne, die man in der tierischen Chorda dorsalis gesehen hatte. Es durchschoß ihn der Gedanke, die Kerne müßten im tierischen Gewebe die gleiche Rolle spielen wie im pflanzlichen. Er bat *Schleiden*, mit auf die Anatomie zu kommen, wo er ihm die Kerne in den Chordazellen zeigte. Nun folgte eine intensive mikroskopisch-praktische und theoretische Durcharbeitung des Problems mit dem (1839) in einer zusammenfassenden Studie veröffentlichten Ergebnis, daß die Zelle tatsächlich wie bei der Pflanze, so auch beim tierischen Körper der Grundbestandteil ist, aus dem sich der ganze Körper entwickelt und aufbaut, ein Bestandteil mit einem selbständigen Leben, wie es sich in den Vorgängen der Ernährung und des Wachstums zeigt (vgl. Abb. 14, S. 112). Der ganze Organismus kann nur durch die Wechselwirkung dieser seiner Elementarteile untereinander bestehen. Gewiß war die Schwannsche Theorie noch mit manchem Fehler behaftet. Die Rolle des Zellkerns und der Vorgang der Zellbildung war keineswegs richtig erfaßt. Kern und Zelle sollten noch aus dem „Cystoblastem“, dem primären homogenen Zellbildungsstoff, gewissermaßen herauskristallisieren. Aber es war der Forschung die ganze Weite des Zellproblems aufgetan. Was *Purkinje* morphologisch eruiert hatte, war von *Schwann* physiologisch ergänzt und vertieft worden. Nun konnten die Forscher von einer neuen Warte aus an die Analyse der „Körnchen“ herangehen. Man erkannte allmählich, daß über die Natur der Zelle nicht, wie bei *Schleiden* und *Schwann* die Form, die durch die Zellmembran gegeben war, sondern der Stoff, der Inhalt, entscheidet, kurz das, was wir Protoplasma oder seit 1882 nach dem bedeutenden Botaniker *E. Strasburger* (1844—1912) richtiger Zytoplasma nennen.

Der Name Protoplasma bezeichnete zunächst die lebendige Substanz der tierischen Embryonen, die sich aus gallertigen Kügelchen oder Körnchen aufbaute. Er wurde hierfür im Jahre 1839 von *Purkinje* eingeführt. Vielleicht war *Purkinje* bei der Wahl dieses Namens von Reminiszenzen aus der Zeit beeinflußt, in der er sich auf den Priesterstand vorbereitete; er wollte nämlich, ehe er zum Studium der Medizin überging, Priester werden und hatte dabei in der theologischen Literatur die Bezeichnung Protoplast für den ersten Menschen, Adam, kennen gelernt. Auf den dickflüssigen festweichen Inhalt der fertigen Zelle wendete den Namen zuerst der Tübinger Botaniker *Hugo von Mohl* (1805—1872) im Jahre 1846 an, weil er in ihm das Material für den erst später erscheinenden Kern und die übrigen mit dem Mikroskop in der Zelle nachweisbaren Gebilde sah. Die Bezeichnung gewann, vor allem in den Kreisen der Botaniker, allgemeine Verbreitung, während die im Jahre 1835 von dem französischen Zoologen *Félix Dujardin* (1801—1860) geprägte Bezeichnung „Sarkode“ für die von ihm durchforschte lebendige Grundsubstanz des tierischen Protozoenkörpers weniger populär wurde.

Das Protoplasma wurde das beliebte Objekt der Untersuchung. Man suchte in ihm nach morphologisch greifbaren Erscheinungen und nach Lebensäußerungen. *Robert Brown* hatte schon 1828 im Inhalt der Pflanzenzelle kleinste Teilchen in ständiger Bewegung gesehen. Man hatte diese Bewegung ihm zu Ehren „Brownsche Bewegung“ genannt. In der Sarkode entdeckte *Dujardin* entsprechend die „Körnchenströmung“. Er zeigte in verschiedenen Arbeiten, vor allem 1841, daß die Masse des Körpers der Infusorien und Rhizopoden sich bewegen, zusammenziehen, Nahrung aufnehmen und auf äußere Reize reagieren kann. Bei diesen Tieren gab es keine Membran, und doch wiesen sie alle Charakteristika der lebendigen Zelle auf. 1850 erkannte der hervorragende Breslauer Botaniker *Ferdinand Cohn* (1828—1898), daß es auch bei der Pflanze nackte Zellen, die Schwarmsporen, gibt, die in allem der tierischen Sarkode gleichen. 1857 kam der Würzburger Anatom und Zoologe *Franz Leydig* (1821—1908) zu der Feststellung, daß nicht alle Zellen blasiger Natur sind und durchaus nicht immer eine vom Inhalt ablösbare Membran erkennen lassen.

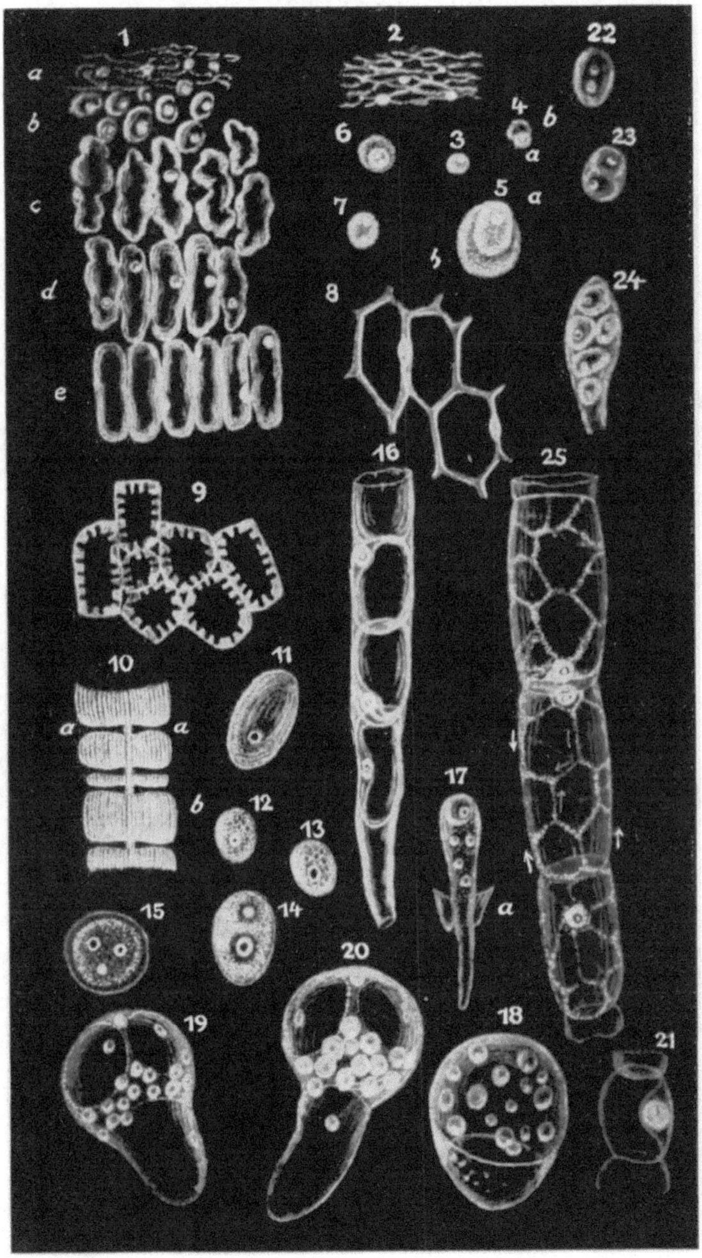

Abb. 13. Von *Schleiden* nach der Natur gezeichnete Pflanzenzellen zur Erklärung der „Phytogenesis“ (1838).

Was den Zellkern angeht, so wurde bald allgemein die von dem führenden Zellforscher *Albert Koelliker* (1817—1905) in Würzburg seit den fünfziger Jahren gelehrte Auffassung akzeptiert, daß es sich beim Kern (nucleus) um ein „Bläschen" (im weitesten Sinne des Wortes) handelt, d. h. um einen Körper mit fester peripherer Schicht (der Membran) und mit weicherem Inhalt, in dem kleinere Gebilde, die

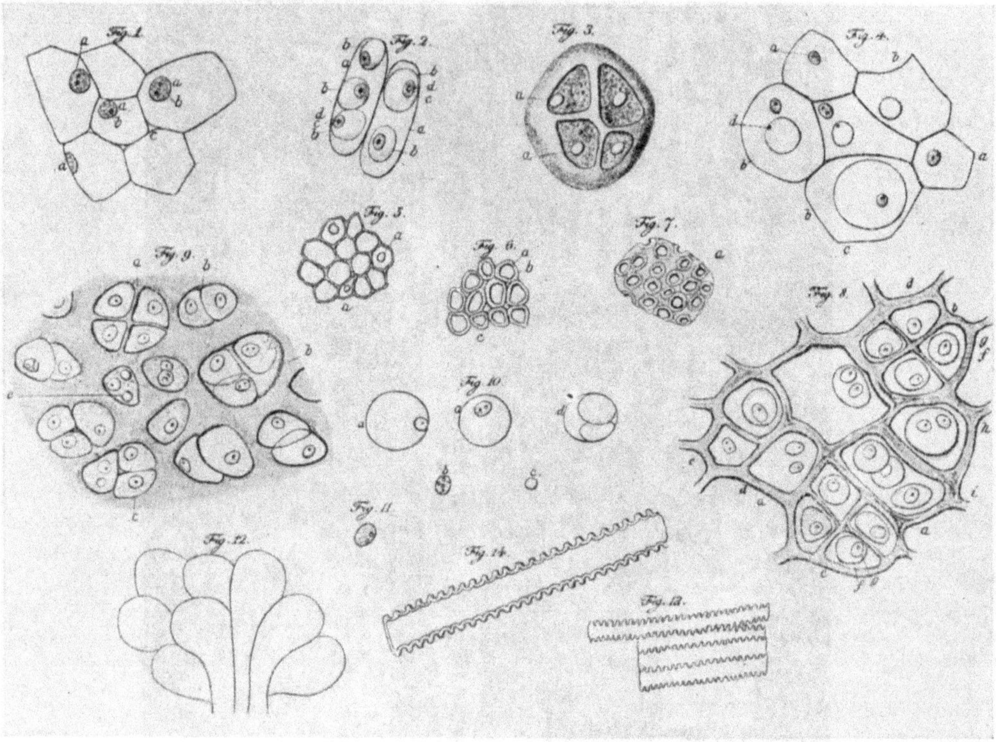

Abb. 14. Vergleichende Betrachtung der Pflanzen- und Tierzelle nach *Theod. Schwann* (1839).

1 Zwiebelzellgewebe
4 Zellen der Chorda dorsalis einer Plötze
8 Kiemenknorpel einer Larve von Rana esculenta
13 Fasern aus den innersten Schichten der Kristallinse vom Hecht
14 Epidermiszelle einer Grasart

Kernkörperchen (nucleoli), suspendiert sind. Im Jahre 1861 stellte schließlich der Meister der mikroskopischen Anatomie *Max Schultze* (1825—1874) in Bonn die mutatis mutandis noch heute gültige Protoplasmatheorie auf: Das Wesentliche der Zelle ist in einem Klümpchen Protoplasma gegeben, in welchem ein Kern liegt. Die Ansicht, daß die Membran zum Begriff der Zelle gehört, die für *Schleiden* und *Schwann* so maßgebend gewesen war, wurde definitiv aufgegeben.

Ein zweites Problem, welches für die weitere Entwicklung der Biologie und Pathologie besonders wichtig werden sollte, war die Frage nach der Entstehung und Vermehrung der Zelle. *Schleiden*, *Schwann* und ihre Vorgänger hatten die Zelle durch Urzeugung oder durch freie Zellbildung, durch einen Erstarrungsprozeß, eine Art Auskristallisierung aus der homogenen Grundsubstanz hervorgehen lassen. Aus dieser sollte sich zunächst das Kernkörperchen als feines Körperchen abscheiden, dann sollte sich um diese die Substanz niederschlagen, aus der später die

Kernmembran wird, indem Flüssigkeit dazwischen tritt, und sich hierauf in analoger Weise um den Kern als Mittelpunkt die neue Zelle bilden. Schon 1835 hatte *Hugo von Mohl*, dem 1832 der Arzt und Botaniker *Franz Unger* (1800—1870) vorausgegangen war, nachdrücklich behauptet, daß die Vermehrung der Zelle in der Pflanze durch Teilung vor sich gehe.

Der erste, welcher die Vermehrung der Zelle durch Teilung beim Tier klar beobachtete, war *Robert Remak* (1815—1865). Er kam aus der Schule *Schoenleins* und hat die klinische Medizin und die Histologie nach vielen Richtungen gefördert. Im Jahre 1841 entzog er Hühnern, Pferden und Menschen Blut und studierte die danach intensiv einsetzende Wiederherstellung der Blutzellen. Da sah er, daß sich Blutzellen durch einfache Durchschnürung und Teilung vermehrten. Bei der Fortsetzung seiner Studien beobachtete er dasselbe im Jahre 1845 bzw. 1851 bei anderen Zellen, vor allem bei embryonalen Gewebszellen. Was er an den Blutzellen sah, zeigt Abb. 15. Die Teilung geht nach *Remak* in der Weise vor sich, daß sich zuerst der nucleolus, dann der Kern und endlich der Protoplasmakörper durchschnürt.

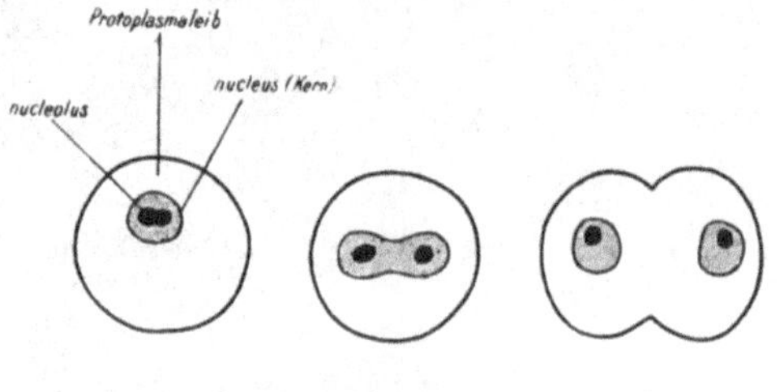

Abb. 15. Zellteilung nach dem *Remakschen* Schema.

Die Vorstellung, daß sich die Zellteilung in dieser Form vollzieht, das sogenannte Remaksche Schema, blieb für einen großen Teil der Forscher lange lebendig. Daneben erhielt sich seit der Mitte der 40er Jahre die Ansicht, daß sich der Kern vor der Teilung der Zelle auflöst und die Tochterkerne durch Auskristallisation neu gebildet werden. Für den tierischen Organismus bezog man diese Ansicht wesentlich auf das Ei, doch war man über dessen Zellcharakter damals noch nicht im klaren. Daher wurden auch die vorhandenen richtigen Beobachtungen über die Teilung (Furchung) am befruchteten Ei nicht im Sinne einer Zellteilung verwertet.

Mit der fortschreitenden Verbesserung des Mikroskops und der Präpariertechnik sah man, daß sich bei der Zellvermehrung doch viel kompliziertere Vorgänge abspielen als die im Remakschen Schema festgehaltene einfache Durchschnürung. *Virchow* (1857), *Remak* (1858) u. a. fanden im Protoplasma eigentümliche Körnelungen und radiäre Ausstrahlungen. Die weitere Verfolgung dieser Gebilde im Zusammenhang mit der Vermehrung der Zelle führte erst im folgenden Zeitabschnitt zu wesentlich neuen Ergebnissen.

Dagegen kam es noch vorher zu einer anderen wichtigen Erkenntnis der Zellbiologie. Die Schleiden-Schwannsche Theorie von der spontanen Zellentstehung aus dem homogenen „Blastem“ wurde definitiv überwunden und der Interzellularsubstanz eine sekundäre Rolle zugewiesen. Diese Errungenschaft knüpft sich an den Namen *Rudolf Virchow* (1821—1902). Er wurde nach eigenen Angaben schon in jungen Jahren durch Beobachtungen pathologischer Prozesse zu Zweifeln an der geltenden Auffassung geführt. Die wichtigste Voraussetzung für diese Theorie war das „plastische Exsudat“, die bei der Entzündung aus den Blutgefäßen austretende Flüssigkeit, die später zu geformten Massen erstarren sollte. Auf seiner Station an der Augenklinik der Charité beobachtete *Virchow* nach Augenverletzungen, Staroperationen und anderen Augenerkrankungen Entzündung und Gewebsneubildung an einem völlig gefäßlosen Organ, der Hornhaut. Da gab es kein „plastisches Exsudat“. Trotzdem erfolgte Vernarbung und Gewebsneubildung. Diese Beobachtung konnte zwar seinen Glauben an die Entstehung der Zelle aus einem homogenen Blastem zunächst nicht stürzen. Dazu waren noch fast 12 Jahre nötig. Aber *Virchow* wurde dadurch angeregt, weitere Untersuchungen an gefäßlosem Gewebe zu machen, am Knochen, Knorpel und Bindegewebe. Auch beim Gelenkknorpel entzündeter Gelenke fand er kein Exsudat, geschweige ein „plastisches" Exsudat. Nicht anders ging es ihm bei entzündeten gefäßlosen Partien der Arterienwände. Nun wendete er sich den Entzündungen der gefäßhaltigen Teile zu. Da fand er statt des amorphen, eiweißhaltigen Exsudates nur Zellen, und zwar Zellen ähnlicher Art, wie sie auch unter normalen Verhältnissen an den betreffenden Stellen vorkamen, oder er sah, wie bei der Tuberkulose, sekundäre amorphe Gebilde, die auf degenerierte Zellen zurückgeführt werden konnten. Daraus zog er die Konsequenz, daß es ein einfach amorphes entzündliches Exsudat nicht gibt, daß die Zellen, die man im Exsudat findet, nicht aus ihm entstehen, sondern aus dem entzündeten Gewebe selbst stammen. Und so ist es bei jeder pathologischen Bildung. Das Gewebe, nicht das flüssige Exsudat ist die Matrix der Zellen, beim biologischen wie beim pathologischen Prozeß. Das führt ihn dann (1855) zur ersten Formulierung der Zellularpathologie und zu der bahnbrechenden Entdeckung: Es gibt keine spontane Zellentstehung aus einem formlosen Blastem. Jede Zelle ist aus einer anderen hervorgegangen: Omnis cellula a cellula, ein Satz, wie bekannt, von ungeheurer Tragweite für die gesamte Biologie und Pathologie.

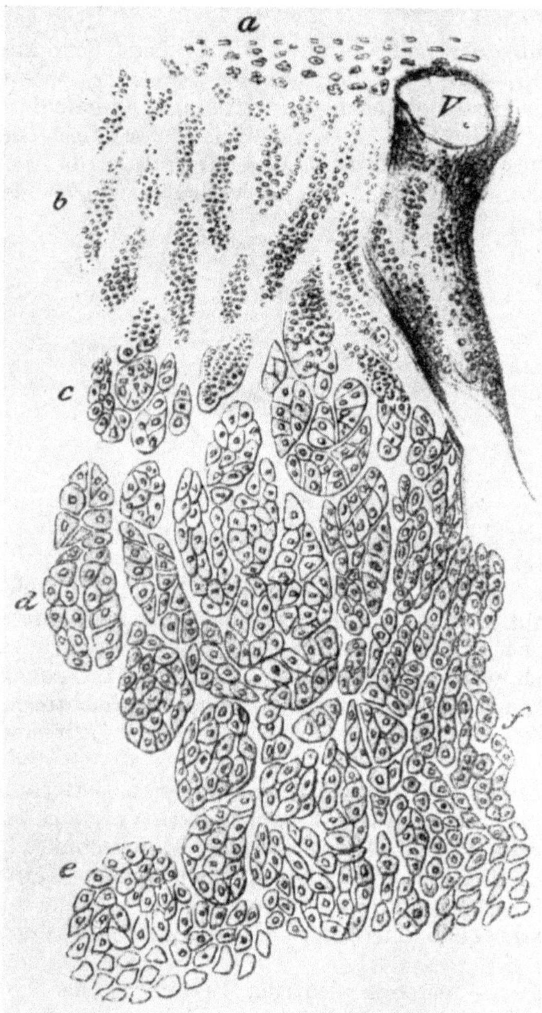

Abb. 16. Normale Zellenwucherung (Cellulatio) im wachsenden Diaphysenknorpel. Nach *Rudolf Virchow* (1858).

Die Auffassung der Zelle in ihrem Verband, in den Geweben und Organen, mußte sich verschieden gestalten, je nachdem man das Problem von der morphologischen oder physiologischen Seite sah. Morphologisch war die Zelle das letzte Formelement des Körpers; so erschien sie *Schleiden* und *Schwann*. So betrachtet, verhält sie sich wie der Baustein in den verschiedenen Konstruktionen eines Gebäudes (Bausteintheorie). Physiologisch war sie ein Elementarorganismus mit denselben Funktionen wie der höhere Organismus, den sie zusammensetzt, mit Wachstum, Stoffwechsel, Vermehrung usw. Diese Selbständigkeit der Zelle, nicht nur während sie in der Entwicklung begriffen ist, sondern auch noch im fertigen Körper, betonte vor allem (1842/43) *John Goodsir* (1814—1867) in Edinburgh. Es lag nahe, ihre Gemeinschaft im Körper, die schon *Schwann* als ein harmonisches Zusammenwirken selbständiger Individuen charakterisiert hatte, mit dem Staatsleben zu vergleichen. Angesichts der großen politischen Umwälzungen, welche die Zeitgenossen seit der französischen Revolution erlebt hatten, lag dieser Vergleich in der Luft. *Reil* hatte schon vor der Begründung der Zellenlehre (1796) den tierischen Körper mit einer Republik verglichen. Der französische Historiker *François Mignet* hatte ebenfalls in der lokalistischen Pathologie von *Broussais* eine „république d'organes sans unité" gesehen und sie der phrenologischen Lokalisation *Galls* als einer Republik von Kräften, die der Oberherrschaft der Seele unterworfen sind, gegenübergestellt. Nun begründete *H. Milne-Edwards* in den 50er Jahren die Lehre vom Zellstaat. *Virchow* wurde ihr eifriger Vorkämpfer. Die Zellen sind ihm (1855) die eigentlichen vitalen Einheiten, von denen jede den vollen Charakter des Lebens an sich trägt, (1858) eine Einrichtung sozialer Art, in der eine Masse von einzelnen Existenzen aufeinander angewiesen ist, so daß jedes Element für sich eine besondere Tätigkeit ausübt und die eigentliche Leistung von sich ausgehen läßt; bestimmte höhere Organisationen, wie etwa das Gehirn, als Zentrum des Zellebens gibt es nicht. *Goodsir* und *Virchow* sprechen auch von *Zellterritorien*, aber in verschiedenem Sinne. *Goodsir* versteht unter Zellterritorien Zellgruppen, die von einer zentralen Hauptzelle, die zugleich die „Mutterzelle" der anderen ist, beherrscht werden, *Virchow* dagegen eine Zelle, mit der zu ihr gehörenden, genetisch und trophisch von ihr abhängigen Interzellularsubstanz. Das wurde für seine Pathologie wichtig.

2. Die Lehre von der Befruchtung und den Anfängen der Entwicklung des Embryos

Sie ist mit der Zytologie aufs innigste verbunden; ihr Ausgangspunkt ist die Erkenntnis des Zellcharakters der beiden Gebilde, die bei der Befruchtung verschmelzen, des männlichen Spermatozoons und des weiblichen Eies. Diese Erkenntnis ließ allerdings noch einige Zeit auf sich warten, aber schon 1840 zeigte *Koelliker*, daß die von *Ham* entdeckten Samenfäden keine selbständigen Tierchen (animalculae) sind, wie man früher geglaubt hatte, sondern Produkte aus Zellen des väterlichen Organismus. Auch ergab sich ihm und anderen Forschern, daß bei manchen Tieren der Samen nicht aus Flüssigkeit und Spermatozoen, sondern nur aus Spermatozoen besteht. Dazu bewies das Experiment, daß man mit unreifen Spermatozoen und mit filtriertem Samen, wie es schon *Spallanzani* (vgl. S. 21) 1785 demonstriert hatte, keine Befruchtung erzielen kann. Es konnte sich bei den „Samentierchen" nicht, wie manche angenommen hatten, um parasitäre Bestandteile der Samenflüssigkeit handeln, sondern nur um das befruchtende männliche Element. Damit war eine Verschmelzung von Spermatozoon und Ei noch nicht selbstverständlich. Man bemerkte unter dem Mikroskop die Samenfäden immer nur außen am Ei. Sie konnten auch nur durch „Kontakt" wirken. Das anzunehmen, war man mit *Th. L. W. Bischoff* (1807—1882), der damals gleichzeitig mit *Liebig* in Gießen tätig war, unter dem Eindruck der epochemachenden chemischen Arbeiten *Liebigs* geneigt. Die Analogie mit der Katalyse der Chemiker lag nahe. Durch eine „katalytische Kraft" sollte der Kontakt mit dem Spermatozoen in der Materie des Eies Bewegungs- und Umwandlungsprozesse hervorrufen. *Rudolph Wagner* machte allerdings den Einwand geltend, daß damit die Übertragung von Eigenschaften des Vaters auf das Kind nicht erklärt werden könnte. Daneben mehrten sich Beobachtungen von Spermatozoen innerhalb der Eihaut und im Dotter. Die erste (1843) geht auf den schottischen Physiologen *Martin Barry* (1802—1855) zurück. Damit war das Eindringen des Spermatozoons in das Ei erwiesen. Aber die Deutung des Vorganges blieb unsicher. Die meisten glaubten, das Spermatozoon löse sich in irgendeiner Form im Dotter auf.

Mit dem weiteren Studium des Eies beobachtete man an ihm Veränderungen, die man Reifungserscheinungen nannte. Schon 1824 waren von *C. G. Carus*, 1840 von dem belgischen Zoologen *Pierre Josef van Beneden* (1809—1894) und 1844 von dem deutschen Zoologen *Fritz Müller* (1821—1897) an Molluskeneiern eigentümliche Körperchen beschrieben worden, deren Existenz von anderen auch im Säugetierei bestätigt und deren Zustandekommen von dem schwedischen Zoologen *Sven Lovén* (1809—1895) im Jahre 1848 durch Abschnürung erklärt wurde. *Fr. Müller* gab ihnen in demselben Jahre den Namen Richtungsbläschen, weil er glaubte, von ihnen hinge die Richtung der ersten Furche bei der späteren Teilung des befruchteten Eies ab.

Die Tatsache, daß sich an die Befruchtung des Eies eine gesetzmäßige Teilung, die Eifurchung, anschließt, war schon zu der Zeit erkannt, als man im Ei noch eine unstrukturierte, homogene Masse lebendiger Substanz sah. Diese Teilung wurde (1824) zum erstenmal am Froschei von dem Genfer Arzt und Physiologen *Jean Prévost* (1790—1850) und dem Chemiker und Pharmazeuten *Jean Baptiste André Dumas* (1800—1884) beschrieben, zwei ausgezeichneten wissenschaftlichen Köpfen, die auch in der Chemie und Pharmakotherapie erfolgreich zusammenarbeiteten. Sie glaubten noch, daß diese Furchen auf die Oberfläche beschränkt seien. Der Italiener *Mauro Rusconi* (1776—1849) (1826) und *K. E. v. Baer* (1834) ließen sie dagegen das ganze Ei durchziehen und brachten sie, ersterer richtig als Folge, letzterer irrtümlich als Vorbereitung, mit der Befruchtung in Zusammenhang.

In den nächsten Dezennien folgten zahlreiche Aufschlüsse über den Furchungsprozeß bei Eiern verschiedener Tierarten. Vergleichende Untersuchungen brachten *Koelliker* (1843) der Erkenntnis der Zellnatur des Eies und des Spermatozoons auf Haaresbreite nahe, ohne daß die Frage sicher entschieden wurde, und führten zu der Feststellung, daß man eine totale und eine partielle Furchung unterscheiden muß, je nachdem das ganze Eimaterial oder nur ein Teil von ihm in der Teilung aufgeht. Es lag nahe, den Vorgang der Furchung aus der Analogie mit dem zu erklären, was man bei der Zellbildung annahm und beobachtete. Unter dem Eindruck der freien Zellbildung im Sinne *Schwanns* glaubte man zunächst mit ihm, die Furchungskugeln bildeten das Material, aus dem sich die Zellen der künftigen Gewebe herauskristallisierten. Diese Theorie wurde im Laufe der 50er Jahre durch Arbeiten des Rostocker Anatomen und Physiologen *Karl Bergmann* (1814—1865), des Anatomen *Karl Bogislaus Reichert*, der 1811 geboren wurde und 1883 als Ordinarius der Anatomie in Berlin starb, weiter von *Karl Vogt*, *Bischoff* und *Koelliker* überwunden. *Remak* gelangte (1855) zu der Überzeugung, daß die Furchung in einer fortschreitenden Teilung in kernhaltige Zellen besteht, aus der die Gewebe hervorgehen. *Leydig* bezeichnete 1857 die Furchungskugeln direkt als Zellen. Bei der Eizelle lagen nur insofern besondere Verhältnisse vor, als sie in ihrem Dotter ein großes Nährmaterial barg, welches bei der Furchung verteilt werden mußte, und weil sie die Anlage des Embryos in sich trug. Ursprünglich glaubte man, die Art der Furchung, die Lage der ersten und damit der folgenden Teilungsebenen sei ausschließlich durch die Orientierung der Dottermasse im Ei bestimmt. Es stellte sich jedoch bald heraus, daß das keineswegs entscheidend war. Ein englischer Forscher, *George Newport*, machte im Jahre 1853 sehr interessante Versuche zu diesem Problem. Er brachte befruchtete Froscheier in winzige Glaskammern. Sie faßten nur ein einziges Ei. Damit konnte er zeigen, daß die erste Teilungsebene ungefähr mit der Sagittalebene des künftigen Embryos zusammenfällt, also das Material für die linke und die rechte Hälfte der Frucht trennt. Weiter machte er Versuche künstlicher Befruchtung und glaubte, mit ihrer Hilfe den Beweis erbracht zu haben, daß die Lage des Kopfes und die Richtung der Körperachse abhängig von der Stelle sind, an der das Spermatozoon in das Ei eindringt. *Newport* starb sehr bald nach seinen Versuchen. Ihre Ergebnisse wurden erst posthum, im Jahre 1854, veröffentlicht, daher wenig beachtet und schnell vergessen. Nach mancherlei Irrwegen hat man seine Ergebnisse als richtig anerkannt. Seit den 90er Jahren des vorigen Jahrhunderts gelten sie als gesichert.

Nach der Begründung der Zellenlehre trat auch die Keimblättertheorie in ein neues Stadium. *Remak* stellte im Jahre 1850 trotz einiger Irrtümer im großen ganzen richtig dar, wie sich die Embryonalzellen zu diesen Blättern ordnen, und welche Leistung die Keimblätter für die Bildung der verschiedenen Gewebe und Organe haben. Er sprach von einem oberen, sensoriellen und einem unteren, trophischen Keimblatt. Aus dem letzteren sollte das mittlere Keimblatt hervorgehen und sich in Hautfaserblatt und Darmfaserblatt spalten, wodurch Brust- und Leibeshöhle entstanden. Auch *Koelliker* erwarb sich große Verdienste auf diesem Gebiet. Schließlich wurde dieses Grundproblem der Embryologie durch die Einführung des vergleichenden Studiums der Entwicklung von Wirbellosen und niedrigen Wirbeltieren in den Arbeiten des hervorragenden englischen Zoologen, Anatomen und Physiologen *Thomas Huxley* (1825—1895) und seines Landsmannes *G. J. Allman* († 1898) vorwärts gebracht. *Huxley* stellte (1849) fest, daß die Medusen nur ein Außen- und Innenblatt haben. *Allman* führte (1853) dafür die Bezeichnung Ektoderm und Entoderm ein.

3. Die Anatomie

Es ist klar, daß sich mit der zunehmenden Verbesserung des Mikroskops und erst recht seit der Begründung der Zellenlehre das Interesse der anatomischen Forschung vor allem der Untersuchung des feineren Körperbaues zuwendete. Daneben blieb der Ansporn, den dem bloßen Auge zugänglichen Bau des menschlichen Körpers bis ins Kleinste klar zu legen und in seiner Topographie zu verstehen.

Tatsächlich gab es auch makroskopisch noch einzelne Neuentdeckungen. So fand man unter der Zunge um 1845 die sogenannte Nuhnsche oder Blandinsche Drüse (glandula lingualis anterior). Ihre Entdeckung wird teils dem Heidelberger Anatom *Anton Nuhn* (1814—1889), teils dem französischen Chirurgen *Philippe Frédéric Blandin* (1798—1849) in Paris zugeschrieben. Im Jahre 1859 beschrieb der angesehene Tübinger Anatom *Hubert Luschka* (1820—1875) als „Steißdrüse" erstmalig das am Steiß gelegene Gefäßknäuel, welches die moderne anatomische Nomenklatur als glomus coccygeum bezeichnet.

Luschka war zweifellos einer der bedeutendsten Anatomen des 19. Jahrhunderts. Eines seiner Hauptverdienste lag auf dem Gebiet der topographischen Anatomie. In einer Zeit, in der die exakte klinische Forschung einen solchen Aufschwung nahm wie damals, in der man begann, die Auskultations- und Perkussionsmethoden auszubauen, in der die Chirurgie, durch die Erfindung der Allgemeinnarkose von vielen Hemmungen befreit, neue Wege suchen konnte, brauchte der innere Arzt ebenso wie der Chirurg mehr als je eine genaue Kenntnis der Lageverhältnisse der inneren Organe, des Gefäß- und Nervenverlaufs und der — man möchte sagen — geographischen Orientierung in den Gegenden des Körpers. Von großem Vorteil erwiesen sich hierfür die topographischen Studien an Leichen, die in gefrorenem Zustand in bestimmten Richtungen zerlegt wurden, eine Methode, deren Ergebnisse von dem holländischen Anatomen *Pieter de Riemer* (1769—1831) zum erstenmal 1818 in Abbildungen veröffentlicht und später (1836) von *Ernst Heinrich Weber* (1795 bis 1878), von *Nik. Iw. Pirogoff* (vgl. S. 169) in seiner vorbildlichen Anatomie (1852 bis 1859) u. a. benutzt wurden. Der angesehenste Meister der topographischen Anatomie wurde *Josef Hyrtl* (1811—1894) in Wien. Er war ein glänzender Techniker; seine Präparate erregten das Staunen der Fachgenossen. Er erzielte sie vor allem durch zwei Verfahren, die freilich schon auf eine lange Vergangenheit zurückblicken konnten, durch die Injektion der Blutgefäße mit gefärbten erstarrenden Massen und durch die Korrosion. Letztere hatte *Nathanael Lieberkühn* (vgl. S. 13) erfunden. Das Verfahren bestand darin, daß man zuerst die Gefäße der Drüsengänge usw. injizierte und dann das Parenchym durch Säuren zerstörte. Dadurch wurde dem

Auge, auch wenn es kein Mikroskop zur Verfügung hatte, manche Feinheit erschlossen, die ihm bis dahin entgangen war.

Durch diese Technik und durch die Förderung der topographischen Anatomie wurde *Hyrtl* weltberühmt. Sein topographisches Lehrbuch erschien zum erstenmal 1847. Der Titel: Handbuch der topographischen Anatomie und ihrer praktisch medizinisch-chirurgischen Anwendungen zeigt ebenso wie die 1844 erschienene „Anatomie der Arterien in ihrer Anwendung auf die Pathologie und operative Chirurgie" des englischen Anatomen *Richard Quain* (1800—1887) deutlich, daß diese Anatomie den Ärzten dienen wollte.

Das war die praktische Seite der Anatomie. Wissenschaftlich machten sich in ihr immer mehr zwei Denkweisen bemerkbar, der Entwicklungsgedanke und — zum Teil damit eng kombiniert — die vergleichend morphologische Betrachtung des Menschen und der Tiere. Diese Ideen hatten, wie wir sahen, schon die Biologie des 18. Jahrhunderts intensiv erfüllt. Unter dem Einfluß der Naturphilosophie hatten sie an treibender Kraft gewonnen. Einer der führenden Männer war der Anatom und Physiologe *Friedrich Tiedemann* (1781—1861) in Heidelberg. In seiner klassischen Anatomie und Bildungsgeschichte des Gehirns vom Jahre 1816 hatte er die bleibenden Formen der Hirnbildung bei den Tieren mit den vorübergehenden embryonalen beim Menschen verglichen, ihre Übereinstimmung nachgewiesen und damit ein neues Licht in die komplizierte Morphologie des Gehirns gebracht. So wurde ein neues Forschungsprogramm durch schöne Ergebnisse in seiner Bedeutung von vornherein sichergestellt. Nun konnte es weitergehen. *Emil Huschke* lieferte 1832 den Nachweis, daß das Hörbläschen und das Linsensäckchen, wichtige Teile des künftigen Ohres und Auges, aus grubenförmigen Einsenkungen der äußeren Haut entstehen. In dieselbe Zeit (1832) fallen wertvolle Entdeckungen von *Martin Heinrich Rathke* (1797—1860), der zuletzt als Anatom und Zoologe in Königsberg tätig war. Er zeigte, daß sich in der aufsteigenden Reihe der Wirbeltiere im Laufe der Entwicklung Skeletteile umwandeln und eine regressive Metamorphose erfahren, und stellte bei Reptilien, Vögeln und Säugetieren die Umwandlung der Kiemenspalten und Aortenbögen fest. Er entdeckte auch (1825) die paarigen Gänge, die später durch *Johannes Müller* genauer beschrieben, in ihrer ganzen Bedeutung für die Embryonalentwicklung erkannt und bis auf den heutigen Tag nach ihm benannt wurden, den doppelt angelegten Ductus paruretericus primordialis, der beim Weibe in der Entwicklung zum Eileiter, Uterus und zur Vagina eine weitere Ausbildung und Verwendung erfährt, während er sich beim Mann zu kleinen Nebengebilden des Genitaltraktus (zur ungestielten Hydatide und zum utriculus prostaticus) umgestaltet. Damit fiel ein neues Licht auf bis dahin rätselhafte Mißbildungen der Genitalien. Die Uterus- und Scheidenverdoppelung, die Spaltung der Hymenalöffnung, der infantile und amboßförmige Uterus erklärten sich einfach aus der ungenügenden Ausbildung und ungenügenden oder fehlerhaften Verschmelzung dieser Gänge. 1837 wies *Reichert* die Entwicklung der Gehörknöchelchen aus den Kiefer- und Zungenbeinbögen nach.

Von größter Bedeutung für das vergleichend-anatomische Denken und Forschen wurde die von dem ausgezeichneten englischen Anatomen *Richard Owen* (1804—1892), dem Entdecker der Trichine im Muskel, 1843 aufgestellte Unterscheidung zwischen „analogen" und „homologen" Organen. Als analog bezeichnete er die Organe bzw. Körperteile verschiedener Organismen, die eine gleiche Funktion erfüllen, wie die Flügel der Vögel und der Fledermäuse. Homolog sind die im Wesen gleichen Organe verschiedener Tiere, wenn sie auch einen verschiedenen Bau und eine ungleiche Funktion haben können, z. B. das Spritzloch des Walfisches und die Nase der übrigen Säugetiere. Eine besondere Art der Homologie konstatierte *Owen* in der

„serialen Homologie". Daraus entwickelte sich der für das gesamte morphologische und praktisch-ärztliche Denken so wichtige Begriff der Segmentation oder Metamerie, die Erkenntnis, daß der Tierkörper entwicklungsgeschichtlich aus aufeinanderfolgenden, morphologisch ähnlichen Abschnitten besteht.

Das Material dieser vergleichenden Morphologie wurde in glücklichster Weise erweitert, als man paläontologische Reste prähistorischer Frühmenschen fand. Im Jahre 1856 stießen Arbeiter in einer Kalksteingrotte im sog. Neandertal nicht weit von Düsseldorf beim Graben auf das Schädeldach eines altsteinzeitlichen Menschen und warfen es beiseite. Da sah es *Johann Carl Fuhlrott* (1804—1877), damals Oberlehrer an der Realschule in Elberfeld, und rettete es für die Wissenschaft. An diesen Fund knüpfte sich in der Anthropologie ein weites Arbeitsfeld über die nach ihm benannte Neandertalrasse des Homo primigenius.

Auch die experimentelle Entwicklungsmechanik, deren Geschichte im Schlußbande dieses Buches ausführlich gewürdigt wird, hat in unserem Zeitabschnitt Vorläufer. Von ihnen ist namentlich der Marburger Anatom *Franz Ludwig Fick* (1813—1858) in seinen Studien über die Knochenentwicklung zu nennen (*Quecke*).

Damit die Histologie, deren Namen 1819 von *August Franz Josef Karl Mayer* (1787—1865) in Bonn für die Gewebelehre eingeführt wurde, ihren Weg erfolgreich weiterwandern konnte, mußte die Methodik ihrer Forschung durch bessere technische Hilfsmittel bereichert werden, so bewundernswert es ist, was man schon früher mit dem Mazerieren, dem einfachen Rasiermesserschnitt am gefrorenen Präparat, dem Zerrupfen der primitiven Präparate mit feinen Nadeln, dem Behandeln mit Säuren, Laugen und Jod ohne Färbung erreicht hatte, wobei vor allem die Essigsäure dazu gedient hatte, den Zellkern sichtbar zu machen.

Wir hörten, daß das Mikroskop wesentlich verbessert, schon eine gewisse Färbetechnik angewendet und ein brauchbares Mikrotom konstruiert worden war. Aber alles langte auf die Dauer nicht. 1840 führte *Adolf Hannover* (1814—1894), der führende Histologe Dänemarks in Kopenhagen, zur Härtung der Präparate die später so viel verwendete Chromsäure ein. 1858 begründeten *Josef von Gerlach* (1820—1896), ursprünglich praktischer Arzt in Mainz, dann Professor der Anatomie und Physiologe in Erlangen, und der Londoner Histologe *Jacob A. L. Clarke* (1817—1880) die Karminfärbung. Sie ließen die Einzelheiten im Zellkern und Zelleib viel besser hervortreten als bisher. Man lernte die Vorzüge der Serienschnittuntersuchung kennen, mit der u. a. der ausgezeichnete Chirurg und Anatom *Benedikt Stilling* (1810—1879) in den 40er und 50er Jahren und später seine allgemein bewunderten neuen Aufschlüsse über den Bau des Gehirns und Rückenmarks erzielte. Das waren neben den früher genannten Errungenschaften im Kreise um *Purkinje* die Anfänge der technischen Methoden, deren Ausbau bis auf den heutigen Tag den mikroskopischen Bau des Körpers in immer feineren Details zu untersuchen gestattet. Neben der Theorie von der Zelle als Baustein des Körpers und neben dem Entwicklungsgedanken, der in der Entdeckung des Säugetiereies und der sich an die Befruchtung anschließenden Furchungsvorgänge neue Anregung fand, kommt dieser Technik ein wesentlicher, wenn nicht der Hauptanteil an der Grundlegung der modernen Gewebelehre zu.

Jeder Blick ins Mikroskop brachte neue Anregungen. Es muß eine Lust gewesen sein, sich als Forscher der Histologie zu widmen. Wir erwähnen als Beispiele die mikroskopische Beschreibung der Schweißdrüsen der Haut durch *Purkinje* im Jahre 1833, die durch ihn und seinen Schüler *Gabriel Valentin* (1810—1883) im folgenden Jahr veröffentlichte Beschreibung der Bewegung der Fortsätze des Flimmerepithels, die Entwicklung der nach ihm benannten grauen marklosen Nervenfasern im Jahre 1838 durch *Robert Remak.*

Was damals im mikroskopischen Aufschluß über den Bau der Organe und Gewebe geleistet wurde, ist vor allem im Lebenswerk von zwei Meistern der mikroskopischen Forschung repräsentiert, *Jakob Henle* und *Albert Koelliker.*

Jakob Henle, den der amerikanische Medizinhistoriker *Fielding H. Garrison* den *Vesal* der mikroskopischen Anatomie genannt hat, war 1809 in Fürth i. Bayern geboren, später ein Lieblingsschüler *Johannes Müllers* in Berlin und kam von hier als Professor der Anatomie nach Zürich, Heidelberg und Göttingen, wo er 1885 starb.

In den Jahren 1836—1837 machte *Henle* seine klassischen Untersuchungen über das Epithelgewebe, dem er auch den Namen „Epithel" gab, und klärte seine Stellung als Überkleidungsgewebe der Haut, der Schleimhaut, der Körpergänge und -höhlen auf. 1840 erkannte er die Eigenart der aus Epithelzellen bestehenden äußeren Schicht des Haares und entdeckte die glatte Muskulatur in den kleineren Arterien, eine Entdeckung, die für die Physiologie der vasomotorischen Funktion bei der Blutbewegung wichtig wurde. 1841 erschien von Zürich aus das Werk, welches ihm bald Weltruf verschaffte, seine Allgemeine Anatomie. Bedeutende weitere Entdeckungen fallen in den nächsten zu besprechenden Zeitabschnitt.

Sein Schüler *Albert Koelliker* (vgl. S. 112) war in Zürich geboren, besuchte in seiner Studienzeit die Universitäten Zürich, Bonn und Berlin, wo er u. a. Vorlesungen *Johannes Müllers* hörte. In Zürich zum Dr. phil., in Heidelberg zum Dr. med. promoviert, dann *Henles* Prosektor an seiner Heimatuniversität, wurde er dort 1846 Professor der Physiologie und vergleichenden Anatomie. Schon im folgenden Jahr erfolgte seine Berufung nach Würzburg, wo er 1897 in den Ruhestand trat.

Koelliker interessierten vor allem die Fragen der allgemeinen Histologie und der Entwicklung der Gewebe. Wie man *Virchow* den Begründer der Zellularpathologie nennt, kann man in ihm den Begründer der Zellularphysiologie sehen. Wie seinem Lehrer *Henle*, boten ihm die niederen Tiere das wertvollste Forschungsmaterial, vor allem die vielgestaltige Fauna des Mittelländischen Meeres. 1854 beschäftigte er sich in Messina mit der Untersuchung der Seequallen. Um dieselbe Zeit (1850—1854) schrieb er seine grundlegende „Mikroskopische Anatomie und Gewebelehre des Menschen" und (1852) sein „Handbuch der Gewebelehre für Ärzte und Studierende", Werke, von denen fast alle histologischen Lehrbücher des 19. Jahrhunderts bis in die Gegenwart hinein ihren Ausgang nahmen.

Die folgenden Jahrzehnte gehörten einer rastlosen mikroskopischen Durchforschung der Gewebe und Organe des Körpers und ihrer embryologischen Entwicklung; sie zogen den größten Nutzen aus der vergleichenden morphologischen Betrachtung der Wirbellosen, der Wirbeltiere und des Menschen selbst. Überall brachte *Koelliker* neue Funde oder neue Klärung in schon bekannte Ergebnisse. Für unseren Zeitraum weisen wir nur auf seine Studien über das Blut hin. Sie lieferten (1845) den ersten Nachweis von kernhaltigen roten „Blutzellen" im menschlichen Embryo, Anfänge der mikroskopischen Physiologie und Pathologie des Blutes, die sich für die medizinische Praxis als so wertvoll erweisen sollten. Ein Jahr später erfolgte die aufschlußreiche erste Mitteilung „über die Struktur und Verbreitung der glatten oder unwillkürlichen Muskeln" im Körper. Neben den morphologischen Arbeiten lieferte *Koelliker* in seinen jungen Jahren wertvolle Beiträge zur Physiologie, die in der ersten Würzburger Zeit noch zu seiner Lehraufgabe gehörte. Seine Forschung galt besonders dem Muskel- und Nervensystem und deren Reaktion auf chemische und elektrische Reize.

Koelliker war, wie später gezeigt werden wird, ebenso wie *Henle* nicht nur ein visuell glänzend begabter Mikroskopiker, sondern auch ein großer Denker.

Neben diesen beiden hervorragenden Männern wirkten auf histologischem Gebiet zahlreiche Forscher, deren Entdeckungen Aufsehen erregten. Sie zeigen, daß die Zeit der sorgfältigen Analyse kleiner Einzelheiten gehörte, auf der sich später die Erkenntnis großer Zusammenhänge aufbauen sollte. Im Jahre 1852 entdeckte *Georg*

Meissner (1829—1905), der damals als Student unter *Rudolph Wagner* in Göttingen arbeitete, zusammen mit seinem Lehrer die nach ihm benannten Tastkörperchen der Lederhaut.

Man kannte bereits korpuskuläre ovale Gebilde als Endorgane sensibler Nerven im Unterhautzellgewebe, an Gelenken, in der Bauchhöhle und an anderen Stellen des Körpers. Sie hatte zum erstenmal im Jahre 1741 der Wittenberger Anatom und Botaniker *Abraham Vater* (1684—1751) gesehen. Im Jahre 1835 demonstrierte sie der junge italienische Anatom *Filippo Pacini* (1812—1883), der später manche tüchtige Arbeit veröffentlichen sollte, der Società medico-fisica in Florenz an den Fingern, ohne die gebührende Anerkennung zu finden. Man nannte sie später die Vater-Pacinischen Körperchen.

Im Jahre 1860 wies *Wilhelm Krause* (1833—1910) die kolbenförmigen Endungen der sensiblen Nerven, die seinen Namen tragen, in den Schleimhäuten der äußeren Genitalien nach. In den von *Wagner* und *Meissner* gefundenen Gebilden glaubte man das eigentliche Organ des Tastsinnes der Haut vor sich zu haben. Aber man sah bald, daß Tastempfindung und Empfindung schlechthin zwei verschiedene physiologische Funktionen sind. Es erhob sich die bis heute nicht ganz einwandfrei gelöste Frage, ob und in welchem Umfang verschiedene Organe bei diesen Funktionen beteiligt sind.

1851 entdeckte der Marchese *Alfonso Corti* (1822—1876) im Ohrlabyrinth den nach ihm benannten Endapparat des Schneckennerven, ohne sich über die physiologische Aufgabe dieses Organs richtig klar zu sein.

In den Jahren 1840—41 entdeckte und beschrieb der Engländer *William Bowman* (1816—1892), ein sehr vielseitiger, besonders um die Histologie und die Ophthalmologie hoch verdienter Forscher, den eigenartigen Bau des quergestreiften Muskels. Mit Hilfe des Polarisationsmikroskops, von dem er sich selbst eine auf seine Forschungen eingestellte Konstruktion schuf, machte *Ernst Brücke* (1819—1892), der ausgezeichnete Wiener Physiologe, 1857 die später zu erwähnenden wichtigen Untersuchungen über das Verhalten der beiden verschiedenen Schichten der quergestreiften Muskulatur.

Max Schultze, der auch die Technik der mikroskopischen Forschung nach mancher Richtung bereicherte, klärte 1856 die Endigungsweise der Geruchsnerven in der Nasenschleimhaut und 1858 der Gehörnerven im Labyrinth des Ohres.

4. Die Physiologie

Von den Sonderfächern der Medizin war keines durch die Verirrungen der Naturphilosophie so unmittelbar in seinem Fortschreiten gehemmt worden wie die Physiologie. Bei der Erforschung der lebendigen Vorgänge war es verführerischer als auf irgend einem anderen Gebiet der Medizin, sich der Spekulation anzuvertrauen. Mit dem vagen Begriff der Lebenskraft ließ sich zur Erklärung aller Funktionen bequem operieren. Man kam daher besonders langsam von der Naturphilosophie los. *Rádl* hat nicht mit Unrecht gesagt, daß die Physiologie in Deutschland für einige Zeit mehr ein Spekulieren über anatomische Tatsachen blieb als das, was wir uns darunter vorstellen, eine experimentelle Erforschung der lebendigen Vorgänge in den Organen und Geweben. Um diese Zeit lagen Anatomie und Physiologie an den Forschungs- und Lehrstätten noch in einer Hand. Das war bei spekulativ veranlagten Köpfen ein Nachteil. Bei Männern, denen exakte Beobachtung und Beschreibung alles bedeutete, war es ein Vorzug. *Purkinje* und *Koelliker* haben auf beiden Gebieten Hervorragendes geleistet. Dasselbe gilt für *Johannes Müller*. Mit *Magendie*, *Carl Ludwig* und *Claude Bernard* gehörte er zu den ganz Großen, die noch das gesamte Gebiet der Medizin zu übersehen vermochten, was späteren

Generationen versagt war. Von seinen grundlegenden Arbeiten an kann man das Aufblühen der Physiologie datieren, welche der Medizin des 19. Jahrhunderts so viel geben sollte. Und doch erkannte er, wie fast alle führenden Physiologen, daß die Physiologie von der Anatomie getrennt werden mußte, weil die Beherrschung beider Disziplinen für einen Kopf auf die Dauer unmöglich war. In Tübingen erfolgte diese Trennung 1853, in Berlin erst nach dem Tode *Johannes Müllers* im Jahre 1858, in Würzburg auf den eigenen Wunsch *Koellikers* im Jahre 1864.

Johannes Müller war 1801 in Koblenz am Rhein geboren, studierte in Bonn und Berlin, wo er den Philosophen *Hegel* hörte, sich aber vor allem an die empirisch forschenden Vertreter der Naturwissenschaften, insbesondere an *Rudolphi*, anschloß. Nach seiner Promotion und Approbation war er längere Zeit als akademischer Lehrer in Bonn tätig, bis er 1839 als ordentlicher Professor der Anatomie und Physiologie zum Nachfolger *Rudolphis* an die Universität Berlin berufen wurde. Hier starb er viel zu früh im Jahre 1858.

In der Naturphilosophie aufgewachsen, hat sich *Johannes Müller* in zähem Ringen um die Grundfragen der naturwissenschaftlichen Methode und Erkenntnis allmählich von der Spekulation losgemacht. Aber es blieb ihm die ständige Verbindung mit der Philosophie, die seine Forschung vertiefte und seinen Gesichtskreis erweiterte. Ein begeisterter Verehrer *Goethes*, wußte er wie dieser die Erkenntnis des Einzelnen und die intuitive Erfassung großer Zusammenhänge in ihrer Bedeutung, ihren Grenzen und in ihrer gegenseitigen Ergänzung zu schätzen. *Goethes* Intuition setzte er gleich der intellektuellen Anschauung, verlangte aber nachdrücklicher als er, daß man zunächst auf analytischem Wege das Einzelne erkennt und den Begriff des Ganzen erfaßt, ehe man wagt, die einzelnen Naturerscheinungen aus dem Ganzen der Natur zu erklären, wie es die Naturphilosophie versucht hatte. Später trennt er Naturwissenschaft und Philosophie methodisch und sachlich ganz (*Martin Müller*). Er wurde, wie wir es ausdrücken möchten, zum „rationellen Empiriker“, wie es die besten Ärzte der späten Aufklärung gewesen waren.

Was *Müller* auszeichnet, ist sein kaum glaublicher Universalismus auf anatomischem, vergleichend-anatomischem, embryologischem und physiologischem Gebiet, gepaart mit schärfstem, in die Weite der Probleme sehendem Denken und vollendeter Beherrschung der exakten mikroskopischen und experimentell beobachtenden, messenden und wägenden, alle Hilfsmittel der Chemie und Physik heranziehenden Methode. Das ist das Entscheidende. Mit dieser Methode lernten seine Schüler arbeiten, Männer wie *Henle*, *Schwann*, *Virchow*, *v. Helmholtz*, *du Bois-Reymond*, *Brücke* u. a.

Man findet unter seinen Veröffentlichungen Arbeiten über den Eierstock der Insekten neben vergleichenden Untersuchungen über den Gesichtssinn der Menschen und Tiere, über die Genitalien der Buschmänninnen und den Bau krankhafter Geschwülste, über Echinodermen des Eifeler Kalks und über pathologische Hautausschläge. Mit seinem Werk über den feineren Bau und die Entwicklung der Drüsen, das 1830 erschien, führte er die Gewebelehre *Bichats* weiter und befruchtete die Zellenlehre. Mit den Untersuchungen „Über den feineren Bau und die Formen der krankhaften Geschwülste“ vom Jahre 1838 kam er zu der Überzeugung: „das Carcinom ist kein heterologes Gewebe und die feinsten Theile seines Gewebes unterscheiden sich nicht wesentlich von den Gewebtheilen gutartiger Geschwülste und den primitiven Geweben des Embryo“ und schuf mit an den Grundlagen der modernen pathologischen Histologie, auf denen sein Schüler *Virchow* weiterbauen konnte. Den größten Einfluß auf die zeitgenössische Medizin und besonders die Physiologie gewann er durch das von ihm in den Jahren 1834—1840 herausgegebene Handbuch der Physiologie, von dem *Virchow* sagte: Es ist die Grundlage von unser aller Bildung geworden.

Auf den einzelnen Gebieten der Physiologie machen in unserem Zeitabschnitt die Studien über das Blut gute Fortschritte. Sie gingen zunächst in der Zellforschung auf. 1842 beschrieb *Alfred Donné* (1801—1872) als dritten geformten Bestandteil des Blutes neben den roten und weißen Blutkörperchen die Blutplättchen. Die Untersuchungen von *Remak* wurden bereits (vgl. S. 113) erwähnt. Im Jahre 1854 führten der Tübinger Physiologe *Karl von Vierordt* (1818 bis 1884) und der schon genannte Anatom *H. Welcker* zum erstenmal die direkte Zählung der Blutkörperchen richtig aus. In demselben Jahr beobachtete *Nathanael Lieberkühn* (der Jüngere) (1822—1887), ein Schüler *Johannes Müllers*, zum erstenmal als überraschendes Phänomen die amöboide Bewegung der weißen Blutkörperchen. Ihre Bedeutung für die Physiologie und Pathologie zu erkennen,

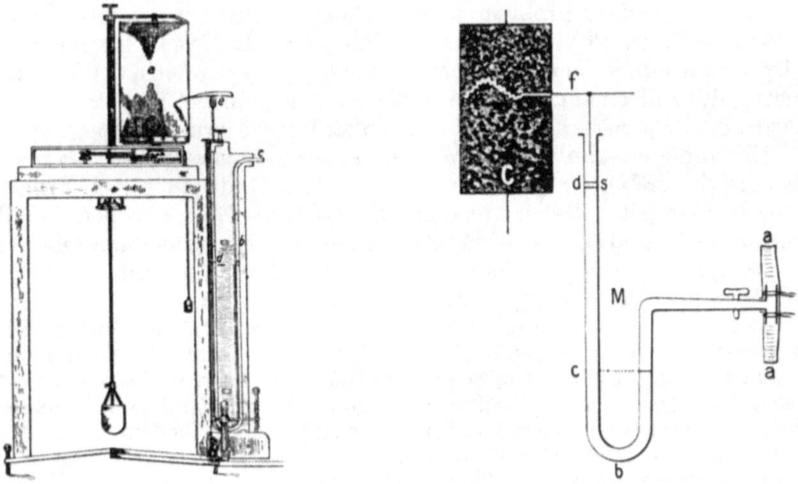

A B

Abb. 17. Kymographion nach *Ludwig* (1847). Ein durch Pendel reguliertes Uhrwerk (Fig. *A*) setzt die mit straffem Papier überzogene Trommel in rotierende Bewegung. Auf ihr schreibt eine Feder Kurven auf. Sie wird von einem Schwimmer getragen, der sich in einer U-förmig gebogenen Manometerröhre dem Fallen und Steigen der Quecksilbersäule entsprechend auf und ab bewegt. Auf diese Quecksilbersäule wirken die Schwankungen des Blutdrucks durch den Anschluß einer in das tierische Blutgefäß eingebrachten T-förmigen Röhre (Fig. B) oder des wechselnden Drucks in der Pleurahöhle bei der Atmung durch den Anschluß eines entsprechenden in die Pleurahöhle eingebrachten Apparates.

blieb späteren Generationen vorbehalten. Die Bestimmung der Gesamtmenge des Blutes beim Menschen wurde von dem physiologischen Chemiker *Karl Gotthelf Lehmann* (1812—1863) in Leipzig und dem Anatomen *Eduard Weber* (1806—1871) in Halle mit gut durchdachten Wägemethoden (1853) an zwei Hingerichteten vor und nach der Köpfung versucht. Die Versuche litten noch an zahlreichen Fehlerquellen. *Welcker* wendete 1854 eine sichere Methode beim Tier an; sie beruhte auf der Verwendung der Färbeintensität des roten Blutfarbstoffes. *Bischoff* konnte (1855) mit dieser Methode, wieder an zwei Hingerichteten, die Gesamtmenge beim Menschen auf etwas mehr als 7% des Körpergewichts zuverlässig berechnen. Er wies auch im Jahre 1837 zum erstenmal sicher die Anwesenheit von freiem Sauerstoff und freier Kohlensäure im Blut nach.

Im gleichen Jahr kam der Berliner Physiker *Heinrich Gustav Magnus* (1802 bis 1870) zu feineren Unterscheidungen des Blutchemismus, die für die Kenntnis der Atmungs- und Stoffwechselvorgänge von großer Wichtigkeit wurden. Er untersuchte die Blutgase mit streng physikalischen Methoden, nämlich mittels des

Torricellischen Vakuums. Sein sinnreicher Apparat stellte eine Art Kombination von Quecksilberpumpe und pneumatischer Pumpe dar. Er war ein Vorläufer der S. 103 erwähnten Ludwig-Pflüger-Geißlerschen Entgasungsluftpumpe. Mit diesem Apparat extrahierte *Magnus* die Blutgase und stellte fest, daß sowohl das arterielle wie das venöse Blut nicht nur Kohlensäure und Sauerstoff, sondern auch Stickstoff enthalten, und daß im arteriellen Blut der Sauerstoff und im venösen die Kohlensäure nur der Menge nach überwiegt.

Die Physiologie des Kreislaufs trat in ein neues Stadium, als *Carl Ludwig*, zu dessen Schülern zahlreiche führende Physiologen aus allen Ländern zählten, damals in Marburg, dem Problem seine Aufmerksamkeit zuwendete. Er führte im Jahre 1847 eine in der Physik und Astronomie längst heimische graphische Methode in die Physiologie ein, indem er sein berühmtes Kymographion („Wellenzeichner") konstruierte, das mit einem leicht beweglichen Schreibhebel die Schwankungen des Blutdrucks auf einen rotierenden Papierzylinder kurvenförmig auftrug (vgl. Abb. 17, S. 123). Mit anderen, ähnlich sinnreichen Apparaten berechneten *Alfred Wilhelm Volkmann* (1800—1877), Professor der Physiologie in Halle (1850), *K. Vierordt* (1858) und später *Ludwig* selbst die Stromgeschwindigkeit des Blutes in den Gefäßen. Für die Kenntnis des Blutdrucks verdankte die zeitgenössische Medizin sehr viel dem in der Hauptsache nach physikalischen Gesichtspunkten ausgerichteten Werk von *A. W. Volkmann*: Die Hämodynamik nach Versuchen aus dem Jahre 1850.

Alle diese Versuche und Instrumente haben eine lange Vorgeschichte. Sie ist von *Heinrich Buess* klargelegt worden und beginnt mit den Experimenten des universellen Pfarrers und Rektors in einem englischen Landstädtchen *Stephen Hales* (1677—1761). Er machte sich (1733) die neuesten hydrostatischen Ergebnisse der Physik zunutze und bemühte sich, von hier aus die Lehre vom Blutdruck zu begründen, indem er Tieren Glasrohre in die Schenkelarterie einführte und das Ansteigen und Absinken des Blutes bei der Pulsbewegung beobachtete. In der von *Buess* treffend formulierten Periode des Übergangs von der blutigen zur unblutigen Pulsschreibung bedeutet der Sphygmograph, den *K. Vierordt* (1853) der Versammlung deutscher Naturforscher und Ärzte in Tübingen vorlegte, mit seiner klinischen Verwendungsmöglichkeit am Menschen eine einschneidende Wendung. *Vierordts* Verdienst erfährt durch die große Zahl derer, die ihm vorgearbeitet haben, keine Einschränkung.

Das Problem der Automatie der Herztätigkeit wurde in den Vordergrund des Interesses gestellt, als *Brücke* (1854) die Theorie von der „Selbststeuerung des Herzens" aufstellte; danach sollten die halbmondförmigen Klappen in der Aorta bei der Zusammenziehung der Herzventrikel die Koronararterien verschließen, dagegen bei der Erweiterung das Blut in diese Gefäße einströmen lassen. Dadurch sollte die Ansaugung des Blutes erleichtert werden. Die geistvolle Theorie wurde durch zahlreiche Beobachtungen und Experimente widerlegt, die sehr zur Förderung der positiven Kenntnisse von der Herztätigkeit beigetragen haben. Seit der Entdeckung der reich mit Ganglienzellen versehenen Nervengeflechte des Herzens durch *Remak* (1844), *Ludwig* (1848) und *Heinrich Friedrich Bidder* (1810—1894) in Dorpat (1852) am Froschherzen war man geneigt, in diesen Nervenzentren die Ursache der rhythmischen Herzmuskelbewegung zu sehen. *Hermann Stannius* (1808—1883) in Rostock zeigte 1852 mit dem nach ihm benannten Versuch, daß, wenn man die Kammer von dem Hohlvenensinus abschnürt, der letztere allein weiterschlägt, während der abgeteilte Herzteil stillsteht, daß andererseits die Ventrikel wieder zu schlagen beginnen, wenn man eine weitere Umschnürung an der Grenze der Vorhöfe und Ventrikel vornimmt, wo die von *Bidder* entdeckten Nervengeflechte liegen. Mit diesem berühmten Versuch setzte eine neue Ära der Herzerforschung ein. Die S. 21 erwähnte Theorie der absoluten Beherrschung der Herztätigkeit durch das Zentralnervensystem von *Legallois* war überwunden, die

Ansicht vom rein reflektorischen Charakter der Herztätigkeit endgültig beseitigt und das Gesetz von ihrer Automatie festgelegt. Untersuchungen, an denen vor allem als der erste in England *Walter Holbrook Gaskell* (1847—1914), in Deutschland *Theodor Wilhelm Engelmann* (1843—1909), in Italien *Giulio Fano* (1856—1930) beteiligt sind, haben später der Theorie immer mehr Anhänger gewonnen, daß die rhythmische Herztätigkeit in der Eigenschaft der Herzmuskulatur selbst begründet (myogen) ist, und daß dem Nervensystem innerhalb und außerhalb des Herzens nur die sekundäre Funktion eines Regulators zukommt.

Das genauere und in seinen Ergebnissen außerordentlich erfolgreiche Studium dieser Regulierung wurde durch die schon genannten Brüder *Eduard* und *Ernst Heinrich Weber* eingeleitet. Sie gaben (1845) auf der italienischen Naturforscherversammlung in Neapel die Beobachtung bekannt, daß durch elektrische Reizung des Nervus vagus eine Verlangsamung und schließlich ein Stillstand des Herzens in Diastole bedingt wird, während „die elektrische Reizung der an der Aortenzwiebel des Frosches gelegenen Geflechte des sympathischen Nerven die Bewegung des Herzens wieder erweckt, beschleunigt und verstärkt".

Das Zentrum der diastolischen Nerven wurde von *Ernst Heinrich Weber* und *Julius L. Budge* (1811—1888) in den vierziger Jahren im verlängerten Mark festgestellt. Später wurde für dieselbe Gegend die Existenz eines systolischen Zentrums durch den französischen Physiologen *Charles Émile François-Frank* (1849—1921) äußerst wahrscheinlich gemacht.

Ganz ähnliche Verhältnisse wurden für die Gefäße nachgewiesen. Im Jahre) 1851 begann *Claude Bernard* (1813—1878), der größte französische Physiologe des 19. Jahrhunderts, seine berühmt gewordenen Untersuchungen über die Innervation der Gefäße. Die glatte Muskulatur der Gefäße war damals, wie wir sahen, durch *Henle* und *Koelliker* genau bekannt geworden. *Benedikt Stilling* (vgl. S. 119) sprach in seinen „Physiologisch-pathologischen und medizinisch-praktischen Untersuchungen über die Spinal-Irritation" 1840 zum erstenmal von „vasomotorischen" Nerven. *Bernard* hatte andere Ziele. Er ging von der Vorstellung aus, daß das Nervensystem durch Beeinflussung des Chemismus die animalische Wärme produziert. Als er bei dem Kaninchen den Halssympathikus durchschnitt, fand er aber am Ohr statt der erwarteten Temperatursenkung eine Erhöhung um mehrere Grade, kombiniert mit einer Gefäßerweiterung und einer stärkeren Durchblutung des Ohres. Bald darauf (1852) reizte *Charles Edouard Brown-Séquard* (1817—1894) nach der Durchschneidung des Nerven den Stumpf mit elektrischen Strömen und erzielte genau das umgekehrte Resultat, eine Kontraktion der Blutgefäße und ein Sinken der Temperatur. Hatte *Bernard* die Frage offengelassen, ob die Gefäßdilatation und Hyperämie die Folge oder die Ursache der Temperatursteigerung war, so ergab sich jetzt klar, daß die Dilatation durch die Durchschneidung des Sympathikus hervorgerufen wurde. Im Jahre 1856 konnte dann *Moritz Schiff* (1823—1896), ein geborener Frankfurter, der die vergleichende Anatomie und später die Physiologie in Bern, Florenz und Genf vertrat, den Nachweis liefern, daß im Halssympathikus sowohl gefäßverengernde wie erweiternde Fasern verlaufen. Er wurde von *Bernard* (1858) experimentell aufs glänzende bestätigt. Es konnte kein Zweifel mehr sein, daß konstriktorische und dilatorische Gefäßnerven entsprechend den systolischen und diastolischen Nerven des Herzens existieren, daß es einen bestimmten Rhythmus der Gefäße analog dem Rhythmus des Herzens gibt, wie ihn *Schiff* zuerst (1854) an den Gefäßen des Kaninchenohres gesehen hatte und später andere in anderen Gefäßgegenden beobachteten, und daß die Gefäße einen bestimmten Tonus haben, d. h. in der Regel in einem gleichmäßigen Spannungszustand ihrer Wände verharren, der die Mitte hält zwischen extremer Dilatation und Konstriktion.

Die Lehre von der Atmung betrat ihre moderne experimentelle Bahn im Jahre 1851. Damals versuchte *Magnus* in der schon erwähnten Studie als erster den Lungengaswechsel, die äußere Atmung, als einfache Diffusion nach dem von *J. Dalton* im Jahre 1805 aufgestellten physikalischen Gesetz zu erklären. Danach wäre die Verschiedenheit des Partialdruckes der beiden Gase in der Atmosphäre für den Eintritt des Sauerstoffs aus der Luft in die Arterien und den Austritt der Kohlensäure aus den Venen in die Atmungsluft durch die Lunge entscheidend. Korrektere Klärungen des Phänomens brachten in der Folge (1854) die mit erheblich vervollkommneten Methoden angestellten Versuche von *Felix Hoppe-Seyler* (1825—1895), der später, vor allem als Vertreter der physiologischen Chemie in Straßburg, zum Führer einer großen Schule von in- und ausländischen Fachgenossen wurde, ferner von *Lothar Meyer* (1830—1895), dem großen Chemiker und Schüler *Ludwigs* (1857), von *Ludwig* selbst (1858) u. a.

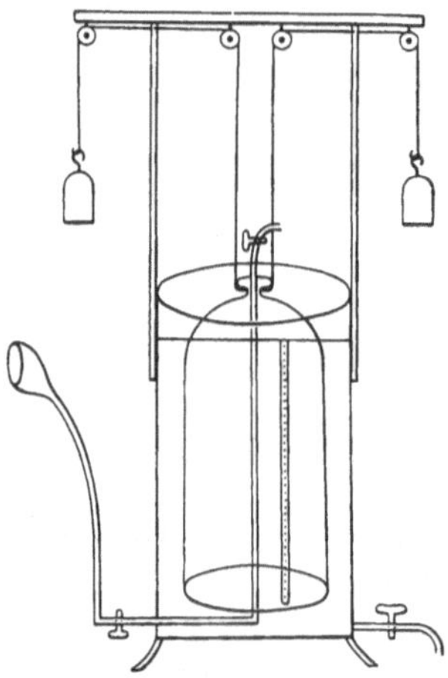

Abb. 18. Spirometer von *Hutchinson* 1844. Durch Gewichte im Gleichgewicht gehaltene graduierte Gasometerglocke, die auf einem Wasser hängt, das auf Körpertemperatur erwärmt ist. Nach höchstmöglicher Inspiration wird die Exspirationsluft durch das Mundstück in die Glocke geleitet und nach Abschluß der Zuleitung ihr Volumen nach der Graduierung berechnet. (Nach *Landois*).

Am Ausbau der Lehre vom Atemmechanismus (vgl. S. 20) (Veränderungen der Brustkorbgestaltung, physikalisches Verhalten der Lunge, Rolle der Rumpf-, Brust-, Bauchmuskulatur und des Zwerchfells beim Ein- und Ausatmen) hat der Engländer *John Hutchinson* (1811—1861) frühe Verdienste.

Er beschäftigte sich in den vierziger Jahren angelegentlich mit dem Problem der Lungenkapazität. Das von ihm (1844) erfundene und in den nächsten Jahren verbesserte Spirometer bedeutete methodisch einen großen Fortschritt. 1852 machte er zuerst auf den grundsätzlichen Unterschied zwischen der Bauchatmung des Mannes und der Brustatmung des Weibes aufmerksam. Im folgenden Jahre veröffentlichte *Frans Cornelis Donders* (1818—1889) in Utrecht, der berühmte Physiologe, der sich später ganz der Ophthalmologie zuwendete, exakte Druckmessungen mit einem in die Luftröhre eingebundenen Manometer an der Leiche.

Die Suche nach dem nervösen Zentrum der Atmung schloß sich an die einschlägigen Tierexperimente des bedeutenden Physiologen *Marie Jean Pierre Flourens* (1794—1867) an. Er setzte die früher (S. 21) erwähnten Forschungen von *Legallois* fort und konstatierte, daß nach der Durchschneidung der Medulla oblongata zu beiden Seiten der Spitze der Rautengrube die Atmung sofort aufhört. Da damit auch die Lebensmöglichkeit prompt erlischt, nannte er die Stelle (1837) den point vital. Diese Aufsehen erregende Bezeichnung ließ die Verdienste von *Legallois* um die Entdeckung der Abhängigkeit der Atmung vom Nervensystem bald vergessen. Zahlreiche experimentelle Arbeiten von *Volkmann* (1842), von *François Achille Longet* (1811—1871) in Paris (1847) und *Schiff* (1858) wiesen den paarigen Charakter dieses Zentrums im verlängerten Mark nach und bemühten sich, weiteres Licht in diese komplizierte Frage zu bringen. *Budge* nahm nach Versuchen mit Durchschneidung und Reizung der vagi (1859) neben dem im point vital gegebenen Inspirationszentrum ein dicht dabei gelegenes Exspirationszentrum an.

Der Beginn des genaueren Studiums der Funktion des Lymphgefäßsystems fällt erst in den nächsten Zeitabschnitt, doch herrschte in den vierziger und fünfziger Jahren ein größeres Interesse an der Erforschung der Thymusdrüse und der Milz. Der Thymus wurde zum erstenmal 1845 von *Restelli*, später (1858) von *Alexander Friedleben* (1819—1878), der in Frankfurt am Main lebte, Tieren exstirpiert. *Restellis* Versuche brachten keine klaren Ergebnisse. Die Tiere starben fast alle bald nach dem Eingriff. *Friedleben* konnte danach neben einer Vermehrung der weißen und einer Verminderung der roten Blutkörperchen eine Vermehrung des Wassers im Blut beobachten und nahm eine Beeinflussung des Wachstums der Knochen und ihrer „chemischen Konstitution" an. Die Kenntnis der Funktion der Milz wurde durch die Zytologie aus sehr unsicheren humoralen Vorstellungen auf eine neue Grundlage gebracht. Schon 1683 war es *Conrad Brunner*, dem Entdecker der nach ihm benannten Drüsen (vgl. Bd. I, S. 287) gelungen, einen Hund nach der Exstirpation der Milz längere Zeit am Leben zu halten. Jetzt wurden solche Versuche erneut unternommen, namentlich von *Heinrich Adolf von Bardeleben* (1819—1895), und die Entbehrlichkeit des Organs für das Weiterleben (1841) erneut bewiesen. Das zeigten (1857) auch glückliche Operationserfolge am Menschen durch den Darmstädter Chirurgen, späteren Professor in Rostock und Heidelberg *Gustav Simon* (1824—1876). Einige Forscher, darunter *Brücke*, sahen in der Milz auf Grund des anatomischen Gefäßverlaufs und der Tatsache, daß man sie einige Stunden nach der Verdauung vergrößert findet, einen Regulierungsapparat für den Blutgehalt der Verdauungsorgane, insbesondere des Magens und der Leber; andere, wie *v. Gerlach* (1849) und später *Otto Funke* (1828—1879), stellten auf Grund mikroskopischer Untersuchungen blutbildende Vorgänge ähnlich denen im Knochenmark fest, während *Koelliker*, der Freiburger Anatom *Alexander Ecker* (1816—1887) u. a. in den 40er und 50er Jahren Blutzerstörungsvorgänge zu beobachten glaubten.

Die Absonderung der Drüsen hatte *Joh. Müller* (1830) als die spezifische Tätigkeit der lebendigen Substanz bezeichnet, welche die sezernierende Oberfläche auskleidet. Seitdem *Henle* und *Koelliker* die Zellenlehre auf die Physiologie der Sekretionsvorgänge angewendet hatten, erschien sie als Funktion der epithelialen Zellelemente, welche diese Auskleidung bilden

Das Jahr 1849 brachte den wenig beachteten Anfang der experimentellen Erforschung der inneren Sekretion der Drüsen. Damals veröffentlichte der vielseitige Göttinger Physiologe *Arnold Adolph Berthold* (1803—1861) die Ergebnisse seiner Versuche an Hähnen. Er hatte total kastrierten Hähnen die Hoden anderer Hähne in die Bauchhöhle überpflanzt und dabei beobachtet, daß diese inplantierten Hoden die sekundären Geschlechtsmerkmale ebenso beeinflussen, wie die im natürlichen Verband sitzenden Hoden. Er zog daraus den richtigen Schluß, daß der Einfluß dieser Drüsen nicht, wie man es bis dahin gern erklärte, auf einer Vermittlung durch die Nervenbahnen beruht, sondern nur durch die Einwirkung der Hoden auf das Blut und dann durch die Einwirkung des Blutes auf den ganzen Organismus zustande kommt. 1851 wies der französische Kliniker *Apollinaire Bouchardat* (1806 bis 1886), anfangs Oberapotheker am Hôtel-Dieu, später Professor der Hygiene an der medizinischen Fakultät in Paris, auf Beziehungen zwischen Bauchspeicheldrüse und Zuckerkrankheit hin. Wie es schon vor ihm andere Kliniker in vereinzelten Fällen beobachtet hatten, stellte er fest, daß bei der Zuckerkrankheit nicht selten Pankreaserkrankungen anzutreffen waren (*Paul Trendelenburg—O. Krayer*). 1856 zeigte *Brown-Séquard*, daß Tiere nach Exstirpation der Nebennieren infolge des Funktionsausfalls dieser kleinen Organe zugrunde gehen. Um dieselbe Zeit (1856—1857) konstatierte *Moritz Schiff*, daß viele Tiere innerhalb weniger Tage starben, wenn man ihnen die Schilddrüse fortnahm.

Zum Ausgangspunkt der modernen experimentellen Verdauungsforschung wurde ein Preisausschreiben der Pariser Akademie aus dem Jahre 1823. Bei dem sich daran anschließenden Wettbewerb konkurrierten die Arbeiten von *François Leuret* (1797—1851) und *Jean Louis Lassaigne* (1800—1859) aus dem Jahre 1825 einerseits und von *Tiedemann* und *Leopold Gmelin* (1788—1853) in Heidelberg aus den Jahren 1826—27 andererseits. Die Monographie der Heidelberger Forscher wurde von der Akademie nur einer ehrenvollen Erwähnung und (nach *Kußmaul*) einer Dotation à titre d'encouragement gewürdigt, wirkte aber besonders befruchtend. Zum ersten Male wurde der ganze Verdauungsprozeß einer experimentellen Prüfung unterzogen.

Die Heidelberger Untersuchungen knüpften methodisch an die S. 20 erwähnten experimentellen Verdauungsstudien aus dem 18. Jahrhundert von *Réaumur* und *Spallanzani* an. *Réaumur* hatte (1752) Untersuchungen an einem zahmen Bussard veröffentlicht. Er ließ ihn Speisen in perforierten Kapseln verschlucken, die von dem Tier wieder reproduziert wurden. Die Wirkung des dabei erzielten Magensaftes auf die verschiedenen Nahrungsmittel untersuchte er auch in vitro. An diese Versuche knüpfte *Spallanzani* (1782) mit erweiterten und insofern verbesserten Methoden an, als er den Magensaft bei seinen Beobachtungen in vitro bei Körpertemperatur hielt. Die Speisen wurden vor dem Verschlucken an einem Draht oder Faden befestigt und nach einer gewissen Zeit herausgezogen, auch Schwämme wurden in die Kapseln hereingebracht und auf diese Weise kleine Mengen von Magensaft erzielt, mit denen man gut experimentieren konnte. *Spallanzani* wendete sein besonderes Interesse der mechanischen Kraft des Magens bei körnerfressenden Vögeln zu. Auch benutzte er den eigenen, durch Erbrechen erhaltenen Magensaft. Er erbrachte den Nachweis, daß es sich bei der Magenverdauung nicht um Fäulnis und Gärung, sondern um einen chemischen Prozeß handelt. Aber er leugnete die saure Natur des Magensaftes, obwohl *John Hunter* (1772) das Vorhandensein von Säure im Magen sicher behauptet hatte. Die Beobachtung von *Bassiano Carminati* (1750—1830) aus dem Jahre 1785, daß der Magensaft bei hungernden Carnivoren neutral reagiert und sauer wird, nachdem das Tier gefressen hat, wurde nicht beachtet. Jedenfalls konnte *William Hunter* (nach *Rosen*) noch mit Recht sagen: „Einige Physiologen behaupten, daß der Magen eine Mühle ist, andere, daß er ein gärendes Faß ist, wieder andere, daß er ein Kochtopf ist, aber meine Ansicht darüber ist, daß er weder eine Mühle, noch ein gärendes Faß, noch ein Kochtopf ist, sondern ein Magen, meine Herren, ein Magen."

In ähnlichen Versuchen wies (1803) der Amerikaner *John R. Young* sicher nach, daß es sich bei dem die Speisen lösenden Prinzip des Magensaftes um eine Säure handelte, die er für Phosphorsäure hielt, bis der Londoner praktische Arzt *William Prout* (1785—1850) durch sorgfältige Titrierung und Destillation (1824) definitiv feststellte, daß die saure Beschaffenheit des Magensaftes durch freie Salzsäure bedingt ist. Er brachte auch schon Schwankungen der Salzsäurequantität mit Magenfunktionsstörungen in ursächliche Verbindung.

Nun nahmen *Tiedemann* und *Gmelin* die alten Versuche mit all den Hilfsmitteln, die die fortgeschrittene Laboratoriumstechnik ihnen bot, wieder auf. Mit dem Tierexperiment, das ihnen die verdauenden Säfte lieferte, verbanden sie äußerst exakte chemische und mikroskopische Untersuchungen. Das Ergebnis war „eine großartige erfolgreiche Bearbeitung der gesamten Lehre von der Verdauung, Resorption und Assimilation", eine Großtat der physiologischen Chemie des 19. Jahrhunderts. Sie erkannten die Nahrungsmittel auflösende Kraft des Speichels. Diese wurde 1831 durch den Nürnberger Technologen *Ehrhard Friedrich Leuchs* (1800 bis 1837) als Fähigkeit, die Stärke in Zucker zu verwandeln, erwiesen. Im Jahre 1845 entdeckte der Pariser Pharmakologe *Louis Mialhe* (1807—1886) das Ptyalin als ihr wirksames Ferment. Grundsätzlich besonders wichtig war die Feststellung von *Tiedemann* und *Gmelin*, daß die Bewegung des Magens und die Quantität des sezernierten Saftes von der Menge und Verdaulichkeit der aufgenommenen Nahrung abhängig sind. Während sie die freie Salzsäure für das wirksame Prinzip der Verdauung hielten, sprach *Joh. Müller* in seinem schon erwähnten Handbuch der Physiologie (1834) die Ansicht aus, daß man dieses Prinzip in einem noch unbekannten organischen Stoff suchen muß, der auf dieselbe Weise wirkt wie die Diastase auf das Stärkemehl. Dieser Stoff wurde (1836) von *Theodor Schwann* im Pepsin gefunden.

Im Jahre 1833 kam von Amerika eine neue Botschaft zur Physiologie und Pathologie des Magens. Sie wurde in Deutschland und Frankreich, vor allem von den tierexperimentell eingestellten Physiologen, mit Begeisterung aufgenommen. In England zog man aus ihr in erster Linie Konsequenzen für die Klinik. Im Jahre 1822 hatte sich auf einem einsam gelegenen Fort an der Nordwestgrenze der Vereinigten Staaten ein Unfall ereignet. Durch unvorsichtiges Umgehen mit einer Schrotflinte war ein 19jähriger französischer Kanadier *Alexis St. Martin* schwer verletzt worden. Der Militärarzt *William Beaumont* (1785—1853) brachte ihn mit dem Leben davon, aber es blieb eine Magenfistel. Mit bewundernswerter Hartnäckigkeit und Ausdauer gegenüber allen Schwierigkeiten, die das Versuchsobjekt machte, wußte *Beaumont* die einzigartige Möglichkeit zu Beobachtungen und Versuchen am Menschen durch Jahre hindurch zu nutzen und kam zu Methoden und Ergebnissen, die ihn, wie man gesagt hat, zum „Führer und Pionier der experimentellen Physiologie" in Amerika und sein Buch zum wichtigsten Werk über die Magenverdauung vor *Pawlow* gemacht haben. Seine Schrift: „Experimente und Beobachtungen über den Magensaft und die Physiologie der Verdauung" vom Jahre 1833 gibt nach einer Würdigung seiner Vorgänger eine genaue Beschreibung der normalen und pathologischen Erscheinungen der Magenschleimhaut am lebenden Menschen und der Magenbewegungen bis zur Beendigung der Verdauung; sie zeigt, daß die Absonderung des Magensaftes nur bei Anwesenheit von Nahrungsstoffen oder unter psychischen Einflüssen erfolgt und eine nur mechanische Reizung lediglich eine Blutüberfüllung auslöst mit einer lokal begrenzten spärlichen Saftsekretion. Damit überholte sie definitiv die Annahme *Magendies*, daß die Magenschleimhaut ständig sezerniert. Die Versuche *Beaumonts* über die Einwirkung des Magensaftes auf verschiedene Nahrungsmittel und über ihren relativen Verdauungswert bilden die Grundlage der modernen Diätzettel (*Garrison*). Hinzu kamen die wichtigen histologischen Untersuchungen von *Purkinje* über die Magensaftdrüsen und ihr Epithel aus dem Jahre 1837.

Durch *Beaumonts* Buch wurde auch eine starke Anregung gegeben, das Studium der Verdauungsvorgänge am Tier mit Hilfe künstlich angelegter Magen- und Darmfisteln fortzusetzen. Die Methode selbst hatte schon *Reignier de Graaf* mit seiner von *de le Boë* angeregten Inauguraldissertation aus dem Jahre 1664 am Hund zur Untersuchung der Pankreasfunktion in Anwendung gebracht. Jetzt wurde sie ausgebaut und systematisch durchgeführt, nachdem *Nicolas Blondlot* (1810—1877), Professor der Chemie und Pharmazie an der medizinischen Schule von Nancy, nicht ohne Vorgänger, unter dem Einfluß von *Beaumont* die Versuche mit der künstlich angelegten Fistel am Tier (1843) erneuert und ihren Nutzen durch Bestätigung und Erweiterung der Resultate des Amerikaners dargetan hatte.

Leuret und *Lassaigne* hatten den Pankreassaft, dessen alkalische Reaktion ihnen ebenso wie *Tiedemann* und *Gmelin* wohl bekannt war, treffend mit dem Mundspeichel verglichen. 1834 zeigte *I. N. Eberle* (gestorben im gleichen Jahr) in Würzburg seine Einwirkung auf Stärke und Fett und seine emulsierende, *Purkinje* 1836 seine fettspaltende, *Valentin* 1844 seine diastatische, *Lucien Corvisart* (1811—1882), der Neffe des früher genannten Leibarztes *Napoleons I.*, im Jahre 1857 seine eiweißspaltende Eigenschaft. Alles wurde übertroffen von den zusammenfassenden Forschungen *Bernards* in den Jahren 1849—1856. Er zeigte, daß die „Magenverdauung" nur eine vorbereitende Phase ist, daß der pankreatische Saft die den

Darm passierenden Fette emulgiert, indem er sie in fettige Säuren und Glyzerin spaltet, daß er Stärke in Zucker umwandelt und das Eiweiß, soweit es nicht schon im Magen unter dem Einfluß des Pepsins in lösliche Formen überführt ist, in diese umwandelt, für die *Karl Gotthelf Lehmann* (1850) die Bezeichnung Peptone eingeführt hatte.

Tiedemann und *Gmelin* erkannten auch die fäulniswidrige und die Darmperistaltik anregende Wirkung der Galle. *Gmelin* gab damals die nach ihm benannte chemische Reaktion mit rauchender Salpetersäure zum Nachweis von Gallenfarbstoffen im Urin und in anderen Flüssigkeiten an. *Schwann* begründete mit Untersuchungen an künstlich angelegten Gallenblasenfisteln im Jahre 1844 die richtungsweisende Lehre, daß die Galle mehr als ein bloßes Exkret ist und vielseitige Aufgaben hat. Der bedeutende Chemiker *Adolph Friedrich Ludwig Strecker* (1822 –1871), damals Schüler *Liebigs* in Gießen, später Professor in Christiania, Tübingen und Würzburg, erkannte in den Jahren 1846 bis 1849 die glyko- und taurocholsauren Verbindungen der Galle. Der Hallenser Chemiker *Wilhelm Heinrich Heintz* (1817—1880) isolierte 1851 das Bilirubin. Das Biliverdin, welches *Berzelius* zuerst 1840 isoliert, aber mit dem Chlorophyll verwechselt hatte, wurde 1859 von dem späteren Badearzt in Salzbrunn *Wilhelm Valentiner* (1830 —1893) in kristallisierter Form rein dargestellt.

Grundsätzlich wichtiger als diese Untersuchungen über die Absonderungsprodukte der Leber wurde die Erkenntnis der glykogenbildenden Funktion dieses Organs durch *Cl. Bernard.* Das Krankheitsbild des Diabetes mellitus gab ihm zu denken. Schon in seiner Doktorthese vom Jahr 1843 hatte er Tierversuche veröffentlicht und zunächst am Kaninchen gezeigt, daß, wenn man diesem Tier eine Zuckerlösung intravenös injizierte, der Zucker unverändert im Urin wiedererschien. Dann ging er zu Experimenten an Hunden über und fand bei ihnen in den Lebervenen „glucose", gleichviel ob die Tiere vor der Tötung mit einer reichlich zucker- und kohlehydratehaltigen Nahrung oder ausschließlich mit Fleisch ernährt worden waren. Das Blut in den zur Leber tretenden Zweigen der Vena portae und in dieser selbst fand er dagegen bei jeder Art der Ernährung frei von „glucose". Die Abkochung von Lebergewebe ergab ebenfalls Zucker in diesem Organ, auch bei Tieren, die nur mit reinem Fleisch ernährt waren. Dagegen fehlte der Zucker in allen anderen Organen des Körpers. *Bernard* veröffentlichte das Ergebnis 1848. 1853 konnte er nach zahlreichen Versuchen sicher beweisen, daß die Leber Glykogen produziert, und dieses isolieren. Es zeigte sich unwiderleglich, daß der tierische Organismus komplizierte chemische Verbindungen ebenso gut aufbauen wie abbauen kann. Weiter bewies die glykogenbildende Eigenschaft der Leber, daß dieses Organ eine doppelte Funktion hat, die Produktion der Galle nach außen in den Darm und die Produktion des Glykogens nach innen in das Blut. Damit war der moderne Begriff der inneren Sekretion geschaffen.

1859 konnte *Bernard* den Nachweis liefern, daß das Glykogen für den Fötus von der Plazenta gebildet wird, bis die eigene Leber dazu imstande ist (*Mettler*).

Für das nähere Studium der Reize und Vorgänge, welche bei der Absonderung der verdauenden Drüsensekrete beteiligt sind, wurden die Versuche über die Tätigkeit der Mundspeicheldrüse, die *Ludwig* und seine Schüler seit 1851 vornahmen, methodisch bedeutungsvoll. Sie durchschnitten die in die Drüse eintretenden Nerven und reizten sie elektrisch. Dadurch erwiesen sie die Absonderung des Speichels als einen reflektorischen Vorgang.

Die früher geschilderten Fortschritte der Chemie kamen der Kenntnis der Nahrungsstoffe, ihres Abbaues im Darm und des gesamten Stoffwechsels in ausgedehntem Umfang zugute. Die physiologische Chemie wurde ein von vielen

Seiten mit großem Interesse und viel Erfolg bearbeitetes Gebiet. Eifrig studierte Lehr- und Handbücher des Faches schrieb *K. G. Lehmann* 1842 bzw. 1854 (und spätere Auflagen).

Unser Zeitabschnitt ist durch jene Periode der Stoffwechselforschung charakterisiert, die *Carl von Noorden* (1858—1944), selbst ein Meistererforscher des Stoffwechsels, die qualitative genannt hat. An diesem Kapitel der physiologischen Chemie arbeiteten neben den Medizinern Fachchemiker mit für alle Zeiten unvergänglichen Erfolgen. Bahnbrechend, wenn auch nicht ohne Vorgänger, war hier seit Beginn der 40er Jahre *Liebig*. Er betonte die Notwendigkeit einer planmäßigen Untersuchung des gesamten Stoffwechsels und suchte in die Einzelheiten des Umwandlungsprozesses, der sich in den Organen selbst vollzieht, einzudringen, wobei er vor allem den Stickstoffumsatz im Auge hatte. Auf Grund experimentell chemischer Untersuchungen trennte er zum erstenmal in scharfer Weise die Nahrungsmittel von den Genußmitteln und die ersteren wieder nach ihrem Wert. Nur in den Eiweißstoffen sah er „plastische", d. h. dem Aufbau der Gewebe und der Muskelbewegung dienende Stoffe. Die Fette und Kohlenhydrate waren lediglich „respiratorische", d. h. der Erzeugung der tierischen Wärme dienende Stoffe. Das Eiweiß des Muskels ist als einziger Träger der Bewegung die Substanz, die sich in der S. 101 geschilderten Form bei der Muskelkontraktion mit der Lebenskraft und dem Sauerstoff auseinandersetzt. Diese Anschauung wurde bald überholt. Der bedeutende Kliniker *Friedrich Theodor Frerichs* (1819—1885), damals in Göttingen, machte Harnstoff- und Gewichtsuntersuchungen an Hunden und Kaninchen bei reiner Fleisch- bzw. gemischt vegetabilischer Nahrung und bei völliger Nahrungsentziehung. Er stellte dabei schon 1848 fest, daß auch das Eiweiß als „respiratorischer" Nahrungsstoff dienen kann. *Bidder* und der hervorragende physiologische Chemiker *Carl Schmidt* (1822—1894) in Dorpat gingen bei ihren Untersuchungen über die Verdauungssäfte und den Stoffwechsel komplizierte technische Wege; sie analysierten z. B. den Chemismus der Expirationsluft und berücksichtigten neben dem Harn die Faeces. So kamen sie in Übereinstimmung mit einer schon früher geäußerten Meinung von *Lehmann* zu der Annahme, daß das Eiweiß nicht restlos zur Organsubstanz assimiliert wird, sondern zum Teil überschüssig ist und als „Luxuskonsumption" im Blute verbrannt wird. Die Ansicht, daß das Blut der Sitz der Oxydation sei, war damals noch allgemein gültig. Erst im folgenden Zeitabschnitt setzte sich an ihrer Stelle die Erkenntnis durch, daß dem Blut bei der Atmung und dem Stoffwechsel die Rolle eines Transportmittels zukommt.

Je mehr man in die Stoffwechselvorgänge eindrang, desto mehr Bedeutung gewann die Untersuchung des Urins als Produkt des wichtigsten Ausscheidungsorgans, der Niere. Seit der in *Joh. Müllers* Handbuch der Physiologie (1833) wiedergegebenen ersten quantitativen Harnanalyse von *Berzelius* (1809) wurde das große Gebiet in einer unübersehbaren Zahl von Publikationen durchgearbeitet. Daran waren neben Physiologen wieder Chemiker und Kliniker beteiligt. Es wurden viele neue Reaktionen zur Bestimmung der normalen und pathologischen Bestandteile des Urins angegeben

Wir heben nur die wichtigsten hervor. 1838 wiesen *Bouchardat* und *Eugène Melchior Peligot* (1811—1890) im Diabetikerharn den Traubenzucker nach. 1841 erfolgte der Nachweis des Zuckers im Urin mit Kalilauge und Kupfersulfatlösung durch den Chemiker *Karl August Trommer* (1806—1879). 1848 gab der Stuttgarter Chemiker *Hermann von Fehling* (1812 bis 1885) die nach ihm benannte, ähnlich zusammengesetzte Lösung an, die auch eine quantitative Bestimmung des Zuckergehaltes ermöglichte. 1844 führte der ausgezeichnete Wiener physiologische Chemiker *Johann Florian Heller* (1813—1871) die nach ihm benannte Eiweißprobe ein, bei der sich an der Grenze zwischen dem aufgeschichteten eiweißhaltigen Urin und dem Reagenz, der Salpetersäure, ein weißer Ring bildet.

Die Erforschung der Exkretion des Urins durch die Niere wurde am Anfang der vierziger Jahre durch zwei Theorien angeregt, die sich bekämpften, eine im engeren Sinn physiologische und eine mechanistische. Jede war von einer anerkannten Autorität auf dem Gebiet der experimentellen Physiologie ausgedacht und wurde der Ausgangspunkt fruchtbarer Versuche bis auf den heutigen Tag. Im Jahre 1842 lehrte *William Bowman*, dessen Erwägungen von der morphologischen Struktur der Niere ausgingen, daß nur die Ausscheidung der wässerigen Bestandteile und der Salze aus dem Blut durch die Malpighischen Körperchen in den nach ihm als Bowmansche Kapsel bezeichneten, becherförmigen Anfang der Harnkanälchen erfolgt. Den eigentlichen Sekretionsapparat für die harnfähigen Substanzen (Harnstoff, Harnsäure usw.) aber bildet das System der Harnkanälchen; es übt mit seinen Epithelien eine biologisch-sekretorische Tätigkeit aus. Die Epithelzellen entziehen der Lymphe diese harnfähigen Substanzen und sondern sie an ihrer freien Oberfläche ab. Das von den Glomeruli her vorbeiströmende Wasser nimmt sie dann auf, löst sie und führt sie ab. *C. Ludwig* betrachtete dagegen die Glomeruli als reine Filtrationsapparate. Sie geben aus dem in ihnen zirkulierenden Blut nicht nur Wasser und Salze, sondern alle im Blutplasma enthaltenen kristalloiden Bestandteile ab. Die Filtration ist durch die starke Druckdifferenz bestimmt, die zwischen dem Innern der Kapillaren und der Höhlung der Bowmanschen Kapsel herrscht. Das Gefäß, welches das Blut aus dem Gefäßknäuel des Malpighischen Körpers abführt, ist enger als das zuführende Gefäß. Beim Durchfließen der Harnkanälchen wird das Filtrat durch Rückresorption des Wassers in die die Harnkanälchen umspülende Lymphe eingedickt. Diese Lymphe ist nämlich durch den in den Glomerulis erlittenen Wasserverlust so wasserarm und eiweißreich geworden, daß die Wasseraufnahme durch einfache Endosmose erfolgen muß. Filtration und Osmose erklären also das ganze Phänomen ohne Schwierigkeit rein mechanisch.

Eine Reihe von Versuchen galten konsequenterweise dem Problem der Beeinflussung der Harnsekretion durch die Veränderung des Blutdrucks und der Blutbeschaffenheit. Ein Schüler *Ludwigs*, *Friedrich Goll* (1825—1903), stellte (1853/54) durch Aderlässe und durch Beeinflussung des Blutdruckes mit Hilfe der Vagusreizung fest, daß sich die Harnsekretion mit dem Sinken des Blutdrucks und der Herztätigkeit vermindert und bei ihrer Erhöhung wieder steigert. *Claude Bernard* erzielte (1859) nach querer Durchschneidung des Halsmarkes und dadurch hervorgerufener Senkung des Aortendrucks das Aufhören des Harnträufelns. Aus der *Ludwig*schen Schule, ferner durch *Bernard* u. a. wurde der Blutdruck lokal durch Kompression, Unterbindung, Durchschneidung u. a. Maßnahmen an den zu- und abführenden Blutgefäßen der Niere beeinflußt; man beobachtete danach entsprechende Veränderungen der Harnabsonderung.

Mit der Beeinflussung der Harnabsonderung durch Veränderungen der Quantität und Qualität des Blutes beschäftigte sich damals der Physiologe und Pharmakologe *Carl Philipp Falck* (1816—1880), der gleichzeitig mit *Ludwig* in Marburg tätig war. Er stellte in Versuchen an durstenden Tieren die Harnmenge und den Wassergehalt der Organe fest und ermittelte beim Menschen den Einfluß verschiedener Getränke auf die Harnbildung. Dabei fand er die diuretische Wirkung des Tees. Er war ein Fanatiker des Experiments (*E. Heischkel*) und erinnerte in der opfervollen Beobachtung des eigenen Körpers für seine Versuche über die Harnsekretion bei einer genau geregelten Lebens- und Ernährungsweise an *Santorio Santorio* (vgl. Bd. I, S. 289).

Überwogen bei der Aufklärung der bisher betrachteten Phänomene die chemischen Methoden, so nahm bei der Erschließung der Physiologie des Muskel- und Nervensystems und der Sinnesorgane die physikalisch gerichtete Forschung den ersten Platz ein.

Mit seinem Polarisationsmikroskop (vgl. S. 121) stellte *Brücke* fest, daß von den zwei Substanzen, welche die Querstreifung der willkürlichen Muskelfasern bedingen, die eine doppelt-, die andere nur einfachbrechend ist. Bei der Kontraktion ändern sich die optischen Verhältnisse nicht. Das Ergebnis wurde für spätere Auffassungen vom Wesen der kontraktilen Elemente wichtig.

Die direkte, vom Nerven unabhängige Erregbarkeit des Muskels war von *Haller* behauptet worden (vgl. S. 19). Trotzdem blieb sie umstritten. Jetzt wurde die Frage vor allem durch die klassischen Untersuchungen von *Bernard* (1850) und fast gleichzeitig durch *Koelliker* bejahend entschieden. Sie vergifteten Frösche mit Curare. Dadurch wurden die motorischen Endplatten der Nerven im Muskel gelähmt und eine Erregung vom Nerven aus unmöglich, dagegen blieb die direkte Erregbarkeit des Muskels erhalten. Nachdem *Eduard Weber* (1846) grundlegende Untersuchungen über die Beziehungen zwischen der Kontraktilität und Elastizität des Muskels veröffentlicht hatte, nachdem ferner durch *Bowman* in den Jahren 1841/42 u. a. mit dem Mikroskop der feinere Bau der Muskelfaser erschlossen war und *von Helmholtz* in seinem ähnlich dem *Ludwig*schen Kymographion konstruierten Myographion einen Apparat gebaut hatte, mit dem sich alle Einzelheiten der Muskelzuckung kurvenmäßig aufschreiben ließen, begann eine neue, äußerst fruchtbare Ära der Muskeldurchforschung, bei der die direkte und indirekte Reizung mit dem elektrischen Strom (namentlich am Froschmuskelpräparat, mit dem schon *Galvani* operiert hatte) die Hauptrolle spielte. *v. Helmholtz* begründete auf dieser Basis (1854) experimentell die Theorie, daß der Tetanus der Skelettmuskulatur eine Folge der Summation und Verschmelzung rasch aufeinanderfolgender Einzelzuckungen darstellt.

Die aus der Praxis wohlbekannte Tatsache der mit der Muskelarbeit verbundenen Wärmeproduktion, über die schon mehr oder weniger genaue Thermometermessungen vorlagen, wurde der wirklich exakten wissenschaftlichen Erklärung zugänglich gemacht, als *v. Helmholtz* (1847) von ihm modifizierte thermoelektrische Nadeln direkt in die Muskeln einstieß und aus der elektrischen Wirkung, die die Erwärmung der Lötstelle der beiden die Nadel zusammensetzenden Metalle hervorruft, den Wärmeunterschied zwischen dem ruhenden und tätigen Muskel genau feststellen konnte.

Das Studium der sich am Muskel abspielenden elektrischen Vorgänge war seit *Galvani* nicht zur Ruhe gekommen. *Joh. Wilh. Ritter* (vgl. S. 6) erkannte bei Reizversuchen am Nervmuskelpräparat mit dem aus der Voltaschen Säule abgeleiteten galvanischen Strom, daß nur die Öffnung und Schließung dieses Stromes Zuckungen auslöst, und daß während der Dauer der Durchströmung Veränderungen der Erregbarkeit im Nerven auftreten. Man hat diese durch den Strom verursachten veränderten Zustände seit *du Bois-Reymond* (1843) unter dem Namen Elektrotonus zusammengefaßt. Ferner entdeckte *Ritter* den nach Öffnung des länger im Nerven geschlossen gewesenen Stromes auftretenden Muskelkrampf, den „Ritterschen Öffnungstetanus". Endlich sah er, daß eine gesetzmäßige Abhängigkeit des Eintretens der Muskelzuckung von der Richtung und Stärke des auf den Nerven wirkenden Stromes besteht: „Rittersches Zuckungsgesetz". Von klinischer Wichtigkeit war besonders die von *Ritter* um die Wende zum 19. Jahrhundert gegebene Bestätigung der von *Eusebio Valli* (1762—1816) zuerst 1792 behaupteten Tatsache, daß das Absterben des Nerven und der dadurch bedingte Verlust seiner Erregbarkeit von den zentralen zu den peripheren Partien allmählich fortschreitet (Ritter-Vallisches Gesetz). In den Jahren 1838—1840 entdeckte der italienische Physiker und Physiologe *Carlo Matteucci* (1811—1868) in Verfolgung älterer Versuche seines Landsmannes, des Physikers *Leopoldo Nobili* (1784—1854), mit dem Galvanometer und Multiplikator die Erscheinung, die man später mit *du Bois-Rymond* Ruhestrom nannte. Wenn er an einem amputierten Froschschenkel eine Elektrode auf den Querschnitt und eine auf die Außenfläche der enthäuteten Muskulatur brachte, zeigte der Ausschlag des Galvanometers einen bestimmt gerichteten Strom an. 1841 fand er, daß, wenn man den Nerven eines Froschbeins auf die Muskeln eines zweiten Froschbeins legt und den Nerven des zweiten reizt, nicht nur eine primäre Zuckung in den Muskeln des gereizten zweiten Beines, sondern auch eine sekundäre Zuckung in den Muskeln des ersten Beines auftritt. Diese von *Matteucci* allerdings falsch gedeutete Beobachtung bewies zum ersten Male, daß die Tätigkeit des Muskels von einer charakteristischen elektrischen Erscheinung begleitet wird. Auf diese Beobachtungen wurde noch im gleichen Jahre *du Bois-Reymond* durch seinen Lehrer *Joh. Müller* hingewiesen. Damit war der Ausgangspunkt zu einer unaufhaltsam fortschreitenden Aufklärung der tierelektrischen Phänomene gegeben, die *du Bois-Reymond* (1818 bis 1896) zu seiner Lebensaufgabe machte. Sie befruchtete durch ihn (vor allem in den Jahren 1848 –1860) und durch zahlreiche andere Forscher nicht nur die Muskel- und Nervenphysiologie, sondern indirekt auch die Physiologie der Sinnesorgane. *du Bois-Reymond* selbst schuf die exakte Methode und konstruierte ein ausgezeichnetes Handwerkszeug (empfindliche Multiplikatoren, besondere Elektroden, ein Rheochord, das gestattete, für die Reizungsversuche von einem galvanischen Strom einen nach seiner Stärke beliebig abgestuften Zweigstrom abzuleiten, einen Schlitteninduktor und viele andere Apparate, die auch für die klinische Diagnostik und Therapie von Bedeutung wurden). Er wies die Wege zur Ausschließung der Fehlerquellen und brachte zahlreiche Einzelheiten über die elektrische Reizung und Leistung des Nervmuskelpräparats und des von ihm besonders bearbeiteten elektrischen Organs der Zitterfische. Mit der neuen Methodik konnte man ganz anders als vorher an die Aufklärung der von *Ritter* beobachteten Erscheinungen gehen.

Mit sinnreich erfundenen Apparaten und Methoden gelang es *v. Helmholtz* im Jahre 1850, an dem Nervmuskelpräparat des Frosches die Fortpflanzungsgeschwindigkeit der Nervenleitung genau zu messen. 6 Jahre vorher hatte *Johannes Müller* dieses Problem noch für unlösbar erklärt und die Geschwindigkeit der Leitung mit der des Lichtes verglichen. *v. Helmholtz* fand, daß zwischen der Applikation eines Reizes auf einen motorischen Nerv und der Kontraktion des von ihm versorgten Muskels ein längerer Zeitraum liegt, wenn die Reizung möglichst weit vom Muskel erfolgt, als wenn man sie dicht an den Muskel heran verlegt. Nach seinen Berechnungen betrug die Geschwindigkeit der Nervenleitung im Mittel nur 27,25 m in der Sekunde.

Der Aufschließung der Physiologie des Rückenmarks und der von ihm entspringenden Nerven dienten Reizversuche und die Beobachtung der Degenerations- und Ausfallserscheinungen, die sich nach Durchschneidung, Zerstörung, Abtragung oder nach krankhaften Veränderungen der Nerven oder des Markes bemerkbar machten. Das von *Charles Bell* (1811) aufgestellte, von *Magendie* (1822) weiter ausgebaute Gesetz, nach welchem die vorderen Wurzeln der Rückenmarksnerven die Bewegung, die hinteren die Empfindung leiten, wurde von *Johannes Müller* (1831) durch klassische Untersuchungen am Frosch von allen Zweifeln befreit. Er konnte bei diesem Kaltblüter das ganze Rückenmark ohne schwere funktionelle Schädigung freilegen, auf der einen Seite alle ventralen, auf der anderen Seite alle dorsalen Wurzeln der aus dem Rückenmark entspringenden Nerven durchschneiden und nachweisen, daß danach der Frosch auf der einen Seite eine vollständige Empfindungslosigkeit bei normaler Beweglichkeit zeigt. *Cl. Bernard*, *Schiff*, *Pflüger* u. a. stellten in den fünfziger Jahren feinere Einzelheiten der Leitung in den vorderen und hinteren Rückenmarkwurzeln fest. 1850 durchschnitt der

Engländer *Augustus Volney Waller* (1816—1870), der ursprünglich praktischer Arzt gewesen war, 1852 Assistent von *Julius Ludwig Budge* in Bonn und später Professor der Physiologie in Birmingham wurde, die die Zunge versorgenden Nerven und beobachtete, daß danach der Teil des Achsenzylinders der Degeneration verfiel, der von der Nervenzelle, von der er den Ausgang nahm, getrennt war, während der Teil erhalten wurde, der im Zusammenhang mit der Zelle blieb. In der weiteren Verfolgung dieser Studien konnte er diesen Nachweis auch für die aus dem Rückenmark austretenden motorischen und sensiblen Wurzeln liefern und den gesetzmäßigen Ablauf dieser Degeneration bei allen Nervenfasern konstatieren, die mit der Durchschneidung von ihren trophischen Zentren getrennt wurden. Die wichtige Frage, welche Körpergegenden von den einzelnen aus dem Rückenmark austretenden Fasern versorgt würden, beantwortete (1847) im Anschluß an ältere Untersucher *Schroeder van der Kolk* (1797—1862) dahin, daß die sensiblen Äste in jenen Hautgebieten enden, die sich unmittelbar über den Muskeln befinden, die von den motorischen Fasern desselben Nerven versorgt werden. Diese Vorstellung ließ sich nach weiteren Versuchen des Gießener Physiologen *Konrad Eckhard* (1822—1905) aus dem Jahre 1849 und von späteren nicht aufrecht erhalten. 1856 kam der Wiener Nervenarzt und Physiologe *Ludwig Türck* (1810—1868) auf Grund experimenteller Untersuchungen am Hund auf den in der Folgezeit von ihm und anderen erfolgreich ausgearbeiteten, für die Klinik so wichtigen Gedanken, daß die Hauptgebiete der sensiblen Wurzeln eine s e g m e n t a l e Anordnung besitzen (vgl. auch S. 118f.).

Nach mancherlei Vorarbeiten, die bis in das 17. Jahrhundert zurückgehen, war das Studium der Reflexe und des Rückenmarks als ihres Umschlageplatzes um die Mitte des 18. Jahrhunderts durch *Robert Whytt* (vgl. S. 23) experimentell in Angriff genommen und durchdacht worden. Er hatte 1751 gezeigt, daß der Reflex ausbleibt, wenn das Rückenmark zerstört wird, andererseits bei Konservierung eines, wenn auch nur schmalen, Segments erhalten bleibt; 1768 hatte er den Nachweis geliefert, daß bei Zerstörung gewisser Teile der Vierhügel der Lichtreflex der Pupille aufhört. Er hatte auch die Reflexhemmung und die Erscheinungen des Rückenmark„schocks", wie es später (1850) *Marshall Hall* (1790—1857) genannt hat, den Ausfall aller Reflextätigkeit nach Erschütterung und Schädigung von Rückenmarkspartien, die von der Läsion entfernt liegen, beobachtet. Die richtige Deutung wurde bei *Whytt*, dem begeisterten Anhänger *Stahls*, dadurch verhindert, daß die überall im Körper vorhandene Seele hinter den Vorgängen stand und sich hemmend einschalten konnte.

Das 19. Jahrhundert ging natürlich von ganz anderen Voraussetzungen an die gleichen und ähnliche Experimente heran. Mit Vorliebe arbeitete man am dekapitierten Frosch an der Lösung dieses mit Spannung verfolgten Problems. Führend waren hier *Marshall Hall*, der neben einer großen praktischen Tätigkeit als Arzt in London die Zeit zu vorzüglichen wissenschaftlichen Arbeiten fand, und *Johannes Müller*. In Veröffentlichungen aus den Jahren 1833 und 1837 zeigte *Hall* mit absoluter Sicherheit, daß die Reflexbewegung, unabhängig von allem Willen und vom Großhirn, ausschließlich an die Medulla oblongata bzw. das Rückenmark gebunden ist, und daß die nach Strychninvergiftung eintretenden Muskelkrämpfe aufhören, wenn das Rückenmark zerstört wird. *Johannes Müller* gelangte gleichzeitig und unabhängig von *Hall* zum richtigen Verständnis des Reflexmechanismus und der Bedeutung des Rückenmarks für seinen Ablauf, ohne gewissen irrigen Auffassungen des hervorragenden Engländers zu verfallen.

Je weiter die experimentellen U n t e r s u c h u n g e n a m v e r l ä n g e r t e n R ü c k e n m a r k fortschritten, desto komplizierter erwiesen sich seine Funktionen als Zentral- und Leitungsorgan. *Cl. Bernard* stellte (1855) fest, daß einige Stunden nach der Verletzung einer ganz bestimmten Stelle am Boden des unteren Teiles der Rautengrube im Urin Zucker auftritt. Der Versuch ist als die berühmte „piqûre diabétique" in die Geschichte der Medizin eingegangen. 1851 entdeckte *Budge* zusammen mit *Waller* das sogenannte Centrum ciliospinale im unteren Hals- und oberen Brustmark für die Pupillenerweiterung, dessen elektrische Reizung ebenso wie die des Halssympathikus Mydriasis zur Folge hatte.

An die Erforschung des Gehirns und die unmittelbar aus ihm entspringenden Nerven ging man mit denselben Methoden wie an die Untersuchung des Rückenmarks. Die Ansicht von *Flourens*, daß alle Teile des Großhirns gleichwertig sind und füreinander eintreten können, wurde trotz einzelner Einwendungen noch nicht überzeugend widerlegt. Dagegen erzielte man dadurch zahlreiche neue Ergebnisse über die Aufgaben der aus dem Gehirn entspringenden Nerven, daß man nach der Durchschneidung ihrer Stämme und ihrer Verzweigungen bestimmte Degenerationsprozesse und funktionelle Ausfälle und nach entsprechenden Reizungen spezialisierte Funktionen an den von ihnen versorgten Organen beobachtete. So wies *Bartolomeo Panizza* (1785—1867), Anatom und Physiologe in Pavia (1834) in klassischen „Untersuchungen über die Nerven" als erster nach, daß der glossopharyngeus der Geschmacksnerv, der ramus lingualis trigemini der Tastnerv und der hypoglossus der motorische Nerv der Zunge ist.

Im Jahre 1842 erschien eine für die Weiterentwicklung der Kenntnis vom Nervensystem bedeutsame Arbeit von *Bidder* und *Volkmann* über „die Selbständigkeit des sympathischen Nervensystems". Sie brachte sorgfältig durchgeführte, vergleichend mikroskopische Untersuchungen bei 300facher Vergrößerung an Säugern, Vögeln, Fischen und Fröschen. Im Gegensatz zu *Valentin* und *Budge*, nach deren „Vivisektionen und Reizversuchen" der Sympathikus „etwas anderes nicht als ein gewöhnlicher Hirnnerv sein würde", kamen die Verfasser auf Grund der von ihnen konstatierten Unterschiede in der morphologischen Struktur und in der Verteilung der Nervenfasermassen in den Bündeln als Anatomen zu der Überzeugung, daß das sympathische Nervensystem ein selbständiges Gebilde ist, worauf schon 1796 *Sömmerring* aufmerksam gemacht hatte. Gleichzeitig ergaben sich zahlreiche neue Einzelheiten zum Verlauf der sympathischen Nervenfasern in ihrem Zusammenhang mit den Ganglien, den Zerebralspinalnerven und dem Zentralnervensystem.

Für die Erforschung der Physiologie der Sinne wurde das Gesetz von der spezifischen Energie der Sinnesorgane von programmatischer Bedeutung, welches *Johannes Müller* 1826 bekanntgab. Seine Vorläufer lernten wir (Bd. I, S. 290) in der Iatrophysik kennen. Es besagte, daß die Art einer Empfindung nicht durch die Art des Reizes, sondern durch die Natur des Sinnesorgans bestimmt wird. Das Sinnesorgan vermittelt nur eine einzige, bestimmte Empfindung ohne Rücksicht auf die Reizart: „Der Sinnesnerv auf jedweden Reiz, was immer einer Art, reagierend, hat die ihm immanente Energie; Druck, Friktion, Galvanismus und innere organische Reizung, alle diese Dinge bewirken in dem Lichtnerven, was sein ist, Lichtempfindung, in dem Hörnerven, was dessen ist, Tonempfindung, Gefühl in den Gefühlsnerven." Aber solche Empfindungen werden auch ohne den äußeren Reiz von innen her im Sinnesorgan ausgelöst. Man kann mit seiner Phantasie Gesichtsbilder hervorzaubern, die aus dem Auge zu kommen scheinen, wenn dieses geschlossen ist. Gesichtsempfindungen können von innen durch Blutüberfüllung, Entzündung u. ä. hervorgerufen werden. Hier reicht der Philosoph *Müller* dem Naturforscher *Müller* die Hand. Er beruft sich auf die Philosophie, insbesondere auf *Aristoteles*. Die früher erwähnte idealistische Naturphilosophie, die die Welt aus dem Subjekt begreifen wollte, hatte keinen geringen Anteil an seiner Lehre (vgl. S. 10f. u. 122).

In der Aufklärung der verschiedenen Empfindungsqualitäten, welche die Haut vermittelt, bildet in unserem Zeitabschnitt die grundlegende Darstellung, welche *Ernst Heinrich Weber* (1846) dem „Tastsinn und Gemeingefühl" widmete, die wichtigste Etappe. Auf Grund umfassender Kenntnis der älteren Literatur über den Gegenstand, scharfer Differenzierung und Analyse der subjektiven Empfindungen, gründlicher mikroskopischer Untersuchungen, langer Versuchsreihen an sich und anderen Personen unter normalen und krankhaften Verhältnissen bringt *E. H. Weber* eine den höchsten Anforderungen exakter Physiologie entsprechende Monographie über die Tast-, Druck-, Temperatur-, Schmerz-, Kitzel- usw. Empfindung, über den Orts- und Muskelsinn, über die Ermüdung u. a. Sie wirkte sehr anregend auf die Zeitgenossen; ihre Grundanschauungen haben in vielem noch heute Geltung.

Bei Untersuchungen über die Tast- und Bewegungsempfindung stellte *Weber* fest, daß bei verschiedenen Reizstärken ein bestimmtes Quantum an Reizzuwachs nötig ist, wenn die Versuchsperson einen merklichen Unterschied zwischen beiden empfinden soll.

An einem willkürlich konstruierten Beispiel ließe es sich etwa so erklären: Wenn ich ein Gewicht von 10 g auf meine Hand lege, müßte 1 g hinzukommen, damit ich merke, daß der neue Tastdruck stärker ist als der erste. Ein Gewicht von 11 g würde ich von einem Gewicht von 10 g unterscheiden, aber nicht von einem von 10,5 g. Nimmt ein Reiz von der Stärke 10 um 1 zu, so muß ein Reiz von der Stärke 1 um $^1/_{10}$ zunehmen, damit dasselbe erreicht wird. So stellte *Weber* das nach ihm benannte Gesetz auf: „Der Zuwachs des Reizes muß zu seiner ursprünglichen Größe immer in dem gleichen Verhältnis stehen, wenn die Empfindung um gleich viel wachsen soll." Er selbst nahm nach seinen Versuchen an, daß die kleinste Verschiedenheit zweier Gewichte, die durch Muskelanstrengung unterschieden werden können, dem Verhältnis 39 : 40 entspricht, d. h. um sie auseinander zu halten, muß das eine $^1/_{40}$ schwerer sein als das andere. Mit dem reinen Druckgefühl der Haut ist es nur möglich, einen Gewichtsunterschied zu entdecken, der $^1/_{30}$ beträgt.

Eine der bedeutendsten Erfindungen des 19. Jahrhunderts — er selbst hat gemeint, es sei eine „Entdeckung" gewesen — war die des Augenspiegels durch *Hermann von Helmholtz*, damals Professor der Physiologie in Königsberg. Er machte sie im Jahre 1850 und gab sie der Allgemeinheit ein Jahr später in einer Spezialschrift: „Beschreibung eines Augenspiegels zur Untersuchung der Netzhaut im lebenden Auge" bekannt.

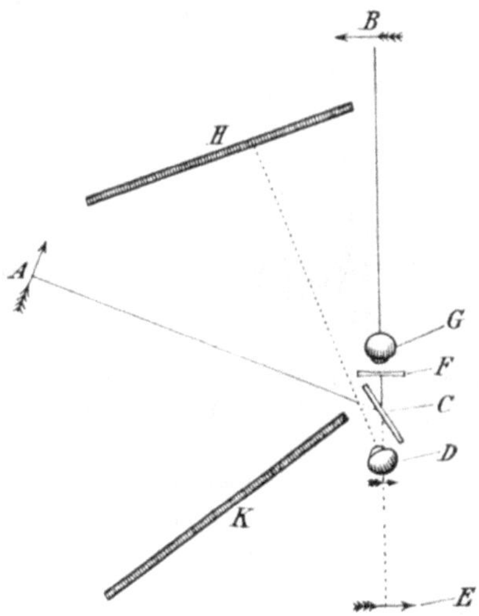

Abb. 19. Schematische Darstellung des Vorganges beim Spiegeln des Auges nach *Helmholtz* (1851). *A* Lichtquelle, *C* spiegelnde Glasplatte, *D* das beobachtete Auge, *G* das beobachtende Auge, *F* Konkavlinse.

Die Überlegung, die ihn zu dieser Erfindung führte, war ebenso genial wie einfach. Er ging aus von Beobachtungen über das Augenleuchten, das Herausdringen von Licht aus der im allgemeinen schwarz erscheinenden Pupille. Mit diesem Phänomen hatten sich schon andere Forscher beschäftigt, im Jahre 1823 *Purkinje*, in den vierziger Jahren der Engländer *William Cumming* (1822?—1855) (1846) und *E. Brücke* (1847). *Purkinje*, der das Leuchten des Hundeauges an einem künstlichen Augenmodell nachprüfte, war der Entdeckung sehr nahe gekommen, *Brücke* hatte am Menschenauge ein rotes Aufleuchten der Pupille konstatiert, wenn er in einem verdunkelten Raum von einer seitlich hinter dem Auge des Beobachters aufgestellten Lichtquelle Licht in das beobachtete Auge warf. Er hatte das Phänomen richtig als eine Reflexion des in das Auge geworfenen Lichtes aus dem Auge aufgefaßt. Aber er war nicht weitergekommen, weil die Strahlen der Lichtquelle vom Kopf des Beobachters zurückgehalten wurden. Diesen Nachteil vermied *Helmholtz*, indem er das zu beobachtende Auge durch Licht beleuchtete, welches nicht direkt von der Lichtquelle stammte, sondern von dieser mit 3 aufeinandergelegten Glasplatten aufgefangen und mit deren Hilfe in das Auge reflektiert wurde. Durch diese Glasplatten konnte er hindurchsehen. Sein Kopf stand dem Licht nicht mehr im Wege. Jetzt erschien das Auge ihm rot leuchtend, wenn die Pupille hinlänglich erweitert war, um das Augeninnere genügend stark zu belichten. Nach den Brechungsgesetzen der Physik nimmt das Licht, welches aus dem beobachteten Auge zurückkommt, in dem komplizierten System der brechenden Medien des Auges denselben Weg wie das einfallende Licht. Seine Strahlen konvergieren also gewöhnlich beim Austritt. Das normale Auge des Beobachters kann aber auf seiner Netzhaut die konvergierenden Strahlen nicht punktförmig vereinigen, wie es zum scharfen Sehen nötig ist, sondern nur divergierende oder parallel auffallende Strahlen, wie sie von „unendlich weit" entfernten Punkten herkommen. Diese Schwierigkeit überwand *Helmholtz*, indem er eine Konkavlinse zwischen den Spiegel und das Auge des Beobachters einschaltete. Nun tat sich das Wunder des lebendigen Augenhintergrundes vor den Ärzten auf, das jeden mit Staunen erfüllt, der es zum erstenmal erblickt.

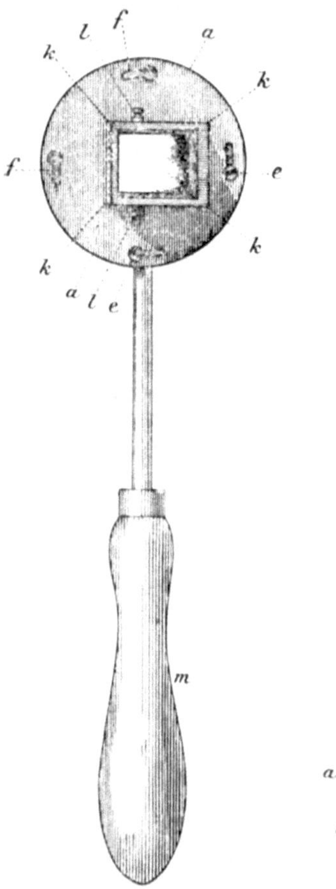

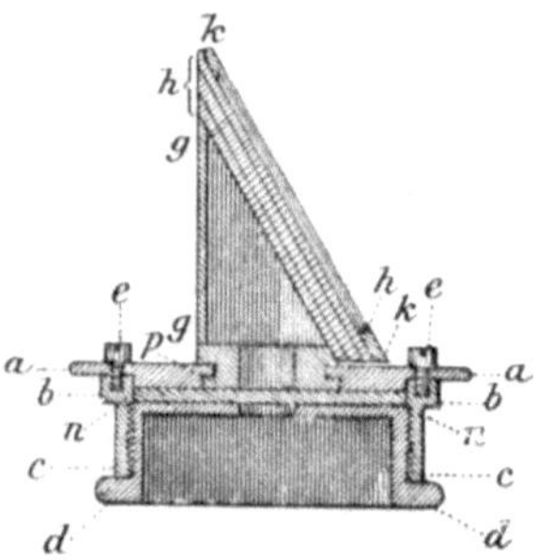

Abb. 20. Erstes Modell des Augenspiegels. Nach *Helmholtz* (1851).

An die Stelle dieser sog. Beobachtung im „aufrechten virtuellen" Bild brachte der Leipziger Ophthalmologe *Christ. Georg Theod. Ruete* (1810—1867) im Jahre 1852 die bessere im „umgekehrten reellen" und gleichzeitig vergrößerten Bild, indem er zwischen den Spiegel und das zu beobachtende Auge anstelle der konkaven eine bikonvexe Linse einschaltete. Er setzte auch an die Stelle der Helmholtzschen Glasplatte einen leicht konkaven Metallspiegel mit zentraler Öffnung. Einen solchen Spiegel hatte 1841 *Friedrich Hofmann* (1806-1886), praktischer Arzt und Kreisphysikus in dem westfälischen Städtchen Burgsteinfurt, zur besseren Besichtigung des Ohres angegeben. Später wurde dieser Metallspiegel *von Josef Hasner Ritter von Artha* (1819—1892), dem Ordinarius der Augenheilkunde in Prag, durch einen Glasspiegel mit Quecksilberbelag, der ebenfalls eine Zentralöffnung freiließ, überholt. Damit war das Modell geschaffen, welches man noch heute mit verschiedenen Modifikationen benutzt.

Sein großes Interesse für die physiologische Optik führte *Helmholtz* in diesen Jahren auch zu einer wesentlichen Förderung der Kenntnis von den Akkomodationsvorgängen im Auge. Schon 1636 hatte *Descartes* die Vorstellung geäußert, daß die Fähigkeit, Gegenstände in verschiedener Entfernung sicher wahrzunehmen, auf der Fähigkeit der Linse beruht, ihre Form zu verändern. Auch *Thomas Young* hatte sich mit dem Vorgang beschäftigt (vgl. S. 6). 1823 hatte *Purkinje* als eben ernannter Professor in Breslau die drei Spiegelbildchen eines Lichtes beschrieben, die von den konvexen Flächen der Hornhaut und der vorderen Linsenwand und von der konkaven hinteren Linsenfläche reflektiert werden. Die Entdeckung war von dem vielseitigen Chirurgen *Louis Josef Sanson* (1790—1841) in den dreißiger Jahren (1837/38) bestätigt worden. Daher der Name Purkinje-Sansonsche Spiegelbildchen. Die Veränderung der Gestalt und Größe dieser Bildchen beim Übergang vom Fern- zum Nahsehen boten wertvolle Stützen bei der Aufklärung des Akkomodationsvorganges, so daß *v. Helmholtz* mit seinem 1852 konstruierten Ophthalmometer (1854) genaue Angaben über die Veränderung dieser Bildchen in ihren Beziehungen zur Hornhautkrümmung, Linsendicke, dem Krümmungshalbmesser der beiden Linsenflächen und der Tiefe der vorderen Augenkammer machen konnte und dadurch zu exakten Messungen des bei der Akkomodation beteiligten optischen Apparates gelangte.

Um dieselbe Zeit beschrieb der Anatom *Heinrich Müller* (1820—1864), der neben *Koelliker* in Würzburg lehrte, die Rolle der einzelnen Teile der Netzhaut beim Sehakt. In seiner berühmt gewordenen Schrift über den Bau der Retina beim Menschen, die 1856 erschien, lieferte er den experimentellen Beweis dafür, daß die Stäbchen und Zapfen die lichtempfindenden Teile sind.

Dadurch gewann auch die Lehre *Thomas Youngs* von den drei terminalen Netzhautelementen, die den drei Grundfarben entsprechen (vgl. S. 47), ein neues Gesicht. Sie vertrug sich gut mit *Johannes Müllers* Gesetz von der spezifischen Energie der Sinnesorgane und war (1852) von *Helmholtz* übernommen und ausgebaut worden. Die Farbenblindheit wurde nun auf Anomalien im Bau der Stäbchen und Zapfen zurückgeführt.

Die Physiologie des Ohres errang um diese Zeit ihr modernes Fundament mit den großen Fortschritten der Akustik. Entscheidend wurde dabei, daß sich *v. Helmholtz* mit dem Problem beschäftigte. Er erhob die Akustik zu einer „Physik der Tonempfindungen".

Durch das Werk der Gebrüder *Wilhelm* (1804—1891) und *Ernst Heinrich Weber*: „Die Wellenlehre auf Experimente gegründet" vom Jahre 1825 hatte man den ersten tieferen Einblick in die Natur der Wellenbewegung, die Fortpflanzung, Reflexion und Interferenz der Wellen bekommen. Im Jahre 1826 hatte der französische Physiker *Felix Savart* (1791—1841), ursprünglich praktischer Arzt, beobachtet, daß die Flüssigkeiten den Schall in derselben Weise leiten wie feste Substanzen. Im Jahre 1819 erfand der vielseitige Ingenieur *Charles Cagniard de la Tour* (1777—1859), auch *Latour* geschrieben, die Sirene. Das erste Modell hatte statt der Löcher Lücken am Rande der gezahnten beiden rotierenden Scheiben. Es wurde später in mancher Richtung verbessert. Damit war die Möglichkeit gegeben, anstelle der bisherigen Versuche einer indirekten Bestimmung der Schwingungszahl eines Tones die Schwingungszahl, die einer bestimmten Tonhöhe entsprach, direkt zu messen. Schon *Savart*, der sich als Arzt für die physiologische Seite des Phänomens besonders interessierte, benutzte die Sirene, um (seit 1830) die obere und untere Hörbarkeitsgrenze der Töne für ein normales Gehörorgan zu bestimmen. Andere knüpften an die Versuche des Physikers *E. Florenz Friedr. Chladni* (geb. 1756 in Wittenberg, gest. Breslau 1824). Er hatte (1787) die Eigenart der Töne an Schwingungen von Platten demonstriert, die er mit Sand bestreute und mit einem Geigenbogen bestrich. Es bildeten sich dann in dem Sand für den Ton charakteristische Figuren, die „Chladnischen Klangfiguren". Jetzt übertrug man sein Verfahren auf tönende Pfeifen mit verschiedenen Modifikationen. *Wilhelm Weber* ließ erstmals 1830 eine Stimmgabel — das Instrument war 1711 von dem Engländer *John Skore* erfunden worden — ihre Schwingungen auf eine berußte Glastafel aufschreiben. 12 Jahre später benutzte der Pariser Physiker *Jean Marie Constant Duhamel* (1797—1872) die dazu viel zweckmäßigere berußte Trommel. Von den zahlreichen anderen physikalischen Methoden zum Studium der akustischen Phänomene erwähnen wir noch die Erfindung des

Phonautographen durch *C. L. Scott* im Jahre 1858. Das Instrument schrieb die Schwingungen dünner Häutchen unmittelbar durch einen mit ihnen in Verbindung stehenden kleinen Metallstift auf einen rotierenden Zylinder auf.

v. Helmholtz ließ in den fünfziger Jahren bestimmte Vokale gegen den Resonanzboden eines Klaviers singen und dadurch bestimmte Saiten zum Mitschwingen bringen. Besonders konstruierte Stimmgabeln, die zwischen den Schenkeln eines kleinen, hufeisenförmig gebogenen Elektromagneten befestigt und mit einer abgestimmten Resonanzröhre verbunden waren, wurden auf elektromagnetischem Wege in Bewegung gesetzt. Durch diese und viele andere geistvolle Untersuchungen wurde die Ursache der Klangfarbe der Vokale ergründet. Im Vergleich mit den mitschwingenden Saiten des Klaviers kam *Helmholtz* (1857) zu der „Resonanztheorie", d. h. zu der Überzeugung, daß sich Ähnliches bei der Tonempfindung in der Schnecke des Ohres vollzieht. Hier liegen im Cortischen Organ auf der membrana basilaris 3000 gehörempfindliche „Plättchen" nebeneinander wie die Tasten eines Klaviers. Bestimmte Schallwellen versetzen sie in Mitschwingung.

Inzwischen war man im Gegensatz zu älteren Theorien zu der Erkenntnis gekommen, daß das vestibulum und die Bogengänge des inneren Ohres mit der Gehörempfindung nichts zu tun haben, sondern in Beziehungen zum Gleichgewichtsgefühl und zur Koordination der Bewegung stehen. Diese Erkenntnis ist in erster Linie *Flourens* zu verdanken. Er exstirpierte oder durchschnitt und reizte (1828) bei Tauben Teile des Labyrinths. Dadurch verloren die Tiere das Gleichgewichtsgefühl. Von den drei Bogengängen verläuft bekanntlich der eine in der horizontalen, der zweite, obere in der frontalen, der dritte, hintere in der sagittalen Ebene. Man kann von einer dreidimensionalen Anordnung sprechen. Wenn *Flourens* den horizontalen Bogengang durchschnitt oder abtrug, drehte sich der Kopf der Taube nach rechts und links, Verletzungen der vertikalen Bogengänge verursachten starke, auf- und niedergehende Nickbewegungen, gelegentlich ein Überstürzen nach vorn oder hinten, kurz, es traten jedesmal deutliche Gleichgewichtsstörungen in der Richtung der Ebene des verletzten Bogenganges auf. Analoge Experimente an Säugetieren ergaben die gleichen Resultate. Der Anfang zum Studium der für die Klinik so wichtigen Erscheinungen des Schwindels auf exakter Basis war gemacht.

Der Umstand, daß der Geruchssinn ein besonders subjektives Gepräge trägt und daß infolgedessen die Unterscheidung und Klassifikation der verschiedenen Geruchsarten auf besondere Schwierigkeiten stößt, läßt es verständlich erscheinen, daß die Physiologie des Geruchs nur langsame Fortschritte machte und bis auf den heutigen Tag manche Frage offen läßt. Neben der früher (S. 121) erwähnten Arbeit von *Max Schultze* über die Endigungsweise der Geruchsnerven und die Epithelialgebilde der Nasenschleimhaut vom Jahre 1856 beschrieben *Konrad Eckhardt* (1855) beim Frosch und *Alexander Ecker* bei einigen Säugetieren und beim Menschen (1856) in der Riechregion zwei verschiedene Arten von Epithelzellen. *M. Schultze* erkannte später (1863), daß es sich dabei um „Riechzellen" und „Epithelzellen" handelt. Die ersteren stellen echte periphere Nervenzellen dar, die sich direkt in die Nervenfasern des N. olfactorius fortsetzen. Die letzteren sind nur besondere Stützzellen (*Luciani*). *Kaspar Theobald Tourtual* (1802—1865), der neben seiner praktisch-ärztlichen und Verwaltungstätigkeit als tüchtiger Anatom und Physiologe in Münster i. Westf. wirkte, hatte 1827 in einer Schrift, deren Titel schon ihre Sonderstellung erkennen läßt: „Die Sinne des Menschen in den wechselseitigen Beziehungen ihres psychischen und organischen Lebens. Ein Beitrag zur physiologischen Ästhetik" angenommen, daß nur gasförmige Stoffe als adäquater Reiz Geruchsempfindungen auslösen können. 20 Jahre später stützte *Ernst Heinrich Weber* diese Theorie, indem er parfümierte Flüssigkeiten in die Nase einbrachte und konstatierte, daß zwar im ersten Augenblick der Injektion eine Geruchsempfindung auftritt, nach Füllung der Nasenhöhle aber prompt aufhört, und daß sich die Fähigkeit der Geruchsempfindung erst geraume Zeit nach der Entleerung wieder einstellt, wie das auch bei dem gleichen Versuch mit reinem Wasser der Fall ist. Die Resultate wurden in den nächsten Jahren von *Valentin* u. a. bestätigt. Doch konnte sich die Theorie auf die Dauer nicht halten.

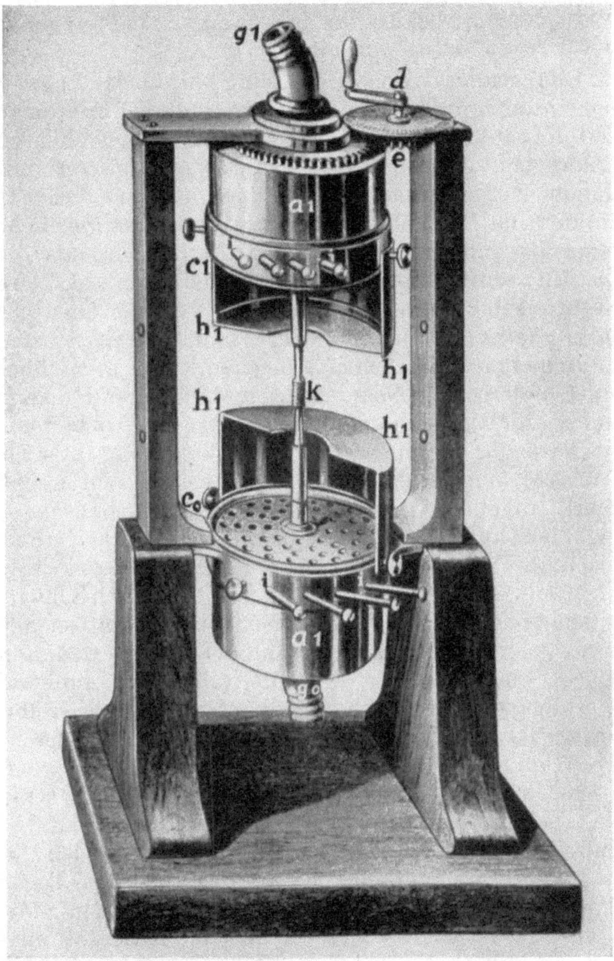

Abb. 21. Sirene. „Eigenthümliches, physikalisches Tonwerkzeug“, mit dem *v. Helmholtz* 1857 in Bonn die Abhängigkeit der Töne von den Schwingungszahlen demonstrierte. Nach *v. Helmholtz*

Dieselben Schwierigkeiten wie für den Geruchssinn ergeben sich aus der Subjektivität des G e s c h m a c k s für die Erforschung der Geschmacksempfindung. Sie ist in unserem Zeitabschnitt hauptsächlich durch Versuche charakterisiert, durch Betupfen der Zunge und einzelner Mundteile mit verschiedenen schmeckbaren Substanzen an möglichst eng umschriebenen Stellen weiterzukommen. Dazu verwendete man feine Pinsel, kleinste Schwämmchen u. ä. Diese Untersuchungen wurden von zwei Berliner praktischen Ärzten, *August Hermann Ludwig Klaatsch* (1827—1885) und *Adolf Stich* (1823—1872) zusammengefaßt und durch eigene Proben ergänzt. Sie ergaben (1859), daß nur „ein schmaler Saum, der rings um die Zunge am Rande derselben verläuft, die Zunge an ihrer Wurzel und von da aus nach vorn an ihrem hinteren Drittheile, ferner ein Theil des weichen Gaumens“ den Geschmack vermitteln. Andere Teile des Mundes und Rachens tun es nicht. Damit war der alten Unsicherheit, die keinen Punkt der Passage von Speise und Trank von der Lippe bis zum Pylorus, einschließlich der Zähne, von der Möglichkeit der Geschmacksempfindung ausgeschlossen hatte, ein Ende gemacht.

In der wissenschaftlichen Erforschung der B e w e g u n g d e s m e n s c h l i c h e n K ö r p e r s im Gehen, Laufen, Springen, in der Anwendung der Arme usw. war man seit der früher angedeuteten Leistung der Iatromechanik (vgl. Bd. I, S. 291) nicht wesentlich weitergekommen. Das schon in der Antike von *Aristoteles*, *Galen* u. a. betätigte Interesse an dem Gegenstand taucht in der Physiologie der zweiten Hälfte des 18. Jahrhunderts und im ersten Drittel des 19. Jahrhunderts von Zeit zu Zeit von neuem auf. *Haller*, *Barthez*, *Magendie*, der ausgezeichnete Pariser Anatom, Physiologe und Chirurg *Pierre Nicola Gerdy* (1797—1856) (1829), der berühmte französische Physiker *Siméon Denis Poisson* (1781—1840) (1833) beschäftigten sich mit ihm.

Eine grundsätzliche Förderung wurde der Lehre von der Bewegung erst in der gemeinsamen Arbeit des Physikers und des Anatomen, durch die Gebrüder *Wilhelm* und *Eduard Weber* zuteil. Sie machten unzählige Versuche an Leichen auf der Anatomie in Leipzig. Es wurden Bewegungen vor und nach der Entfernung einzelner Bänder vorgenommen, die Krümmung der Gelenkflächen und der Knochenbau durch neue Methoden genau bestimmt, vergleichende Bewegungen am Lebenden gemacht und mit Hilfe von Apparaten aus dem Göttinger physikalischen Institut exakte Messungen durchgeführt. 1835 konnten sie auf der Bonner Naturforscherversammlung zeigen, daß der Oberschenkelkopf lediglich durch den atmosphärischen Druck in der Pfanne erhalten wird. Ein Jahr später erschien die zusammenfassende Schrift: Mechanik der menschlichen Gehwerkzeuge. Hier wird unter anderem die Neigung des menschlichen Beckens und ihr Unterschied zwischen Mann und Weib zum erstenmal richtig beschrieben und schon der Vorschlag gemacht, die Bewegung durch entsprechende Abbildung ihrer Einzelphasen in einer rotierenden Trommel (entsprechend dem 1832 erfundenen Lebensrad) zu rekonstruieren. Die Schrift dient der Orthopädie und Chirurgie ebenso wie der inneren Medizin und läßt die enge Beziehung der Physiologie unseres Zeitabschnittes zur Praxis deutlich erkennen.

In der Physiologie der Stimme und Sprache wurde von *Johannes Müller* der Nachweis geliefert, daß die Stimme allein durch Schwingung der wahren Stimmbänder entsteht; denn er konnte an einem ausgeschnittenen Kehlkopf alle anderen Teile entfernen, ohne damit (bei Erfüllung der übrigen Bedingungen) die Stimmbildung aufzuheben. Seine Versuche (1839), die Rolle der Stimmbänder und die Funktion des Kehlkopfs im ganzen an Leichenkehlköpfen mit Durchtreibung von Luft aus Blasebälgen im einzelnen zu studieren, wurden ebenso wie die älteren Beobachtungen von *Magendie* (1816) am freigelegten Organ des Versuchstieres, des hervorragenden französischen Chirurgen *Joseph François Malgaigne* (1806—1865) in seiner Doktorthese vom Jahre 1831, die Arbeiten *Longets* u. a. überholt, als die Erfindung des Kehlkopfspiegels (vgl. zu ihren Einzelheiten S. 183 f.) die Beobachtung am lebenden Menschen ermöglichte. Sie brachte viele Aufklärung und manche Ergänzung zu den Tier- und Leichenversuchen über die Funktion des Kehlkopfes, doch war ihre Bedeutung für die Physiologie bald erschöpft.

Im Jahre 1857 stellte *Donders* im Anschluß an ältere englische Theorien fest, daß die Mundhöhle bei ihrer Einstellung für die Aussprache der einzelnen Vokale auf (musikalische) Töne von ganz bestimmter Höhe abgestimmt ist. Das war ein großer Fortschritt in der Erforschung der artikulierten Sprache.

Wir sind in der Schilderung der Physiologie in den Jahrzehnten der Begründung der Zellenlehre absichtlich besonders ausführlich gewesen und haben auf viele Einzelheiten hingewiesen, einmal weil gerade die Erforschung der Funktion des Körpers und seiner Organe in ihrer grundsätzlichen Einstellung und ihrer Methode für das ärztliche Denken der Zeit besonders charakteristisch ist, dann weil jeder praktische Arzt und Kliniker der Gegenwart an diesen Einzelheiten erkennen wird, wie unmittelbar diese experimentelle Physiologie der Diagnose und Therapie am Krankenbett gedient hat, schließlich weil, wie wir glauben, gerade in der Physiologie der große Fortschritt an neuen ärztlichen Erkenntnissen in diesem Abschnitt besonders deutlich in die Erscheinung tritt.

IV. Die Pathologie

Der Weg von der Erkenntnis, daß nicht die Faser, sondern die Zelle das Form- und Aufbauelement des Organismus ist, zur Begründung der Zellularpathologie bedeutet einen der größten Fortschritte, die die Geschichte der Medizin kennt, aber er ist steil und mühsam. Aller Anfang ist schwer. Wieviel Hemmungen mußten überwunden werden! Der naturphilosophische Umweg hatte sich zwar tot gelaufen und war wieder in die rechte Bahn eingemündet, jedoch die weiten Möglichkeiten des Vitalismus mit der Irritabilitätslehre und den ihr verwandten spekulativen Richtungen, die verschiedenen Abwandlungen der Humoralpathologie waren noch lebendig. Sie schienen vielen für die Beantwortung der Frage nach dem Wesen von Leben und Krankheit und als Grundlage der Therapie zu genügen. Die Versuche, mit Hilfe der nosologischen Systematik weiterzukommen, hatten durch die zunehmende pathologisch-anatomische Forschung an Kredit wesentlich verloren. Trotzdem fanden sie, wie das Beispiel des großen *Schoenlein* zeigt, immer noch Anhänger; denn sie kamen dem klinischen Bedürfnis nach Ordnung und Übersicht entgegen.

Von den Leichenkammern der Kliniken und Hospitäler aus wurde das Lebenswerk *Morgagnis* und *Bichats* fortgesetzt und ausgebaut. Am Seziertisch des Guy-Hospitals in London erkannte der bedeutende Kliniker *Richard Bright* (1789—1858) die Sonderstellung der genuinen Nephritis. Er unterschied (1827) zum erstenmal die Ödeme und serösen Ansammlungen in den Körperhöhlen, die durch Nierenerkrankungen bedingt sind, von denen, die durch das Versagen des Herzens entstehen, und beschrieb drei Formen der Veränderungen der Niere: 1. Die blasse oder gelbe, 2. die gefleckte große, 3. die höckerige, harte, geschrumpfte Niere. Später sollten diese Veränderungen von der speziellen Pathologie als Sonderformen unserer Nephritiden, Nephrosen und Degenerationen viel feiner analysiert werden, aber vieles von dem, was *Bright* beobachtete, blieb bis heute unwiderlegt. Er stellte auch die Albuminurie als Zeichen der Nierenerkrankung in das richtige Licht. Kein Wunder, daß man noch viele Jahrzehnte später vom Nierenkranken sagt: Er leidet an der Brightschen Krankheit. An dem gleichen Hospital wirkte damals *Thomas Hodgkin* (1798—1866). Er fand auf demselben Wege (1832) die nach ihm benannte Hodgkinsche Krankheit, unsere Lymphogranulomatose. Als dritter im Bunde dieser großen Ärzte und Forscher am gleichen Hospital stellte *Thomas Addison* (1793—1860) auf Grund einer Sektionsreihe von 11 Fällen (1855) den Zusammenhang des von ihm beschriebenen und nach ihm benannten Symptomenkomplexes der deletären „Bronzehautkrankheit" mit pathologischen Veränderungen der Nebennieren verschiedener Art fest, mochte es sich um eine „Skrophulose", einen bösartigen Tumor oder auch nur um eine Schrumpfung, Verhärtung, zystische Degeneration u. ä. dieser kleinen Organe handeln.

Diesen Männern steht unter den Zeitgenossen *Jean Cruveilhier* (1797—1873) würdig zur Seite. Er bekam 1836 in Paris den ersten Lehrstuhl für Pathologie. Sein 1829—1842 in zwei Bänden erschienener, mit Abbildungen erstklassig ausgestatteter Atlas der pathologischen Anatomie hatte das ausgesprochene Ziel, das Interesse der Studierenden für diese Disziplin zu wecken, mit anderen Worten, sie zum anatomisch-pathologischen Denken zu erziehen. In diesem Atlas wird unter anderem das schon vorher wohlbekannte und oft beschriebene runde Magengeschwür (1889) in seiner klinisch pathologischen Abgrenzung klar erfaßt und zu einem festen Begriff der speziellen Krankheitslehre erhoben. *Cruveilhier* erkannte als erster die weitreichende Bedeutung dieser Krankheit, zeigte in ganz moderner Weise die Entstehung des Magengeschwüres aus der Erosion auf dem

Boden von Gefäßstörungen, wies die anatomischen Vorgänge seiner Bildung und das Schicksal seiner Entwicklung nach, bereicherte die Lehre von seinen Symptomen und umriß die Wege der Behandlung in grundsätzlich auch heute noch maßgebender Weise (*Walter Pagel*). Nach *Garrison* wird von ihm im zweiten Band seines Atlas (1835—1842) auch die multiple Sklerose zum erstenmal beschrieben.

In Amerika erschien 1839 das erste moderne Lehrbuch der Pathologie mit vielen Illustrationen als Ergebnis einer ungewöhnlichen Kenntnis der europäischen Literatur und einer hartnäckigen Arbeit am Seziertisch von der Hand des unermüdlichen Arztes, Chirurgen und Pathologen *Samuel David Groß* (1805—1885), der damals in Louisville (Kentucky) lehrte (*E. Goldschmid*).

Es ließe sich noch an vielen anderen Beispielen zeigen, wie fruchtbar die enge Zusammenarbeit zwischen dem Kliniker und dem pathologischen Anatomen damals wurde. Der Klinik zu dienen und der Pathologie die zentrale Stellung zu geben, die sie heute noch einnimmt, war auch das Ziel des bedeutendsten pathologischen Anatomen der ersten Hälfte des 19. Jahrhunderts, *Karl Rokitansky* (1804—1878), eines genialen Mannes und vielseitigen, auch philosophisch durchgebildeten Gelehrten, der sich mit *Schopenhauer* auseinandersetzte und den Materialismus als Grundlage der Forschung anerkannte, als Weltanschauung dagegen ablehnte. Im Jahre 1844 wurde er in Wien, wo er seit Beendigung seiner Studienzeit tätig war, ordentlicher Professor für die gleichzeitig zum Pflichtlehrfach erhobene pathologische Anatomie.

Martin Müller hat den Weg geschildert, den *Rokitansky* ging, um das Ziel zu erreichen, daß er der pathologischen Anatomie gesetzt hatte, nämlich zu einer zuverlässigen Diagnose des Krankheitsprozesses, zur Erkenntnis der pathologischen Physiologie und mit ihrer Hilfe zu einer zuverlässigen Therapie zu gelangen. Die zeitgenössische Medizin lehnt *Rokitansky* als „ein der spekulativen Philosophie und dem Zufall preisgegebenes Aggregat unsicherer Leitsätze" ab. Er stützt sich auf die Überzeugung, daß es keine Krankheit ohne materielle Veränderung geben kann. Diese Überzeugung hatten schon andere gehabt, selbst Anhänger des Glaubens an den absoluten Primat der Lebenskraft. Aber sie hatten daraus nicht die Konsequenz gezogen, die *Rokitansky* zog, daß jede Krankheit in jedem Stadium Gegenstand der anatomischen Forschung sein kann. Ein zweiter Unterschied war der, daß *Rokitansky* im Gegensatz zu den radikalen Vitalisten die Ursache der Tätigkeit nicht in der Kraft, sondern im Stoff und seinen Verschiedenheiten sah.

Man sollte meinen, daß ein so ganz anatomisch eingestellter Pathologe alles zunächst auf die festen Teile bezogen hätte, daß *Rokitansky* Solidarpathologe gewesen wäre. Schließlich sind doch nur die festen Teile dem Anatomen zugänglich. Es kam anders. Die Humoralbiologie und -pathologie blühte nach wie vor, die Faser war nicht nur von der Zellforschung, sondern auch vom Vitalismus besiegt worden. Wie wir hörten, glaubten *Schleiden* und *Schwann* und viele vor und nach ihnen an einen Erstarrungs-, eine Art Auskristallisierungsprozeß der sichtbar zu machenden festen Gebilde, der Zellen, aus einer homogenen flüssigen bzw. dickflüssigen Masse, dem Blastem. Viele physiologische Vorgänge, die sich, wie wir heute wissen, im Gewebe abspielen, verlegte man in das Blut. Dem Blut gehörte das besondere Interesse der Forscher, nicht nur in der Physiologie, sondern erst recht bei den Klinikern. Ungefähr um dieselbe Zeit wie das berühmte Handbuch der pathologischen Anatomie von *Rokitansky* in Wien erschienen anfangs der vierziger Jahre in Paris die bedeutenden „Untersuchungen über die Veränderungen des Mengenverhältnisses des Faserstoffes, der Blutkügelchen, der festen Bestandteile, des Serums und des Wassers im Blute bei verschiedenen Krankheiten" (nach der deutschen Übersetzuung) von dem führenden Kliniker *Gabriel Andral* (1797—1876) und dem verdienstvollen Vertreter der physiologischen Physik *Jules Gavarret* (1809—1890).

Die alten Humoralpathologen waren geneigt, den lokalen Krankheitsprozeß als etwas Sekundäres, als eine Folge der Allgemeinstörung der im ganzen Körper verteilten Säfte zu sehen. Durch *Morgagnis* Forschungen nach dem Sitz der Krankheit war die Frage akut geworden, ob nicht das Umgekehrte der Fall sein könnte, die lokale Veränderung das Primäre und die Allgemeinkrankheit das Sekundäre. Diese Frage spielt, wie wir sehen werden, im Lebenswerk *Virchows* eine wichtige Rolle. Sie war (nach *Martin Müller*) der eigentliche Ausgangspunkt der Gedankengänge *Rokitanskys*. Als pathologischer Anatom wollte er allen Krankheiten einen besonderen Sitz im Körper anweisen, aber es gelang ihm nicht immer, mochte er auch noch so fest von der Lokalisierung der Krankheitsherde überzeugt sein. Bei vielen Allgemeinkrankheiten fehlte der lokale Befund. Man braucht nur an Malaria, Tetanus, Puerperalfieber und andere septische Zustände in einer Zeit zu denken, die von bazillären und Protozoeninfektionen noch nichts wußte. So suchte *Rokitansky* den primären Vorgang aller Erkrankungen im Blut.

Die Kenntnis vom Blutchemismus hatte damals große Fortschritte gemacht. Aller Augen richteten sich auf *Liebig*. Die Anfänge der physiologischen Chemie waren geschaffen. Den Eiweißen unterstellte man im Protein eine gemeinsame Grundform, aus der sie durch Oxydation hervorgehen sollten. Die Lösung dieser Eiweißstoffe, dieser verschiedenen Proteine, im Blut machte das Blut zum Hauptträger des Lebens. Indem diese Proteine aus der Lösung heraustreten, werden sie zum Baumaterial der Organismen. Bei ihrem Austritt erfolgt eine Erstarrung. So entstehen alle möglichen Gebilde von amorphen und scholligen Bildungen bis zu feinst organisierten Körperchen und Zellen. Was im einzelnen zustande kommt, hängt von der Eigenart der gelösten Eiweißstoffe, von der Mischung des Blutes, der Krase, ab. Daher nennt man diese ganze Pathologie auch die „Rokitanskysche Krasenlehre". Je nach der Eigenart der Krase bilden sich die lokalen krankhaften Prozesse, die entzündlichen Exsudate, die Hypertrophien und Atrophien, Degenerationen und Geschwülste. Auf chemischer Basis will *Rokitansky* einen entzündlichen, kruppösen, tuberkulösen Faserstoff, ein krebsiges, typhöses, exanthematisches usw. Eiweiß unterscheiden. Diese Krasenlehre wurde bald als Irrtum überwunden. Er erscheint uns heute nicht mehr so radikal verwerflich wie den damaligen Gegnern *Rokitanskys*, allen voran dem jungen *Virchow*, wenn wir bedenken, daß unter dem Einfluß toxischer Veränderungen des Blutes bei der Sepsis, der Diphtherie u. a. Erkrankungen tatsächlich sekundäre Schädigungen der Organe und Gewebe eintreten.

Der Irrtum in der Lebensarbeit dieses großen Mannes tritt ganz in den Hintergrund gegenüber dem vielen Neuen und bleibend Wertvollen, das er der Pathologie geschenkt hat. Hier hat auch *Virchow* zu ihm aufgeschaut. Er hat ihn den „Linné der Pathologie" genannt. In der Analyse der pathologischen Veränderungen am Seziertisch, in ihrer sorgfältigen Beschreibung, Abgrenzung voneinander und systematischen Ordnung war *Rokitansky* vollendeter Meister. Auf sein Wiener pathologisches Institut, welches erst 1862 würdige Formen erhielt, richteten sich die Augen der ganzen wissenschaftlichen Welt. Sein Wirken im einzelnen mögen aus der damaligen Zeit die Abgrenzung der (amyloiden) Speckniere von der Brightschen Nierenkrankheit, die erste Beschreibung der akuten Magendilatation (1842), die Pathologie der akuten gelben Leberatrophie, die erste Beschreibung des spondylolisthetischen Beckens (1839) und seine grundlegende Monographie über die Erkrankungen der Arterien illustrieren. Erst im 39. Lebensjahr begann er mit mikroskopischen Untersuchungen.

Es ist überhaupt merkwürdig, wie spät man mit der mikroskopischen Untersuchung krankhafter Veränderungen angefangen hat, wo man doch täglich den Nutzen der Methode für die Aufklärung des normalen Körperbaues erfuhr. Noch 1836 konnte *Johannes Müller* von der Pathologie sagen, das Schwierigste daran sei noch zu leisten, nämlich die mikroskopische und chemische Untersuchung der pathologischen Formelelemente und ihre Entwicklungsgeschichte. Gleichzeitig wies er die Zusammensetzung des Enchondroms aus Zellen nach (*R. Rößle*). Mit dem Mikroskop beobachtete er auch den Entzündungsprozeß, vor allem die Veränderung am Kapillarkreislauf und regte in seinem Schülerkreis zur Anwendung des Vergrößerungsglases auf pathologische Bildungen an. Man muß *Johannes Müller* zu den Pionieren der pathologischen Mikroskopie rechnen. In den 40er und 50er Jahren nehmen die führenden Pathologen in allen Ländern das Mikroskop zur Hand, in Edinburgh z. B. als einer der ersten *William Henderson* (1810—1872), der 1841 mit ihm die feineren Veränderungen bei der Pneumonie untersuchte, und der weiter unten erwähnte *Bennett.* Zu den bedeutendsten Leistungen *Rokitanskys* auf diesem Gebiet gehören seine Untersuchungen über die Wucherungen des Bindegewebes aus dem Jahre 1853 bzw. 1857. Sie stellen die Entstehung der endokarditischen Prozesse klar und bringen die wertvollsten Aufschlüsse über die Bedeutung der Neurogliawucherungen und -veränderungen bei pathologischen Vorgängen im Zentralnervensystem.

Mit der Begründung der Zellularpathologie durch *Rudolf Virchow* sollte die souveräne Stellung des Mikroskops für die pathologische Anatomie des 19. Jahrhunderts definitiv entschieden werden. Es waren schwere Vorwürfe, die der 25jährige, eben erst approbierte Arzt und kaum bestätigte Prosektor an der Berliner Charité Dr. *Rudolf Virchow* (1846) gegen den berühmten, 17 Jahre älteren Professor *Rokitansky* erhob, in der Form nicht immer glücklich, manchmal über das Ziel hinausschießend und die Bedeutung der Leistung verkennend, aber sie waren berechtigt. Der erste Anlaß zu seinem Zweifel an der Krasenlehre wurde schon S. 113 erwähnt. Er beobachtete am Krankenbett Vernarbung und Gewebsneubildung ohne plastisches Exsudat. Dagegen erblickte er, wo er hinsah, bei allen seinen mikroskopischen Untersuchungen Zellen und immer wieder Zellen, im gesunden wie im kranken Gewebe, und in letzterem waren sie verändert. Woher kam die Veränderung? War sie eine Folge der krankhaft gestörten Lebenskraft? Wir haben gesehen, daß *Lotze* 1842 mit der überalterten Formulierung dieses bequemen Begriffes aufräumte. *Virchow* hat auch an diesem großen Philosophen allerlei auszusetzen. Trotzdem ist der Einfluß *Lotzes* auf ihn nicht zu verkennen. Der Streit um den Vitalismus war noch keineswegs beendet. Er hielt damals nicht nur die Naturforscher und Mediziner in Atem, sondern auch die Philosophen, die Staatsmänner und die ganze Masse der Gebildeten. Er war mit dem Weltanschaulichen und der Frage nach der Schöpfung aufs engste verknüpft und nicht nur für das ärztliche Handeln von grundsätzlicher Bedeutung. *Virchow* faßt das schwierige Problem mit der ganzen Universalität seiner naturwissenschaftlichen und philosophischen Betrachtungsweise und seines umfassenden Wissens an. Die ganze Kosmologie, Geologie und Paläontologie, die Newtonsche Physik, die Chemie, insbesondere die Fermentchemie und die katalytischen Erscheinungen, vor allem die Biologie werden in den Kreis seiner Beweisführung hereingezogen.

Sein wichtigster Grundsatz ist, daß die Erklärung der lebendigen Vorgänge nur von der Erfahrung ausgehen und mit den sicher erwiesenen Naturgesetzen nicht in Widerspruch stehen darf. Seine Erfahrung knüpft an die Ergebnisse der Chemie und Physik und an die Beobachtung der Zelle, die maßgebenden Naturgesetze sind das Gesetz von der Erhaltung der Energie, das *Robert Mayer* eben begründet hatte, und das ältere, von *Lavoisier* gefundene Gesetz von der Erhaltung des Stoffes. Dazu kam der Mechanismus *Lotzes.*

Das einzige, was wir am lebendigen Organismus wirklich nachweisen können, sind Vorgänge physikalisch-chemischer Art, also mechanische Bewegungen. Aus dem Gesetz von der Erhaltung der Energie ist zu folgern, daß die Bewegung immer bestanden hat, daß sich also im Laufe der Weltgeschichte einmal ursprünglich einfach mechanische Bewegungen in solche umgewandelt haben, deren Ordnung für den lebendigen Organismus charakteristisch ist; denn auch in ihm besteht eine kontinuierliche Bewegung, selbst wenn nach außen nichts davon in die Erscheinung tritt, wie im eingetrockneten Samenkorn oder in anderen „scheintoten" Organismen. Die Bedingungen, unter denen diese Umwandlung erfolgte, sind uns völlig unbekannt. Sie erfolgte im Zusammenhang mit einer bestimmten Stoffkombination und wurde von da an als eine bestimmte Kombination chemisch-physikalischer Kräfte neben den gewöhnlichen molekulären Kräften von Stoff zu Stoff weitergegeben. Es bestehen keine Bedenken, auf diese Kombination den überlieferten Namen „Lebenskraft" anzuwenden. Es ist eine „mechanische und einheitliche Lebenskraft". Ihr entspricht eine einheitliche und konstante Grundform des Stoffes. Sie ist in der Zelle gegeben. Innerhalb dieser Einheit bedingt die Sonderheit des Stoffes eine Verschiedenheit der Wirkung, indem sie je nach seiner Zusammensetzung die besondere Richtung bestimmt, in der die vitale Bewegung stattfindet.

Dieser neue Vitalismus ist eine Synthese mechanistischer und älterer deutscher vitalistischer Vorstellungen mit den Gesetzen von der Erhaltung der Energie und des Stoffes, projiziert in die Zelle. Die enge Beziehung der Lebenskraft zum Stoff war schon 1796 in Halle von *Johann Christian Reil* präzisiert worden. Wie er, war sich auch *Virchow* darüber klar, daß wir vom eigentlichen Wesen des Lebens und vom letzten Ursprung des Lebendigen nichts wissen. Aber indem *Virchow* in der Zelle ein chemisch und physikalisch zu untersuchendes Formelement als Betätigungsfeld der Lebenskraft aufstellte und den Vitalismus durch seine Verkopplung mit dem Mechanismus aus den luftigen Gebilden der naturphilosophischen Spekulation auf den Boden der exakten Naturforschung herunterholte, brachte er die Lehre in aussichtsreicher Weise weiter. Ohne *Virchows* vitalistische Auffassung von der Zelle kann man sich die moderne experimentelle Durchforschung des Lebens, wie sie z. B. in den Arbeiten von *Hans Driesch* (1867—1941) und *Hans Spemann* (1869—1941) oder durch andere Biologen gegeben ist, die sich mit den lebendigen Vorgängen am Zellkern beschäftigen und Aufschlüsse über aktuellste Fragen, z. B. der Vererbung vermitteln, nicht vorstellen.

Schließlich mußte sich *Virchow* mit der Solidarpathologie auseinandersetzen. Sie wurde zu seiner Zeit in einer Form vertreten, die man als Verlegenheitslösung bezeichnen kann, als „Nervenpathologie" (vgl. S. 25). Sie stammt aus England und wird von *Virchow* gelegentlich mit Seitenhieben auf ihre Heimat angegriffen. Die nachweisbaren krankhaften Veränderungen allgemeiner oder lokaler Natur wurden auf Reizungs- oder Lähmungszustände im Nervensystem zurückgeführt. Sie sollten ihrerseits die Zirkulationsstörungen, Entzündungen, Geschwulstbildungen usw. verursachen. Man kann diese Vorstellungen mit der nötigen Einschränkung als Vorläufer der modernen, von *Gustav Ricker* (1870—1948) und *Speransky* inaugurierten Relations- bzw. Neuralpathologie ansehen. In der damaligen Form war diese Pathologie ein verkappter Vitalismus. *Virchow* hält den Nervenpathologen, wie denen, die als Humoralpathologen alles im Blut suchen, entgegen, daß das Leben schon bei ganz niedrigen einzelligen Organismen voll entwickelt ist, die weder Nerven noch Blut haben. Das beste Beispiel ist die Eizelle, erst recht die befruchtete Eizelle. Und was soll man zur Vererbung sagen? Weder im Blut, noch in den Nerven liegt es, wenn einer ein Riese wird, weil er aus einem Geschlecht von Riesen stammt. Genau so ist es mit der erblichen Krankheit, die in der Konstitution begründet ist, und wieder genau so mit den erworbenen Krankheiten. Alles kommt nur auf die Richtung der lebendigen Bewegungsvorgänge in der Zelle an. Sie können sich ebenso in den festen wie in den flüssigen Teilen abspielen. „Der Streit, ob der eigentliche Sitz der Krankheit im Blut oder in den Nerven sei, ist gerade so müßig, wie die Diskussion darüber, ob bei einem Betrunkenen das Gehirn oder das Blut das wesentlich Veränderte sei."

Virchow wurde in seiner Meinung, daß das Nervensystem und das Blut in keiner Weise als Lebensträger angesehen werden können, durch einen — mit modernen Augen gesehen — sehr primitiven Versuch bestärkt.

Er beobachtete (1854) am Flimmerepithel der herausgeschnittenen Trachea, daß die Bewegung der Cilien, nachdem sie schon völlig aufgehört hatte, wieder in Gang kam, wenn er die Flimmerzellen mit verdünnter Kalilauge behandelte. Ähnliche Versuche waren anderen Forschern nicht gelungen, und er war ein bißchen stolz darauf. Der Erfolg war ihm ein erneuter Beweis dafür, daß die Zelle an sich die Trägerin des Lebens ist, das er hier neu hervorrufen konnte.

Mit dem Mikroskop lernte er in sorgfältigster Kleinarbeit die unzähligen Variationen der Zellveränderungen in krankhaften Zuständen kennen. Im gleichen Jahr (1845), in dem der Edinburgher Professor der Medizin *John Hughes Bennett* (1812 bis 1875) die klinischen Symptome der Leukämie beschrieb, die er als „Eiterung des Blutes" bezeichnete, grenzte *Virchow* die mit Milzschwellung verbundene Erkrankung gegen die Pyämie ab, klärte das Blutbild als eine echte Vermehrung der Leukozyten auf, prägte für das neue Krankheitsbild den Namen Leukämie und erweiterte in den nächsten Jahren die Kenntnis der Zusammenhänge mit dem Lymphgefäßsystem nach vielen Richtungen. Noch vor 1855, wo er (vgl. S. 114) die Zellularpathologie zum erstenmal grundsätzlich formulierte, erfolgten zahlreiche mikroskopische Spezialuntersuchungen über pathologische Prozesse verschiedenster Art und die Beteiligung der Zelle an ihnen: Krebs und andere Geschwülste, akute und chronische Entzündungen, Degenerationen, Atrophien und Hypertrophien, tuberkulöse Veränderungen, Bluterkrankungen, Veränderungen an den Gefäßwänden usw. Selbst ein Erholungsaufenthalt in verschiedenen Ostseebädern wurde (1854) zu mikroskopischen und chemischen Untersuchungen an Quallen und Fischlebern zu vergleichend pathologischen Zwecken benutzt.

Alles, was ihn die theoretische Biologie lehrt und was ihm das Mikroskop zeigt, läuft auf ein und dieselbe Grundauffassung heraus, die Zellularpathologie. Nachdem er sie 1855 zum erstenmal als allgemeingültige Lehre veröffentlicht hatte, wurde sie im Jahre 1858 in Berliner Vorlesungen den praktischen Ärzten, vertieft und erweitert, vorgetragen. Wir datieren mit Recht den Anbruch eines neuen Zeitabschnittes in unserer Darstellung der Medizin des 19. Jahrhunderts mit diesem Jahr.

Der alte Vitalismus, die überlieferte, einseitige Humoral- und Solidarpathologie sind überwunden. Die Zelle ist die vitale Einheit, die Ernährerin des zu ihr gehörenden Zellterritoriums (vgl. S. 115). Da die Ernährung das Leben trägt, muß eine Störung im Leben der Zelle auch das von ihr versorgte Gebiet schädigen. Die Zelle wird zum eigentlichen Krankheitsherd. Zwischen Leben und Krankheit besteht kein wesentlicher Unterschied.

Diese Erkenntnis war, wie wir (vgl. S. 22, 26) sahen, schon älter. Im Jahre 1838 hatten es noch einmal von ihrem Standpunkt die Anhänger der naturhistorischen Schule *K. W. Stark* und einer der letzten Systematiker *Hermann Friedrich Bonorden* (geb. 1801) betont. Aber niemand hatte sie so klar wie *Virchow* in ihrer grundsätzlichen Bedeutung herausgestellt.

Die Brücke von der Biologie zur Pathologie war definitiv geschlagen. Die Krankheit ist selbst Leben, Leben unter veränderten Bedingungen, mögen diese Bedingungen durch äußere oder innere Ursachen verändert sein. Als Ausdruck der Krankheit findet sich eine Veränderung der Körperzelle. Es ist nicht die Aufgabe der Medizin, alle Krankheiten aus einem einheitlichen Prinzip zu erklären, wie man es im Laufe der Medizingeschichte so oft versucht hat, sondern zunächst einmal ganz unvoreingenommen mit allen Mitteln, die durch die Physik, Chemie und

Biologie gegeben sind, die Krankheit in ihren Erscheinungen zu beobachten, auf Grund der Kenntnisse der normalen und pathologischen Anatomie auf die Veränderungen zu schließen, welche die Krankheit im Leben hervorbringt und dadurch zu einer wirklich sicheren Erkenntnis des Krankheitsvorganges zu kommen.

In dieser zielbewußten, eindeutigen und alles umfassenden Forderung der Anwendung aller naturwissenschaftlichen Methoden auf die Erforschung des pathologischen Prozesses ist *Virchow* der Exponent der Heilkunde des 19. Jahrhunderts. In erster Linie bleibt er pathologischer Anatom und morphologisch eingestellt.

Wenn Leben und Krankheit identisch sind, so unterscheiden sie sich doch in einem, im Charakter der Gefahr, den das Leben der kranken Zelle in sich trägt. Die Krankheitsursache verändert die Zelle in physikalischer oder chemischer Weise. Das kann sich im Leben der Zelle als Reizung, Störung oder Lähmung äußern. Dadurch wird ihre Funktion und damit auch ihre Existenz mehr oder weniger gefährdet. Da dieselbe Ursache auf die eine Zelle reizend, auf die andere bloß störend, auf die dritte lähmend wirken kann, muß der Schwerpunkt, das Wesen der Krankheit, das „Ens morbi", in der Zelle selbst liegen. Es kommt nicht nur auf die äußere, sondern auch, und fast noch mehr, auf die innere Krankheitsursache, mit anderen Worten auf die Prädisposition der Zelle an. Von hier aus wurde *Virchow* später ein Gegner der einseitigen Bakteriologie.

Mit der Zellenlehre hängt die Vorstellung *Virchows* eng zusammen, daß es sich bei der Krankheit immer um einen lokalisierten Prozeß handelt. Auch darin hatte er seine Vorgänger. 1805 hatte der bedeutende französische Chirurg *A. B. Richerand* (1779—1840) erklärt, daß die sogenannten Allgemeinkrankheiten immer durch Assoziation aus einer „isolierten Affektion" eines Organs oder Organsystems entstehen (vgl. S. 144f.). Durch seine lokalistische Auffassung kam *Virchows* Interesse an der Allgemeinerkrankung und an der Konstitution zu kurz. Bei jeder Erkrankung ist eine lokale Zelläsion im Spiel, mag man auch nicht immer in der Lage sein, sie nachzuweisen. Die Degenerationen und Entzündungen, die Neurosen und das Fieber, alle müssen einen spezifischen, anatomischen Sitz haben.

Wir werden später sehen, welch ungeheuren Einfluß diese Lehre auf die praktische Heilkunde haben sollte. Bei aller Morphologie war sich *Virchow* darüber klar, daß das Bindeglied zur Klinik erst die pathologische Physiologie sein konnte.

Als experimentelle Pathologie war sie seit dem Anfang des 19. Jahrhunderts eifrig betrieben worden. Hier hatte, wie wir sahen, *Magendie* Vorbildliches geleistet. Die experimentelle Physiologie war schon von sich aus durch das Studium der Ausfallserscheinungen nach Exstirpation von Organen oder Organteilen und erst recht durch die Untersuchung von Gift- und Arzneiwirkungen auf das Versuchstier zur Beschäftigung mit den Problemen der Pathologie gekommen. Wie stark bei den Physiologen der Gedanke an die Klinik mitspielte, geht aus dem Titel von *Rudolph Wagners* „Handwörterbuch der Physiologie mit Rücksicht auf physiologische Pathologie" hervor, welches in den Jahren 1842—1853 erschien. Auch die Personalvereinigung des Praktikers mit dem Pathologen konnte, genau wie heute, wo Kliniker, Pathologe und Pharmakologe auf diesem Gebiet zusammen arbeiten, die pathologische Physiologie nur fördern.

Virchow ging schon früh den experimentellen Weg bei seinen berühmt gewordenen Untersuchungen über Thrombose und Embolie aus dem Jahre 1846. Er brachte Fremdkörper in die Blutbahnen von Hunden, aus der Leiche entnommene Blutgerinnsel, frisches Muskelfleisch, Korkstückchen, Holundermark und ähnliches, und zeigte, daß die Thrombose das Primäre ist und daß die Thromben in derselben Weise transportiert und festgehalten werden wie diese Fremdkörper. Klinischerseits schritt *Ludwig Traube* (1818—1876), der in Wien Schüler *Rokitanskys* gewesen war und später einer der bedeutendsten Kliniker Berlins wurde, in den Bahnen

Magendies weiter. Als junger praktischer Arzt machte er (1845) Versuche über die Folgen, welche die Durchschneidung beider Vagi für die Atmung hatte, wobei er an *Legallois* (1812) (vgl. S. 21), *Longet* (1842) (vgl. S. 126) u. a. anknüpfen konnte. Als Folge konstatierte er eine Bronchopneumonie und führte sie auf das Herunterfließen der Mundflüssigkeit in den Atemapparat zurück, das seinerseits durch den Verlust der Schließfähigkeit der Stimmritze verursacht wird. Durch Digitalisapplikation an ähnlich behandelten Versuchstieren drang er (1851) tiefer in die Wirkung der Digitalis auf den nervösen bzw. muskulösen Apparat des Herzens ein.

Schließlich gewann damals die Chemie Heimatrecht in den Forschungsstätten der Pathologen. *Rokitansky* war schon durch seine Krasenlehre daran interessiert. Er richtete 1844 am allgemeinen Krankenhaus in Wien ein chemisches Laboratorium ein. An seine Spitze trat der S. 131 schon genannte Chemiker *Heller*, ein Schüler *Liebigs* und *Wöhlers*. *Virchow* selbst hat manche chemische Untersuchungen an normalen und pathologischen Geweben vorgenommen. Er eröffnete in seinem Berliner Institut von Anfang an hervorragenden Chemikern eine Arbeitsstätte. Als der erste wurde *Hoppe-Seyler* sein Assistent. Er vertrat am Institut die pathologische Chemie bis zu seiner Berufung nach Tübingen.

Mikroskop und chemische Reaktion beherrschen um die Mitte des 19. Jahrhunderts die gesamte Pathologie. Es gibt keine ihnen zugängliche Körperpartie, -flüssigkeit und -ausscheidung, die nicht auch am Lebenden mit ihrer Hilfe in der Hoffnung durchforscht wird, nicht nur neue pathologische Erkenntnisse, sondern auch Stützen für die Krankheitsdiagnose und die Therapie zu gewinnen. Die Literatur wächst in allen Ländern ins Unendliche. Im Jahre 1847 macht der praktische Arzt und Dozent der Medizin an der Universität Heidelberg *Mark-Aurel Hoefle* (gest. 1855) den ersten Versuch, ,,den chemischen und mikroskopischen Theil der Diagnostik, ähnlich wie die Auskultation und Perkussion als eigene Disziplin“ zu behandeln. Er gibt eine bis in viele Einzelheiten gehende Übersicht über diese große Literatur, über eigene Erfahrungen, Krankengeschichten, neue Funde, Irrtümer, diagnostische und therapeutische Erfolge und Mißerfolge. Wie viel man von der chemischen und mikroskopischen Untersuchung erwartete, zeigt die Tatsache, daß man glaubte, selbst für Psychosen charakteristische Veränderungen im Blut feststellen zu können, was *Hoefle* jedoch verwirft.

Die zunehmende Bedeutung der Pathologie im Rahmen der Medizin und die große Erweiterung ihres Arbeitsfeldes führten allmählich zur Lostrennung von der praktischen Heilkunde, insofern als man besondere Professuren für das Fach und etwas später von den Kliniken und Krankenhäusern unabhängige Forschungs- und Lehrinstitute dafür errichtete. 1831 erhielt die Universität in Edinburgh einen besonderen Lehrstuhl für Pathologie, dessen Inhaber jedoch daneben noch klinische Tätigkeit ausübte. Die Mittel für die schon erwähnte Professur *Cruveilhiers* wurden 1836 noch aus einer privaten Stiftung flüssig gemacht, die der große Chirurg *Dupuytren* hinterlassen hatte. Von Staats wegen wurde dagegen 1842 in dem damals hoch in Blüte stehenden Würzburg der Vorgänger *Virchows*, *Bernhard Mohr* (1809—1848), ein Schüler *Schoenleins*, außerordentlicher und ein Jahr später als *Rokitansky*, (1845), ordentlicher Professor der pathologischen Anatomie und diese selbst zu einem Fach erhoben, welches vollwertig neben den anderen stand. Das Berliner Institut *Virchows* trat 1856 ins Leben, 7 Jahre vor dem früher erwähnten *Rokitanskys*.

Die Lehre *Virchows* verlegte den Schwerpunkt der pathologischen Forschung in das erkrankte Objekt. Der Blick wurde von der äußeren Krankheitsursache abgelenkt. Die Versuche, ihr auf experimentellem Wege beizukommen, wie sie *Magendie* eingeleitet hatte, blieben vereinzelt. Dagegen erhielt sich gerade dieser Frage gegenüber die theoretische Spekulation besonders lange, namentlich in Deutschland. Hier bemühte man sich, die Irrtümer der Naturphilosophie mit derselben Waffe zu bekämpfen, deren sie sich bedient hatte, mit der Theorie und philosophierte — im besten Sinne des Wortes — in Anlehnung an die naturwissenschaftlichen Ergebnisse weiter, vor allem zwei Männer, *Lotze* (1848) und *Henle* (1846 und

1853). Eine Art Ausklang der Naturphilosophie! Für *Lotze* ist der Krankheitsbegriff etwas rein Konventionelles. Den Virchowschen Begriff der „Gefahr" lehnt er ab. Dieser ist der Naturwissenschaft ebenso fremd wie irgend ein persönliches Interesse, das wir an dem Bestehen gewisser Erscheinungen nehmen, und das die Wissenschaft so oft in die Irre geführt hat. Die Krankheit ist eine aus ästhetischen Gesichtspunkten nun einmal so benannte Störung im normalen Lebensprozeß, wie dieser, durchaus mechanisch und von ihm nicht wesentlich unterschieden. Die Störung wird durch mechanische Verhältnisse verursacht. Es gibt also keinen wesentlichen Unterschied zwischen Krankheitsursache und Krankheitsprozeß. Auch für *Henle* beruht unser ganzes Wissen von einer Krankheitsursache (entsprechend dem Kantschen Kausalitätsprinzip) lediglich auf der Wirkung, nämlich auf der Krankheit, die uns nötigt, eine Ursache vorauszusetzen. Wie für *Lotze*, ist für ihn die Bewegung das Maßgebende. Für beide weist der krankhafte Prozeß gegenüber dem gesunden nur einen graduellen Unterschied auf. Ebenso verwischen sich die Grenzen zwischen Krankheit und Krankheitsdisposition. Auch für *Henle* ist der Begriff der Krankheitsursache durchaus fließend. Ob die physikalischen und chemischen Einflüsse der Umgebung als Reize nützlich oder schädlich auf den Menschen wirken, hängt von der Intensität der Wirkung ab. Die Anklänge an *Brown* (vgl. S. 26) sind unverkennbar.

Im Gegensatz zur Lokalisationslehre *Virchows* gehört für *Lotze* zum Begriff der Krankheit, daß die Störung den ganzen Organismus betrifft. Die Lokalisation ist unwesentlich. Die lokalen Veränderungen spielen nur die Rolle der „atria morborum". Erst durch den veränderten Beitrag, den der Teil zum allgemeinen Resultat liefert, zieht er auch eine Störung des Ganzen, eine Krankheit im eigentlichen Sinne des Wortes, nach sich.

Diese prinzipiellen Ausführungen, die der ontologischen Krankheitsauffassung der naturhistorischen Schule und der nosologischen Systematik schon vor der Zellularpathologie ein Ende machten, hätten für die Einzelforschung und Spezialisierung der zweiten Hälfte des 19. Jahrhunderts von großem Wert sein können, wenn die Mediziner, die sie beachteten, zahlreicher gewesen wären. Ihr weiter Gesichtskreis, die Auffassung der Krankheit als Einzelfall des mechanischen Weltgeschehens, die Erkenntnis der Relativität des Begriffes der Krankheitsursache, des Fließens der Grenzen zwischen Krankheitsanlage und Krankheit einerseits und der Grenze zwischen disponierender und auslösender Krankheitsursache andererseits waren sehr geeignet, vor enger Einseitigkeit zu bewahren.

V. Die innere Medizin

1. Grundsätzliche Erörterungen

Wo uns auf dem langen Weg durch die Jahrhunderte ein Fortschritt begegnete, der dem Kranken unmittelbar zugute kam und sich bis auf den heutigen Tag bewährte, entsprang er, wie wir sahen, bis zum Beginn der naturwissenschaftlichen Ära fast ausnahmslos der ärztlichen Erfahrung. Die Wissenschaft, mochte sie spekulativ oder experimentell begründet sein, diente in der Regel nur der Erklärung der Beobachtung und der theoretischen Sicherung und Kontrolle der therapeutischen Erfolge. Selten und meist erst nach geraumer Zeit wird die wegweisende Bedeutung einer fundamentalen Entdeckung, die am Seziertisch oder beim Tierversuch gemacht wird, für die Praxis erkannt. Zwei Jahrhunderte vergingen von der Entdeckung des Blutkreislaufs und der zentralen Stellung des Herzens bis zur Würdigung der

Herztöne und ihrer Veränderungen für die Diagnose. Und wieviel pathologische Befunde am Herzen hatte man inzwischen erhoben und beschrieben! In dieser Atmosphäre hatte jeder das Recht, sich seine Erfahrung zu interpretieren, wie er wollte, und daraus die Richtlinien seines Handelns abzuleiten. Ist es ein Wunder, wenn die Meinungen auseinandergingen? Wir sahen an der Schwelle des 19. Jahrhunderts die Humoral- und Solidarpathologen, die Vitalisten verschiedener Abstufung, die Irritabilitätsgläubigen und Homöopathen, die Anhänger der Lehre vom tierischen Magnetismus und die Elektrotherapeuten am Werk. Ein empirisches Chaos! Da konnte sich nur der gute Arzt auf der Höhe halten, der sich auf seinen scharfen Blick und seine persönliche Erfahrung verließ und von anderen ohne Einseitigkeit das übernahm, was ihm wertvoll schien, mochte die theoretische Begründung aus dieser oder jener Schule stammen. Vgl. S. 29.

Jetzt änderte sich die Situation. Die Ereignisse überstürzten sich. Ein Sturm von Neuerungen in der Chemie, Physik, Biologie und Pathologie, an deren Wert niemand zweifeln konnte, brach über den Praktiker herein. Es hieß umlernen.

In der deutschen Klinik ist dieser Umschwung in der Person des großen *Lukas Schoenlein* (1793—1864) repräsentiert, in seiner Wandlung vom naturphilosophischen zum naturwissenschaftlichen Forscher.

Er war kein Mann der Feder. Die Entdeckung des Favuspilzes als Ursache des Kopfgrindes veröffentlichte er in 20 Druckzeilen. Aber das Wort beherrschte er vollendet als klinischer Lehrer. In Würzburg, später in Zürich und Berlin lernte man unter ihm die neuen naturwissenschaftlichen Methoden, die Auskultation und Perkussion, die chemische Untersuchung der Ausscheidungen und das Mikroskop am Krankenbett verwenden und nicht zuletzt die Kontrolle durch den pathologischen Befund. Er entdeckte (1836) die Tripelphosphate in den Exkreten von Typhuskranken, beschrieb 1837 die Peliosis rheumatica und prägte (1839) die Bezeichnung Hämophilie für die hämorrhagische Konstitution.

Man sieht: Die Naturwissenschaft mit ihren exakten Experimenten und Beobachtungen tritt als Lehrerin des praktischen Arztes auf. Viele Praktiker begeistert sie so, daß sie sich ganz von ihrer ärztlichen Tätigkeit zurückziehen, um sich ausschließlich der Wissenschaft zu widmen. Viele lernen dagegen schwer um. Man kann es verstehen. Wie konnte ein Arzt mit dem unverrückbaren Glauben an den Primat der Seele diagnostisch und therapeutisch dieselben Wege gehen wie ein Materialist, für den das ganze geistige und körperliche Leben nichts anderes war als ein chemischer Prozeß? Wie schwer machte es der lokalistische Standpunkt dem Internisten, dessen Heilmittel doch immer den ganzen Körper angreifen sollten! Wie anders mußte sich der Vitalist mit seiner Überzeugung vom dynamischen Charakter der Krankheit zur Therapie der *Bright*schen Nephritis stellen als der, der das Wesen der Erkrankung in den schweren pathologischen Veränderungen des Organs sah!

Überall Konflikte! Auf deutschem Sprachgebiet treten sie prägnant hervor, wenn man den Standpunkt der Kliniker in Wien, Göttingen und Leipzig mit dem eines erfolgreichen Landarztes am Niederrhein, *Johann Gottfried Rademacher* (1772 bis 1850), vergleicht. An den genannten führenden Zentren der Wissenschaft verzichtet man, wenn das Streben nach exakter Begründung der Therapie nicht zum Ziele führt, lieber ganz auf die Behandlung. Die Praxis beschränkt sich auf eine rein wissenschaftliche Betätigung am Krankenbett. Besonders ausgesprochen war diese Richtung im Wien *Rokitanskys* und *Skodas* mit ihren sorgfältigen Leichenbefunden und Kontrollen der Diagnose am toten Körper.

Charakteristisch ist der Ausspruch des bedeutenden Direktors des im dortigen Gemeindebezirk Wieden gelegenen Krankenhauses *Josef Dietl* (1804—1878) aus dem Jahre 1845:

„So wie sich unsere Vorfahren mehr um den Erfolg ihrer Kuren bekümmerten, so bekümmern wir uns mehr um den Erfolg unserer Forschungen. Unsere Tendenz ist daher eine rein wissenschaftliche. Die Medizin ist eine Wissenschaft, keine Kunst."

Die Konsequenz war ein skeptischer Nihilismus gegenüber der Therapie in einer Umgebung, in der die Kenntnis des pathologischen Prozesses und die Diagnostik einen unerhörten Aufschwung nahm. Der Patient kam dabei manchmal zu kurz, aber der Standpunkt hatte auch sein Gutes; denn er stärkte das Vertrauen auf die Heilkräfte der Natur, bekämpfte die vielfach eingerissene Polypragmasie, die unnützen Blutentziehungen, die beschwerlichen Zugpflaster und Haarseile, das schmerzhafte Glüheisen, die angreifenden und oft schädlichen Kuren mit starken Medikamenten, die wir S. 42 schilderten, und ließ die Unterstützung der natürlichen Heiltendenzen durch den Arzt im alten hippokratischen Sinne offen. Ein guter Arzt brauchte sich also nicht abschrecken zu lassen. Der positive Ertrag der naturwissenschaftlichen Forschung für die Behandlung hielt sich um diese Zeit noch in mäßigen Grenzen. Die daraus verständliche Ablehnung des Praktikers steigert sich bei *Rademacher* zum Extrem.

Ein im Kantschen Kritizismus geschulter kluger Kopf, bekennt er sich auf Grund „25jähriger Erprobung dieser Lehre am Krankenbett" (1843) im Gegensatz zur „rationellen" und „rohen" Empirie und zu den nach seiner Ansicht bisher vergeblichen Versuchen, das Wesen der Krankheit wirklich zu erkennen, zu der „von den Gelehrten mißkannten verstandesrechten Erfahrungsheillehre". Wie die Empiriker der Antike begnügte er sich damit, so lange zu probieren, bis das richtige Heilmittel gegen das „Unbekannte" und einstweilen „Unerkennbare", das wir Krankheit nennen, gefunden war. Damit, daß wir das Unbekannte heilen, haben wir die Krankheit auch diagnostiziert. Der Name tut nichts zur Sache. „Das ‚Wie' des Gesundmachens liegt außerhalb der Grenzen des menschlichen Wissens." In der Leber kennt *Rademacher* „eine Schellkraut-, eine Brechnuß-, eine Frauendistel-, eine Terpentin- und eine Quassiakrankheit", je nachdem, welches von diesen Mitteln hilft. Von den Allgemeinkrankheiten ist das einzige, was wir sicher wissen, daß „etwas Allgemeines im Körper sein müsse, worauf die sog. Universalmittel (wie Eisen, Kupfer u. a.) heilend einwirken".

Rademacher war ein tüchtiger, vielerfahrener und, wie gesagt, erfolgreicher Arzt. Er führte eine überzeugende Sprache und gewann sich manchen Anhänger, so verfehlt und einseitig diese Bankerotterklärung der wissenschaftlichen Medizin uns vorkommt. *Virchow* hat manche Arbeit auf seine Widerlegung verwenden müssen.

In anderen Ländern wäre damals eine solche Reaktion des Empirikers gegen die Wissenschaft weder möglich noch nötig gewesen. In Paris, Dublin, Edinburgh ging die Klinik ruhig ihren klaren Weg und suchte, wie es Tradition war, eine sachliche Theorie, die den neuen Ergebnissen der biologischen und pathologischen Forschung Rechnung trug, mit der Erfahrung am Krankenbett in Einklang zu bringen. In Paris verblaßte der suggestive Einfluß von *Broussais*. *Richard Shryock* hat den damaligen Geist der Heilkunde in der französischen Hauptstadt, die sie neben Wien für einige Jahrzehnte zu einer in der ganzen Welt angesehenen Lehrerin der klinischen Medizin machen sollte, reizvoll geschildert. Ihr Mittelpunkt war in den dreißiger und vierziger Jahren *Pierre Louis* (1787—1872), einer der bedeutendsten Kliniker des 19. Jahrhunderts.

Vor seiner Kritik hielten alle Versuche, der Medizin und Therapie eine einheitliche Basis zu geben, nicht stand, am wenigstens der Vampirismus von *Broussais*. In jungen Jahren hatte *Louis* in Rußland eine erfolgreiche Praxis getrieben, aber am Ende seines Aufenthaltes in diesem Lande war ihm die ganze Unzulänglichkeit des ärztlichen Wissens klar geworden. Als er 1820 nach Paris zurückkehrte, hatte er erkannt, daß man von vorne anfangen mußte, wenn man ein sicheres Fundament für den nötigen Neubau schaffen wollte. Er war mit dem ein Jahr jüngeren tüchtigen Kliniker *Auguste François Chomel* (1788—1858) befreundet.

An diesen schloß er sich an und widmete lange Jahre einer ausschließlich wissenschaftlich klinischen Beobachtung und einer ständigen Kontrolle dieser Beobachtung durch Tausende von Sektionen.

Wir hörten S. 88f., welch große Rolle die Statistik damals spielte. Es ist das Verdienst von *Louis*, mit ihr zum erstenmal „mathematische Verfahrensweisen", auf die Verlaß war, soweit ihre Anwendung auf die Welt des Lebendigen überhaupt möglich ist, in die Medizin eingeführt und der Heilkunde damit eine Methode geschenkt zu haben, die sich trotz ihrer unvermeidlichen Schwächen noch oft bewähren sollte. Mit Hilfe der Statistik wies er *Broussais* die von diesem geleugneten Mißerfolge nach. Seine besondere Aufmerksamkeit galt der Lungenschwindsucht, den „typhoiden Fiebern" und verwandten Zuständen, dem „gelben Fieber" und der Therapie. Er war ein vorzüglicher Kliniker mit scharfem Blick. Die „typhoiden Fieber" suchte er aus der Unmenge der verschiedenen fieberhaften Krankheiten, die man damals auseinanderhielt und durcheinander warf, genauer herauszuarbeiten und schuf damit einen Begriff, der, wie es *Schoenlein* ebenfalls verlangte, der exakten Differentialdiagnose zwischen dem Abdominaltyphus und anderen Darm- und Allgemeinstörungen entgegenführte.

Heute noch bedeutet „Typhoidfieber" im französischen und englischen Sprachbereich den Abdominaltyphus im Gegensatz zum Fleckfieber, welches von den Franzosen und Engländern „Typhus" schlechthin genannt wird. *Louis* hielt es mit *Rousseau*, der in seinem „Émile" gesagt hatte: „Ich weiß, daß die Wahrheit in den Dingen nicht in in meinem Geiste ruht, mit dem ich sie beurteile, und daß ich mich der Wahrheit umso sicherer nähere, je weniger ich von dem Meinigen in die Urteile lege, die ich aus den Dingen ziehe."

Bei den Symptomen am Lebenden, bei den Organbefunden an der Leiche, überall rechnete er vergleichende Zahlen heraus, z. B. wenn er feststellte, daß sich bei den an „typhoiden" Fiebern Verstorbenen in $^1/_6$ der Fälle Ösophagusveränderungen fanden oder zwischen den Pleuren in etwas weniger als der Hälfte der Fälle eine blutige Flüssigkeit vorhanden war. Seine statistischen Ergebnisse scheiterten an der kleinen Zahl. Aus 107 Fällen von Pneumonie, 44 Fällen von Gesichtserysipel, 23 Fällen von Angina, alles akut entzündlichen Erkrankungen, die mit Aderlässen behandelt worden waren, wollte er Schlüsse über den Erfolg oder Mißerfolg des Aderlasses bei entzündlichen Erkrankungen ziehen. Diese Fehler wurden ihm von *Jules Gavarret* in seiner weit verbreiteten Spezialschrift über die allgemeinen Prinzipien der medizinischen Statistik vorgehalten. *Gavarret* zeigte, daß man bei solchen Untersuchungen nicht mit kleinen Zahlen operieren kann, sondern das Gesetz der großen Zahlen und die Grundsätze der Wahrscheinlichkeitsrechnung berücksichtigen muß, und daß nur eine verfeinerte Methode zum Ziel führen kann. Der Einfluß dieser beiden Franzosen war groß; vor allem wandte man ihre Methode an, um tiefer in das Wesen und die Verbreitung der ansteckenden Krankheiten einzudringen, der Cholera, des Typhus, der Tuberkulose und des Skorbuts.

Der amerikanische Psychiater *Pliny Earle* (1809—1892) kam mit Hilfe der Statistik zu dem Ergebnis, daß Psychosen bei Frauen leichter zu heilen sind als bei Männern und daß der Zölibat zu Psychosen disponiert.

Der Versuch, die „numerische Methode" an die Stelle der Spekulation zu setzen, blieb in dem Jahrhundert des Messens und Wägens als unentbehrliches Hilfsmittel gewissenhafter Forschung auch für die Medizin bis auf den heutigen Tag erhalten. In seiner einseitigen Anwendung auf die praktische Heilkunde war er zum Scheitern verurteilt. *Griesinger* (siehe weiter unten) hat ihn einmal, was die Therapie angeht, mit dem Plan eines Schusters verglichen, der die Durchschnittsmaße des menschlichen Fußes errechnen und auf dieser Grundlage einen für alle Menschen passenden Stiefel herstellen will. Sein Freund *Wunderlich* bringt von seiner Pariser Reise

(1841) den „tötlich langweiligen Eindruck" der Tabellen-Manie, der méthode numérique, der von *Louis* inspirierten französischen Medizin, mit (*Bayer*). Der Hauptnachteil war die Gefahr, die dem Individualisieren am Krankenbett drohte.

Daher trug die „physiologische Medizin", eine Bezeichnung, die auch schon *Broussais* (1821) für seine Lehre in Anspruch genommen hatte, den Sieg über die numerische Methode davon. Seit den vierziger Jahren faßt man als physiologische Medizin alles zusammen, was sich gegen die überlebte Spekulation und systematische Nosologie, vor allem gegen die Restbestände der Romantik, die „ontologische Krankheitsauffassung" wendet und das Heil von dem erwartet, was wir heute als pathologische Physiologie bezeichnen. Der Begriff Physiologie war damals viel weiter gefaßt als der unsrige, schon weil Anatomie, Physiologie und Pathologie, manchmal daneben auch noch die Pharmakologie und die klinische Praxis in einer Hand lagen. Wer mikroskopierte, fühlte sich als Physiologe. *Broussais* betrachtete sich als Vorkämpfer der physiologischen Medizin, weil er sich auf den pathologischen Befund stützte. „Physiologische Medizin" war gleichbedeutend mit naturwissenschaftlicher Medizin.

Unter ihrer Fahne nahmen in den vierziger Jahren drei junge deutsche Praktiker den Kampf gegen das Überlieferte auf, die „Schwabenköpfe" *Karl Reinhold Wunderlich* (1815—1877), *Wilhelm Roser* (1817—1888), *Wilhelm Griesinger* (1817—1868).

Alle drei hatten in Tübingen studiert, wo damals tüchtige Männer der Praxis lehrten, waren früh auf Reisen in der Welt herumgekommen. Teils von *Schoenlein* in Zürich beeindruckt, teils von Paris und Wien begeistert, wurden sie später wie *Wunderlich* und *Roser* Privatdozenten in Tübingen und in Ruf und Ansehen schnell aufsteigende akademische Lehrer. *Wunderlich* starb als Internist in Leipzig, *Roser* als Chirurg in Marburg, *Griesinger* in Berlin, wohin er kurz vorher als Psychiater und Internist berufen worden war.

Im Jahre 1842 gründeten die Freunde als Kampforgan das Archiv für physiologische Heilkunde. *Roser* und *Wunderlich* zeichneten als Herausgeber. In ihm zogen sie gegen alles zu Felde, was nicht „physiologisch" zu begründen war; oft schroff und nicht immer gerecht im Ton, ging es vor allem gegen die naturhistorische Richtung und alles, was daraus kam oder zu kommen schien. Es war ein gründliches Reinemachen. Die Gehässigkeit, mit der diese Mediziner sich bekämpften, zeigte sich damals ebensogut bei den Geisteswissenschaftlern. „Die geistreiche Art *Voltaires* oder *Gibbons* sucht man vergebens in diesen Kontroversen; man war giftig wie *Schopenhauer* oder arbeitete mit brutalen Machtmitteln wie *Hegel*" (*Schnabel*). Die ganze Unduldsamkeit der jungen fanatischen Wissenschaftler setzte, wie *du Bois-Reymond* es tat, selbst Männer wie *Liebig* herunter. Als *Henle* zusammen mit dem in Bamberg geborenen Kliniker *Karl v. Pfeufer* (1806—1869), der damals in Zürich tätig war, 1842 die Zeitschrift für rationelle Medizin herausgab mit seinem Bestreben, gegenüber der einfachen Empirie eine Heilkunde zu schaffen, welche einer von naturwissenschaftlich festgestellten Tatsachen ausgehenden Hypothese einen weiteren Raum ließ, mußte er sich ebenso schwere Einwände und Vorwürfe gefallen lassen wie *Virchow* als Herausgeber seines „Archivs für pathologische Anatomie und Physiologie und für klinische Medizin" im Jahre 1847. Dabei wollten sie doch alle dasselbe. Alle wollten von der naturphilosophischen Tradition los. 1855 stellt *K. Vierordt* triumphierend fest, daß der Kampf gegen die Dogmengläubigkeit und die Naturphilosophie entschieden ist. Alle hatten die Tendenz, dem Praktiker zu dienen. Alle Zeitschriften wurden von Praktikern und Klinikern gelesen und mit Artikeln versehen. Alle sind das beste Zeichen dafür, daß nun auch in der praktischen Medizin in Deutschland definitiv der gleiche Weg beschritten wird wie in Frankreich, England und Amerika, der Weg, auf dem der Kliniker *Schoenlein* seinen Landsleuten vorangegangen war. Für den Patienten blieb, wie schon angedeutet, der unmittelbare Nutzen der „physiologischen" Untermauerung des ärztlichen Denkens zunächst gering. Was der Kranke um diese Zeit von den segensreichen naturwissenschaftlichen Neuerungen verspürt, bezieht sich fast nur auf die Diagnose und auf die Verbesserung der durch die Chemie geläuterten medikamentösen Therapie. Alles andere hängt wie früher an der ärztlichen Erfahrung. Aber diese wird durch das „physiologische" Denken und das Bedürfnis nach ständiger naturwissenschaftlicher Kontrolle im weitesten Umfang bereichert und vertieft.

2. Die Entwicklung der Diagnostik

Die Errungenschaft *Laennecs* brauchte nicht so lange Zeit zur allgemeinen Anerkennung wie *Auenbruggers* Entdeckung, obwohl es auch hier, wie wir S. 36 hörten, langsamer voranging, als man erwarten sollte. *Robert Spittall* (1804—1852), einer von denen, welche die Auskultation in Edinburgh einführten, hielt erst 1838, also fast 20 Jahre nach der Entdeckung *Laennecs*, Kurse darüber ab. Vor 1830 demonstrierte *Schoenlein* in seiner Würzburger Zeit den Studierenden die Bedeutung der Auskultation und Perkussion. Am schnellsten ging es in Frankreich selbst, wo *Laennec* seine Erfindung gemacht hatte und *Auenbruggers* Entdeckung durch *Corvisarts* Autorität bekannt geworden war. In Paris konstruierte im Jahre 1826 *Pierre Adolphe Piorry* (1794—1879), damals noch praktischer Arzt, das Plessimeter (das „Klopfmaß"). Zuerst legte er ein Geldstück auf und beobachtete bei der Perkussion desselben mit dem Finger feinere Klangunterschiede als mit der S. 36 geschilderten Auenbruggerschen Methode. Dann benutzte er verschiedenes Material, vom Holz angefangen bis zum Elfenbein, welches ihm schließlich am besten geeignet schien, und wurde der Pionier der „percussion médiate". 1841 ergänzte der Perkussionshammer diese „mittelbare Perkussion". Sein Erfinder ist *Max Anton Wintrich* (1812—1882), ebenfalls ein Mann der Praxis. Obwohl er dem Lehrkörper der Universität Erlangen angehörte, blieb er sein ganzes Leben in erster Linie praktischer Arzt. Man mag über die technische Bedeutung des Plessimeters und des Perkussionshammers zweierlei Meinung sein, jedenfalls wurden diese Instrumente in den folgenden Jahrzehnten von vielen führenden Klinikern anerkannt und benutzt. Ihre Anwendung in der Praxis und das ständige Bestreben, sie ebenso wie das Stethoskop zu modifizieren und zu verbessern, haben wesentlich zu scharfen Beobachtungen und Unterscheidungen der akustischen Phänomene am gesunden und kranken Körper beigetragen. Der musikalische Mensch war dazu besonders befähigt. *Wintrich* selbst war nicht nur physikalisch gründlich ausgebildet, sondern auch ein „virtuoser" Violinspieler. 1854 gab er den „Wintrichschen Schallwechsel" bekannt, die Beobachtung, daß der tympanitische Schall beim Öffnen des Mundes höher, beim Schließen tiefer wird. Bei Kavernen beweist der Unterschied, daß die Kaverne sich frei in einen Bronchialast öffnet.

Wintrich war in den Jahren 1840 und 1841 in Wien der Schüler *Joseph Skodas* (1805—1881), des anerkannt größten Förderers und Meisters der Perkussion und Auskultation. *Skodas* 1839 zum erstenmal erschienene Abhandlung über diese Methoden hob sie endgültig aus dem empirischen Zustand heraus und befreite sie von den Schlacken, die ihnen, trotz der in vielem erfolgreichen Versuche, sie wissenschaftlich vertieft zu erfassen, noch anhafteten. In systematischen Kontrollbefunden an der Leiche und in Versuchen, die Schallphänomene außerhalb des Körpers mit Apparaten zu erzeugen, kam *Skoda* von der bis dahin üblichen einfachen Registrierung der Töne und Geräusche bei bestimmten Krankheiten und pathologischen Befunden los und machte die Methoden zu wissenschaftlich fundierten „physikalischen" Untersuchungsmethoden. In einem großen Ausmaß bereicherte er die bis dahin festgestellten Geräusche und Töne um feine Nuancen und sicherte über *Auenbrugger* und *Laennec* hinaus ihre Unterscheidung durch präzise Einteilung und Charakterisierung nach Grundton und Klangart, die bis auf den heutigen Tag nachwirkt.

Wenn wir von hellem Lungenschall, von tympanitischem und gedämpftem Schall, von hauchenden und blasenden Atemgeräuschen, Bronchialatmen u. a. sprechen, so geht das auf *Laennec* und *Skoda* zurück. Von *Laennec* rührt der Ausdruck Ägophonie her, die aus dem Vergleich mit dem Ziegenmeckern entnommene Bezeichnung für einen hohen meckernden und näselnden Widerhall der Stimme im Bronchus, die der Arzt an der oberen Grenze pleuritischer Ergüsse als Folge der Kompression des benachbarten Lungengewebes wahrnimmt, wenn der Kranke spricht. Oberhalb des Exsudates stellte *Skoda*, als Folge der Entspannung der Lunge einen tympanitischen Klopfschall fest. Die Franzosen nannten daher dieses Phaenomen „Skodisme".

Von später berühmt gewordenen Klinikern im deutschen Sprachgebiet, die die physikalischen Untersuchungsmethoden besonders förderten, ist aus dieser Zeit noch *Karl Gerhardt* (1833—1902) zu nennen. Als Assistent *Griesingers* in Tübingen beschrieb er im Jahre 1859 das nach ihm benannte Phänomen, daß der tympanitische Klopfschall über Lungenkavernen tiefer wird, wenn der Patient aus dem Liegen in die sitzende Stellung übergeht. *James Jackson* junior (1810—1834), ein aussichtsreicher junger amerikanischer Arzt, dessen Vater als angesehener Kliniker in Boston wirkte, machte als Schüler von *Louis* in Paris im Jahre 1833 zuerst auf die Verlängerung des Exspirationsgeräusches über den Spitzen als diagnostisches Zeichen der Phthisis incipiens aufmerksam (*Garrison*). Versuche, die (nach *Mettler*) von einigen Ärzten in der ersten Hälfte des vorigen Jahrhunderts unter dem Eindruck der *Laennec*schen Methode unternommen wurden, mit Hilfe der Auskultation des Gehirns zu einer genaueren Diagnose von Aneurysmen der Gehirngefäße und von Gehirntumoren zu gelangen, wurden als aussichtslos wieder aufgegeben.

Die Thermometrie am Krankenbett hatte seit den S. 35 geschilderten Anfängen erhebliche Fortschritte gemacht.

In Wien und Edinburgh, seltener in Frankreich hatte man sich bemüht, mit dem Thermometer die Veränderung der Körperwärme bei verschiedenen Erkrankungen genauer festzustellen. Es fehlte auch nicht an Versuchen, das Verhältnis von Puls und Temperatur zu ermitteln, wie es schon *Erasistratos* getan hatte (vgl. über ihn Bd. I, S. 96ff.), den Einfluß der Therapie z. B. nach der Kaltwasserbehandlung auf die Temperatur von Fiebernden festzustellen und die subjektive Wärmeempfindung des Patienten mit der objektiven Körpertemperatur zu vergleichen. Selbst bei seinen Studien über die Entzündung am Tier hatte *John Hunter* das Instrument verwendet. Doch blieb alles unsystematisch und völlig planlos. Zwar hatte *Joh. Peter Frank* 1790 das Thermometer für notwendig erklärt, um nicht nur die Wärme der Luft des Krankenzimmers, sondern auch die des Kranken zu messen, aber vorgenommen wurden diese Messungen in seiner Klinik am Patienten nicht. Dagegen wurde auf ein gutes Barometer Wert gelegt, um die Schüler daran zu gewöhnen, den Einfluß der meteorologischen Verhältnisse auf Kranke und Krankheiten zu prüfen (*E. Ebstein*).

Am Beginn unseres Zeitabschnittes wurde das Thermometer jedenfalls in der Praxis nur von wenigen Ärzten verwendet. *Chomel* war noch 1834 der Ansicht, daß man die Temperatur besser mit der Hand als mit dem Thermometer beurteilt. Es ist bezeichnend dafür, welch feine Unterscheidungen der erfahrene Arzt mit den natürlichen wärmeempfindenden Organen seiner Haut zu treffen wußte und wie nötig trotzdem die energische Betonung der Vorzüge der exakten Thermometrie war, daß *Wunderlich* 1852 sagen konnte: „Eine Vermehrung und Verminderung von $^1/_2$ Grad wird der fühlenden Hand des Beobachters schon schwer merklich; um jedoch vor Täuschungen sich zu schützen, muß die Thermometrie mit genauen Instrumenten vorgenommen werden." Der Fortschritt ging von *Ludwig Traube* aus. *Schoenlein* hatte ihn dazu angeregt, die Wirkungen der Digitalis auf die Temperatur bei fieberhaften Krankheiten zu untersuchen (vgl. S. 149f.). Das führte ihn Anfang der fünfziger Jahre (1850/52) zu genaueren Studien über die Temperatur bei Kranken mit exakten und systematischen Messungen unter gleichzeitiger Notierung der Puls- und Atemfrequenz. Aus ihnen entstand die erste graphische Darstellung des Fieberverlaufs. 1852 wurde die erste moderne Temperaturkurve von der Art aufgezeichnet, wie sie heute über dem klinischen Krankenbett angebracht wird. Um dieselbe Zeit (1851/52) beschäftigte sich *Felix von Baerensprung* (1822—1864), damals noch praktischer Arzt und Privatdozent für Hautkrankheiten in Halle, mit klassischen „Untersuchungen über die Temperaturverhältnisse des Foetus und des erwachsenen Menschen im gesunden und kranken Zustande".

Den energischsten Vorstoß, der der Methode ihren bis heute erhaltenen Platz in der klinischen Diagnostik sichern sollte, ging von *Wunderlich* aus. Auf *Traubes* Anregung führte er das Verfahren in seiner Leipziger Klinik seit 1851 mit regelmäßigen Messungen zu bestimmten Tageszeiten durch und betonte mit einer Schärfe und Klarheit des Ziels, wie keiner vor ihm, die Wichtigkeit der systematischen Temperaturmessung für den praktischen Arzt. Sie erscheint ihm absolut notwendig „zur Aufklärung über den Gang und den Typus der Krankheiten, zur Bestimmung der Diagnose, der therapeutischen Indikationen und Kontraindikationen und der Prognose". Die Thermometrie ist (1857) unerläßlich „bei jeder exakten Beobachtung fiebernder Kranker". Man hätte meinen sollen, daß etwas, was uns so selbstverständlich ist, sich nun sehr schnell durchgesetzt hätte. Aber das Trägheitsmoment zeigt sich auch hier. *Wunderlich* erzählt selbst, daß man die Messungen aus seiner Klinik belächeln zu dürfen glaubte und daß ein französischer Kliniker sie für eine unfruchtbare Tüftelei erklärte (*Ebstein*).

Mit der Begutachtung des Pulses geht es ähnlich. Der Praktiker *Heinrich Jacob Heidenhain* (1808—1868) in Marienwerder, der Stammvater der bekannten Arzt- und Gelehrtenfamilie, klagt ebenso wie *Virchow* darüber, daß die Ärzte die den älteren Generationen geläufige, große diagnostische und prognostische Bedeutung des Pulses nicht mehr beachten, ausgerechnet in der Zeit, in welcher die Physiologen die Kenntnis vom Blutkreislauf und vom Puls in so großem Umfang erweiterten, nachdem *K. Vierordt* sein Verhalten mit der zuverlässigsten Methode in gesunden und kranken Tagen untersucht und in seinen ätiologischen Zusammenhängen erklärt hatte (vgl. S. 124).

Wir haben schon S. 131 ff an einigen Beispielen gezeigt, was die Fortschritte der Chemie und der physiologischen Chemie für die diagnostische Untersuchung des Urins bedeuteten. Sie blieb ein ergiebiges Arbeitsfeld. Als *Hoefle* das S. 150 zitierte Buch schrieb, war man sich darüber klar, daß es sich bei dem von *Dekkers*, *Cotugno* u. a. durch Kochen und Säurezusatz im Urin von Kranken erzielten Ausscheidungen um Eiweiß handelt. Neben dem erwähnten Eiweiß- und Zuckernachweis im Harn wurde in der Praxis am meisten von der Probe auf Gallenbestandteile Gebrauch gemacht, die *Gmelin* (vgl. S. 128) im Jahre 1826 in seiner gemeinsamen Arbeit mit *Tiedemann* bekanntgegeben hatte. Der gallenfarbstoffhaltige Urin gibt, wenn er mit konzentrierter Salpetersäure unterschichtet wird, bei Zusatz von rauchender Salpetersäure einen schönen Farbenring mit dem Übergang von Grün durch Violett in Rot und Gelb. Eine später von *Pettenkofer* (1844) eingeführte Gallenprobe mit konzentrierter Schwefelsäure und Rohrzuckerlösung wurde gegenüber dem Gmelinschen Verfahren in der Klinik nicht populär.

Die chemische Untersuchung der Harnsedimente schien von untergeordneter Bedeutung, dagegen wandte man sich ihrer mikroskopischen Untersuchung zu.

Diese konnte schon, wie *Ludwig Englert* gezeigt hat, auf eine lange Vergangenheit zurückblicken. Sie läßt sich bis in die Anfänge der Mikroskopie verfolgen. Am Anfang des 17. Jahrhunderts haben solche Untersuchungen vereinzelt stattgefunden. *Robert Hooke* (vgl. Bd. I, S. 286) bringt in seiner Micrographia vom Jahre 1665 bereits eine Abbildung davon. In einer Prager Dissertation von *Joseph Wenzeslaus Tichy* aus dem Jahre 1775, die auf Anregung seines Lehrers, des Chirurgen *Joseph Thaddäus Klinkosch* (1734—1778)

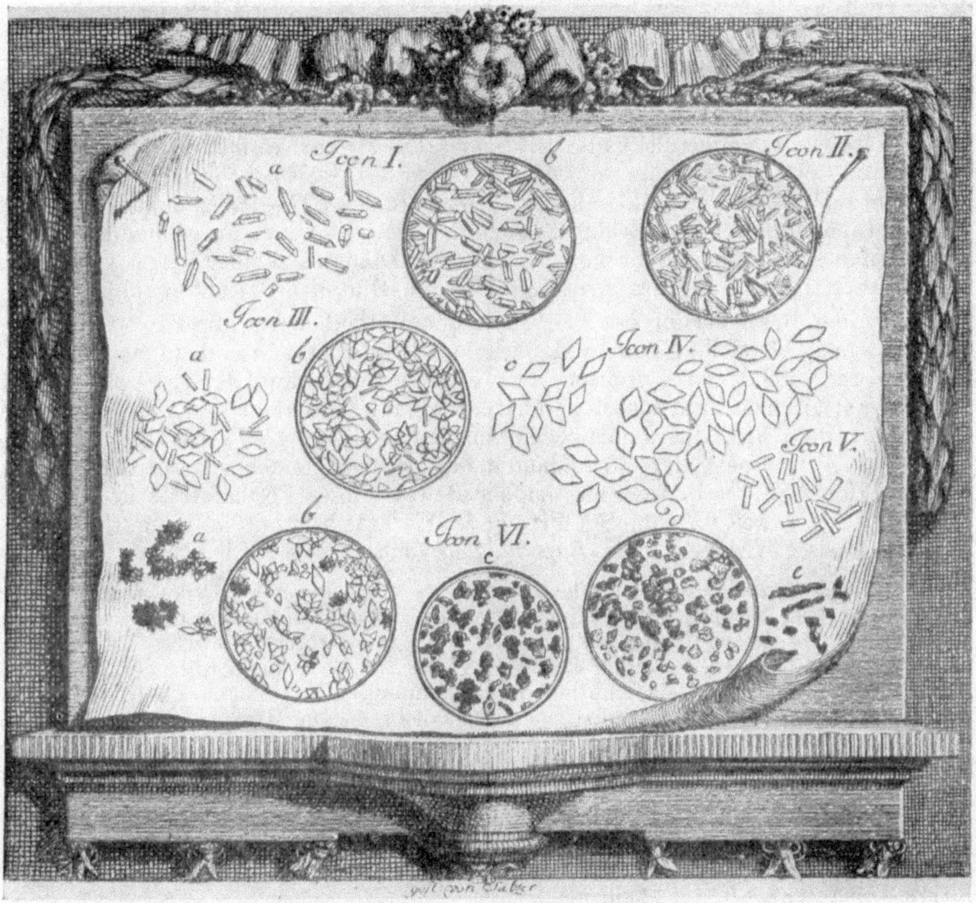

Abb. 22. Abbildung der Harnsedimente bei *Tichy* 1775.

entstand, findet man Figuren, bei denen man die bekannten Sargdeckelkristalle von anderen Formen unterscheiden kann. Zum obligatorischen Rüstzeug der Diagnose entwickelte sich die Harnmikroskopie erst seit den vierziger Jahren des vorigen Jahrhunderts. Sie gehört zunächst mehr zu einem Programm, von dem *Piorry* (1846) viel erwartet.

Durch die Untersuchungen von *Bright* über die Erkrankungen der Niere war die Frage, welche Veränderung die *Bright*sche Krankheit im Urin hervorruft, aktuell geworden. Es ist verständlich, daß man hier mit der Mikroskopie des Harns weiterzukommen suchte. Mehrere Forscher haben damals die Gebilde, die wir heute Zylinder nennen, gesehen und mehr oder weniger klar beschrieben. Das Verdienst, sie richtig dargestellt, den Namen geprägt und den Harnbefund an der Leiche eines an der *Bright*schen Krankheit verstorbenen Patienten kontrolliert zu haben, gebührt *Henle*. Er wirkte damals in Zürich und erhielt von *Pfeufer* Urin und Nieren des Kranken zur mikroskopischen Untersuchung. Die Veröffentlichung fällt in das Jahr 1842.

Daß man auch alle anderen Ausscheidungen des Körpers zu diagnostischen Zwecken chemisch und mikroskopisch untersuchte, beweist das wiederholt zitierte Buch von *Hoefle*. Darin wird es als etwas ganz Neues bezeichnet, daß *Gruby* 1843 im Stuhlgang nach Askarideneiern fahndete, um die Diagnose dieser Wurmkrankheit zu stellen.

Neben diesen neuen technischen Hilfsmitteln der Diagnose bewährte sich am Krankenbett nach wie vor die Wahrnehmung mit den Sinnesorganen, wie sie die alten Ärzte besonders gepflegt und mit bemerkenswerten Erfolgen betrieben hatten. Man trennte sich nur langsam vom Abschmecken des Urins bei Verdacht auf Zucker. Im Jahre 1850 stellte der praktische Arzt *Ernst Brand* (1827—1897), damals Assistent an der Inneren Klinik in Erlangen, den von den Kranken ausgehenden Geruch nach Äpfeln als pathognomisches Zeichen des Diabetes mellitus fest, was (nach *Ebstein*) zur Aufdeckung des Azetongehaltes im Blut der Patienten führte.

Neben der Bereicherung der diagnostischen Methoden trug die Erweiterung der anatomischen, physiologischen und pathologischen Kenntnisse dazu bei, die subjektiven und objektiven Symptome neu zu werten, bekannte Krankheitsbilder schärfer abzugrenzen und klarer herauszuarbeiten und neue zu beschreiben. Zeugen dafür sind gute klinische Lehrbücher wie das in Paris 1837—1841 erscheinende klassische Werk über Nierenkrankheiten des hervorragenden Internisten *P. F. O. Rayer* (1793—1867). Ein weiterer schöner Beweis dieses Fortschrittes ist die 1836 veröffentlichte Arbeit über die Beteiligung des Herzens bei akutem Gelenkrheumatismus des Pariser Klinikers *Jean Baptiste Bouillaud* (1796—1881).

In ihr kommen sorgfältige klinische Beobachtungen, Louissche Statistik und autoptische Kontrolle zu dem Ergebnis, daß ein gesetzmäßiger Zusammenhang zwischen dem akuten Gelenkrheumatismus und einer Entzündung des „serofibrösen" Gewebes des Herzens besteht. In der Regel tritt bei dieser Erkrankung eine Endo- und Pericarditis auf, manchmal jede für sich, manchmal die eine mit der anderen kombiniert. Man erkennt die Komplikation an dauernd vorhandenen, blasenden, sägenden oder reibenden Geräuschen und muß sie von den nervös-funktionellen Herzsymptomen wohl unterscheiden. Daß das nicht genügend geschieht, liegt nach *Bouillaud* daran, daß die Praktiker die Auskultations- und Perkussionsmethoden, deren Bedeutung man nicht hoch genug taxieren kann, nicht genügend beherrschen. Die Gefahr dieser den Gelenkrheumatismus komplizierenden organischen Läsion des Herzens braucht man nicht zu überschätzen. Es kommt nach *Bouillaud* nicht immer zu den ihm wie seinen Vorgängern wohlbekannten lebensbedrohlichen Klappenveränderungen, Stenosen und ähnlichen Schädigungen.

1836 beschrieb der Stuttgarter Arzt *Wilhelm Friedrich Ludwig* (1790—1865), der nach einem bewegten Kriegsleben in Rußland eine vielseitige und segensreiche Tätigkeit in Stuttgart entfaltete, die verhängnisvolle phlegmonöse Entzündung des Mundbodens, die als *Angina Ludovici* zu den gefürchteten Erkrankungen der Mundhöhle gehört.

William Wood Gerhard (1809—1872) in Philadelphia, der in Paris der Schüler von *Louis* und anderen hervorragenden Klinikern gewesen war, nach *Garrison* vielleicht der größte amerikanische Schüler von *Louis*, setzte in seiner Schrift über die Differentialdiagnose von Fleckfieber und Unterleibstyphus (1832) die von seinem Lehrer (vgl. S. 154) eingeleitete Trennung dieser beiden Erkrankungen definitiv durch und verhalf ihr zur allgemeinen Anerkennung. *John Kearsley Mitchell* (1798 bis 1858), erst praktischer Arzt, dann hoch angesehener akademischer Lehrer in

Philadelphia, beschrieb (1831) als erster die bei Rückenmarkserkrankungen auftretenden Arthropathien, *Joh. Georg Christ. Friedr. Martin Lobstein* (1777—1835) in Straßburg (1833) auf Grund zahlreicher klinischer Beobachtungen und autoptischer Befunde die abnorme Brüchigkeit der Knochen als besonderes Krankheitsbild, das er Osteopsathyrosis nannte. Er bezeichnete als Ursache kindliches und hohes Alter, Krebs, skorbutische Kachexie, hochgradige arthritische Veränderungen verschiedener Genese und Rachitis, konstatierte erweiterte Markräume und starke Verdünnung der festen Knochensubstanz, kam aber über Vermutungen und über das Ergebnis nicht heraus, daß es sich um eine in ihrem Wesen dunkle Krankheit handelt, deren Natur durch ihre Kombination mit anderen Leiden nur noch schwerer zu klären ist. Der ausgezeichnete Cannstatter Orthopäde *Jacob Heine* (1800—1879) lenkte den Blick der Ärzte auf die unselige spinale Kinderlähmung. Sie war schon vor ihm vereinzelt beschrieben worden. Aber er erkannte sie 1840 in ihrer Eigenart, widmete ihr eine gründliche Monographie und gab ihr 1860 den noch heute gültigen Namen. Nach fast 30jähriger Beobachtung der Krankheit mußte *Heine* nach eigenen Worten die Überzeugung, daß es sich um eine „zentrale Erkrankung des Rückenmarks" handelt, mit den klinischen Symptomen und mit der „Analogie anderer para- und hemiplegischer Krankheitsformen des kindlichen Alters, soweit (eigene und andere) Sektionsergebnisse von denselben vorliegen" begründen. Die Autopsie von Kindern, die an spinaler Lähmung gestorben waren, muß also sehr selten gewesen sein. Die destruktiven Veränderungen in den Vorderhörnern hat er noch nicht erkannt, obwohl er die Frage, wieweit die vorderen Rückenmarksstränge beteiligt sind, bei der Beurteilung des klinischen Verlaufs ausführlich erörtert.

Im Jahre 1840 und noch einmal im Jahre 1848 beschrieb *Karl Adolph v. Basedow* (1799—1854), praktischer Arzt in Merseburg, an der Hand ausführlicher Krankengeschichten den Symptomkomplex: Glotzaugen, Kropf und beschleunigte Herztätigkeit mit ihren subjektiven Beschwerden, die „Merseburger Trias", als eine besondere Krankheit. Er erklärte sie aus einer „fehlerhaften Crasis" des Blutes. 1858 führte der Königsberger Kliniker *Georg Hirsch* (1799—1885) dafür die Bezeichnung „Basedowsche Krankheit" ein.

Die Verbindung des Leidens mit dem Namen des tüchtigen Praktikers ist gerechtfertigt, obwohl das gleichzeitige Vorkommen des Exophthalmus mit Kropf und Herzklopfen schon vor ihm in der Literatur mehrfach erwähnt und 1835 von dem Dubliner Kliniker *Robert James Graves* (1796—1853) beschrieben worden war; denn das Wesentliche dieser Zusammengehörigkeit war *Basedows* Vorläufern entgangen. Erst durch ihn wurden die Ärzte auf die Eigenart der Krankheit und die sich daraus ergebenden Konsequenzen für ihre Behandlung aufmerksam.

Eines der glänzendsten Ergebnisse der klinischen Pariser Richtung war die klare Trennung der Gonorrhoe von der Syphilis durch *Philippe Ricord* (1800 bis 1889).

Er kam von der Chirurgie her und wurde nach einem nicht leichten Aufstieg 1831 Chefchirurg an dem Pariser Hôpital du Midi für Syphilitische. Das ist charakteristisch dafür, daß die Behandlung der Hautausschläge und damit auch der Lues noch immer wie im Mittelalter die Domäne der Wundärzte war. 1767 hatte *John Hunter*, der zum erstenmal den harten von dem weichen Schanker trennte, mit einer Lanzette, die vorher in die „venerische Materie" von einem Tripperkranken getaucht war, einen Stich in die Eichel und einen in die Vorhaut gemacht und danach Schankergeschwüre und Hautausschläge beobachtet. Es ist unsicher, ob das, wie man gewöhnlich hört, ein Selbstversuch war oder nicht. Der Versuch bestärkte den Irrtum, daß Syphilis und Gonorrhoe identische Erkrankungen seien. Trotzdem blieb die Frage, ob es sich um eine oder um zwei verschiedene Erkrankungen handelte, heftig umstritten. Sie wurde erst von *Ricord* entschieden. Man ist erschüttert, in der von ihm zitierten Literatur und den Berichten aus seiner eigenen Klinik zu lesen, wieviele Versuche nicht nur am Tier, sondern auch am Menschen mit Einimpfung von Schanker- und Trippergift auf die Eichel, unter das Präputium, in die Urethra, die Vagina und den Uterus, in die Körperhaut an den verschiedensten Stellen von Ärzten und Medizinstudierenden an sich selbst und an Patienten ohne eine Ahnung von der Gefahr und der Verantwortung gemacht worden sind, bis *Ricord* auf Grund alle dieser einer kritischen Revision unterzogenen Arbeiten seiner Vorgänger und seiner eigenen großen klinischen und experimentellen Erfahrung in seinem Traité pratique des maladies vénériennes 1838 zu der klaren Überzeugung kam: Gonorrhoe und Syphilis sind zwei in ihrer Ätiologie, Prognose und Therapie völlig verschiedene Erkrankungen. Man bewundert die Schärfe seiner klinischen Beobachtung und die Kritik, mit der er an sie herangeht und sich von aller Phantasie fernhält. Ein wirklich klassisches Werk! Er unterscheidet auch zum erstenmal klar die uns heute geläufige Einteilung des Verlaufes der Lues in das primäre, sekundäre und tertiäre Stadium mit zutreffender Beschreibung ihrer lokalen und allgemeinen Symptome und zeitlichen Verhältnisse.

Ein Jahr vorher hatte der Chirurg und Anatom *Abraham Colles* (1773—1843) in Dublin einen wertvollen Beitrag zur Kenntnis der Syphilisübertragung geliefert. Er ist auch durch die von ihm (1814) besonders sorgfältig beschriebene und noch heute nach ihm benannte Fraktur des unteren Radiusendes bekannt (Colles' fracture). In einem Buch über die Syphilis und ihre Behandlung stellte er 1837 die später als Colles-Baumèssches Gesetz bezeichnete Behauptung auf, daß eine Frau, die ein von einem syphilitischen Mann erzeugtes syphilitisches Kind zur Welt bringt, wenn sie beim Stillen des Kindes gesund und symptomlos bleibt, syphilisimmun ist. Heute nimmt man bekanntlich an, daß die Mutter, auch wenn sie keine Symptome zeigt, latent syphilitisch und nur scheinbar immun ist und daß von einem syphilitischen Vater ein syphilitisches Kind nicht erzeugt werden kann, ohne daß er auch die Mutter infiziert. Wie die Syphilis mit ihren genitalen Symptomen und vor allem ihren Affektionen der Haut in Paris und anderswo nach alter Tradition in den Händen der Chirurgen lag, so gehörten die Hautkrankheiten vielerorts in die Domäne der Inneren Medizin. So war es um die Mitte des Jahrhunderts in Wien. Das hing mit der Humoralpathologie zusammen. Diese sah in den Veränderungen der Haut ein besonders prägnantes Symptom von pathologischen Vorgängen in den Säften des Körpers und in manchen Hautausschlägen nach außen ableitende Heiltendenzen, die man eher fördern als unterdrücken sollte. An dieser Auffassung hatten die S. 34 geschilderten großen Fortschritte der Dermatologie nichts Grundsätzliches ändern können. Um so größer ist das Verdienst von *Ferdinand Ritter von Hebra* (1816—1880) in Wien. Er war ein Schüler *Rokitanskys* und *Skodas. Skoda* übertrug ihm die Leitung der sogenannten „Krätzestation" seiner Inneren Klinik. Von *Rokitansky*, dem Meister der Beschreibung pathologischer Strukturen, übernahm *von Hebra* die morphologische Betrachtungsweise der Dermatosen, emanzipierte sich von der einseitig humoralen Deutung ihrer Genese, betonte ihren oft lokalen Charakter und beschrieb zahlreiche neue Krankheitsbilder, wie das noch heute allgemein anerkannte Erythema exsudativum, die Prurigo, bestimmte Formen des Ekzems u. a. (*Leopold Arzt*). *Hebra* war bald die in der ganzen wissenschaftlichen Welt anerkannte Autorität seines Faches. Es war nur konsequent, daß er eine völlig neue Richtung in der Therapie einschlug und 1854 die lokale Behandlung der Dermatosen in den Vordergrund rückte. 1849 wurde er zum Professor für Dermatologie ernannt. Dadurch wurde dieses Jahr zum Markstein auf dem Wege der Dermatologie zum modernen Spezialfach. Aber die prinzipielle Stellung *Hebras* zu den Grundfragen der Pathologie und Therapie gibt ihm darüber hinaus eine besondere Bedeutung für die gesamte Medizin seiner Zeit.

3. Die Therapie

Im Gegensatz zu den grundlegenden Änderungen, die die naturwissenschaftlichen Grundlagen der Medizin in den dreißiger, vierziger und fünfziger Jahren des 19. Jahrhunderts erfuhren, steht ein relativ geringer Ertrag für die Therapie. Es ist nicht verwunderlich. Der führende Pathologe *Rokitansky* verlegt mit der Autorität seiner Krasenlehre den Schwerpunkt der Krankheit noch immer in die Säfte. Infolgedessen sucht der Praktiker das Hauptangriffsziel seiner Therapie nach wie vor in ihnen und im Allgemeinzustand. Dadurch behalten die Reminiszenzen an die alte Humoralpathologie, das Schwitzen, Abführen, Aderlassen usw. ihre Berechtigung. Einem so hervorragenden Kliniker wie *Bouillaud* erscheint die Schlag auf Schlag (coup à coup) erfolgende Phlebotomie als eine fast spezifische Behandlung der akuten Polyarthritis rheumatica. *Kußmaul* erzählt in seinen Lebenserinnerungen, daß der oft erprobte Brechweinstein ihn selbst von einer „Rückenmarks- bzw. Rückenmarkshautentzündung" mit schweren Lähmungserscheinungen gerettet hat. Noch in den vierziger Jahren wurde die Brechweinsteinsalbe (nach *Autenrieth* [vgl. S. 43] genannt) zur Erregung von Hautausschlägen im Sinne der Ableitung der Krankheitsmaterie gerne angewendet. *Virchow* selbst wandelt sich langsam vom „Konstitutionalismus" zu seinem lokalistischen Standpunkt. Erst 1854 formuliert er ihn in dem Satz, daß alles seinen Ort, seinen anatomischen spezifischen Sitz hat. Auf der anderen Seite war er ein therapeutischer Optimist und stand dadurch im schroffen Gegensatz zu dem Wiener Nihilismus. Er wußte, wie wir schon wiederholt sagten, das Erfahrungselement am Krankenbett wohl zu schätzen. Man soll die volkstümlichen Heilmethoden, insbesondere die Hydrotherapie, nicht den „Wasserdoktoren" überlassen. Sie haben häufig übertrieben, aber auch zuweilen entschieden richtige Angaben über die Behandlung der Entzündung gemacht. Diese Verfahren müssen von der Wissenschaft überprüft werden (1847). Er glaubte an eine spezifische Therapie, weil er die „Beziehungen bestimmter Stoffe zu spezifischen Orten im Körper für ausgemacht" hielt. Das war noch vor der feierlichen Proklamation der Zellularpathologie und zunächst nur (1854) ein Wechsel auf die Zukunft. Er gewann bei den Ärzten Kredit. Der einfache Versuch mit dem Flimmerepithel der Trachea (vgl. S. 148) schien einem Rezensenten (1863) zu beweisen, daß der Arzt nicht nur in der Lage ist, die Natur bei ihren Heilbestrebungen zu unterstützen, sondern auch darüber hinaus Heilvorgänge herbeizuführen, die die sich selbst überlassene Natur nicht fertig bringt. Die verdünnte Kalilauge erweckt die scheintote Flimmerzelle sozusagen zu neuem Leben. Eine glänzende Bestätigung fand *Virchows* Lehre von den spezifischen Beziehungen zwischen Heilmittel und Zelle erst erheblich später, vor allem in den Forschungsergebnissen *Paul Ehrlichs.*

Immerhin bahnte sich schon damals eine Wandlung von der allgemeinen zur lokalen Therapie langsam an; im Fortschreiten des Jahrhunderts sollte sie oft übertrieben werden und das überlieferte Gute manchmal verdrängen. Ein Beispiel dafür bieten die Richtlinien, die *Hebra*, wie erwähnt, für die Therapie der Dermatosen aufstellte.

Eine wichtige Stütze wurde dem Praktiker bei der Indikationsstellung und Dosierung die mehr und mehr an Boden gewinnende experimentelle Pharmakologie. Es war von großem Nutzen, daß sie meist von Klinikern und Physiologen neben ihrem Hauptfach betrieben wurde. Dadurch blieb sie mit der praktischen Medizin und der rapide fortschreitenden normalen und pathologischen Physiologie im Zusammenhang. Gleichzeitig wurde sie von der aufblühenden Chemie befruchtet. Die Ansätze im 18. Jahrhundert, mit denen der Name manches bedeutenden

Klinikers, Physiologen und Pharmazeuten verbunden ist, hatten infolge ungenügender chemischer Kenntnisse und mangelhafter Technik des Tierexperiments, von einzelnen Ausnahmen abgesehen, der Praxis wenig Verwertbares gebracht. Jetzt ging man mit ganz anderen Voraussetzungen und mit wirklich exakten experimentellen Methoden an die Probleme heran. Daß dabei auch die Kenntnis der Gifte und der Vergiftungen wesentlich gefördert wurde, sei nebenbei bemerkt.

Purkinje, der vielseitige Physiologe, *Magendie*, den wir als Bahnbrecher der Physiologie und experimentellen Pathologie kennenlernten, sein großer Schüler *Claude Bernard* kamen vom physiologischen Tierexperiment zur eingehenden Beschäftigung mit den verschiedensten Fragen der Pharmakologie. *W. Heubner* weist mit Recht darauf hin, daß *Magendie* in seiner doppelten Eigenschaft als Arzt am Krankenbett und als Physiologie die Pharmaka nicht nur in ihrer Bedeutung als Heilmittel, sondern auch als wertvolle Mittel zur Analyse der Lebenserscheinungen würdigte. Wir finden diese ganz moderne Tendenz auch bei *Traube*, dessen Untersuchungen über die Digitaliswirkung wir wiederholt erwähnten. Charakteristisch für sie ist ein Ausspruch *Claude Bernards*. Er nennt (1857) die Pharmaka die „véritables réactifs de la vie". Gegenüber den Ansprüchen der Homöopathie war es wichtig, daß diese Pharmakologen, trotzdem sie von der Beobachtung am Krankenbett ausgingen, immer wieder die Notwendigkeit und Berechtigung des Tierversuches als Vorstufe und Grundlage der Anwendung der Pharmaka am Menschen betonten. Das tat auch *Karl Gustav Mitscherlich* (1805—1871) in Berlin, ein Bruder des bedeutenden Chemikers *Eilhard Mitscherlich*. Er bemühte sich neben seiner ausgedehnten ärztlichen Praxis vor allem, in die Beziehungen zwischen der chemischen Konstitution und der pharmakologischen Wirkung der Arzneimittel einzudringen, und erarbeitete in den Jahren 1837—1846 ein für die Theorie und Praxis gleich wertvolles „Lehrbuch der Arzneimittellehre". *K. D. von Schroff* (1802—1887) in Wien konnte durch seine gleichzeitige Professur für allgemeine Pathologie, Pharmakognosie und Pharmakologie vielseitig sein. Er schuf in unserem Zeitabschnitt klassische Arbeiten über die Solanaceen und ihre Alkaloide.

Die tierexperimentelle Richtung fand darin eine Stütze, daß die Hoffnung enttäuschte, mit Hilfe großer Zahlenreihen beim Ausprobieren von Medikamenten am Menschen weiterzukommen. *Ludwig Büchner* spricht (1854) die Überzeugung aus, daß alle derartigen Versuche mit der numerischen Methode versagt haben, mögen sie noch so exakt gemeint und noch so sorgfältig durch die Statistik belegt sein. Alles bisher Behauptete beruht auf subjektiven, durch die Schule oder durch die Individualität der Beobachter und der Versuchspersonen gefärbten Ergebnissen.

Vom Jahre 1849 an kann man insofern ein neues Stadium der Pharmakologie datieren, als damals der bedeutende *Rudolf Buchheim* (1820—1879) in Dorpat das erste Spezialinstitut für experimentelle Pharmakologie begründete und in einer gleichzeitig erscheinenden Schrift „Über die Aufgabe der Arzneimittellehre" ein Programm für die kommende Arbeit aufstellte, indem er die Emanzipation der Pharmakologie von der praktischen Therapie und ihre Gestaltung zu einem selbständigen Teil der Physiologie verlangte, wie sie durch die souveräne Methode des Tierexperimentes gegeben sei. In der Verfolgung dieses Programms war er und sein großer Schülerkreis vor allem um die Darstellung der aktiven Prinzipien bestimmter Drogen und um die Klärung der chemischen Umwandlung von Arzneikörpern beim Passieren des Organismus bemüht. Dadurch kam u. a. die Kenntnis der Abführmittel ein gutes Stück vorwärts (*Th. Husemann*).

Im Jahre 1853 wurde der praktischen Medizin ein bis auf den heutigen Tag unentbehrlich gebliebenes therapeutisches Hilfsmittel in Gestalt der Pravazspritze bekannt. Damals — es war sein Todesjahr — veröffentlichte der vielseitige

Pariser Orthopäde *Charles Gabriel Pravaz* (geboren 1791) einen Aufsatz über die Behandlung von Aneurysmen. Darin empfahl er eine Spritze mit feiner Kanüle, die, ohne daß er davon wußte, schon von anderen verwendet worden war, zur Injektion von Eisenchloridlösung in erweiterte Gefäße, um das Blut zu koagulieren. Zwei Jahre später benutzte *Alexander Wood* (1817—1884) das Instrument zur subkutanen Applikation von Arzneien, speziell zur Anwendung von Opiaten bei lokalisierten Neuralgien. Damit war der Spritze der Weg in die allgemeine Praxis gebahnt.

Diese neue, vereinfachte Methode der Applikation von Arzneimitteln außerhalb des Magendarmtraktus und der perkutanen Einreibung konnte in weitem Umfang die Unannehmlichkeiten und Gefahren der intravenösen Injektion vermeiden, welche seit dem 17. Jahrhundert eingeführt worden war (vgl. Bd. I, S. 310). Die Erfinder der intravenösen Methode, die neben *Elsholtz*, dem anatomisch eingestellten praktischen Arzt, ihre Erfahrungen beim Tierexperiment gemacht hatten, hatten bei ihren Versuchen auch die Gefahren des neuen Weges erkannt. Aber der Enthusiasmus siegte über die Hemmungen. Bald erschienen im 17. und auch am Anfang des 18. Jahrhunderts Berichte über allgemein bestaunte Erfolge. Der moderne Arzt staunt mehr, daß es bei der primitiven Technik des robusten Eingriffs, den man zu den Operationen einer „Chirurgia infusoria" rechnete, und bei dem Fehlen der modernen Kenntnisse und Vorsichtsmaßnahmen nicht öfter schief ging. Allmählich wurde man jedoch zurückhaltender, bis am Anfang des 19. Jahrhunderts die fortschrittliche Experimentalphysiologie, -pathologie und -pharmakologie die Technik verbesserte, das Verfahren häufiger anwendete und damit auch beim Praktiker das Vertrauen zur Methode bestärkte. *Hufeland* ließ Geisteskranken Kampfer, Opium, Brechweinstein u. a. Medikamente in die Venen spritzen (*H. Buess*, *H. Goerke*). Die Einführung der Pravazspritze verdrängte die intravenöse Injektion zunächst fast ganz. Erst am Ende des 19. Jahrhunderts lebte sie unter Vermeidung ihrer Gefahren und mit neuen Aspekten auf. Davon und wie sie in ihren Wirkungen schon im 17. Jahrhundert nach *Goerke* als eine Art Vorläuferin der modernen unspezifischen Reiztherapie aufzufassen ist, hören wir im Schlußband dieser Geschichte der Medizin.

Für die Behandlung der Neurosen eröffneten sich neue Ausblicke, als der schottische Chirurg *James Braid* (1795—1851) im Jahre 1841 damit begann, die von *Mesmer* und seinen Anhängern beobachteten Phänomene wissenschaftlich zu studieren. Er erkannte, daß es sich hierbei nicht um ein stofflich-dynamisches Fluidum handelt, welches von dem Behandelnden auf den Patienten überströmt, und daß die übersinnlichen Fähigkeiten, welche die magnetisierenden Personen entwickeln sollten, auf bewußter oder unbewußter Täuschung beruhen. Mit äußerster Kritik und Skepsis gegenüber sich selbst und gegenüber den behandelten Personen sah er bei seinen Experimenten die Dinge, wie sie sind. Alles hängt von der unmittelbaren verbalen Beeinflussung des physischen und psychischen Zustandes des Patienten ab. Diese Beeinflussung nennt *Braid* (1843) Hypnotisieren, den durch sie herbeigeführten Sonderzustand „Hypnose" (von dem griechischen Hypnos = Schlaf).

Die Hypnose zeigt zahlreiche Variationen, von bloßer Träumerei angefangen bis zu „tiefem Coma mit völliger Aufhebung des Selbstbewußtseins und der Willenskraft auf der einen Seite und einer fast unglaublichen Exaltation der Funktionen der einzelnen Sinnesorgane, der intellektuellen Fähigkeiten und der Willenskraft auf der anderen Seite". Die Methode besteht darin, daß man den Patienten einen glänzenden Gegenstand anstarren und an ihn denken läßt, bis er sozusagen durch Übermüdung in Schlaf verfällt. Dann kann man ihm Suggestionen geben, die alle möglichen Beschwerden und Krankheiten heilen, unter Umständen kann man ihn auch schmerzlos operieren. *Braid* hat sich nicht leicht durchgesetzt und wurde von manchen mit nicht immer schönen Mitteln bekämpft. Schließlich fand das Verfahren aber doch Eingang bei den Ärzten. Um 1860 stellten bereits viele Ärzte hypnotische Versuche an. Seitdem hat die Methode mit starken Schwankungen ihren Platz in der Behandlung von Neurosen behauptet.

Die, wie wir S. 39 hörten, in Mißkredit gekommene Elektrotherapie nahm einen neuen Aufschwung und gewann ihre gesunde moderne Grundlage, als die elektrophysiologischen Untersuchungen von *du Bois Reymond* u. a. (vgl. S. 134) von den Praktikern aufgenommen und am Krankenbett verwertet und ausgebaut wurden. Hatte noch 1840 in *Caspers* Wochenschrift für die gesamte Heilkunde der Schlag des Zitterrochens für die „Heilung eines beschwerlichen Gichtschmerzes" empfohlen werden können, so erscheinen Ende der vierziger und Anfang der fünfziger Jahre die ersten Arbeiten von *Guillaume Benjamin Armand Duchenne* (1806—1875). Man kann ihn ohne Übertreibung den Begründer der modernen Elektrotherapie nennen. Er schuf die Methoden zur elektrodiagnostischen und elektrotherapeutischen Applikation des Stromes auf klar umgrenzte Nerven- und Muskelgruppen. Bezeichnend dafür ist der Titel seines 1855 erschienenen grundlegenden Werkes: „De l'éléctrisation localisée" usw. Damit wurde vielen methodischen Fehlern und Fehlschlüssen, an denen ältere Versuche gescheitert waren, ein Ende gemacht. Den Ausgangspunkt seiner Forschung bildet die klinische Beobachtung am Menschen. Dazu hatte er an den Pariser Hospitälern besonders reichlich Gelegenheit. Auf Grund des verschiedenen Verhaltens seiner Patienten gegenüber dem Strom kam er auch zur Entdeckung neuer Krankheitsbilder, ähnlich wie die Nosologen durch Beobachtung der gleichen Reaktion auf bestimmte Arzneimittel zur Annahme einer Verwandtschaft von bestimmten Krankheiten gekommen waren, oder wie man heute aus der Salizylwirkung auf den rheumatischen Charakter von Gelenkaffektionen schließt. So beschrieb *Duchenne* im Jahre 1849, wie ein Jahr später *François Amilcar Aran* (1817—1861) in Paris den heute als Duchenne-Aransche Krankheit bezeichneten Typ der spinalen progressiven Muskelatrophie.

Die von den deutschen Physiologen inzwischen erarbeiteten Ergebnisse der tierexperimentellen Untersuchungen finden bei *Duchenne* wenig Berücksichtigung. Um so enger knüpfte an sie um dieselbe Zeit (1855—1858) *Robert Remak* an, der *Duchenne* in manchem widerlegte, modifizierte, bestätigte und erweiterte. Er bereitete sich durch sorgfältige anatomische Untersuchungen an der Leiche über den Verlauf der Nerven, ihren Eintritt in die zugehörigen Muskeln und ihre Ausbreitung in denselben auf seine experimentellen Studien an Fröschen und an Menschen vor und beschäftigte sich vor allem mit der physiologischen und therapeutischen Anwendung des konstanten galvanischen Stromes, während *Duchenne* den Induktionsstrom bevorzugt hatte. Die Wirkung führte *Remak* auf elektrolytisch bedingte Vorgänge und Veränderungen im Gewebe zurück. Lähmungen, Spasmen, Kontrakturen verschiedenster Genese, Rheumatismen, Gelenkveränderungen anderer Art, zerebrale Störungen, Krankheiten des Auges, des Gehörs werden von diesen und anderen Elektrotherapeuten angegangen. Beim Vergleich erscheint *Remak* als der Kritischste und Vorsichtigste. Er warnt vor zu großem Optimismus, leugnet manchen angeblichen Erfolg und ist sich der Zeitgebundenheit und Unvollkommenheit der Technik und Deutung klar. Das Fundament war da, auf dem spätere Generationen weiterbauen konnten.

VI. Die Chirurgie

Das Jahr 1846 sollte der Chirurgie eine Erfindung bringen, die an Bedeutung alles übertraf, was Forschergeist und Chirurgenkunst der Welt seit Jahrhunderten beschert hatten, die Erfindung der Allgemeinnarkose zur schmerzlosen Operation.

Wir haben bei mancher Gelegenheit gesehen, was die Patienten vor dieser Erfindung unter der Hand des Operateurs auszuhalten hatten, und welche Anforderungen an die Nerven des Kranken und des behandelnden Wundarztes gestellt wurden. Wir lernten auch die Versuche kennen, die Schmerzen des Eingriffs zu lindern (vgl. Bd. I unter den Schlagworten des Registers Narkose und Schmerzbetäubung). Neben den schmerzstillenden Tränken und den Schlafschwämmen, von denen man wegen ihrer Unzuverlässigkeit und Gefährlichkeit abgekommen war, hatte man Versuche mit fester Umschnürung der Glieder, mit der Anwendung von Eis und Schnee und mit Kältemischungen gemacht, so die Chirurgen *John Hunter* und *Larrey* (*E. Darmstädter*). Eines der beliebtesten Mittel war ein ordentlicher Alkoholrausch. Alles erwies sich als ungenügend. Es blieb eine rein theoretische Erörterung, wenn der vielseitige italienische Naturforscher *G. della Porta* (1545—1615) von der Möglichkeit spricht, zur Erzeugung eines tiefen Schlafes die Einatmung ätherischer Substanzen zu verwenden.

Um weiterzukommen, mußte man erst tiefer in die Chemie der Gase eindringen. Das geschah im 18. Jahrhundert. Von der Einatmung des eben entdeckten Sauerstoffs und von anderen Gasen erwartete man am Ende dieses Jahrhunderts Heilwirkungen bei den verschiedensten Krankheiten. Es gab mancherorts Inhalationsinstitute. Im Jahre 1798 wurde ein solches „pneumatisches" Institut von dem Chemiker und Arzt *Thomas Beddoes* (1760—1808) in Clifton bei Bristol gegründet. Es erfreute sich bei den Kranken eines besonders guten Rufes. In diesem Institut war als junger Assistent *Humphry Davy* (1778—1829) angestellt. Seit dem Jahr 1799 machte er an Tieren, an sich selbst und an anderen Personen Versuche mit der Einatmung von Stickoxydul, das von *Priestley* 1776 entdeckt worden war. Dabei erkannte er die berauschende, heitermachende und später auch, zuerst bei eigenen Zahnschmerzen, die schmerzstillende Wirkung dieses Gases, das man, wie es scheint, nach seinem Vorbild „Lustgas" oder „Lachgas" nannte. Endlich schlug *Davy* die Einatmung des Stickoxyduls auch zur Bekämpfung des Schmerzes bei Operationen vor. Aber die Formulierung des Vorschlages war nicht überzeugend, die Fruchtbarkeit des Gedankens wurde von den Chirurgen nicht erfaßt.

Ähnlich ging es einem anderen hervorragenden englischen Chirurgen *H. H. Hickman*, der, viel zu jung, kaum 30 Jahre alt, im Jahre 1830 starb. Er machte ähnliche Versuche wie *Davy* an Tieren, die er Kohlensäure einatmen ließ und dann schmerzlos operieren konnte. Seine Berichte über diese Beobachtungen und seine Hinweise auf die Möglichkeit, die Schrecken und Schmerzen der Operation durch Einatmung von Gasen zu beseitigen, fanden weder in England noch in Frankreich, wohin er sich wandte, Beachtung.

Davys Werk, das er im Jahre 1800 über das Stickoxydul veröffentlicht hatte, erregte großes Aufsehen. Die lustigmachende Wirkung des „Lachgases" wurde zu Schaustellungs- und Vergnügungszwecken benutzt. Dozenten an den Hochschulen amüsierten ihre Hörer damit, daß sie am Ende der Vorlesungen Lachgasinhalationen vorführten. Da der Äther billiger, leichter zu beschaffen und bequemer zu transportieren war und, wie man bald erkannt hatte, ähnliche Wirkungen erzielte, machte man solche Inhalationen auch mit Äther. Vor allem in Amerika hatte man seinen Spaß am „Ätherulk". Im Staate Georgia soll man bei Abendgesellschaften Negerknaben Ätherdämpfe haben einatmen lassen, um die Gäste zu unterhalten. In einem kleinen Orte diese Staates, Jefferson, in der Nähe der Stadt Athens, wirkte ein tüchtiger Chirurg, *C. W. Long* (1815—1878). Ihm waren diese Scherze bekannt. Im Jahre 1842 operierte er zum ersten Male eine Geschwulst im Nacken schmerzlos, indem er dem Patienten ein mit Äther getränktes Handtuch vor Mund und Nase hielt. Er verwendete die Methode noch in mehreren anderen Fällen, veröffentlichte sie aber nicht. Sonst würde er den unwidersprochenen Ruhm geerntet haben, der eigentliche Begründer der Inhalationsnarkose zu sein. Im Anschluß an ähnliche Schaustellungen mit Lachgas ließ sich ein amerikanischer Zahnarzt *Horace Wells* (1815—1848) in Hartford im Staate Connecticut im Jahre 1844 selbst unter Einatmung von Stickoxydul einen Zahn völlig schmerzlos extrahieren und machte es dann bei einer Reihe von Patienten ebenso. Er gab das Verfahren in der Hartforder Zeitung bekannt und wollte es nun auch einem Kreise von Fachleuten vorführen. Aber es ging ihm, wie es manchem gegangen ist, der etwas demonstrieren will. Wenn es darauf ankommt, versagt die Sache. Als er in Boston im General Hospital of Massachusetts in Gegenwart des früher erwähnten Chefarztes *I. C. Warren* eine Zahnextraktion in Lachgasnarkose vorführen wollte, brüllte der Patient, und die Studenten lachten und pfiffen. Damit war er erledigt. Als später andere glücklicher waren als er, beging *Wells* Selbstmord.

Diese vom Glück mehr begünstigten Männer waren der Geologe und Chemiker *Charles T. Jackson* (1805—1880) und der Arzt und Zahnarzt *William T. G. Morton* (1819—1868).

Wem von beiden das Hauptverdienst zukommt, wird sich kaum endgültig feststellen lassen; denn ein unerquicklicher Prioritätsstreit zwischen beiden und ihren Parteigängern und ein wenig erfreulicher Versuch, die Entdeckung patentrechtlich auszunützen, verwirrt den genauen Einblick in den geschichtlichen Ablauf der Ereignisse.

Die Idee, die Einatmung von Ätherdämpfen zur Ausschaltung des Schmerzes bei Operationen zu verwenden, ging von *Jackson* aus, die erste Ausführung und der Ausbau des Verfahrens lag in der Hand von *Morton*. *Jackson* goß den Äther auf ein Handtuch und atmete ihn ein, um unangenehme Nachwirkungen der Einatmung von Chlordämpfen, mit denen er experimentiert hatte, zu beseitigen. Dabei bemerkte er die betäubende Allgemeinwirkung. *Morton* zog mit der gleichen Methode zum erstenmal schmerzlos einen Zahn am 30. September 1846. Am 16. Oktober desselben Jahres wurde dann von *Warren* eine Halsgeschwulst in einer von *Morton* vorgenommenen Äthernarkose operiert, ohne daß der Kranke das Geringste davon merkte.

Nun begann der Siegeslauf der Äthernarkose von Boston aus über die ganze Welt. In Europa machte der englische Chirurg *Robert Liston* (1794—1847) im Dezember 1846 die erste Oberschenkelamputation mit Äthernarkose. Bald darauf wurde das Verfahren in Frankreich eingeführt. Noch einen Monat weiter, und man operierte auf deutschem Boden zuerst in Erlangen, dann in München und Tübingen schmerzlos im Ätherrausch. *Jackson* und *Morton* bekamen von der Pariser Akademie einen Preis. Aber wie *Wells* von eigener Hand gestorben war, so brachte auch ihnen der Erfolg keinen Segen. *Jackson* wurde irrsinnig. *Morton* verkam im tiefsten Elend in New York.

Die Entdeckung der betäubenden Wirkung des Chloroforms erfolgte im Hause des hervorragenden englischen Geburtshelfers *James Young Simpson* (1811—1850) im November 1847 bei einer Abendgesellschaft. Er und seine Freunde versuchten es mit der Einatmung aller möglicher aromatischer Stoffe. Dabei kamen sie zufällig an eine Flasche, die Chloroform enthielt. Nach den ersten Atemzügen wurden sie (ähnlich wie beim „Ätherulk") lebhaft und vergnügt, bei der Fortsetzung des Versuches trat Bewußtlosigkeit ein. Als *Simpson* halb betäubt erwachte, lag er am Boden, aber sofort durchschoß ihn der Gedanke der Ähnlichkeit der Wirkung mit der des Äthers und der, wie ihm schien, angenehmeren Verwendbarkeit für die Schmerzbetäubung. So berichtet *Comrie* nach *Miller*. Eine neuere detaillierte Darstellung der Gedankengänge *Simpsons* und seiner Anregung durch *David Waldie* (1813—1889) ohne dieses Afterdinnererlebnis bringt *Barbara M. Duncum*. *Simpson* wendete die Methode zuerst bei einer Geburt, dann bei Operationen an und empfahl sie noch im November in der Medizinisch-chirurgischen Gesellschaft in Edinburgh. Von da aus verbreitete sich der Ruf des neuen schmerzstillenden Mittels schnell in der wissenschaftlichen Welt, und viele Chirurgen zogen es dem Äther vor. Der Name Anästhesie wurde 1849 von *Holmes* (vgl. S. 198) eingeführt (*J. Fischer*).

Die Narkose war natürlich ein Antrieb zu kühnerem Operieren. In dem schönen Spruch, den in der Antike *Asklepiades* als Heilprinzip für die Römer aufgestellt hatte: Cito, tuto, jucunde (vgl. Bd. I, S. 104ff.), konnte das „cito" zugunsten des tuto und jucunde zurücktreten.

Wenn man die Entwicklung der Chirurgie um diese Zeit übersieht, bemerkt man das Überwiegen der Knochen- und Gelenkchirurgie und eine besondere Freude an plastischen Operationen.

Die konservative und plastische Extremitätenchirurgie wurde damals besonders eifrig betrieben. In London bereicherte *Liston*, ein plastischer Operateur erster Klasse, die Amputations- und Resektionstechnik. Vor allem zeigte *James Syme* (1799—1870), der führende Chirurg Edinburghs, in den 30er und 40er Jahren als Prinzip, daß man die Amputation oft durch die Gelenkresektion vermeiden kann. *William Fergusson* (1808—1877) bewies die Richtigkeit dieses Prinzips durch große praktische Erfolge.

Unter den um die Extremitätenchirurgie besonders verdienten Männern finden wir ferner *Bernhard Langenbeck* (1810—1887), der nach dem Tode *Dieffenbachs* (1847) als sein Nachfolger nach Berlin kam. Es war ihm vor allem darum zu tun, die schweren Folgen der Kriegsverletzungen zu lindern und leistungsfähige Glieder zu erhalten. Die fünfziger Jahre brachten den systematischen Ausbau der Gelenkresektionen mit subperiostalen und subsynovialen Methoden und die subkutane Osteotomie, die in den späteren Jahrzehnten weiter vervollkommnet wurden. Im gleichen Jahr wie *Bernhard Langenbeck* wurde *Nikolai Iwanowitsch Pirogoff* (gestorben 1881) in Moskau geboren. Wie *Langenbeck* ein ausgezeichneter, von höchster Menschenliebe erfüllter, durch und durch wissenschaftlicher Chirurg, ist er vor allem durch die nach ihm benannte plastische Fußexartikulation bekannt geworden, die er 1854 bekanntgab. Er sägte die beiden Unterschenkelknochen etwas oberhalb der Sprunggelenklinie ab, durchsägte dann den Tuber calcanei und setzte ihn mit dem Fersenhautlappen als Knochendeckel auf die quer durch die Unterschenkelknochen verlaufende Sägefläche auf.

Der konservative Standpunkt der Extremitätenchirurgie trug nicht wenig dazu bei, das Interesse an der Orthopädie zu heben und ihre Leistungsfähigkeit zu steigern. Manche Chirurgen attachierten ihren operativen Kliniken orthopädische Abteilungen oder errichteten selbständige orthopädische Anstalten wie von *Delpech*, *Little*, *Stromeyer*, *Pravaz* u. a. Ein musterhaftes Institut war die Anstalt, die *Jakob Heine* (vgl. S. 161) in Cannstatt (1829) gründete und lange leitete. Hier wurden alle operativen und konservativen Methoden angewendet, aktive und passive Massagen, orthopädische Gymnastik, Schlamm- und Eisenmineralbäder, Schwimmübungen in einem Bassin mit Wellenschlag und Duschen. Ähnliche Anstalten gab es an manchen Orten; fast alle entsprangen der Privatinitiative. Der Weg bis zur staatlichen, modern organisierten Krüppelfürsorge war noch weit (*Valentin*).

Für die Pflege nicht nur chirurgisch Schwerkranker erfand *Neil Arnott* (1788 bis 1874), ein tüchtiger, vielseitiger und sehr populärer Londoner Chirurg und Menschenfreund, 1832 das Wasserbett zur Verhütung des Decubitus.

Obwohl er keine bedeutende Erfindung oder Entdeckung produziert hat, gehört (nach *Gurlt*) *Alfred Armand Louis Marie Velpeau* (1795—1867) zu den bedeutendsten Chirurgen seiner Zeit, ein vorzüglicher Beobachter, guter Arzt und kritischer konservativer Chirurg. Es kam seiner Auffassung sehr zugute, daß er in jungen Jahren durch *Bretonneau* in die innere Medizin eingeführt worden war. Eine auf 2000 Beobachtungen gestützte Monographie über die Erkrankungen der Brüste vom Jahre 1853, in der er sich vom praktischen Standpunkt mit den Histologen auseinandersetzte, war ein wertvoller, origineller Beitrag zur Lehre von der Entwicklung und Prognose der Mammaneubildungen. Wir werden in der Geschichte der Frauenheilkunde noch mehrfach von ihnen hören. Mit seinen Studien zur Pathologie der Geschwülste, seinem Eintreten für die Behandlung erkrankter, seröser Höhlen und durch seine Stärkeverbände trug er viel zum Ansehen der französischen Chirurgie in den anderen Ländern bei.

Die Verwendung der Stärke zum Herstellen erstarrender Verbände, deren sich *Velpeau* bediente, wurde in den fünfziger Jahren überholt. Es hat merkwürdig lange gedauert, bis diese segensreiche Behandlung zerbrochener Glieder ihre moderne sichere Methode gefunden hat. Wir verdanken *Joh. Steudel* eine gediegene Untersuchung über ihre Entwicklung. Schon die primitive Chirurgie erzielte damit (vgl. Bd. I, S. 13f.) in der Ausheilung von Frakturen bemerkenswerte Resultate, aber in der Folge kam die Therapie in der weitaus größten Mehrzahl der Fälle auf entsprechende Lagerung und Schienung mit Apparaten ähnlich der Volkmannschiene heraus. Obwohl die Antike den gebrannten Gips kannte, verwendete man zu erhärtenden Verbänden nur Mehlkleister und Harze. Die Rezepte der Mischungen weisen im Laufe der Jahrhunderte unwesentliche Modifikationen auf. Die Methode mußte unzulänglich bleiben. Die Empfehlung, den frakturierten Knochen mit Gips zu bestreichen, die sich im letzten Drittel des 10. Jahrhunderts in dem arabischen Arzneibuch des Persers *Abu Mansur Muraffak* findet, blieb ohne Wirkung. Im Mittelalter kam vielmehr die Imprägnierung der Binden mit Hühnereiweiß auf, das mit Tonerde, Kalk, Gips und anderen Substanzen versehen war. In den Jahrhunderten, die auf das Mittelalter folgten, änderte sich nichts Wesentliches, obwohl die Kriegschirurgen sich redliche Mühe um Verbesserungen gaben. Da lernte im Jahre 1794 der englische Konsul *Eaton* in Basra durch einen arabischen Arzt die erwähnte Verwendung des Gipses in der Form des Anstriches oder Umgusses kennen; durch ihn wurde der bedeutende englische Militärchirurg *James Guthrie* (1785—1856) mit ihr bekannt. Nun verbreitete sich die Umgießung des gebrochenen Gliedes mit einer dünnen Gipslösung langsam in Europa, und 1851 erfand der flämische Militärarzt *Antonius Mathijsen* (1805—1878) den modernen Gipsverband. Er war ein besonders tüchtiger Mann und baute die Technik in einer Weise aus, daß die weitere Entwicklung ihr kaum etwas Neues hinzuzufügen hatte.

Eingriffe an der Bauchhöhle scheint man, wohl wegen des Fehlens der Antisepsis, noch gefürchtet zu haben. Jedenfalls waren sie selten. Um so höher ist die Kühnheit der Operateure zu werten, die sich an sie heranwagten. Der Londoner Chirurg *Henry Hancock* (1809—1880) machte 1848 die erste zielbewußte Appendektomie bei Blinddarmentzündung zur Vermeidung der Perforation. Der um die Einführung der Galvanokaustik verdiente *Middeldorpf* (vgl. S. 104) legte 1859 die ersten Magenfisteln an und behandelte operativ Polypen und Tumoren des Ösophagus.

VII. Die Frauenheilkunde

Bei der Betrachtung der Frauenheilkunde im Zeitalter der Aufklärung und der Romantik hatten wir festgestellt, daß die Gynäkologie bis zum Beginn des 19. Jahrhunderts, abgesehen von ihrem operativen Anteil, in erster Linie der Allgemeinbetrachtung des Weibes und seiner Erkrankungen im Sinne der modernen Frauenkunde zugewandt war. Jetzt machen sich die Anzeichen einer mehr lokalistisch und spezialistisch eingestellten Gynäkologie bemerkbar, die das ganze Jahrhundert überdauern sollte. Für die Geburtshilfe war der lokalistische Gedanke per se gegeben; hier änderte sich prinzipiell nichts.

Eine wesentliche Grundlage des Fortschrittes wurde die Bereicherung der Anatomie und Physiologie der weiblichen Genitalien. Wie nötig, selbst im Groben, neue Aufschlüsse waren, zeigt die Tatsache, daß *Aran* noch 1858 gegen *Cruveilhier* u. a. auf Grund zahlreicher Untersuchungen an Leichen aller Altersklassen den sicheren Beweis dafür liefern mußte, daß die Anteflexio wirklich die normale Lage des Uterus ist und daß Abweichungen in ihrem Grad, leichte Verschiebungen oder Umbiegungen nach den Seiten, keinen Anlaß zum ärztlichen Eingreifen geben.

Das Mikroskop ermöglichte die Kenntnis der feineren Struktur der Geschlechtsorgane. Zahlreiche Anatomen widmeten sich der Durchforschung ihrer Schwellkörper und Drüsen, der Muskulatur des Uterus, der Tuben, des Eierstockes und ihrer Funktion, wie *Georg Ludwig Kobelt* (1804—1857) den corpora cavernosa, sein Lehrer *Friedrich Tiedemann* (1840) den sog. *Bartholin*schen Drüsen, *Carl Friedr. Krause* (1797—1868) u. a. den Drüsen der Schleimhaut des Uterus (1836). *Valentin* beschrieb (1838) die Einzelheiten der Veränderungen, die beim Wachsen des Graafschen Follikels, bei der Verlagerung des Eichens vom Zentrum zur Peripherie und beim Platzen der Follikelwand vor sich gehen. *Cruveilhier* machte sich in den dreißiger Jahren die strotzende Füllung der Lymphgefäße des entzündeten Uterus zunutze, um genauer in ihren Verlauf einzudringen. Die erste mikroskopische Untersuchung der intrauterinen Nervenverzweigungen wurde 1840 von *R. Remak* ausgeführt. Man nahm solche neuen Erkenntnisse mit Recht sehr wichtig. Ein Beweis dafür ist die ein bißchen übertriebene Ansicht von *James Paget* (1814—1899), eines führenden englischen Pathologen und engen Freundes von *Virchow*. Als im Jahre 1841 das Zervikalganglion des Uterus zum ersten Male von *Robert Lee* (1793—1877) beschrieben wurde, bezeichnete er diese Tat als die wichtigste Entdeckung des Jahrhunderts auf anatomischem Gebiet.

Durch die Auffindung des Eies im menschlichen Eierstock und durch die Zellenlehre gewann die Physiologie der Frau nach vielen Richtungen einen neuen Aspekt und neues Interesse, obwohl *Th. L. W. Bischoff* (vgl. S. 151), einer der bedeutendsten Anatomen und Physiologen seiner Zeit, sich 1844 noch wundert, daß diese so wichtige Entdeckung „kein größeres und allgemeineres Aufsehen erregte“. Man muß sich klar machen, wie grau all die Theorien waren, mit der die vergangenen Jahrhunderte versucht hatten, aus der Unwissenheit über die Vorgänge der Menstruation, Ovulation und Befruchtung herauszukommen. Dann versteht man die ganze Tragweite des neuen Kurses. Bis dahin hatte das Wort *van Helmonts* gegolten: Der Uterus macht das Weib zum Weibe. Vereinzelte Andersdenkende waren dagegen nicht aufgekommen, und man findet noch in den zwanziger Jahren des 19. Jahrhunderts Reminiszenzen daran. Jetzt gibt der Spruch des Franzosen *Achille Chéreau* (1817—1885): propter solum ovarium mulier est, quod est (1845) und *Virchows* Ansicht (1848), daß die Frau nur durch den Eierstock Frau ist, der Überzeugung der Zeit Ausdruck. Über Wesen und Ursache der Menstruation hatte sich jede Schulrichtung die Ansicht gebildet, die ihrer Grundanschauung vom Wesen des Lebens entsprach, von der Abhängigkeit vom Mondwechsel und der Erklärung durch Evas Sündenfall an bis zur physiologischen Entgiftung der Humoralpathologen, zur physikalischen Plethora der Iatrophysiker, zur chemischen Fermentation des Blutes der Iatrochemie, zu dem Vergleich mit der Mauserung der Vögel und dem Glauben an eine durch die Kultur bedingte Erscheinung, die den Naturmenschen im Sinne *Rousseaus* nicht belästigen würde. Die Beziehungen zum Eierstock waren, auch nach der Beschreibung der Graafschen Follikel, nur von wenigen in Betracht gezogen worden. Am Anfang des 19. Jahrhunderts kann die Vorstellung, daß das Menstruationsblut der Vagina entstamme, die bis dahin zwar immer wieder bestritten, aber keineswegs aufgegeben war, als überwunden gelten. Schon vor der *Baer*schen Entdeckung stellte *J. Power* im Jahre 1821 die Theorie auf, daß die Periode unmittelbar durch ein das Ovar verlassendes Ei ausgelöst wird. Er erklärte auch das Corpus luteum für eine Folge des ausgetretenen „Eies“, gleichviel, ob dieses befruchtet war oder nicht. Erst 1839, nach der inzwischen erfolgten Entdeckung *Baers*, erhält *Powers* Ansicht unter Berücksichtigung der neuen Situation ihre Bestätigung durch den Franzosen *Augustin Nicolas Gendrin* (1796—1890). Der anatomische Befund einer „entzündlichen Alveole“ an der Oberfläche des Eierstocks bei der Menstruation erscheint ihm als Ergebnis eines Follikelsprunges und als Beweis, daß die Periode den Abschluß der Produktion, Entwicklung und Austreibung eines Eies aus dem Ovarium darstellt. Sie ist die Folge einer unter dem Einfluß dieser Vorgänge entstehenden hämorrhagischen Turgeszenz. Schon *Power* hatte die Turgeszenz der Uterusschleimhaut als einen unvollendeten oder mißlungenen Versuch des Uterus zum Aufbau der Decidua angesehen, der zur Ansiedlung des Eies nötig ist. So geht es langsam unseren modernen Auffassungen des Menstruationsvorganges entgegen. Durch sorgfältige Beobachtung und kritische Untersuchungen mit den vervollkommneten technischen Methoden der Anatomie, Physiologie und Klinik an der schwangeren, gebärenden und im Wochenbett befindlichen Frau, an Abortivfrüchten und Neugeborenen und mit Hilfe des Tierexperimentes drang man erfolgreich in die Probleme der Physiologie und Pathologie der Zeugung, Befruchtung und des Puerperiums im weitesten Sinne des Wortes ein. Wenn man auch nicht immer die Lösung fand, konnte doch manche Frage, auf die frühere Ärztegenerationen die Antwort schuldig geblieben waren, beantwortet und gute Vorarbeit für die Zukunft geleistet werden.

Lange hatte man dem Weibe eine rein passive Rolle beim Zeugungsakt zugeschrieben. *Johannes Müller* war (1840) noch der Ansicht, die Beförderung des Spermas in den Uterus erfolge bei der Kohabitation durch die spritzenstempelartige Bewegung des Penis (*J. Fischer*). Der Kieler Professor der Geburtshilfe *Theodor Litzmann* (1815—1890), dessen Hauptruhm seine weiter unten geschilderten Untersuchungen über die geburtshilfliche Bedeutung des deformierten Beckens ausmachen, gehörte zu den Vertretern der allmählich aufkommenden richtigeren Annahme, daß die Frau aktiv zum Zustandekommen der Befruchtung beiträgt. Er trat (1846) für ein Tiefertreten des Uterus und eine Eröffnung des Muttermundes beim Koitus ein. Nachdem *Valentin* zusammen mit seinem Meister *Purkinje* das Flimmern gewisser Epithelzellen (1834) entdeckt hatte, stellte (1857) *O. Becker*, ein Schüler *Brückes*, auf Grund vergleichender und entwicklungsgeschichtlicher Untersuchungen am Tier und am menschlichen Weibe die Rolle des Flimmerepithels in der Tube und im Uterus klar und führte die Aufnahme des Eies in die Tube auf die Zilienbewegung der Fimbrien und eine gleichgerichtete Strömung der Peritonealflüssigkeit zurück. Der Pariser *Charles Rouget* kam dagegen (1858) gegenüber dieser richtigeren Ansicht zu der Überzeugung, daß der Eierstock durch eine „Totalerektion" der inneren Genitalien zusammen mit einer speziellen Muskelkontraktion vom Tubenende umklammert und dadurch die das Ei entlassende Stelle am Graafschen Follikel der Tubenöffnung richtig angepaßt wird. Er rechnete nämlich auf Grund embryologischer und vergleichend anatomischer Studien über die erektilen Organe der Frau, über die von ihm für „kavernös" gehaltene Gefäßversorgung und die von ihm im ligamentösen Apparat gesehenen Muskelfasern auch den Uterus und die Adnexe zu den erektilen Organen. *Th. L. W. Bischoff*, damals in Gießen, überwand in dem schon genannten Jahr 1844 definitiv die Ansicht, daß der Follikelsprung und die Ovulation durch den Orgasmus bedingt seien, und bewies mit anderen, daß die Ovulation im Zusammenhang mit der Menstruation steht, daß sie aber auch ohne diese erfolgen kann. Sie ist auch unabhängig von psychischen Erregungen. *Bischoff* berechnet nach zahlreichen Versuchen an Kaninchen, Hunden, Ratten und Schweinen den Zeitraum, welchen das Ei für seine Wanderung zum Uterus braucht, und glaubt, aus diesen Beobachtungen und aus Erfahrungen beim Menschen schließen zu können, daß die Befruchtung beim menschlichen Weibe in der Tube erfolgt und das Ei 8—12 Tage nach dem Austritt aus dem Eierstock, also wahrscheinlich auch 8—12 Tage nach dem Aufhören der Blutausscheidung, befruchtungsfähig bleibt.

In den dreißiger und vierziger Jahren gab man die Theorie auf, nach der sich die Decidua aus einer gerinnbaren Lymphe bilden sollte. Der Dresdener praktische Arzt und vielseitige Lehrer an der medizinisch-chirurgischen Akademie *Burkhard Wilhelm Seiler* (1779—1843) erkannte 1832 und *E. H. Weber* 1846, daß die Decidua eine veränderte Uterusschleimhaut darstellt. Man wurde sich über die Herkunft und Aufgabe unserer Decidua capsularis, damals nach *Hunter* Decidua reflexa genannt, klar.

Die Kenntnis vom Wesen der Plazentarbildung und -funktion machte Fortschritte. Auf der Naturforscherversammlung in Bonn (1857) trugen *Eduard* und *E. H. Weber* die Ansicht vor, daß die Gefäßbüschel des Chorions sich direkt in die mit mütterlichem Blut gefüllten Venen senken. *Rudolf Virchow* zeigte (1854), daß die Zotten des Chorions in Ektasien der Uterusgefäße hineinwachsen, welche durch Konfluenz kavernös werden. Dadurch kam man dem tatsächlichen Aufbau der Plazenta und ihrer physiologischen Funktion einen guten Schritt näher.

Ein Jahr ehe *Laennec* die Auskultation in die klinische Diagnostik einführte, machte der Genfer Chirurg und Hospitalarzt *François Isaac Mayor* (um 1779—1855) darauf aufmerksam, daß man die Herztöne des Fetus hört, wenn man das Ohr auf den Bauch der Mutter legt, und daß man danach mit Sicherheit entscheiden kann, ob der Fetus lebt oder nicht. Er hatte einen Vorgänger in dem Arzt und Dichter *Philippe Legoust*, der in der ersten Hälfte des 17. Jahrhunderts in Niort an der Sèvres als angesehener Praktiker wirkte. *Legoust* hatte an einen gelehrten, ihm befreundeten Arzt eine lateinische Ode über die „Geschichte des menschlichen Fetus" gerichtet, darin den Ton beschrieben, der dem auf den Bauch der Mutter gelegten Ohr den fetalen Herzschlag kundgibt, und seinen Rhythmus mit dem rhythmischen Geräusch einer Windmühle verglichen. Die Stimme des Dichters verhallte ungehört. Es dauerte auch nach der Veröffentlichung *Mayors* noch drei lange Jahre, bis der französische Arzt *Jean Alexandre Le Jumeau Vicomte de Kergaradec* (1788—1877), ein reicher Mann, der den größten Teil seines Lebens auf seinen Besitzungen in der Bretagne zubrachte, das Phänomen genau studierte. Er machte vor allem auf die Verlangsamung der kindlichen Herztöne in der Wehe aufmerksam und beobachtete ein mit dem mütterlichen Puls synchrones Geräusch, das er auf die Plazenta bezog. Heute nennt man es Uteringeräusch.

In der Frage nach den Gründen für die Lage und Haltung des Kindes im Mutterleib kam man zu keiner Klarheit. Die alte, seit *Solayrès de Renhac* (vgl. S. 54) überwundene Theorie der Hippokratiker, nach der der Fetus ursprünglich, wie eine Pflanze, nach aufwärts wächst und sich erst im VII. Monat der Schwangerschaft mit der „Culbute" (dem Purzelbaum) vermöge der Schwerkraft in die Schädellage stürzt, konnte noch 1849 von einem der führenden Geburtshelfer und Gynäkologen seiner Zeit *Friedrich Wilhelm Scanzoni* (1821—1891) in modifizierter Form ernsthaft zur Diskussion gestellt werden (*Fasbender*). Die Theorie, daß die Schädellage die naturgemäße Anpassung des Kindes an die Raumverhältnisse des Uterus darstellt, wie sie schon *Baudelocque* vertreten hatte, führte auch nicht weiter. *Paul Dubois* (1795—1871) hatte 1833 mit Schwimmversuchen, die später von anderen wiederholt wurden, an toten Feten in einem mit Wasser gefüllten Gefäß ein für die Gravitationstheorie negatives Resultat erhalten. Mit der daraufhin von ihm aufgestellten Ansicht, daß der Fetus sich vermöge der ihm innewohnenden „Déterminations instinctives et volontaires" zurechtfindet, war ebenfalls nichts gewonnen.

Die zeitgenössische Physiologie gab sich innerhalb und außerhalb des Kreises der Geburtshelfer von Fach große Mühe, die mit der Schwangerschaft verbundenen Veränderungen im Gesamtorganismus der Frau mit Hilfe der klinischen und physiologischen Untersuchungsmethoden zu klären und die Beschwerden der Gravida bald so, bald so zu deuten, die einen aus einer erhöhten Reizbarkeit des Nervensystems, die anderen aus Veränderungen im Blut und im Stoffwechsel. Der tüchtige vergleichende Anatom und Praktiker *Joseph François Larcher* (1802 bis 1884) regte zahlreiche Forscher zur Untersuchung des Herzens bei schwangeren Frauen an, als er in den fünfziger Jahren auf Grund von Sektionsbefunden bei ihnen eine Hypertrophie des linken Ventrikels konstatierte.

Daß man dem Urin der Schwangeren besondere Qualitäten zuschrieb, hörten wir im ersten Bande dieser Geschichte der Medizin (vgl. Bd. I, S. 215). *Jean Louis Nauche* (1776—1843), ein um die Einführung der Kuhpockenimpfung verdienter, vielseitiger Pariser Arzt, glaubte anfangs der dreißiger Jahre im Schwangerenharn einen spezifischen „Käsestoff" nachgewiesen zu haben, der das „während der Schwangerschaft in den Brüsten abgesonderte Prinzip der Milch" darstellen sollte. Das war ebenso verfehlt, wie die später (1852) von dem hervorragenden Dänen *Peter Ludwig Panum* (1820—1885) publizierte Meinung, im Blut Casein und damit ein Mittel gefunden zu haben, mit dem man aus Blut künstlich Milch herstellen könnte. Aber es wurden durch *Nauches* erfolgreiche Untersuchungen des Schwangerenharnes angeregt. 1840 wies *Rayer* (vgl. S. 160) im Urin gesunder Schwangerer Eiweiß nach. *Hippolyte Blot* (1822—1888) stellte in ihm (1856) Zucker fest. *Claude Bernard* glaubte (1859) den Bildner dieses Zuckers in der Plazenta sehen zu können, nachdem er in ihr, wie in der Leber, Glykogen nachgewiesen hatte (vgl. S. 130).

Die alte Frage nach der Ursache der Auslösung des Geburtsvorganges und des Weheneintrittes hatte man seit antiken Zeiten teils durch Nahrungsmangel der Frucht, welche am Ende der Schwangerschaft mit eigener Kraft dem Austritt zustrebt, teils durch Zunahme der Spannung des Uterus, der durch die Größenzunahme des Fetus gereizt wird, erklärt. Seit dem Anfang des 19. Jahrhunderts kommen manche Abwandlungen dieser Gedankengänge und neue Theorien hinzu. Die Unsicherheit blieb. So konnte (nach *I. Fischer*) *Velpeau* (1829) die ganze Resignation in dem Ausspruch bezeugen: „Au temps fixé l'accouchement se fait par la grâce de Dieu". Es entsprach den Fortschritten der Physiologie, wenn *Reil* (1807) eine mit zunehmender Schwangerschaft wachsende Reizbarkeit des Uterus im Sinne der *Brownschen* Reizlehre, *Franz Carl Naegele* (1812) Veränderungen in der Decidua, *Power* (1819) den Druck auf den unteren Gebärmutterabschnitt, *Litzmann* (1840) die volle Entwicklung der Uterusnerven, *Brown-Séquard* (1852) Kohlensäureüberladung des Blutes, *Otto Spiegelberg* (1830—1881) 1857 lokale Veränderungen in der Blutzirkulation verantwortlich machte, aber Sicherheit brachte niemand.

Besser begründet und von größerer Bedeutung für die Praxis war die Fortsetzung der S. 54 erwähnten Studien über den Bau und die Messung des weiblichen Beckens und den Geburtsmechanismus. Sie sind in diesem Zeitabschnitt vor allem an die Namen der Gebrüder *Wilhelm* und *Eduard Weber* (vgl. S. 142), *Gustav Adolph Michaelis* (1798—1848) in Kiel und *Theodor Litzmann*, der als Nachfolger von *Michaelis* nach Kiel berufen wurde, geknüpft. *Litzmann* gab 3 Jahre nach dem Tode seines Vorgängers, der sich aus Gram über die hohe Mortalität an Puerperalfieber in seiner Entbindungsanstalt und Privatpraxis das Leben genommen hatte, dessen grundlegendes Werk: „Über das enge Becken nach eigenen Beobachtungen und Untersuchungen" heraus und leistete selbst bahnbrechende Arbeit in seinen Veröffentlichungen über das schrägovale Becken vom Jahr 1853 und über die Formen des Beckens, insbesondere des „engen" weiblichen Beckens und über die Osteomalazie vom Jahre 1861.

Schon vor diesen klassischen Untersuchungen waren Formen abnormer Becken beschrieben und in ihrer geburtshilflichen Bedeutung erkannt worden. Wir erinnern an *Naegele* (vgl. S. 54), dessen Verdienste um den Mechanismus der Geburt bis heute in der Bezeichnung „Naegelesche Obliquität" für die Vorderscheitelbeineinstellung festgehalten sind, und an *Rokitansky* (vgl. S. 145). 1832 und 1839 beschrieb *Naegele* das ankylotisch verengte Becken, 1837 *Hülshoff* und zwei Jahre später *Willem Vrolik* (1801—1863) das Luxationsbecken. Wenn man in der Folge den Einfluß der pathologischen Beckengestaltung auf den Geburtsmechanismus weiter durchforschen und klären konnte, Untersuchungen, über deren Tragweite für die praktische Geburtshilfe bis auf den heutigen Tag man kein Wort zu verlieren braucht, so haben *Michaelis* und *Litzmann* die Grundlage dafür geschaffen.

Von den neuen Einblicken in die Physiologie des Wochenbettes ist die Erkenntnis von *Carus* (1824) hervorzuheben, daß es sich bei den schmerzhaften Nachwehen, die der Geburtshelfer, insbesondere bei Mehrgebärenden beobachtet, tatsächlich um echte Wehen handelt, die zum normalen Verlauf des Puerperiums gehören, ferner die genauere chemische und mikroskopische Untersuchung der Lochialsekrete, der Muttermilch und der Rückbildungsvorgänge am Uterus. *Donné* entdeckte 1837 als charakteristische Formelemente des Kolostrums die „corps granuleux". Zwei Jahre später beschrieb sie *Henle* als Kolostrumkörperchen. Die früher erwähnten exakten Temperaturprüfungen (vgl. S. 157 f.) regten dazu an, bei physiologischen und pathologischen Vorgängen am weiblichen Genitalapparat das Thermometer in die Scheide zu legen und aus dem Verlauf der Temperaturkurve diagnostische Schlüsse zu ziehen. *Franz Winckel* (1837—1911) stellte auf diese Weise (1862) physiologische Temperaturerhöhungen unter der Geburt, insbesondere während der Wehentätigkeit, fest und erwartete von der Methode für die

Zukunft so wichtige Aufschlüsse, daß er der „Tokothermometrie" eine „weit größere Zukunft" prophezeite als der „Pelvimetrie".

Die Pathologie der Geburtshilfe und der Frauenkrankheiten zeigt, wie nicht anders zu erwarten, den Niederschlag der neuen Grundanschauungen über das Wesen krankhafter Veränderungen, wie sie sich, abgesehen von den klinischen Beobachtungen, aus den zahlreichen Sektionen und den durch die Zellularphysiologie und -pathologie bedingten, an Umfang wachsenden mikroskopischen Untersuchungen entwickelten. Durch Sektionsbefunde erlangte man eine feinere Unterscheidung der verschiedenen Arten der Extrauterinschwangerschaft (vgl. S. 54f.). Die Nebenhornschwangerschaft wurde von *Rokitansky* (1842) richtig erfaßt und von *A. Kußmaul* (1859) in klassischer Darstellung bearbeitet (*J. Fischer*). *Velpeau* erkannte (1827) die Blasen der Traubenmole als degenerierte Chorionzotten. Was die Wehenanomalien als Ursache der Dystokie angeht, so gab es in der ersten Hälfte des 19. Jahrhunderts noch Anhänger des Glaubens, es handele sich dabei um „Rheumatismus" des Uterus. Dagegen wandten sich 1848 *Franz Kiwisch* (1814 bis 1852) in Prag und 1855 *Scanzoni*. Trotzdem konnte noch im Jahre 1860 *Emil Apollo Meißner* (1827—1884) in einem Vortrag vor der Leipziger Gesellschaft für Geburtshilfe die Beibehaltung des Namens für die Fälle empfehlen, in denen schwangere Frauen an zeitweiligen Schmerz- und Wehenanfällen litten.

Auf weitere Einzelheiten der zeitgenössischen Pathologie der Geburt gehen wir absichtlich nicht ein. Was über die Ätiologie der Placenta praevia gesagt wird, mag man sie aus abnormer Weite, abnormen Erschlaffungszuständen des Uterus, aus abnormer Schwere des Eies, aus endometritischen Veränderungen, aus einer Retroflexio uteri, aus vorausgegangenen schweren Entbindungen, Cervixrissen, aus abnormer Größe des Mutterkuchens oder ähnlichen Ursachen erklären, nirgendwo ist ein grundlegender Fortschritt gegenüber den Zeiten *Portals* (vgl. Bd. I, S. 313) zu konstatieren.

Dieselbe Verschiedenheit der Ansichten und dieselbe Unsicherheit herrschte gegenüber dem Rätsel des erschreckenden Krankheitsbildes der Eklampsie. Die im Puerperium auftretenden Krämpfe waren seit den Zeiten der *Hippokratiker* bekannt und gefürchtet. Sicher als spezifisches Krankheitsbild im Sinne unserer Eklampsie zu verifizieren sind sie erst aus den Ausführungen von *Mauriceau* im letzten Drittel des 17. Jahrhunderts. Die Ansichten über die Ursache hingen von der theoretischen Grundeinstellung ab. Der Humoralpathologie entsprach die „veränderte Qualität des Blutes", der iatrophysikalischen Richtung die „Inanition" oder ihr Gegenteil, die Plethora, insbesondere die Blutüberfüllung des Gehirns, der Irritabilitätslehre die übermäßige Erregbarkeit des Nervensystems, die abnorme Reizbarkeit des überdehnten Geburtskanals oder die besondere Schmerzempfindlichkeit des Uterus bis zu seelischen Erregungen, übermäßigem Genuß von Spirituosen, Diätfehlern, Verdauungsstörungen und zu engen Kleidern. Selbst die von altersher der Verursachung des Puerperalfiebers beschuldigte Milchversetzung, in diesem Fall in den Kopf, fehlt noch am Anfang des 19. Jahrhunderts nicht als Ursache der Wochenbetteklampsie. Aber um dieselbe Zeit war man der Wahrheit schon ein Stück nähergekommen.

Der Franzose *G. Demanet* hatte (1797) das häufige Zusammentreffen der Eklampsie mit Ödemen beobachtet. Sein Landsmann *Antoine Miquel* (1796—1829) glaubte 1823, daß Hydrops und Eklampsie gleichzeitig auftretende Symptome der besonders sensiblen Konstitution des Weibes wären. Dagegen zog *Rayer* in seinem S. 160 zitierten Werk über die Nierenerkrankungen aus der von ihm bei den Eklamptischen konstatierten Albuminurie den Schluß, daß die Grundursache der Krämpfe in einer Nephritis zu suchen ist. 1851 erklärte der bedeutende Internist *Friedr. Theod. Frerichs* (1819—1885), die Eklampsie als Intoxikationsfolge einer in der Schwangerschaft auftretenden Brightschen Nierenkrankheit. Damit wurde die urämische Auffassung der Krämpfe für längere Zeit maßgebend.

Die Pathologie der gynäkologischen Erkrankungen ist durch die Übergangszeit vom konstitutionellen zum lokalistischen Denken und durch die häufigere mikroskopische Durchforschung der an der Lebenden und an der Leiche beobachteten krankhaften Veränderungen charakterisiert. *Robert Lee* (vgl. S. 171), ein als Anatom und Physiologe berühmter Geburtshelfer in London, behauptete noch 1840, „weder an der lebenden Frau noch an der Leiche je eine Geschwürbildung am Muttermund beobachtet zu haben, welcher nicht eine allgemeine Erkrankung zugrunde gelegen wäre". Fünf Jahre später sprach der Leipziger Gynäkologe *Friedrich Ludwig Meißner* (1796—1860) von einer „konstitutionellen Helkose", welche den Uterus mit Geschwüren deshalb besonders oft befällt, weil „er ein Organ von so großer Aktivität ist und leicht Metastasen nach ihm stattfinden".

Auf der anderen Seite konstruierte man in der Gebärmutterentzündung, der akuten und chronischen Metritis, ein lokalisiertes, auf das Organ beschränktes Krankheitsbild, mit sekundären Ausstrahlungen verschiedenster Art, in jedem Fall von größter Wichtigkeit als Angriffsobjekt der Therapie. Man übersah dabei die so häufige Beteiligung der Nachbarorgane im Becken, projizierte alles in das „eigentliche Gewebe des Uterus" und ließ die verschiedene Ätiologie und Morphologie der krankhaften Veränderungen ebenso außer acht wie die Notwendigkeit, die Erkrankungen der Schleimhaut und der Muskulatur auseinanderzuhalten. Dabei hatte *Rokitansky* das schon (1842) getan und darauf hingewiesen, daß die innere Uterusauskleidung in der Regel primär erkrankt und daß an ihr katarrhalische und exsudative Entzündungsformen zu unterscheiden sind. Ähnlich war es mit den Entzündungen der Scheide und mit dem Fluor. Hier blieb zwar auch die alte Tradition, daß der Ausfluß seine hauptsächliche, wenn nicht ausschließliche Ursache in der schwachen und lymphatischen Konstitution der Frau, speziell der verwöhnten und müßigen Großstädterin hat, lebendig, aber der entzündlich lokale Charakter trat doch stärker in die Erscheinung, und man erkannte bei der Inspektion verschiedene Formen krankhafter Veränderungen der Vaginalschleimhaut. 1846 kommt *Osiander* zu der Überzeugung, daß das aus dem Muttermund quellende Sekret nicht dem Gebärmutterkörper, sondern der Cervix entstammt. *Friedrich Ludwig Meißner* nennt (1843) unter den Gelegenheitsursachen der Gebärmutterpolypen „Erhöhung der Einbildungskraft durch Lesen schlüpfriger Bücher und anhaltende Betrachtung ähnlicher Gemälde". Etwa 10 Jahre später liegen dagegen die Ergebnisse eifriger mikroskopischer Untersuchung der anatomischen Struktur der Polypen vor. Man kennt z. B. die von *Virchow* (1854) beschriebenen Follikularpolypen der Portio als adenomatöse Polypen.

Daß die pathologisch-anatomische Einstellung der Zeit zusammen mit dem Mikroskop zahlreiche neue Aufschlüsse über den Bau der Geschwülste der weiblichen Genitalien und ihre Ätiologie zutage förderten, ist eine Errungenschaft, welche die Frauenheilkunde mit der gesamten Medizin ihrer Zeit teilt. Es ist für sie so wenig charakteristisch, daß wir nicht näher darauf einzugehen brauchen.

Wichtiger für die Entwicklung der Gynäkologie zum Spezialfach wurde der Ausbau alter und die Einführung neuer diagnostischer und therapeutischer Methoden. Die seit der Antike bekannte digitale Untersuchung durch die Scheide, die sich in der Regel auf ein einfaches Touchieren mit dem eingeführten Zeigefinger, meist bei aufrechter Stellung der Frau, beschränkt hatte, erfuhr in den vierziger und fünfziger Jahren einen Ersatz von weittragender Bedeutung, als man die systematische bimanuelle Untersuchung in ihrer noch heute üblichen Form anwenden lernte und die Vorzüge erkannte, die sich ergeben, wenn man diese Explorationsmethode mit zweckentsprechenden Lagerungen der Frau, Rückenlage, Steinschnittlage usw. verbindet.

Gleichzeitig wurde die ebenfalls schon von den antiken Ärzten geübte Verwendung der Sonde zu uterusdiagnostischen Zwecken zu neuen Ehren gebracht und zu einer wichtigen

Methode erhoben. Die mit der Einführung dieses Instrumentes in die Gebärmutter verbundenen Gefahren wurden nicht genügend beachtet, obwohl schon *F. W. Scanzoni* (1854) vor dem allzu häufigen Gebrauch warnte.

Ähnlich wie die Uterussonde waren die der Antike und dem Mittelalter geläufigen Scheidenspekula im Laufe der Neuzeit fast ganz außer Gebrauch gekommen. Jetzt erkennt man von neuem ihren Wert und konstruiert verschiedene Modelle aus verschiedenem Material, Röhren aus Glas, Milchglas, Guttapercha, rinnen- und löffelförmige Spekula und Beleuchtungsapparate. Auch bei der Spekulumuntersuchung suchte man durch bestimmte Lagerung der Patientin dem Auge des Beobachters das Werk zu erleichtern, wie durch die Knieellenbogen- oder Steißrückenlage.

Erst in den folgenden Jahrzehnten sollten diese verfeinerten Methoden in der Hand geschickter Frauenärzte und im Zusammenhang mit der fortschreitenden pathologischen Anatomie zu einer eminenten Bereicherung der gynäkologischen Diagnostik führen.

Was die Therapie angeht, so hatten in der Geburtshilfe die neuen Aufschlüsse über das Becken und den Geburtsmechanismus den großen Vorzug, das Vertrauen zu den austreibenden Kräften und zur Überwindung von Hindernissen durch die Natur zu stärken. Dadurch kam der überwiegende Teil der Geburtshelfer zu einer konservativen Therapie, und mancher nicht streng indizierte Eingriff wurde vermieden. Die Narkose sparte nicht nur der Frau manchen Schmerz und Schrecken, sondern erleichterte auch dem behandelnden Arzt die operative Tätigkeit am Geburtsbett. Man braucht sich nur vorzustellen, wieviel einfacher eine Wendung in Narkose als ohne diese vor sich geht. *Simpson* hatte sich gerade in der Geburtshilfe von den Annehmlichkeiten der Ätherinhalation überzeugt und bei einer Entbindung die erste praktische Anwendung vom Chloroform gemacht. So konnte die überlieferte Technik der Wendung, der Extraktion am Beckenende, der Zangenapplikation, der Behandlung der Placenta praevia, der atonischen Blutung, des Abortes und der Frühgeburt in mancher Einzelheit verbessert und die Indikation revidiert werden, aber prinzipiell neue Methoden bringt die geburtshilfliche Therapie und Prophylaxe des hier betrachteten Zeitraumes nicht, wenn wir von dem beschränkten Anfangserfolg der Semmelweisschen Bekämpfung des Puerperalfiebers absehen, die in anderem Zusammenhang besprochen wird. Als wohltätige Neuerung erwies sich bis auf den heutigen Tag der Handgriff zur Expression der Plazenta, der von dem ausgezeichneten Geburtshelfer *Carl Credé* (1819—1892), damals in Berlin, im Jahre 1853 eingeführt und nach ihm benannt wurde. Ein segensreicher neuer Technizismus war auch die von *J. Braxton Hicks* (1823—1897) im Jahre 1860 eingeführte kombinierte Wendung auf den Fuß, bei der von der inneren Hand nur zwei Finger in den unvollständig eröffneten Muttermund eingehen. Sie hat mancher Frau mit einer Placenta praevia und nicht wenigen Kindern das Leben gerettet.

Im Gegensatz zur Geburtshilfe hat die Therapie der Frauenkrankheiten zahlreiche und mehr ins Auge springende Fortschritte aufzuweisen. Sie zeigen, daß eine neue Epoche ihrer Entwicklung gekommen ist. Die operative Gynäkologie nimmt einen geradezu erstaunlichen Aufschwung.

In den fünfziger Jahren verbessern die Chirurgen *Franz Schuh* (1804—1865) in Wien und *Langenbeck* die Methoden zur Beseitigung des kompletten Dammrisses. Der Amerikaner *Marion Sims* (1813—1883), der seine ersten Versuche an fistelkranken Negersklavinnen machte, die er zum Teil durch Bezahlung für den Eingriff gewann, wurde (1852) der in der ganzen Welt berühmte Begründer der modernen Blasenscheidenfisteloperationen, *Gustav Simon* (vgl. S. 127) mit seiner 1854 veröffentlichten Methode neben ihm der Hauptpionier dieser Operation, die von einem besonders qualvollen, das Leben verbitternden Leiden befreite.

Die Zurückhaltung gegenüber Eingriffen in die Bauchhöhle, welche wir bei den Chirurgen konstatierten, besteht auf gynäkologischem Gebiet nicht in dem Maße. Es mag, ähnlich, wie wir es bei den Primitiven hörten, daran liegen, daß die vom Eierstock und dem Uterus ausgehenden Tumoren, namentlich wenn sie einen größeren Umfang annehmen, besonders beschwerdereich und lebensgefährlich erscheinen, so daß man mehr riskiert. Im Jahre 1857 machte der Amerikaner *Thomas Spencer Wells*,(1818—1897) seine erste Ovariotomie mit unglücklichem Ausgang, aber von 1858 an begann eine Reihe von erfolgreichen Operationen mit immer wieder verbesserter Technik, welche die Aufmerksamkeit der Chirurgen aller Länder auf sich zogen. Die Sorge schwand, und der Eingriff bekam seine moderne Stellung im Rahmen der gynäkologischen Therapie. Erfolgreiche Fibromoperationen in Form der Amputation des Uterus von den Bauchdecken aus unternahmen, ebenfalls in Amerika, *Washington L. Atlee* (1844), *Walter Burnham* (1853) und planmäßig *Gilman Kimball* (1804—1892), der seinen Fall 1855 veröffentlichte. Als großen Fortschritt in diagnostischer wie therapeutischer Hinsicht wäre zum Schluß dieses Kapitels die Einführung der Curette durch den Franzosen *Jos. Claude Anthelme Récamier* (1774—1856) im Jahre 1846 zu erwähnen. Er benutzte sie zuerst zur Beseitigung von Wucherungen aus dem Zervikalkanal.

Cecilia C. Mettler meint, die Gynäkologie hätte im 19. Jahrhundert zwar der Pathologie und Physiologie des Weibes manchen Fortschritt gebracht, aber in der Praxis wäre sie nicht über die chirurgische Behandlung symptomatischer Beschwerden herausgekommen. Diese Übertreibung wird schon durch das bisher Gesagte widerlegt. Die weitere Entwicklung wird ebenfalls zeigen, daß das harte Urteil nicht gerechtfertigt ist. In Amerika stand die chirurgische Therapie allerdings eine Zeitlang im Vordergrund. Die Operationen vollzogen sich in Narkose. Da brauchten sich die Frauen nicht zu genieren, und nach *Mettler* erschwerte in der angelsächsischen Welt die Prüderie die lokale Inspektion und Behandlung der Frau mehr als anderswo. Noch am Ende des 19. Jahrhunderts sollen die Frauen in Philadelphia mit aller Gewalt gegen die Ausführung gynäkologischgeburtshilflicher Eingriffe vor Studierenden der Medizin gekämpft haben, auch wenn die Patientinnen narkotisiert vorgestellt wurden. Jedenfalls steht in Amerika die chirurgische Therapie im Vordergrund.

VIII. Die Psychiatrie

Der S. 59 erwähnte Streit zwischen den Psychikern und Somatikern ging in unserem Zeitabschnitt mit dem Sieg der Somatiker zu Ende. Die fortschreitende naturwissenschaftliche Einstellung der Ärzte trug dazu ebensoviel bei wie die immer häufiger werdende Sektion verstorbener Geisteskranker und die unvoreingenommene klinische Beobachtung. Für diese Entwicklung wurden mehrere Umstände von großer Wichtigkeit. Man errichtete zahlreichere, zweckentsprechendere Irrenanstalten als vorher. Die Psychiatrie entwickelte sich immer mehr zu einem Spezialfach, dem sich tüchtige Ärzte ausschließlich aus Liebe zur Sache und zu den Menschen widmeten. Man erkannte klarer als vorher die besondere Problematik der Psychiatrie und ihre soziale Bedeutung, bekam mehr Vertrauen zur Möglichkeit einer Heilung, und die Psychiater begannen, sich zum Austausch ihrer Erfahrungen in Fachvereinen zusammenzuschließen.

Von den Somatikern glaubte am Anfang des 19. Jahrhunderts der Engländer *Alexander Chrichton* (1763—1858), daß sich der krankhafte Prozeß bei den Psychosen an den Gefäßen des Gehirns abspielte. Der Franzose *A. L. J. Bayle* (1799—1858) beschrieb in seiner Pariser Doktorthese vom Jahre 1822 die progressive Paralyse als selbständige Geisteskrankheit und erklärte sie anatomisch aus einer chronischen

Meningitis. Vier Jahre später erweiterte sein Landsmann *Louis Florentin Calmeil* (1798—1895) die Kenntnis des Leidens in einer ausführlichen Monographie nach mancher Richtung. 1857 begründeten *Fr. Esmarch*, der vielleicht mit dem im Schlußband zu würdigenden großen Chirurgen *Esmarch* zu identifizieren ist, und *P. W. Jessen* (geboren 1824) die Lehre, daß es sich bei der progressiven Paralyse um eine postsyphilitische Krankheit handelt (*Neel* und *Ostenfeld*).

Am Ende der fünfziger Jahre brachte die Lehre des Franzosen *Benoît-Augustin Morel* (1809—1873) neue Gesichtspunkte. Er konstatierte (1857) in einem aufsehenerregenden Buch, welches durch einen Atlas ergänzt war, daß eine erhebliche Degeneration der Menschheit in physischer, intellektueller und moralischer Hinsicht zu Psychosen führt.

Als Mitschüler und Freund *Claude Bernards* war *Morel* nicht nur ein bedeutender praktischer Psychiater, sondern er verfügte auch über gründliche Kenntnisse in der zeitgenössischen Anthropologie und Physiologie, speziell des Zentralnervensystems. *Buffon*, *Magendie*, *Flourens* und *Gall* werden von ihm besonders ehrenvoll genannt. Er zieht das Tier- und Pflanzenreich vergleichend in den Kreis seiner Betrachtung und zeigt ein bewundernswertes universelles Wissen. Bei allen Völkern und „Rassen" geht er den Schädigungen nach, welche Kultur und Natur über die unselige Menschheit bringen, mag es sich um das Wohnen in sumpfigen, malariaverseuchten Gegenden, um den Opiummißbrauch in China, den Alkoholismus in anderen Ländern, um das Nikotin oder um Bleivergiftung und andere gewerbliche Schädigungen, um physische oder „moralische" Entartungen handeln.

Es war eine in ihrem Kern fruchtbare, für die Auffassung der Geisteskrankheiten wertvolle, in ihren Übertreibungen, namentlich in der Annahme „eines unbedingt gesetzmäßigen Verlaufes und schlimmen Ausgangs der erblichen Entartung in der Folge der Geschlechter" pessimistische Lehre, obwohl *Morel* sich zu der optimistischen Hoffnung bekennt, daß es gelingen muß, dem Unheil durch eine „hygiène physique et morale" Einhalt zu tun. Solche Übertreibungen stehen in der Medizingeschichte oft am Anfang neuer Entwicklungen. Auch die deutschen Somatiker haben es daran nicht fehlen lassen.

Ein ganz radikaler Somatiker war *Karl Wigand Maximilian Jacobi* (1775—1858), der Sohn des bekannten Düsseldorfer Philosophen.

Er kam erst im 5. Jahrzehnt seines Lebens zur Psychiatrie und hatte damals einen ziemlich bunten Werdegang hinter sich. Man kann nach seinem Ausbildungsgang, seiner Vorliebe für Anatomie und Chirurgie und nach den Eindrücken der realistischen Brownschen Reizlehre, die auf ihn wirkte, verstehen, daß er als Psychiater den somatischen Standpunkt vertrat, und ruhig sagen, daß er Materialist war. Die physischen Erscheinungen sind nichts als Äußerungen körperlicher Vorgänge, die psychischen Störungen Symptome körperlicher pathologischer Prozesse. Diese können ihren Sitz in verschiedenen Organen und Organsystemen haben. Das Gehirn selbst braucht nicht einmal immer wesentlich beteiligt zu sein. Die nachweisbare Gehirnerkrankung ist unter Umständen von untergeordneter Bedeutung. Als Direktor der Irrenanstalt Siegburg im Rheinland wurde *Jacobi* der Lehrer mancher bedeutender Irrenärzte des 19. Jahrhunderts.

Er fand einen großen Schülerkreis. Die radikale Form, die er der Lehre der Somatiker gab, ließ sich auf die Dauer nicht halten, aber die Vorstellung brach sich doch immer mehr Bahn, daß es sich bei den Psychosen um den Ausdruck krankhafter Gehirnleistungen handelt, mögen sie durch fehlerhafte Anlagen bedingt sein oder durch nachträglich einsetzende pathogene Faktoren. Es war, wie *Kraepelin* es einmal ausdrückt, eine rein „medizinische" Auffassung der Geisteskranken herangekommen.

Sie erhielt ihre noch heute gültige Form in erster Linie durch *Wilhelm Griesinger*.

Er kam (vgl. S. 155) von der inneren Medizin und Neurologie her und war, wie wir hörten, der physiologischen Heilkunde durch und durch ergeben, die man mit naturwissenschaftlichem Denken identifizierte. In jungen Jahren war er eine Zeit lang Assistent beidem bedeutenden Psychiater *Albert Zeller* (1804—1877) an der Irrenanstalt Winnental gewesen. Die Eindrücke aus dieser Zeit verbanden sich bei ihm mit seiner internistischen und neurologischen Erfahrung.

Mit der ersten Auflage seines Lehrbuches der Pathologie und Therapie der psychischen Krankheiten, das im Jahre 1845 erschien, kamen die theoretischen Streitigkeiten der Vergangenheit zu einem gewissen Abschluß. Auch *Griesinger* betonte, daß die Geisteskrankheiten nur eine besondere Gruppe von Gehirnkrankheiten sind und nur aus diesem Zusammenhang verstanden werden können. Für diese Auffassung bezog er sich unter anderem auf die Ähnlichkeit von psychischen Symptomen mit den körperlichen Symptomen von sicher körperlich bedingten Erkrankungen im Zentralnervensystem. Damals bezeichnete man als Moria eine Form des Blödsinns mit heiterer Färbung. Sie sollte Ähnlichkeit mit der Paralysis agitans und ihren Bewegungen haben, die Aufregungszustände der Manie verglich er mit den Krämpfen der Epileptiker, den Stumpfsinn der Demenz mit der allgemeinen Körperlähmung. Man sieht, welchen Wert man um diese Zeit noch konstruierten Analogien zusprechen konnte, ein Erbstück der Romantik.

Diese hatte den Lehren der Psychiker Vorschub geleistet. Wie sie dachten, zeigen zwei Beispiele. *Joh. Christ. Aug. Heinroth* hatte sich als langjähriger Arzt am Georgenkrankenhaus in Leipzig wissenschaftlich und praktisch der Anthropologie und der Psychiatrie gewidmet und dort sowohl der philosophischen wie der medizinischen Fakultät angehört. Er war zu der Überzeugung gekommen, daß die verschiedenen Psychosen ihre Ursache in verschiedenen Verschuldungen, Irrungen und Vergehen leichterer oder schwererer Art haben.

Karl Wilhelm Ideler (1795—1860), der mit *Langermann* befreundet war und 1828 ärztlicher Leiter der Irrenabteilung an der Berliner Charité wurde, hatte seelische „Leidenschaften" für alles verantwortlich gemacht.

In der neuen Psychiatrie war für solche überlebten Theorien kein Platz mehr. Damit entfiel ein Teil der früher geschilderten, erzieherischen und psychotherapeutischen Methoden und erst recht der körperlichen Mißhandlungen. Die rationellen ärztlichen Beeinflussungsversuche blieben in gewissem Rahmen auch bei den Somatikern in Geltung, obwohl der somatische Standpunkt eine Zeit der therapeutischen Resignation heraufbeschwören sollte, die sich schon bei *Griesinger* bemerkbar macht. Auch in der systematischen Abgrenzung der klinischen Krankheitsbilder kam man zunächst nicht viel weiter, so sehr Männer wie *Griesinger* sich um eine feinere Analyse bemühten. Als große Errungenschaft muß man die Erkenntnis bezeichnen, daß man den Geisteskranken ohne Schaden für sie und die gesunde Gesellschaft mehr Freiheit lassen kann, als man das für möglich gehalten hatte. Es bedeutete eine neue Etappe auf dem Wege zur Erleichterung ihres Daseins, den *Pussin* und *Pinel* gebahnt hatten. Der Engländer *John Conolly* (1794—1866) war der eigentliche Schöpfer des sogenannten No-restraint-Systems. Er gab es 1856 bekannt. In demselben Jahr wurde die S. 57 erwähnte Familienpflege in Gheel unter ärztliche Aufsicht gestellt. Bald war die zwanglose und nach jeder Richtung humane Behandlung der Psychosen zum Prinzip erhoben. *Griesinger* hatte sie in der erwähnten ersten Auflage seines Lehrbuches als Prinzip noch bekämpft. Jetzt bekannte er sich, vor allem unter dem Eindruck eines Besuches in England, begeistert zu ihr und tat alles, um dieser Auffassung in Deutschland zur allgemeinen Anerkennung zu verhelfen. Bald war der Gedanke weit verbreitet, dem *K. A. von Solbrig* (1809 bis 1872) (nach *E. Eberstadt*) in seinen „psychiatrischen Briefen" (1858) Ausdruck verlieh, nämlich daß die Grundidee des Irrenhauswesens die „Idee des patriarchalischen Gemeinwesens" sein muß, in dem der Arzt dem Kranken „Helfer, Berater und Leiter, kurz: Vater und Priester" ist.

Wie unsicher es trotz aller Reform- und Erneuerungsbestrebungen um die Mitte des Jahrhunderts noch um die Grundfragen irrenärztlichen Denkens bestellt war, beweist eine Veröffentlichung des Psychiaters *Rudolf Leubuscher* (1822—1861) vom Jahre 1852 über psychische Epidemien und politischen Wahnsinn.

Leubuscher wurde 1850 zum Oberarzt an das Arbeitshaus in Berlin berufen. Bei jährlich etwa 7000 Aufnahmen setzten sich die Insassen dieser Anstalt zusammen aus „Arbeitslosen, Arbeitsscheuen, Verbrechern leichteren Grades, Personen mit leichten Polizeivergehen, Kindern, denen es an den einfachsten Schulkenntnissen gebrach, Obdachlosen, erwerbsunfähigen Individuen, die einer „levis macula" wegen nicht ins Friedrich-Wilhelm-Hospital aufgenommen werden konnten, und aus Geisteskranken, die für unheilbar galten, aber als nicht Tobsüchtige „verfassungsgemäß" in die Charité nicht aufgenommen werden konnten. Auch „chronisch Kranke (Knochenfraß und Schwindsucht) lagerten dort ab, weil die Verpflegung billiger war als in der Charité". Eine Reminiszenz an das überlebte „Zucht-, Waisen- und Tollhaus" vergangener Zeiten!

Leubuscher, der vom Psychiker zum naturwissenschaftlich eingestellten Somatiker wurde, steht in dieser Schrift noch auf dem Standpunkt, daß rein seelische Faktoren zur echten Psychose führen. Es ist für die unruhigen, revolutionären Zeiten, die sich an die große französische Revolution anschlossen, und für ihre aufwühlende Wirkung auf die Menschen bezeichnend, daß der Psychiater *Leubuscher* — und er war dabei keineswegs allein — den aus der Zeitstimmung gegebenen politischen Inhalt abwegiger Vorstellungen eines Geisteskranken als sekundäres Symptom von einer primären seelischen Emotion als Ursache einer Psychose wohl zu unterscheiden weiß und doch die Ansicht entwickelt, daß die politische Erregung einer unruhigen Zeit, ähnlich wie ein Miasma oder Contagium, sowohl im Sinne einer Disposition wie als Ursache auf den einzelnen Menschen und auf die Masse einwirken und dadurch zu einer „psychischen Epidemie" und zum „politischen Wahnsinn" des Einzelnen und der Masse führen kann. Der um das soziale Denken der Ärzte hochverdiente *Salomon Neumann* (1819—1908) konnte den „sozialen Wahnsinn" eine „gerechtfertigte Gattungsbezeichnung" bestimmter Psychosen nennen.

Auch *Virchow* nennt im gleichen Jahr die ihm politisch konträren geistigen Strömungen und die Indolenz, die zum Scheitern der Revolution von 1848 führten, eine geistige Epidemie und setzt sie, ähnlich wie *Leubuscher*, in Parallele zu den Typhus- und Choleraseuchen der Zeit. Ein Produkt der von ihm bekämpften Reaktion war 1849 in Gestalt einer medizinischen Inauguraldissertation erschienen: De morbo democratico. Darin kamen die Demokraten schlecht weg. Ernst genommen wurde diese Doktorarbeit, wie es scheint, nicht. Denn 1850 erschien eine köstliche Persiflage: de morbo reactionario (*E. Wickersheimer*). Beide Publikationen sind interessante Dokumente der Beeinflussung der deutschen Medizin durch die politische Unruhe der Zeit.

IX. Die Augenheilkunde

Die Augenheilkunde bleibt in diesem Zeitabschnitt zunächst, wie früher, mit der Chirurgie verbunden, doch die Bestrebungen ihrer Vertreter, sich von der großen Wundarzneikunst zu emanzipieren, nehmen immer mehr zu. Sie erweisen ihre Berechtigung durch den wachsenden Umfang der anatomischen und physiologischen Kenntnisse des Auges, durch einen tieferen Einblick in seine Pathologie und nicht zuletzt durch die Notwendigkeit, die komplizierter werdende spezialistische Technik besonders zu pflegen. *Albrecht v. Graefe* (1828—1870) konnte 1854 im Vorwort zu dem von ihm begründeten Archiv für Ophthalmologie sagen, daß dem Aufschwung der Augenheilkunde selbst der Ophthalmologe nur mit Anstrengung aller

Kräfte folgen könne. Manche tüchtige Männer, wie *Philipp von Walther* (1782—1849), der als Chirurg und Ophthalmologe seinen größten Ruhm an der Universität Bonn gewann, oder der vielseitige Dresdener *Friedrich August von Ammon* (1799—1861) setzten sich energisch für die Ablösung von der Chirurgie ein, nicht ohne darauf hinzuweisen, daß die allgemeine Medizin die unentbehrliche Grundlage aller Augenheilkunde bleiben muß. Jedoch erschwerte das zu allen Zeiten retardierende Trägheitsmoment die Entscheidung. Die operative Ophthalmologie wurde noch einige Dezennien von den Chirurgen betrieben. *v. Graefe* habilitierte sich 1852 in Berlin noch für „Chirurgie und Augenheilkunde". Von den hauptamtlichen Chirurgen machte *Dieffenbach* im Jahre der Begründung der Lehre vom zelligen Charakter des tierischen Organismus (1839) die erste Schieloperation am lebenden Menschen, die schon *Taylor* (vgl. S. 47) vorgeschlagen und *Louis Stromeyer* (1838) an der Leiche ausgeführt hatte. *Dieffenbach* zog, wie er selbst schildert, den Bulbus mit einem an die Sklera angesetzten feinen Häkchen vom inneren Augenwinkel her nach außen, arbeitete sich durch die Conjunctiva und das Bindegewebe bis zu dem verkürzten seitenwendenden Muskel und durchschnitt diesen mit der Schere dicht am Augapfel.

Was der Physiologe *Helmholtz* der Ophthalmologie mit der Einführung des Augenspiegels gab, braucht kaum gesagt zu werden. Die diagnostische Bedeutung des Instrumentes für die gesamte Medizin zeigte sich erst im folgenden Zeitabschnitt, als man mit seiner Hilfe lernte, nicht nur pathologische Veränderungen am Auge selbst zu diagnostizieren, sondern auch Erkrankungen anderer Organe und Allgemeinleiden, die Veränderungen am Augenhintergrund setzen.

Neben *Helmholtz* und *A. v. Graefe* wurde *Donders* (vgl. S. 126) zum weltberühmten Förderer der praktischen und theoretischen Ophthalmologie. In der zweiten Hälfte der vierziger und in den fünfziger Jahren begannen seine bahnbrechenden Forschungen über die Refraktions- und Akkomodationsanomalien des Auges. Die heute jedem Arzt geläufigen Bezeichnungen: Emmetropie, Myopie und Hypermetropie gehen auf ihn zurück. 1847/48 empfiehlt er zum erstenmal die Anwendung von Prismengläsern zur Bekämpfung des Schielens.

Albrecht von Graefe, der Sohn des früher genannten Chirurgen *Carl Ferdinand von Graefe*, erreichte nur ein Alter von 42 Jahren, aber er war schon ein berühmter Mann, ehe er die dreißig erreicht hatte.

Es ist lehrreich und gleichzeitig ein hoher ästhetischer Genuß, den Werdegang dieses Genies und rastlosen Forschers aus Selbstzeugnissen, Berichten zeitgenössischer Schüler und Bewunderer und aus Auszügen aus seinen Veröffentlichungen zu verfolgen, wie ihn der beste Kenner der Geschichte der Ophthalmologie *Julius Hirschberg* (1843—1925) schildert. Man sieht daraus, wie exakt naturwissenschaftlich *Graefe* seine Beobachtungen am Menschen ausdeutet und dadurch zu neuen Erkenntnissen der Pathologie des Auges kommt, wie er die Technik des Augenspiegels beherrscht und ausbaut, und wie geschickt die Hände sind, die seine neuen Operationen ausführen. Besonders prägnant zeigt sich diese Kombination bei den Gedankengängen, die *von Graefe* (1857) zur operativen Behandlung des Glaukoms mit der Iridektomie führten. *Hirschberg* bezeichnet sie als die größte therapeutische Tat des 19. Jahrhunderts auf dem Gebiet der Augenheilkunde.

Die erste Sonderschrift über das Glaukom erschien (1842) von der Hand *Julius Sichels* (1802—1868).

Er war ein geborener Frankfurter und begeisterter Schüler *Schönleins*, dessen naturhistorischer Nosologie er auch als Ophthalmologe anhing und dem er es verdankte, daß ihm die allgemeine Medizin die Grundlage seines Spezialfaches blieb. Nach seiner Niederlassung in Paris wurde ihm Frankreich sein zweites Vaterland und er der führende Augenarzt und allgemein anerkannte Lehrer seines Faches in diesem Lande.

Graefe überzeugte sich durch den Augenspiegel (1854), daß im Gegensatz zu anderen Angaben der Sehnerv bei Glaukom nicht vorgewölbt, sondern im Gegenteil ausgehöhlt erscheint. In Übereinstimmung mit den Untersuchungen des um die Kenntnis der Retina hochverdienten Anatomen *Heinrich Müller* (vgl. S. 139) schien ihm dieser Befund darauf hinzuweisen, daß das Glaukom durch eine Steigerung des intraokularen Druckes verursacht ist. Nachdem alle ableitenden Mittel der Tradition, ebenso wie die druckmindernden Mydriatica, die er örtlich applizierte, versagt hatten, entschloß er sich zur Punktion des Augapfels. Die Parazentese bestätigte die Abhängigkeit vieler Glaukomerscheinungen von der Ducksteigerung. Aber die Heilerfolge waren fast immer nur vorübergehend. Nun stellte *Graefe* sich die Frage, ob nicht eine dauernde Druckverminderung erzielt werden könnte. Er kannte die günstige Wirkung der Iridektomie bei chronischer Iritis und Iridozyklitis. Ihr Nutzen bei Verschwärungen und Infiltrationen der Hornhaut brachte ihn auf den Gedanken, daß bei dieser Operation eine druckvermindernde Wirkung im Spiel sei. Tierversuche schienen dafür zu sprechen, daß sich auf diesem Wege auch am gesunden Auge eine Senkung des intraokularen Druckes erzielen ließe, ebenso einige Beobachtungen an Menschen, bei denen wegen einer mit narbigen Veränderungen der Hornhaut verklebten Iris die künstliche Pupillenbildung gemacht worden war. „Auf diese Tatsachen und Versuche gestützt, glaubte ich mich zur Ausführung der Iridektomie bei Glaukom berechtigt.“ Der Erfolg bestätigte die Richtigkeit dieser Gedankengänge. Der Menschheit war eine Operation geschenkt, die bis auf den heutigen Tag zahllose Patienten vor qualvollen Schmerzanfällen, schweren Sehstörungen und Erblindung bewahrt. Voran gingen dieser einzigartigen Errungenschaft grundlegende Arbeiten über die Trochlearislähmung, deren Bild *v. Graefe* zum erstenmal richtig zeichnete, und andere Augenmuskellähmungen, über Schielen und Doppeltsehen, über das Verhalten des Gesichtsfeldes bei Sehstörungen. Dabei erkannte er, welch große Bedeutung die Prüfung des Gesichtsfeldes für die ophthalmologische Diagnose hat.

Die Iridektomie als einer der ersten in ihrer ganzen Bedeutung erkannt und in England (1857) zum ersten Male ausgeführt zu haben, ist das Verdienst von *William Bowman*, den wir schon als hervorragenden Anatomen und Physiologen kennenlernten. Er war ein in der ganzen Welt berühmter praktischer Augenarzt. In den fünfziger Jahren verbesserte er die Behandlung der Erkrankungen des Tränensackes, die Technik der Pupillenbildung und die operative Therapie der Vorwölbungen der Hornhaut.

X. Die Hals-, Nasen- und Ohren-Heilkunde

Die Laryngo-, Rhino- und Otologie hat zwar in unserem Zeitabschnitt gewaltige Fortschritte in der Anatomie und Physiologie aufzuweisen, von denen wir (vgl. S. 142 u. 139f.) nur die wichtigsten erwähnen konnten, aber die Praxis ist relativ wenig vorwärts gekommen. Hier gab es keinen *Albrecht von Graefe*, und die zur Einleitung einer neuen Entwicklung des Faches berufene Einführung des Kehlkopfspiegels fällt erst in die zweite Hälfte der fünfziger Jahre.

Mit den früher erwähnten akustischen Studien von *Cagniard de la Tour* gingen Untersuchungen zur Physiologie der Stimme Hand in Hand. Er unternahm sie zum Teil in Zusammenarbeit mit dem in Paris praktizierenden italienischen Arzte *Francesco Bennati* (1798—1834), der ein großer Kunstkenner und selbst ein bedeutender Sänger war, und mit dem schon genannten Arzt und Physiker *Felix Savart*. *Cagniard de la Tour* (1825) versuchte sich einen Einblick in den Kehlkopf zu verschaffen, indem er sich einen Spiegel in den Schlund einführte. Vier Jahre später (1829) demonstrierte der Engländer *Benjamin Guy Babington* (1794—1866) in London zu diesem Zweck einen mit einem langen Stiel versehenen, in Silberdraht gefaßten länglichen Spiegel, den er gegen den Gaumen hielt, während er die Zunge mit einem Spatel herunterdrückte. Es war eine sehr unvollkommene Technik. Besser funktionierte wahrscheinlich ein Apparat, den *Prosper Baumès* (1792—1871) in Lyon benutzte und zwischen 1836—1838 bekanntgab. Er bestand aus einem frankstückgroßen Spiegel, der mit einer Art Kugel- oder Scharniergelenk befestigt und in seiner Winkelstellung verschiebbar war. Er führte ihn in die Mundhöhle ein, um pathologische Veränderungen „an der hinteren Öffnung der Nasengruben, im Kehlkopf und in einigen Teilen des Rachens" sicher festzustellen, „die man früher nur ahnen konnte". Das Verfahren bei diesen und ähnlichen, von anderen Ärzten angegebenen Methoden blieb unzuverlässig. Es wurde auch von den Erfindern selbst in seiner Bedeutung nicht völlig erkannt.

So bedeutete es eine große Verbesserung, als der spanische Sänger *Manuel Garcia*, der über 100 Jahre alt wurde (1805—1906) und in London als Gesanglehrer wirkte, sich selbst 1854 einen zahnärztlichen Spiegel einführte und mit Hilfe des hellen Sonnenlichts in einem zweiten vor seine Augen gehaltenen Spiegel den Kehlkopf und das Verhalten der Stimmbänder bei seinen Gesangübungen beobachten konnte. Er wiederholte seine Beobachtungen an seinen Schülern. Man darf es der mit dem Sängerberuf verbundenen Beherrschung der Stimmorgane zuschreiben, daß er mit dieser primitiven, nur bei hellem Sonnenschein möglichen Technik so viel erreichte. Unabhängig von *Garcia*, der nur gesangsphysiologische Beobachtungen machen wollte, konstruierte im Jahre 1857 *Ludwig Türck* (vgl. S. 135) ein ähnliches Instrument mit dem ausgesprochenen Ziel, der ärztlichen Praxis zu dienen. Er war zwar auch noch vom Tageslicht abhängig, ergänzte das Verfahren aber in wertvollster Weise, indem er das Anfassen und Vorziehen der Zunge hinzufügte, wie es heute noch als unerläßlicher Bestandteil zur Technik gehört. Die Physiologen *C. Ludwig* und *E. v. Brücke* erfuhren davon. *Brücke* machte den Versuch an sich nach. Aber er hatte einen nicht so beherrschten und reizunempfindlichen Gaumen wie der Sänger *Garcia.* Vor lauter Würgen und Prusten kam er nicht zum Ziel. Um dieselbe Zeit bekam der Physiologe *Johann Nepomuk Czermak* (1828—1873) Kenntnis von der Erfindung *Garcias.* Er wurde von *Ludwig* darauf aufmerksam gemacht daß *Türck* ein entsprechendes Instrument erfunden hatte, lieh sich den kleinen Spiegel von diesem aus, machte selbst viele Versuche damit und kam der ersten Veröffentlichung *Türcks* über den Gegenstand im Frühjahr 1858 einige Monate zuvor. Der daraus entstandene Prioritätsstreit erscheint vor der Geschichte belanglos. Tatsächlich haben beide Männer große Verdienste. *Türck* hat sich früher an das Verfahren gemacht als *Czermak.* Er wandte sich bald ganz der Laryngologie zu und schuf das erste große Lehrbuch des Faches auf seiner durch die Erfindung gegebenen Basis. *Czermak* führte die künstliche Beleuchtung und den S. 138 erwähnten perforierten Spiegel in die Technik der Laryngoskopie ein. Auch begründete er (1859) die systematische hintere Rhinoskopie und ihre Technik. Vor allem wirkte er in zahllosen Aufsätzen und Reisevorträgen zugunsten des neuen Verfahrens und durch immer neuen Hinweis auf seine diagnostische und therapeutische Bedeutung.

Die Erfindung des Kehlkopfspiegels zeigte bald ihren Nutzen für weitere Gebiete der Medizin als für die Erkennung und Behandlung eines einzelnen Organes, des Kehlkopfes. Der Wiener Laryngologe *Karl Stoerck* (1832—1899) diagnostizierte im Jahre 1859 zum erstenmal mit dem neuen Instrument ein syphilitisches Geschwür. In demselben Jahr machte *Karl Gerhardt* (vgl. S. 157) in seiner Tübinger Assistentenzeit auf die vielseitige Bedeutung der Laryngoskopie aufmerksam. Viel unmittelbarer war natürlich der Einfluß des Verfahrens auf die Entwicklung der Laryngologie selbst zum modernen Spezialfach.

Bis dahin hing der Fortschritt auf diesem Felde ärztlicher Betätigung in erster Linie von der pathologischen Anatomie ab. Sie vertiefte die Kenntnis von den Erkrankungen der oberen Luftwege und des Ohres und gab den zahlreichen kasuistischen Veröffentlichungen und zusammenfassenden Darstellungen einen gediegenen Inhalt, ohne daß wesentlich Neues für die Diagnostik und Therapie zutage kam. Der Londoner *Joseph Toynbee* (1815—1866) führte in den Jahren 1841—1857 nicht weniger als 1659 Ohrsektionen aus und zeigte, daß das Gehörorgan beim Menschen viel häufiger erkrankt, als man gemeinhin annahm, und daß man besonders oft Veränderungen der Paukenhöhlenschleimhaut findet. *Jean Marie Gaspard Itard* (1773—1838), Arzt an der Taubstummenanstalt in Paris und um seine Schützlinge hochverdient, stellte das Gesamtgebiet der Otologie zum erstenmal in einer Form dar, die im Rahmen der Zeit auf hohe Wissenschaftlichkeit Anspruch machen konnte, und war dazu ein ausgezeichneter Therapeut, der sich mit allen Mitteln um Hilfe bemühte. Er bildete den Katheterismus der Eustachischen Tube weiter aus, gab der Parazentese des Trommelfells die richtige Indikation und bereicherte und verbesserte das Instrumentarium.

Nicolas Deleau (der Jüngere) (1797—1862) führte 1829 die Luftdusche ein, die noch heute im „Politzerschen Verfahren" zur Anwendung kommt.

Im Jahre 1855 veröffentlichte der Praktiker *Heinrich Karl Rinne* (1819—1868) den nach ihm benannten, noch in der modernen Ohrenheilkunde zu diagnostischen Zwecken verwendeten Versuch. Er setzte eine schwingende Stimmgabel auf die oberen und unteren Schneidezähne. Dann hörte die Versuchsperson den Ton dieser Schwingungen durch die Knochenleitung. Er stellte dabei fest, daß die Stimmgabel, wenn man sie durch die Knochenleitung nicht mehr hört, wieder hörbar wird, wenn man sie vor die Ohrmuschel bringt, daß also normalerweise das Hören bei der „Luftleitung" erheblich länger anhält als bei der Knochenleitung. Bei Mittelohrerkrankungen ist es umgekehrt. Da dauert die Knochenleitung länger als die Luftleitung, der Rinnesche Versuch fällt negativ aus.

Der Nachfolger *Itards* in der ärztlichen Leitung der Pariser Taubstummenanstalt *Prosper Menière* (1799—1862) stand unter dem Einfluß der S. 140 beschriebenen Tierversuche von *Flourens* und einer Sektion, bei der er eine hämorrhagische Entzündung in den Bogengängen des Ohrlabyrinths gefunden hatte, als er (1860/61) den nach ihm genannten Symptomenkomplex, die „Menièresche Krankheit" in ihrer Eigenart beschrieb, die mit Übelkeit, Erbrechen, Ohrensausen und Schwerhörigkeit verbundenen Schwindelanfälle. Er führte sie auf eine zirkumskripte Erkrankung des Labyrinthes zurück. Diese Erklärung ließ sich, wie später klar wurde, in dieser Einseitigkeit nicht halten.

Der durch die zahlreichen pathologisch-anatomischen Beobachtungen geschärfte klinische Blick führte zu feineren Unterscheidungen in den Krankheiten des Kehlkopfes.

Kühne Operationen, wie sie die Augenheilkunde aufzuweisen hat, sind um diese Zeit in der Laryngologie selten. Immerhin wurde mehr geleistet, als man erwarten sollte. Die Versuche der intralaryngealen Behandlung und der Einführung von sondenförmigen Instrumenten in den Kehlkopf sahen (nach *Mettler*) auf eine lange Vergangenheit zurück. Schon am Ende des 18. Jahrhunderts führte, wie *Bichat* berichtet, *Desault* hohle Sonden in den Larynx ein und half damit einem Dyspnoischen aus seiner schweren Atemnot.

Carl Heinrich Ehrmann (1792—1878), Anatom, Pathologe und Chirurg in Straßburg, gelang es 1844, einen Kehlkopfpolypen durch Laryngotomie mit glücklichem Ausgang zu entfernen. 1852 konnte *Horace Green* in New York (1802—1866) in zwei Fällen ähnliche Erfolge erzielen. *Middeldorpf* entfernte etwas später mit seiner galvanokaustischen Glühschlinge eine gestielte Geschwulst, die aus der rechten Kehlkopfhälfte herauskam. Welch geschickte Ärztehände setzten diese Eingriffe in der Zeit vor der Entdeckung des modernen Kehlkopfspiegels voraus!

Von den Erkrankungen der Nase ist es in der zeitgenössischen Literatur ziemlich still. Schon *Joh. Peter Frank* hatte auf die Bedeutung der Nasenatmung und die Gefährlichkeit des Schnupfens für Säuglinge aufmerksam gemacht. Das bestätigt jetzt mancher Kinderarzt. Besonders ausführlich schildert *Pierre Adolphe Piorry* die Folgen der Nasenverstopfung und führt einen Teil der Krampfanfälle der Säuglinge auf sie zurück. Er bringt auch die Migräne mit Veränderungen in den Nerven der Nasennebenhöhlen in Zusammenhang. Ihren krankhaften Zuständen widmete der Dorpater Chirurg *Georg Franz Blasius Adelmann* (1811—1888) im Jahre 1844 eine zusammenfassende Monographie mit zahlreichen eigenen Beobachtungen.

Ähnlich wie die Anwendung des Kehlkopfspiegels der Laryngologie eröffnete die erstmalige Spiegelung der hinteren Nasenöffnung im Pharynx der Rhinologie neue Aspekte. Sie wurde, wie oben erwähnt, von *Czermak* nach mehrjährigen Versuchen und Beobachtungen im Jahre 1859 bekanntgegeben und sollte in den sechziger Jahren schnelle Fortschritte machen.

XI. Die Zahnheilkunde

Die (vgl. S. 52) zur wissenschaftlichen Zahnchirurgie gewordene Zahnheilkunde setzte den im 18. Jahrhundert eingeschlagenen Weg im 19. Jahrhundert mit Energie fort. Er sollte sie im Laufe der Zeit zu dem Ansehen eines wichtigen Spezialfaches führen, welches in unseren Tagen gleichrangig neben den anderen Sonderdisziplinen der Medizin steht und die gleiche Bedeutung für die gesamte Heilkunde gewonnen hat wie diese. Von der Erkenntnis der Zusammenhänge der Zahnkrankheiten mit anderen Affektionen des Körpers und von der Gefahr zahnpathologischer Prozesse für den Gesamtorganismus ist in der ersten Hälfte des 19. Jahrhunderts allerdings nur wenig zu spüren. Kein Wunder im Zeitalter der lokalistischen Pathologie! Aber schon damals erhielt die Dentologie durch die Beschäftigung der Anatomen, Physiologen und Pathologen mit den Zähnen eine weit sicherere wissenschaftliche Fundierung als bisher.

Die Ergebnisse der mikroskopischen Untersuchungsmethoden in den Händen von Männern wie *Purkinje*, *Koelliker*, des Schweden *Anders Adolf Retzius* (1796—1840) u. a. ließen eine neue, ins Einzelne gehende Beurteilung der pathologischen Vorgänge am Zahn entstehen.

Das Problem der Karies begegnete einem lebhaften Interesse. Die alten Theorien hatten ihre Ursache in Traumen, entsprechend der Humorallehre in Zersetzung der Säfte oder in chemisch besser präzisierten Veränderungen, speziell der Säurebildung, im Zurückbleiben und Faulen von Speiseresten zwischen den Zähnen oder in Allgemeinkrankheiten gesucht. Darüber diskutierte man nun eifrig zwischen Anhängern und Gegnern und erschütterte die Einseitigkeit dieser Theorien. Wie nicht anders zu erwarten, kam man zunächst noch zu keinem sicheren Resultat. Um die Mitte des Jahrhunderts machten einige, wohl unter dem Eindruck der S. 194 erwähnten, berühmten Untersuchungen *Ehrenbergs* über die Infusorien, diese Kleinlebewesen, die sie mit dem Mikroskop in den Absonderungen der Mundhöhle gesehen hatten, für Zahnerkrankungen verantwortlich. An moderne Auffassungen erinnert der fortschrittliche Hinweis des Londoner Zahnarztes *Andrew Clark*. Er bezeichnete 1825 die Zahnerkrankungen als eine Plage, die nur den Menschen betrifft und von der das Tier nichts weiß. Sie sind eine Folge der verweichlichenden Zivilisation und verfeinerten Ernährung der reichen Leute, denen ihre sorgfältige Zahnpflege nichts nützt. Einfache Menschen, die ein hartes Leben führen, haben meist gesunde Zähne (*H. L. Strömgren*).

Dem Bedürfnis nach einer wissenschaftlichen Gestaltung der Zahnheilkunde entsprach die Gründung von zahnärztlichen Gesellschaften zum Austausch von theoretischen Meinungen und praktischen Erfahrungen und von Schulen für eine gediegene Ausbildung des

Nachwuchses. 1840 wurde von den Zahnärzten *Horace Hayden* (1769—1844) und *Chapin A. Harris* (1806—1860) in Baltimore die erste Schule für Zahnmedizin gegründet (*Strömgren*). In dem gleichen Jahr entstand die große American Society of Dental Surgeons.

Amerika sollte im 19. Jahrhundert das Land werden, in welchem die Zahnheilkunde am schönsten blühte. Immer zahlreicher suchten Ausländer aller Nationen dort Belehrung. Die von den Amerikanern erzielten Erfolge erstreckten sich hauptsächlich auf die Behandlungsmethode und Zahntechnik.

Die Anfänge dieser Methoden reichen größtenteils weit zurück. Sie waren in der handwerklichen Erfahrung begründet. Seit Jahrtausenden bekämpfte man den Zahnschmerz mit Einlagen in den hohlen Zahn, suchte die „fauligen" Massen aus ihm zu entfernen, indem man soviel vom Zahn wegfeilte, bis man glaubte, eine neue, gleichmäßig gesunde Zahnoberfläche geschaffen zu haben. Schon früh machte man auch Versuche, durch besonders gestaltete Schabinstrumente den Zahndefekt für sich allein unter Erhaltung der gesunden Substanz des Zahnes auszuschaben, ihn zu reinigen und für eine Plombierung vorzubereiten. Der Ausdruck „plombieren" stammt von plumbum, das Blei. Doch wurde dieses Metall keineswegs allein zu diesem Zweck verwendet; denn es hatte zu viele Nachteile und hielt sich nicht lange. So kam man zur Benutzung von anderen Substanzen, Zinn, Silber, Eisen, vor allem Blattgold; vor allem sind die Versuche hervorzuheben, das Blattgold durch festes Hineinpressen und Hämmern der Form der Kavität anzupassen, nachdem sich Versuche mit der Applikation von Stückgold nicht bewährt hatten. Auch die Zementfüllung hat bereits Vorläufer im 18. Jahrhundert.

Schon der antike Chirurg *Archigenes* (vgl. Bd. I, S. 117) hatte einen Drillbohrer verwendet, um bei entzündlichen Veränderungen der Pulpa dem Sekret Abfluß zu verschaffen und damit den Schmerz zu beseitigen. Später konstruierte man, analog den Trepanen, mit welchen die Chirurgen den Schädel öffneten, Bohrer verschiedener Modelle, die mit der Hand betrieben wurden.

Im 19. Jahrhundert erfolgte in Amerika die Wendung. Von hier aus gewann im Fortschreiten der Jahrzehnte die ganze Technik der Zahnfüllung ihre moderne Form. Das Instrumentarium zur Reinigung und Behandlung der Zahnkaries wurde vielgestaltig verbessert. Zur Plombierung wurde das Gold das beliebteste Mittel, und zwar das Stückgold mit entsprechend neuer Technik. Die Goldfüllung erreichte in Amerika ihre größte Vollkommenheit. Daneben kam das Amalgam auf; es war zwar nicht so haltbar, aber weniger kostspielig und in der Technik leichter zu behandeln. Der Amerikaner *Spooner* machte 1836 die erste Anwendung von Arsen. Eine Pumpe, die den Speichel nach Art einer vollsaugenden Gummiklistierspritze aufnahm, wurde im Jahre 1854 von dem Amerikaner *Robert Arthur* erfunden; sie war ein unzulänglicher Notbehelf auf dem richtigen Wege zur Beseitigung dieser lästigen zahnärztlichen Komplikation. Für den mit der Hand betriebenen Drillbohrer gab es in den nächsten Jahren zahlreiche mehr oder weniger fortschrittliche Modelle. Sie wichen erst in den 70er Jahren den von Amerika kommenden Bohrmaschinen mit Fußbetrieb, an dessen Stelle dem Zahnarzt heute seine Arbeit der Elektromotor erleichtert.

Die bis in die Antike zurückgehende Prothetik begnügte sich noch im 18. Jahrhundert mit dem Ersatz verlorener Zähne durch künstliche aus Elfenbein oder durch solche von verschiedenen Tieren und durch Menschenzähne, die man auf verschiedene Weise an Ort und Stelle befestigte.

Dabei bewährten sich die Menschenzähne am besten. Das führte zu einem inhumanen Handel mit Leichenzähnen, die oft durch Verbrechen erworben waren, und mit Zähnen, die sich arme Menschen für Reiche ausreißen ließen, um Geld zu verdienen. Dieser Unfug hörte etwa um die Mitte des 19. Jahrhunderts auf. Einerseits hatte man die Gefahr der Übertragung von ansteckenden Krankheiten erkannt, die mit der Transplantation verbunden war, z. B. in einem Fall von Pocken, andererseits boten die neuerfundenen Porzellanzähne einen besseren Ersatz. Der Gedanke, das Porzellan zur Herstellung künstlicher Zähne und größerer Prothesen zu verwenden, taucht bereits bei *Fauchard* auf. Er machte damit auch schon praktische Versuche. Feste Gestalt gewinnen diese Bestrebungen jedoch erst in den siebziger Jahren des 18. Jahrhunderts. Damals sicherte sich der Pariser Zahnarzt *Nicolas Dubois-Chemant* ein Patent für diese „dents incorruptibles". Die Anregung dazu hatte er von dem Apotheker *Duchâteau* erhalten. Dieser ist demnach als der eigentliche Erfinder des neuen wertvollen Zahnersatzes anzusehen (*Strömgren*).

Am Anfang des 19. Jahrhunderts trat der Porzellaneinzelzahn an die Stelle des Porzellangebisses und man begann in Amerika damit, die Porzellanzähne nicht mehr, wie bisher, für den einzelnen Fall, sondern für den Handel fabrikmäßig herzustellen. Das geschah zum erstenmal 1825 durch *Samuel W. Stockton* in Philadelphia.

In den zahlreichen Bemühungen, größere Prothesen mit mehreren Zähnen und künstliche Gebisse aus Porzellan und anderem Material herzustellen, siegte der Kautschuk, nachdem in den vierziger Jahren seine Vulkanisierung erfunden worden war. Ähnlich wie bei der Entdeckung der Narkose verdunkeln unerquickliche Prioritäts- und Patentstreitigkeiten die Geschichte dieser Entwicklung. Die wichtigsten technischen Erfindungen auf diesem Gebiet wurden von dem Amerikaner *Charles Goodyear* (1839) und dem Engländer *Thomas Hancock* (1843) gemacht. Neben dem Kautschuk konnte das Gold für größere Prothesen wegen seines hohen Preises nicht populär werden.

Mit dem Aufstieg der Chirurgie wurden die operative Zahnheilkunde und speziell die Zahnextraktion in ihrer Indikation und Technik erheblich verbessert. Angesichts der großen Schmerzhaftigkeit der geschilderten Behandlungsmethoden braucht man kein Wort darüber zu verlieren, was die Einführung der Narkose auch für die Zahnmedizin bedeutete. Ein näheres Eingehen auf die Einzelheiten der zahnärztlichen Technik erübrigt sich entsprechend unserer Absicht, die historische Entwicklung der Spezialdisziplinen nur insoweit zu schildern, als sie im Rahmen der Gesamtmedizin wichtig sind.

Hier war es von Bedeutung, daß man begann, der Zahnpflege, der Verhütung von Zahnerkrankungen und der zahnärztlichen Überwachung der heranwachsenden Jugend die gebührende Aufmerksamkeit zu schenken. Schon in der ersten Hälfte des 19. Jahrhunderts war der bedeutende Zahnarzt *Leonhard Koecker* (1785—1850), der bis 1822 in Philadelphia, später in London praktizierte, in zahlreichen Familien, Alumnaten und anderen Instituten als „Hauszahnarzt" mit diesen Aufgaben betraut.

XII. Die Hygiene, Seuchenlehre und die Anfänge der Bakteriologie

Durch zwei Faktoren ist die Hygiene der ersten Hälfte des 19. Jahrhunderts charakterisiert, durch den sozialen Gedanken und durch die Bestrebungen, die neuen naturwissenschaftlichen Erkenntnisse zur Verhütung der Schädigungen zu verwenden, welche die Gesundheit des Menschen aus seiner Umwelt und seiner Lebensführung bedrohen. Anfänge zu diesen beiden Faktoren waren, wie wir sahen, schon im 18. Jahrhundert vorhanden. *Joh. Peter Frank* hatte in seinem Standardwerk, das an der Schwelle des 19. Jahrhunderts vollendet wurde, alles zusammengefaßt. Man hätte meinen sollen, das Buch hätte mit seiner leichten Faßlichkeit und der ruhigen Überlegenheit, mit der es die Aufgaben vorzeichnete, einen großen Einfluß auf die Praxis, nicht nur in Deutschland, sondern auch in anderen Ländern haben müssen. Das war, wie wir schon hörten, nicht der Fall. Die sozialen Kräfte der großen französischen Revolution kamen nicht zur Geltung. Gerade in England, wo die Herzen der Philanthropen dem gesundheitlichen Elend der Massen weiter aufgeschlossen waren als in anderen Ländern, wo man an Hand der Gesundheitsstatistik den Jammer weiter Bevölkerungskreise an das Licht der Öffentlichkeit gezogen hatte, sahen die herrschenden konservativen Klassen „in allen Forderungen nach sozialer Reform radikale und revolutionäre Bestrebungen". Zunächst war diese Stimmung auch auf dem Kontinent maßgebend. Erst in den dreißiger Jahren, in denen die gelehrten Ärzte von den Studien in den Leichenkammern und am Mikroskop absorbiert waren, erwachte das soziale Gewissen der europäischen Welt. Es war ein gutes Stück Egoismus dabei, die Angst vor der Cholera.

Welchen Eindruck diese Seuche auf die Menschen machte, kann man sich am besten vorstellen, wenn man ihren Weg über den Erdball verfolgt. Die erste Kunde von der Seuche kam im Jahre 1817 aus Vorderindien nach Europa. In Vorderindien starben mit einemmal Massen von Eingeborenen wie die Fliegen. Auch unter den englischen Truppen traten Massenerkrankungen auf. Aber es geschah noch etwas viel Schlimmeres. Die Seuche setzte sich in Bewegung (*G. Sticker*). Sie begann, wie unter einem geheimnisvollen Antrieb, zu wandern. Hauptsächlich folgte sie den Küsten und den Flußufern, da, wo der Verkehr und Handel am lebhaftesten ist. Aber sie überschritt, wenngleich nicht so häufig, auch die Gebirgspässe und suchte hochgelegene Dörfer heim. Schon am Schluß des Jahres 1818 hatte sie ganz Ostindien überzogen.

Und nun kam etwas, was man bisher in Asien nicht beobachtet hatte, sie hielt sich nicht an die Grenzen des Landes. Zunächst ging es nach Südosten zu den Inseln des indisch-chinesischen Archipels, dann nach China. Im Westen wurden 1821 die Küsten des persischen Meerbusens erreicht. Zwei Jahre später setzte die Seuche ihren Fuß zum erstenmal auf europäischen Boden, und zwar in Astrachan an der Mündung der Wolga. Hier erlosch sie schnell. Schon glaubte man, man brauche sich in Europa nicht vor dem exotischen Feinde zu fürchten.

Aber es dauerte nur 6 Jahre, da erwies sich diese Hoffnung als trügerisch. 1829 erschien die Seuche in Orenburg nicht weit von der Grenze, die Europa von Asien scheidet. Die Stadt liegt am Uralfluß, der in das Kaspische Meer führt. Ein Jahr später war sie wieder in Astrachan, und dieses Mal ging es mit Riesengeschwindigkeit vorwärts. Der Wolga entlang nach Norden ziehend und von da nach Westen wandernd, erreichte die Seuche schon in zwei Monaten Moskau. Bald war ganz Rußland von ihr befallen. Vergebens suchten sich die anderen europäischen Länder durch strengste Abwehrmaßregeln zu schützen. 1831 ist die Cholera in Polen und bald darauf in Österreich. Schon im Mai desselben Jahres kommt die erste Epidemie auf deutschem Boden in der Hafenstadt Danzig zum Ausbruch. Im August wütet sie in Berlin, im September in Wien. Es erfolgt ein neuer Import von Konstantinopel aus, und nun ist es so, als sollte der unglückliche Kontinent Europa wie eine ringsum eingeschlossene Festung von allen Seiten überrumpelt werden. In kurzen Jahresangaben kann man etwa folgendes sagen: 1831 sind hauptsächlich Rußland, Deutschland, Polen, der Hauptteil von Österreich und England heimgesucht, 1832 ist das Hauptcholerajahr für Frankreich, 1833 für Spanien, 1834 für die Schweiz, 1836 für Italien und Tirol, 1837 für Bayern. Von England war die Epidemie schon 1832 durch Auswandererschiffe nach Amerika gebracht worden und hatte sich auch hier stark ausgebreitet. Diese zweite große Choleraseuche überzog schließlich die Hälfte des Erdkreises. Sie ergriff fast alle Länder zwischen dem 41.° südlicher und dem 65.° nördlicher Breite.

Manche Gegenden und Orte befiel sie wiederholt, andere nur einmal. Viele verschonte sie völlig. Im Jahre 1838 waren ihre letzten Herde erloschen.

Es sind später noch mehrfach Cholerazüge über Europa gekommen. Das Bild ist immer das gleiche. Immer wieder ging das Elend von Indien aus, so z. B. eine Epidemie, die 1848 die Grenzen Deutschlands erreichte und sich von hier wieder über den größten Teil Europas und der Erde ausdehnte, um nach etwa 15 Jahren zu erlöschen, oder eine vierte Pandemie, die den Zeitraum von 1865—1875 umfaßte. Der explosionsartige Ausbruch der Cholera in Hamburg vom Jahre 1892 ist vielen von uns noch aus jungen Jahren in der Erinnerung.

Die Heftigkeit und die Dauer des Auftretens in den einzelnen Orten und Gegenden war sehr verschieden. Manchmal dauerte das Unglück nur wenige Tage und forderte wenige Opfer, anderswo ließ es sich länger nieder, dezimierte die Bevölkerung und verbreitete Schrecken und Entsetzen, wohin es kam. Manchmal trug die Cholera einen akuten, manchmal einen mehr chronischen Charakter. Bei der ersten eben erwähnten großen Epidemie verlor der englische General *Hastings* in seinem Hauptquartier auf indischem Boden von 18000 Mann in 10 Tagen nicht weniger als die Hälfte. In Berlin starben bei der großen Seuche vom Jahre 1831 63,1%, im Jahre 1849 66,2% aller Erkrankten. Hamburg, damals eine Stadt von rund 640000 Einwohnern, verlor in dem einen Jahr 1892 8576 Tote, also 1,34% seiner Bürger.

Man kann sich denken, welche Angst und welches Entsetzen sich unter den Einwohnern der heimgesuchten Städte bemerkbar machte. Damals gab es schon eine strenge Zensur, die ungeschminkte Pressemeldungen verbot. Das war nur zu berechtigt; denn die Gerüchte vergrößerten das Unglück, und es ist von manchem Zeitgenossen gesagt worden, daß die Choleraangst fast noch schlimmer sei als die Seuche selbst. Aus der unübersehbar, lawinenartig anschwellenden, für Laien und Ärzte geschriebenen Choleraliteratur muß man zwischen den Zeilen lesen, welche Depression die Seuche verbreitete, wohin sie kam. Aber es gibt doch einzelne zuverlässige Berichte von Laien und Geistlichen, die einen heute noch erschüttern können. In Berlin erschien 1831 das Tagebuch eines Geistlichen, der während der Cholera in Saratow an der Wolga tätig war, Aufzeichnungen aus der Zeit vom 6. bis 31. August 1830. Was er erzählt, ist einfach furchtbar. „Überall Kranke, Sterbende, Leichen. Die Straßen und Häuser, die Flure und Stuben von den mitten im Alltag von Brechen und Durchfall Überraschten verschmutzt, so daß man durch den Cholerastuhl durchwaten mußte, ein pestilenzialischer Gestank und Beerdigung über Beerdigung."

Allerorts wütete die Cholera am stärksten in der armen Bevölkerung. Das ist kein Wunder; denn diese lebte, vor allem in den Großstädten, unter oft unvorstellbar schlechten Bedingungen. Ein trauriges Beispiel sind die englischen Fabrikstädte. Über ihre sozialen Verhältnisse haben wir die genauesten Nachrichten in den Statistiken, die von der Philanthropie schon seit dem 18. Jahrhundert ausgewertet wurden, und über die *Shryock* ausführlich berichtet. England kann man als Geburtsland des modernen Fabrikwesens bezeichnen. Besser als alles orientiert über die Lage ein „Notschrei" aus dem Londoner Armenviertel, den die Times im Jahre 1849 veröffentlichte:

„Herr Redakteur, — Wir erbitten und erflehen Ihren Schutz und Ihre mächtige Hilfe. Wir leben, Herr Redakteur, sozusagen in einer Einöde; denn das übrige London weiß von uns nichts, und die Reichen und Großen kümmern sich nicht um unsere Angelegenheiten. Wir leben im Dreck und Kot. Aborte haben wir keine, auch keine Mülleimer, Abzugskanäle, keine Wasserversorgung; Abwässerungskanäle gibt es nirgends. Die Kanalisationsgesellschaft in Greek Street, Soho Square, alle die großen und reichen und mächtigen Leute kümmern sich um unsere Beschwerden nicht im mindesten. Der Gestank der Gullys macht einem übel; wir leiden alle darunter, und viele sind krank; kommt die Cholera, dann gnad' uns Gott.

Gestern waren ein paar Herren hier bei uns, und wir haben gemeint, es wären Leute von der Kanalisationsgesellschaft; sie haben sich aber nur über den Unrat und den Gestank in unseren Gassen und Höfen beklagt; sie hätten, sagten sie, bis in die New Oxford Straße hinein darunter z · leiden. Sie haben sich sehr gewundert, wie sie den Kellerraum von Nr. 12 der Carrier Straße hier bei uns zu sehen bekamen; es ging dort gerade ein Kind an Fieber ein. Sie wollten es nicht glauben, daß Nacht für Nacht 60 Menschen dort schlafen. In diesem Kellerloch ist es so eng, daß man sich kaum umdrehen kann, und dabei hat man wöchentlich 5 Schillinge Miete zu bezahlen; es gibt aber sehr viele solche teuere Keller. Wir hoffen recht sehr, daß Sie unsere Beschwerde in Ihr hochmögendes Blatt einrücken und die Hausbesitzer hier und ihre Beauftragten (sicher die guten Freunde der Hausbesitzer) anhalten, unsere Wohnungen so herzurichten, daß Christenmenschen darin wohnen können.

Bitte, Herr Redakteur, kommen Sie und sehen Sie sich uns an; denn wir leben wie die Säue, und es ist nicht recht und billig, daß man mit uns so verfährt" (nach *Shryock*).

Die Zeitung konnte das Vorgebrachte durch eigene Nachforschungen nur bestätigen. Schon 1844 hatte *Engels* in seinen Untersuchungen über die Lage der arbeitenden Klasse in England vom Staat verlangt, daß er für die Gesundheit der Massen sorge: Die Arbeiter haben darauf einen Rechtsanspruch. Sie dürfen nicht von der gelegentlichen, freiwilligen Hilfe abhängig sein, die ihnen kirchliche Institutionen, bürgerliche Humanität oder die väterliche Fürsorge ihrer Brotherren zuteil werden lassen. Aber es war noch ein weiter Weg bis zur staatlichen Kranken- und Invaliditätsversicherung. Man glaube nicht, es sei in den Großstädten anderer Länder wesentlich besser gewesen. Kein Wunder, daß die Cholera in ihnen die meisten Opfer fand und Massengräber nötig machte! Armut, Verwahrlosung und Seuche gehören auch in kleinen Städten und auf dem Lande zusammen. Das zeigen *Virchows* Erlebnisse in Oberschlesien 1848 und im Notstandsgebiet des Spessarts 1852. Mit Entrüstung und revolutionärem Elan schildert er seine Erlebnisse bei der sogenannten Hungertyphusepidemie im Osten, mit abgeklärter Ruhe vier Jahre später die Verhältnisse im Spessart. Die Hauptursache der von ihm beobachteten Fleckfieber- und Unterleibstyphusfälle sieht er in den traurigen sozialen Zuständen. Hier wie dort verlangt er in erster Linie von den staatlichen Behörden Abhilfe der menschenunwürdigen Lebensbedingungen als wichtigstes Verhütungs- und Bekämpfungsmittel der Seuchen. Daß das keine Radikalkur bedeutete, ist verständlich. Die ganze Auffassung der Seuche stützte sich noch auf die Lehre vom Miasma, das zum Kontagium, und vom Kontagium, das zum Miasma werden konnte. *Virchows* Berichte lassen deutlich die Anklänge an die überlieferten medizinischen Topographien erkennen, die schon von *Leibniz* (vgl. Bd. I, S. 328) gefordert und im 18. Jahrhundert allmählich allgemein üblich geworden waren. Auch die Sydenhamsche Auffassung vom genius epidemicus (vgl. Bd. I, S. 302f.) teilt der junge *Virchow* noch. Sein Freund *Benno E. H. Reinhardt*, der Mitbegründer des Virchowschen Archivs (1819—1852), hatte bei Kaninchen Wunden gesetzt und beobachtet, daß diese Wunden im Spätherbst und Winter 1845 keinen Eiter lieferten, während im Juli, August und September reichliche Eiterung eintrat. Beide sind sich darin einig, daß dieser Unterschied ebenso wie das „Auftreten von Hospitalbrand auf Wundflächen" von atmosphärischen Verhältnissen abhängig ist.

Die Lehre vom lebendigen Krankheitserreger keimte erst im Verborgenen. 1837 hatte der Italiener *Agostino Bassi* (1773—1856) einen lebenden Parasiten, einen Pilz, als Erreger einer Erkrankung der Seidenraupe nachgewiesen, die der Seidenraupenzucht schweren Schaden tat. Die Italiener nannten die Erkrankung Mal del calcino, ins Deutsche wohl mit Verkalkungsübel zu übersetzen. *Bassi* brauchte 25 Jahre mit zahllosen Experimenten, um zu dieser fundamentalen Entdeckung zu gelangen. Er war sich bald über die grundsätzliche Bedeutung der von ihm festgestellten Tatsache für die Auffassung klar, daß viele Krankheiten von Pflanzen und Tieren durch animalische oder pflanzliche Parasiten verursacht sind (*Castiglioni*). Die Entdeckung und das aus ihr abgeleitete Prinzip wurde wenig beachtet. Aber *Schoenlein* stand unter ihrem Eindruck, als er 1839 in einer 20zeiligen Mitteilung einen Pilz als Ursache einer Hauterkrankung bezeichnete. Er entdeckte als Erreger des sogenannten Erbgrindes, des favus, einen Pilz. Das Wort „favus" bezeichnet im Lateinischen eine Wachsscheibe. Es kommt bei der Erkrankung zur Bildung kleiner, strohgelber Schildchen, die von einem Haar durchbohrt sind. Sein Schüler *Remak* machte an sich selbst damit Übertragungsversuche und gab ihm den Namen Achorion Schönleini von dem Griechischen 'αχώρ = Grind. Im gleichen Jahre wie *Bassi* (1837) veröffentlichte *Alfred Donné* eine neue Entdeckung über einen Parasiten des menschlichen Körpers.

Der schon wiederholt genannte vielseitige Forscher war in seinem Heimatland sehr anerkannt, zeitweise Rektor der Akademie in Straßburg und der Universität in Montpellier, als junger Dozent Unterbibliothekar an der medizinischen Fakultät in Paris, wo er auch mikroskopische Unterrichtskurse abhielt. Mit großer Begeisterung widmete er sich der mikroskopischen und chemischen Durchforschung der Ausscheidungen des menschlichen

Körpers und fand im Scheidensekret den Trichomonas vaginalis (θρίξ, τριχός = Haar, μονάς = Monade). Er sprach von den gefundenen Parasiten als „animalcules" Das erinnert an die Animalkulisten des 18. Jahrhunderts, die im Samentierchen, dem Spermatozoon, den eigentlichen Träger der embryonalen Entwicklung und im Ei eine passive Herbergs- und Ernährungsstätte des eingedrungenen neuen Lebewesens sahen. Der Trichomonas ist eine Erinnerung an die Monade von *Leibniz*, von der wir hörten, daß sie in gewissem Sinne als kleinste Einheit des Lebendigen geeignet war, der Zelltheorie den Boden zu bereiten.

Wichtiger für die Lehre vom lebendigen Krankheitserreger wurde das Jahr 1837 dadurch, daß es die Erkenntnis brachte: Der Hefepilz ist die Ursache der Gärung. Sie ist das Ergebnis der Untersuchungen von *Cagniard de la Tour*. Er beobachtete, daß bei der Weingärung die Hefe aus Sproßpilzen besteht. Noch im gleichen Jahr wurde er durch *Schwann* bestätigt. Es war also ein lebendiger Erreger, der einen chemischen Prozeß in Gang setzte. Das war um so wichtiger, als man zwischen Gärung, Fäulnis und Krankheit keine scharfe Grenze zog. Man faßte sie alle drei als chemische Vorgänge auf. Was das bedeutet, erkennt man am besten, wenn man sich klar macht, was *Hufeland* an der Schwelle des 19. Jahrhunderts von den Infektionskrankheiten und Epidemien sagt. Es ist die allgemein anerkannte Seuchenpathologie seiner Zeit.

Die Infektionskrankheiten gehören zu den Vergiftungen. Ihre Erreger, die Kontagia, entstehen auf rein chemischem Wege aus der Mischung der organischen Materie, wenn besondere Umstände zusammentreffen; so ist es z. B. beim Scharlach. Sein Kontagium kann im Gesunden durch Einwirkung der Atmosphäre produziert werden und wird durchaus nicht immer durch Ansteckung von bereits an Scharlach erkrankten Patienten übertragen. Andere Kontagien entstehen dagegen immer nur aus einem Organismus, der schon mit demselben Kontagium behaftet ist, durch übertragene Ansteckung z. B. bei den Blattern und der Syphilis. Bei diesen Krankheiten ist früher einmal in irgendeinem Zeitpunkt das spezifische Kontagium spontan entstanden und dann, wie man sich ausdrückte, permanent geworden. Der Schwerpunkt lag also in den Ursachen der primären, spontanen Entstehung dieser chemischen Gifte. Man ließ sie von äußeren und inneren Bedingungen abhängig sein. Bei den äußeren Bedingungen kommt es auf das heraus, was die Alten und *Sydenham* Constitutio epidemica genannt hatten, auf ungesunde Luft mit Hitze und Feuchtigkeit. Speziell die Epidemien nehmen ihren Ursprung aus einer solchen Konstitution der Luft. Ganze Gegenden werden von diesen Schäden, den Miasmen der *Hippokratiker*, betroffen. Dadurch erkranken Massen von Menschen an ein und derselben Krankheit, z. B. an katarrhalischen und typhösen Seuchen. Darum sind diese Seuchen noch lange nicht kontagiös; sie können jedoch, wie der Scharlach, sekundär zur Entstehung eines echten Kontagiums führen und dadurch zu einer ansteckenden Seuche werden, die sich vom einzelnen Menschen auf den anderen überträgt.

Neben dieser Verderbnis der Atmosphäre führt die „animalisierte" Luft besonders häufig zur Erzeugung von Kontagien, d. h. die Luft, welche durch ungenügende Reinigung und durch Zusammendrängen von Menschen und Tieren in geschlossenen Räumen durch Sauerstoffmangel und Sättigung mit putresziblen Stoffwechselprodukten verdorben ist. So kann sich nicht nur aus kranken, sondern auch aus zusammengedrängten gesunden Menschen das Kontagium des Typhus entwickeln. Das beobachtet man bei den Gefängnis- und Hospitalfiebern und bei den Ansteckungen, die sich gelegentlich Justizpersonen bei dem Umgang mit Gefängnisinsassen zugezogen haben.

In derselben Weise wirkt die Gärung und Fäulnis sowohl vegetabilischer wie animalischer Körper als chemisches Ferment. Sie überträgt sich auf andere tote oder widerstandsunfähige Körper und ruft in ihnen einen ähnlichen Gärungsprozeß hervor. Aus ihm entsteht dann ein Kontagium, gewöhnlich unter dem Bilde des Typhus. Das sind jene bösartigen Seuchen, die durch das Faulen vieler Leichen auf dem Schlachtfeld, toter Fische nach Überschwemmungen oder nach dem Genuß faulen Fleisches und verdorbenen Wassers entstehen.

Zu den inneren Bedingungen, die zur Entstehung von Kontagien Anlaß geben, ist alles zu rechnen, was im menschlichen Körper selbst eine Neigung zur fauligen Gärung und

Zersetzung hervorruft, namentlich innere Hitze, hohes Fieber, Erkrankungen, die mit einem großen Verlust von Vitalität, Schwäche und Entartung der Materie verbunden sind. Selbst psychische Affektionen können zum Ausgangspunkt echter Kontagien werden, Zorn z. B. durch seine besondere Einwirkung auf die Exkretionsorgane. Durch diese Einwirkung können die Abscheidungen eine solche Veränderung erleiden, daß sie auf andere als Gift wirken. Die durch Affekte der Mutter verdorbene Milch macht das Kind krank. Der wütende Hund — besonders interessant im Zusammenhang mit *Pasteurs* Lebenswerk — produziert nach *Hufeland* durch seinen Affekt im Speichelsekret das Kontagium der Tollwut.

Das Spezifische der Infektionskrankheit besteht darin, daß das eingedrungene Kontagium als chemisches Ferment im Befallenen einen neuen, wie man es nannte, animalischen Fermentationsprozeß hervorruft. Die organische Materie des Befallenen wird diesem chemischen Vorgang assimiliert und dadurch ein neuer Ansteckungsstoff erzeugt.

Wie richtig waren die klinischen Beobachtungen, wie scharf der ärztliche Blick, wie plausibel und ähnlich der späteren Bakteriologie die theoretische Erklärung! Man hätte an ihr kaum etwas zu ändern brauchen, wenn man, statt das chemische Gift zu verlebendigen, mehr auf die Befunde geachtet hätte, die auf einen lebenden Mikroorganismus deuteten. Ist es nicht verwunderlich, daß man selbst für die Krätze, deren Milbe in der kranken Haut längst entdeckt (vgl. Bd. I, S. 308) und allgemein bekannt war, ein chemisches Kontagium annahm und die Milbenbildung als etwas Sekundäres ansah. Nach *Hufeland* ist es eine mehr naturhistorisch als ärztlich wichtige Frage, ob das Contagium scabiosum belebt ist oder nicht. Ihre Beantwortung ist für den Praktiker von wenig Wert; denn sie bestimmt das Heilverfahren nicht. Chemische Veränderungen schienen alles plausibel zu erklären. Man interessierte sich nicht genügend für das Problem.

Ganz in Übereinstimmung mit diesen Theorien erklärt *Virchow* (1849) die Hungertyphusepidemien in Oberschlesien. Dort ist die Bevölkerung miserabel ernährt, in einem reduzierten Gesundheitszustand, in dunklen, feuchten Wohnungen zusammengedrängt, oft mit dem Vieh den kargen Raum Tag und Nacht teilend.

So ist es kein Wunder, daß die Seuche entsteht: Infolge der Anhäufung der Menschen in dem kleinen Raum wird die Luft durch ihren Atem, durch ihre Hautausdünstungen verändert, dazu kommen die Exhalationen vom Vieh, das seine Exkremente auf den Boden macht und dessen Futter den Boden bedeckt. Damit mischen sich die Gase, welche von gärenden Nahrungsmitteln, insbesondere vom Sauerkraut, aufsteigen. Das alles führt zur Seuche, wenn noch warme und feuchte Luft hinzukommt, welche die schon begonnene chemische Umsetzung unterhält und befördert. Solche warme und feuchte Luft kann durch einen äquatorialen Luftstrom in nördliche Breiten geführt werden. Dann bricht dort der Typhus unter der Herrschaft von Süd- und Westwinden in einer relativ warmen Jahreszeit aus. Ganz sicher fühlt *Virchow* sich bei diesen Ausführungen nicht. Er verwendet einen ungeheuren Apparat von Epidemiebeschreibungen und theoretischen Erörterungen, der seine große Belesenheit beweist. Doch überall bleiben ihm Fragen offen.

Daß in diesen Theorien etwas nicht stimmte, fühlte man mehr, als daß es offen ausgesprochen wurde. Die mit dem Mikroskop nachgewiesenen kleinen Lebewesen in Krankheitsherden gaben doch zu denken. Sie interessierten auch die Botaniker und Zoologen. Man lernte neue tierische und pflanzliche Parasiten höherer Art kennen und studierte ihre Entwicklungsgeschichte und ihre Lebensbedingungen. Von manchen wußte man, daß sie Krankheiten verursachen, wie die im Darm hausenden Spul- und Bandwürmer. *Richard Owen* beschrieb (vgl. S. 118) 1832 zum erstenmal die Trichine. *Carl Theodor von Siebold* (1804 bis 1885) in München und *Rudolf Leukart* (1822—1898) in Leipzig, beide Zoologen, von denen der erstere auch länger als Arzt praktiziert hatte, brachten mit ihren Studien über die Blasen- und Bandwürmer wertvolle Beiträge zum Eindringen in das Wesen der parasitären Erkrankungen.

Das größte Aufsehen erregte eine andere Entdeckung vom Anfang der fünfziger Jahre. Damals weilte ein tüchtiger Arzt, der in Freiburg auch ein Schüler des Zoologen *von Siebold* gewesen war, in Ägypten, *Theodor Bilharz* (1825—1862). Er war als Assistent *Griesingers* nach Kairo gekommen, wo *Griesinger* drei Jahre als Leibarzt des Khediven und Reformator des Gesundheitswesens wirkte. Nach dessen Rückkehr in die deutsche Heimat wurde er sein Nachfolger in Amt und Würden. Seine zoologische Schulung verband sich mit seinem Arzttum und seinem Forscherdrang und führte zu einem glänzenden Ergebnis. Bei seinen Sektionen richtete er sein besonderes Augenmerk auf die Leber und ihre Verbindungen. Dabei fand er in den Verzweigungen der Pfortader, in den Venenplexus der Harnblase und des Urogenitalsystems einen Saugwurm mit getrenntem Geschlecht. Bis dahin hatte man nur Zwitter dieser Gattung gekannt. Das war also etwas durchaus Neues. Aber *Bilharz* erkannte bei seinen Sektionen auch, welche verheerenden Wirkungen dieser Parasit — er nannte ihn Distomum haematobium wegen der das Tier charakterisierenden zwei Saugnäpfe — im menschlichen Körper anrichtet, die polypösen Wucherungen, Geschwüre, Inkrustationen in den Harnwegen mit den Blutungen, Strikturen, Harnbeschwerden und dem ganzen Jammer eines schweren Krankheitsbildes, das man ihm zu Ehren Bilharzia genannt hat. Als er die Eier der Parasiten auch im Darm fand und einmal bei einem Fall von frischer Ruhr, war, wie er sich ausdrückt, dieses „ganz ungeahnte und überraschende Resultat“ für ihn ein Anlaß zu dem Verdacht, daß „das Distomum zur Dysenterie in demselben Verhältnis stehe, wie die Krätzmilbe zur Krätze“. Man hatte diese inzwischen definitiv als primäre Ursache der Scabies anerkannt, vor allem seit *Hebra* im Jahre 1844 durch eingehende Untersuchung am Kranken und durch Übertragungsversuche an seinem eigenen Körper überzeugend nachgewiesen hatte, daß es in dieser Frage keinen Zweifel gab. Mit seiner Vermutung war *Bilharz* natürlich im Irrtum. Die Enttäuschung blieb nicht aus, aber der Gedankengang lag in der Richtung der kontagiösen Ätiologie durch einen lebenden Erreger.

Weitere Durchforschungen der Welt der kleinsten Lebewesen mit dem Mikroskop kamen unterstützend dazu. In dem schon so oft genannten bedeutungsvollen Jahr 1838 erschien in Leipzig das Werk: „Die Infusionsthierchen als vollkommene Organismen“ von *Christian Gottfried Ehrenberg* (1795—1876).

Der Verfasser muß zu den bedeutendsten Mikroskopikern und Naturforschern des 19. Jahrhunderts gezählt werden. Der medizinischen Fakultät in Berlin gehörte er (seit 1839) als Ordinarius der Medizingeschichte an. Mit dieser Professur wollte man ihn unterbringen, wie man es in den an der Geschichte uninteressierten medizinischen Fakultäten jener naturwissenschaftlichen Ära wiederholt gemacht hat, wenn der angestammte Lehrstuhl dieses vernachlässigten Faches frei wurde, um einen Naturforscher aus dem Etat zu bezahlen. *Ehrenberg* hat auf geschichtliche Entwicklungen nur gelegentlich in seinem speziellen Forschungsgebiet hingewiesen. Sein bewundernswerter Universalismus erstreckt sich auf die Naturwissenschaft und die sich vor ihr öffnenden weiten Aspekte. Einige Untersuchungen gelten der Histologie des Zentralnervensystems. In der Welt der Infusorien und allem, was dazu gehört, war er der rückhaltlos anerkannte Meister.

Wie es in dem Titel seines berühmten Werkes zum Ausdruck kommt, betonte *Ehrenberg* besonders die „Vollkommenheit“ der von ihm systematisch beschriebenen Mikroorganismen. Er verglich sie mit höheren Tieren, an deren „Vollkommenheit“ kein Zweifel war. Deshalb sprach er den Infusorien eine viel kompliziertere Struktur zu, als sie ihnen eigen ist. Die kontraktilen Vakuolen in ihrem Protoplasma waren in seinen Augen Verdauungseinrichtungen. Er beschrieb bei ihnen Fortpflanzungsorgane und Eier. Das waren zeitgebundene Irrwege, zum guten Teil durch die ungenügende Leistung des Mikroskops bedingt. Aber sie hatten auch ihr Gutes; denn mit dieser komplizierten Struktur und Fortpflanzung war der Glaube an die Urzeugung, der mit den „Infusionstierchen“ so eng verbunden gewesen war (vgl. Bd. I S. 292), kaum mehr zu vereinen. Für die Medizin wurde *Ehrenbergs* Lebenswerk aus mehreren Gründen von großer Bedeutung: weil er den Blick auf die kleinsten Lebewesen lenkte, deren Urzeugung er ablehnte, weil seine Studien die Entwicklungsgeschichte anregten, und weil er die Frage erörterte, wieweit diese kleinsten Organismen vom Wind über weite Strecken getragen werden und, in günstige Lage gebracht, ihre Lebenstätigkeit wieder aufnehmen könnten. Gerade angesichts der Ausbreitung des Miasmas von Cholera- und Pestepidemien war der Gedanke an diese Möglichkeit in ihm wach geworden. Zu dem Verdacht, daß damit ein Ansteckungsstoff verschleppt wurde, kam er freilich nicht.

Die Entdeckung von Pilzparasiten bei Erkrankungen der Haut und der Schleimhaut des Menschen gingen inzwischen weiter. 1843 machte der ungarische Arzt *David Gruby* (1810—1898) einen Pilz, das „Microsporon Audouini" für einen Haarausfall verantwortlich, der Kinder befällt. Gewöhnlich wird die Krankheit Mikrosporie genannt.

Gruby war ein hervorragend tüchtiger Mann. Da er in Österreich allerlei Schwierigkeiten hatte, zumal er Jude war, ließ er sich in Paris als Arzt nieder. Dort brachte er es durch seine Tätigkeit am Krankenbett und durch die von ihm abgehaltenen mikroskopischen Kurse zu einer angesehenen Stellung Er hat auch *Heinrich Heine* behandelt.

1844 wies er das Trichophyton tonsurans als Ursache der scheerenden Flechte mit ihren scharf umschriebenen, tonsurähnlichen Haarverlusten nach. Unabhängig von ihm machte dieselbe Entdeckung ein Jahr später der bedeutende schwedische Mediziner *Per Hendrik Malmsten* (1811—1883). Und wieder ein Jahr später zeigte der praktische Arzt und außerordentliche Professor in der medizinischen Fakultät in Greifswald *Karl Ferdinand Eichstedt* (1816—1892), daß der Pityriasis versicolor, der peinlichen Verunreinigung der Haut, die man als Folge ungenügender Hautpflege bei oft schwitzenden Personen findet, das Mikrosporon furfur zugrunde liegt.

Konnte den furchtbaren Seuchenplagen, den miasmatischen Epidemien, dieser entsetzlichen Cholera, diesen Vergiftungen nicht auch ein lebendiges Wesen, ein Pilz zugrunde liegen? *Henle* sprach 1840 die Überzeugung aus, daß die miasmatisch-kontagiösen Krankheiten durch ein Kontagium vivum verursacht sein müßten, durch ein Wesen parasitischer Natur, das den tierischen oder wahrscheinlicher den pflanzlichen Organismen zuzurechnen sei. Um das wirklich zu beweisen, sei es nötig, den Kontagiumorganismus zu isolieren und seine Kräfte in dem isolierten Zustand genau zu beobachten.

Diese Hypothese gewann im Kreise der Praktiker immer mehr Wahrscheinlichkeit. 1841 hatte der hervorragende Pathologe *Julius Vogel* (1814—1880), damals noch Privatdozent in Göttingen, den Soorpilz entdeckt. Im gleichen Jahr dürfte nach *Georg B. Gruber* der Kinderarzt *Frederik Theodor Berg* (1806—1887) in Stockholm den Soor von kranken Kindern auf gesunde übertragen haben. Daß dieser Pilz die Soorerkrankung der Mundschleimhaut wirklich verursacht, konnte er jedoch nicht sicher beweisen. 1846 kam *Panum*, der später der bedeutendste dänische Physiologe des 19. Jahrhunderts wurde, damals noch praktischer Arzt, zu der Überzeugung, daß die Masern keine miasmatische Erkrankung, sondern durch ein Kontagium verursacht sind. Er stützte sich dabei auf Beobachtungen bei einer schweren Masernepidemie auf den Faröer-Inseln. Auch für die Cholera, die er 1850 auf Laaland erlebte, vermutete er einen solchen Erreger. Alles war nicht absolut überzeugend.

Das gilt auch für die Tat eines anderen tüchtigen Praktikers, die an sich berufen war, das Problem der Lösung ein gutes Stück näher zu bringen. Der Arzt *Aloys Pollender* (1800—1879) in dem rheinischen Städtchen Wipperfürth sah im Jahre 1849 zum erstenmal im Blut von Tieren, die an Milzbrand gefallen waren, die Erreger dieser Krankheit. Die Übertragbarkeit des Milzbrandes war im Volk wohlbekannt. Auch ahnte man, daß das Blut dabei eine Rolle spielte. Im Jahre 1841 hatte *Pollender* einen Abdecker behandelt. Dieser hatte die Haut einer milzbrandkranken Kuh wie einen Schal um den Nacken getragen und war nach wenigen Tagen an Milzbrand gestorben. Seit diesem Erlebnis ließ *Pollender* der Gedanke nicht los, einmal mit dem Mikroskop nachzusehen, was das Blut eines Milzbrandkranken so gefährlich macht. Als dann 1849 dem Milzbrand weitere Kühe zum Opfer fielen, suchte er systematisch nach und fand regelmäßig, wie er sich ausdrückt, eine unendliche Menge stabförmiger, äußerst feiner, anscheinend solider, nicht ganz durchsichtiger, ihrer ganzen Länge nach gleich dicker, gerader, platter, in ihrem Verlauf nicht verästelter Körperchen. Erst im Jahre 1855 konnte *Pollender* diese wichtige Entdeckung bekanntgeben. Die Frage, ob diese Gebilde die Ursache der schlimmen Seuche waren oder nicht, wagte er freilich nicht zu beantworten.

Mit alle dem kam man über Vermutungen nicht hinaus. Der Züricher Kliniker *Hermann Lebert* (ursprünglich Lewy) (1813—1878) bekannte sich 1857 in einer ausführlichen Studie über die Pilzkrankheiten der Fliegen und der Seidenraupen zu dem Ergebnis: Man muß mit der Übertragung der an niedrigen Tieren gemachten Erfahrungen auf den Menschen doch sehr vorsichtig sein. Einen Schluß aus jenen Pilzkrankheiten und ihrer Verbreitung auf die Miasmen und Kontagien der Seuchen und ansteckenden Krankheiten zu ziehen, wäre vorschnell. Von der Erkenntnis eines Contagium vivum, die die Zukunft vielleicht einmal bringt, sind wir noch weit entfernt. Auch *Friedrich Brauell* (1803 oder 1807—1882), damals Vertreter der Veterinärmedizin in Dorpat, sieht 1857/58 unabhängig von *Pollender* die Milzbrandstäbchen und nennt sie Vibrionen, lehnt aber ihre ätiologische Bedeutung ab. Zwar erscheinen sie bei der Übertragung im neuerkrankten Organismus immer wieder, und er erkennt zahlreiche Einzelheiten über ihr Verhalten und ihre Lokalisation richtig. Aber er glaubt, sie auch bei nicht milzbrandkranken Versuchsobjekten gesehen zu haben. Als typisch für den Milzbrand stellt er fest, daß sich diese Vibrionen (als sekundäre Gebilde) nicht erst längere Zeit, sondern unmittelbar nach dem Tode, ja, unter Umständen schon vor dem Tode bilden können, so daß der pathologische Anatom ihren Befund wenigstens zur Diagnose verwenden kann, wenn die Sektion nur wenige Stunden nach dem Tode erfolgt. Gibt es ein deutlicheres Zeichen für die Zähigkeit des Hergebrachten?

Dem Fortschritt standen zwei Hindernisse im Weg: 1. Die Vorstellung, daß niedere Organismen durch Urzeugung entstehen, war trotz wiederholter Ablehnung durch selbständige Denker im 18. Jahrhundert und durch *Virchow* (Zellbildung), *Ehrenberg* u. a. noch nicht für alle überwunden. Die Pilze auf der Haut und Schleimhaut und verdächtige Gebilde im Blut konnten aus einem primär erkrankten Herd als sekundäre Parasiten entstanden sein. 2. Die Ansicht war weit verbreitet, daß die Spalt- und Schimmelpilze ubiquitär und polymorph wären. Sie konnten überall in der Luft herumschwirren und sich nur bei Gelegenheit hier oder dort einfinden, wie wenn ein in einen feuchten Keller gebrachtes Brot verschimmelt. Sie konnten ineinander übergehen, und man hatte keine Möglichkeit, alle diese Formen auseinander zu halten.

36 Jahre sollten vergehen, bis diese Hindernisse definitiv beseitigt und *Henles* Forderung restlos erfüllt waren. Die Anfänge fallen in die Zeit der Jugendarbeiten *Pasteurs*. Diese werden aber erst in einer späteren Epoche für die Bakteriologie von Bedeutung und im Schlußband unserer Geschichte der Medizin besprochen.

Die Unsicherheit über das Wesen der „Contagion" und der Glaube an das ubiquitäre Miasma waren Hemmschuhe für die Anerkennung einer der segensreichsten Errungenschaften in der geschichtlichen Entwicklung der Medizin, die noch in unseren Zeitabschnitt fällt, der Entdeckung der wahren Ursache des Kindbettfiebers durch den ungarischen Arzt *Ignaz Philipp Semmelweis* (1818—1865).

Semmelweis war 1818 in Buda (Ofener Seite von Budapest) geboren, studierte in Pest und Wien und war von 1846—1849 an der ersten Gebärklinik in Wien tätig. Bei dem Widerstand gegen seine Leistung (vgl. S. 211) spielten auch persönliche Mißgunst und Neid eine

Rolle. Er wurde aus seiner Assistentenstelle entlassen, die Dozentur wurde ihm (nach *v. Györy*) zuerst verweigert, dann unter erniedrigenden Bedingungen gewährt. Er verzichtete nach 5 Tagen darauf, verließ Wien und kehrte 1850 nach Pest zurück. Hier wurde er zuerst Primararzt am St. Rochusspital und 1855 Lehrer der Geburtshilfe an der Universität. Die vielen Angriffe auf seine bahnbrechende Lehre verbitterten ihm das Leben, aber es ist unrichtig, zu behaupten, sie hätten ihn in die Psychose getrieben, wie überhaupt sein Leben von Laien in aufgeplusterten Romanen und Halbromanen historisch verfälscht wurde. Er mußte wegen einer endogenen Psychose in die Irrenanstalt Döbling überführt werden und starb hier nach 14tägiger Internierung am 13. August 1865 an der Infektion einer kleinen Wunde, erlag also einer Sepsis, derselben Krankheit, zu deren ätiologischer Aufklärung er die Basis geschaffen hatte.

Als er, 28 Jahre alt, seine Stelle an der ersten Wiener Gebärklinik antrat, war das Elend der Entbundenen dort enorm. Er hat es mit beredten Worten geschildert. Die große Sterblichkeit am Puerperalfieber ließ ihm keine Ruhe. Vor allem gab ihm die Tatsache zu denken, daß die Krankheits- und Sterbeziffer an dieser Klinik, an der die Studierenden ausgebildet wurden, viel größer war als an der zweiten Wiener Gebärklinik, wo man die Hebammenschülerinnen unterrichtete, und daß überhaupt das Fieber nach Geburten, die ohne Hilfe beendet wurden, viel seltener war als bei denen, die einen Eingriff erforderlich machten, und im Privathaus wieder seltener als in den Gebäranstalten. In seinen sorgfältigen Überlegungen erkannte *Semmelweis*, daß diese Beobachtungen durch die traditionellen Auffassungen über das Wesen der Erkrankung, insbesondere durch die Meinung, es handle sich um eine durch ein Miasma verursachte Epidemie, nicht erklärt werden können. Er war ein eifriger pathologischer Anatom und hatte oft genug bei den am Kindbettfieber verstorbenen Wöchnerinnen dieselben Veränderungen gefunden, die er an Leichen von neugeborenen Kindern beobachtet hatte, deren Mütter der Krankheit erlegen waren, und bei anderen Patienten, denen septische Erkrankungen den Tod gebracht hatten. Daraus zog er den Schluß, daß das Kindbettfieber in die Reihe der Blutvergiftungen gehört. Da starb am 13. März 1847 in Wien der Professor der Staatsarzneikunde *Kolletschka*, mit dem *Semmelweis* befreundet war, an einer Sepsis. Sie entstand durch die Infektion einer Verletzung, die er sich bei einer Sektionsübung zugezogen hatte. Ein Student hatte ihn in den Finger gestochen. Nach der Rückkehr von einem Urlaub nahm *Semmelweis* Einblick in das Protokoll der Sektion seines Freundes. Das Protokoll bestätigte ihm, daß er auf dem richtigen Wege war (*E. Podach*). Auch die Leiche seines Freundes zeigte die Veränderungen, die er selbst so oft an Leichen von Müttern, die an Kindbettfieber gestorben waren, konstatiert hatte. Beide Erkrankungen mußten identisch sein. Die Studierenden, die auf seiner geburtshilflichen Abteilung die Kreißenden untersuchten und oft mit noch kadaverös riechenden Händen in die Klinik kamen, waren, wie er selbst, vom Seziertisch her mit Schmutz und Eiter ständig in Berührung. Kein Zweifel, sie waren es, die die Krankheit übertrugen. Die Wöchnerinnen waren verwundete Frauen. Ihre Wunden wurden infiziert. Es ist derselbe Stoff, der bei Gebärenden Kindbettfieber und bei chirurgischen Verletzungen Entzündung und Eiterung verursacht. Nun führte *Semmelweis* auf seiner Abteilung im Mai 1847 die Verordnung ein, daß jeder, der geburtshilflich untersuchen wollte, seine Hände vorher in einer Chlorkalklösung zu waschen hatte. Sie enthielt eine Unze Chlorkalk, das sind etwa 50 g auf etwa 800 ccm Wasser. Im Dezember 1847 konnte *Skoda* in einem Vortrag vor der k. k. Gesellschaft der Ärzte in Wien und im April 1848 in einem Zeitschriftartikel von staunenswerten Erfolgen des Verfahrens berichten. Die Erkrankungs- und Sterblichkeitsziffer sank überraschend. Wenn die vorgeschriebenen Waschungen vernachlässigt wurden, kam das Unheil wieder. Studierende, die auf der Anatomie beschäftigt gewesen waren und ohne diese Vorsichtsmaßregel untersuchten, infizierten ihre Patienten. Aber es war nicht nur der Sektionstisch schuld daran. Solche, die eine Kreißende mit einem verjauchten Medullarsarkom des Uterus untersucht hatten, richteten bei anderen Opfern das gleiche Unheil an. *Semmelweis* hatte auch beobachtet, daß von einem jauchigen Unterschenkelgeschwürsekret mehrere gleichzeitig entbundene Frauen infiziert wurden. Es war also nicht nur das Leichengift, sondern auch die Übertragung jauchiger Exsudate aus dem lebenden Organismus verantwortlich zu machen.

Das war der Anfang zu einer weiteren Entwicklung der Lehre. Je tiefer *Semmelweis* in das Problem eindringt, desto mehr erweitert er den Begriff des Trägers der Infektion. 1850 hielt er selbst den ersten Vortrag über seine Beobachtungen: Das Kindbettfieber ist ein pyämischer Prozeß. Er entsteht durch Aufnahme faulender, tierisch-organischer Stoffe ins Blut der Mutter, welche von außen durch den untersuchenden Finger oder durch Instrumente in die wunden Geburtsteile hineingebracht werden oder auch einmal durch das Eindringen von Luft, die mit faulenden Stoffen geschwängert ist, hineinkommen. Man sieht, daß hier der alte Fäulnisgedanke noch weiter lebt. Aber darauf kommt es nicht an. Die große Tat ist die Erkenntnis, daß das Puerperalfieber eine echte Infektionskrankheit ist, die durch Kontaktinfektion übertragen wird und durch geeignete Maßnahmen verhütet werden kann. Nicht immer, das wissen wir ja leider heute auch! Denn es gibt spontan entstehende, endogene Infektionen, die wir durch die Mutation einer zunächst harmlos-parasitären Scheidenflora erklären, und es gibt sekundäre, lokale und allgemeine puerperale mit Fieber verbundene Erkrankungen im Anschluß an Anginen, dentale Eiterherde usw. *Semmelweis* war sich darüber klar, daß trotz aller Vorsichtsmaßnahmen vereinzelte Fälle übrig bleiben, die nicht von außen infiziert sind. Er führte sie auf faulende Plazentareste, Quetschungen und Risse am Muttermund zurück.

Je älter man in der Medizingeschichte wird, desto nebensächlicher erscheinen Prioritätsstreitigkeiten um einzelne Entdeckungen und große, historisch gewordene Taten, namentlich wenn sie ein nationalistisches Gepräge tragen. Wir haben in der Einleitung zum ersten Band gesagt, daß wir uns von der bequemen Schilderung der Leistungen nach Ländern und Nationen freihalten wollten, und glauben diesem Prinzip auch treu geblieben zu sein. Wenn wir im folgenden ausdrücklich betonen, daß der ausgezeichnete Arzt und Dichter *Oliver Wendell Holmes* (1809—1894) in Boston nicht, wie es immer wieder behauptet wird, der Entdecker der wahren Ursache des Kindbettfiebers vor *Semmelweis* gewesen ist, so tun wir es, weil dieser irrigen Auffassung, wie *Podach* zuletzt überzeugend nachgewiesen hat, ein Mißverständnis über den Begriff des Kontagiums zugrunde liegt. In seinem Bostoner Vortrag „Über die Kontagiosität des Kindbettfiebers“ im Jahre 1843 und in einer späteren Veröffentlichung vom Jahre 1855 bezeichnet *Holmes* zwar „die unter dem Namen des Puerperalfiebers bekannte Krankheit“ als „kontagiös“ und weist auf die große Gefahr ihrer Übertragung durch Ärzte und Pflegerinnen hin, er empfiehlt dringend das Wegbleiben vom Geburtsbett und den Wechsel der Kleider, wenn man mit kontagiösem Material in Berührung gekommen ist, aber seine Vorstellung vom Kontagium und seiner Beziehung zum Miasma deckt sich genau mit der damals allgemein anerkannten, die wir nach *Hufeland* (vgl. S. 192) schilderten. Das Kindbettfieber ist für ihn eine „Privatseuche“. Sie wird der Entbundenen „durch die verseuchte Atmosphäre“ gefährlich, welche die Ärzte und das andere am Geburtsbett tätige Personal an sie bringt, und zwar um so mehr, je enger und handgreiflicher die Berührung zwischen beiden ist, und ebenso durch die verseuchte Atmosphäre, die sonstige Besucher der Wochenstube und „schwatzende Gevatterinnen“ mit sich bringen, die vorher irgendwo mit kontagiösen Krankheiten in Berührung gekommen sind. Das ist etwas ganz anderes als die Entdeckung der „Kontaktinfektion“ durch *Semmelweis*, auf die es allein ankommt. An dem Verdienst *Holmes* um die Bekämpfung der Seuche ändert diese Tatsache nichts. Aber die klare Erkenntnis der infektiösen Ursache des Puerperalfiebers im modernen Sinne verdanken wir *Semmelweis*.

Er war auf dem besten Wege, der Vater unserer antiseptischen und zur Asepsis führenden Methoden zu werden, zwei Dezennien vor *Lister*! Doch setzte er sich nicht so durch, wie man es nach seinen überzeugenden praktischen Erfolgen hätte erwarten sollen. Die Lehre vom Kontagium und Miasma steckte zu fest in den Köpfen.

Daß in dieser Atmosphäre noch nicht an eine allgemeine Seuchenbekämpfung mit unseren Mitteln zu denken war, ist selbstverständlich. Die Abwehr mußte sich auf die geltenden ätiologischen Theorien stützen. Schmutz, körperliche und geistige Verelendung, Zusammendrängen von Menschenmassen konnten zu Miasmen und Kontagienbildung führen. Die Cholera hatte gewarnt. Jetzt hieß es sich der Armen und Verkommenen annehmen, schon um der eigenen Sicherheit willen; denn die Seuche fand zwar die Hauptopfer unter den Armen, aber sie raffte auch Reiche in Massen dahin. Die seit dem Mittelalter bekannten Methoden zur Seuchenbekämpfung und -verhütung (vgl. Bd. I, S. 248) wurden energisch fortgesetzt und in Ländern, wo es sie nicht gab, eingeführt: Strenge Isolierung der Kranken, rücksichtslose militärische Abgrenzung der Landesgrenzen gegenüber verseuchten Gebieten, Quarantänestationen, Bemühungen um eine Verbesserung der Wasserleitungen, der Kanalisation, der Luft usw. Der Nutzen war äußerst problematisch, genau so wie die Empfehlung des Tabakrauchens und unzähliger Pastillen und Medikamente zum Schutz der eigenen Person. Die Cholera ging von selbst vorüber. Die Fürsorge für die sozial Benachteiligten blieb. Sie war in dem einen Land mehr, in dem anderen weniger der privaten Initiative oder der staatlichen Regie überlassen. Landesgesundheitsämter werden zu ständigen Einrichtungen. Sie fordern amtliche Berichte und verarbeiten sie. Freiwillige Vereine und Verbände für Wohlfahrtspflege arbeiten eifrig mit. Man nimmt vor allem die Statistik zu Hilfe, um den Problemen auf den Grund zu kommen, den ungenügenden Löhnen, der Unterernährung, den miserablen, licht- und luftlosen, engen Wohnräumen, der trostlosen Lebensführung und den sich in diesem Milieu häufenden Fiebererkrankungen und Todesfällen bei groß und klein. Sehr langsam folgen die Versuche zur Abstellung der schlimmsten Mißstände, und noch langsamer zeitigen sie positive Erfolge. Aber der Anfang der modernen öffentlichen und sozialen Hygiene ist gemacht.

Wichtiger für die ganze zukünftige Entwicklung der öffentlichen und privaten Gesundheitspflege wurde um die Mitte des vorigen Jahrhunderts die Erkenntnis, daß man nicht nur verwaltungstechnisch und organisatorisch an die hygienischen Aufgaben herangehen durfte, sondern sich auch bemühen mußte, die Ursachen der Übelstände mit Hilfe der neuen naturwissenschaftlichen Methoden sicher festzustellen und von hier aus geeignete Mittel zu ihrer Beseitigung zu suchen.

Der Bahnbrecher auf diesem neuen Wege war *Max Pettenkofer* (1818—1901).

Er kam von der Chemie her und machte sich schon früh durch hervorragende technologisch-chemische Entdeckungen bekannt. So hat er z. B. das in der deutschen Kriegsnot als Treibstoffersatz so aktuell gewordene Holzgas zur technischen Verwendbarkeit gebracht. Vor allem imponierten König *Ludwig I.* von Bayern die chemische Aufklärung, die *Pettenkofer*s Arbeit an der Kgl. Münze über den Chemismus und die antike Technik bei der Herstellung des in Pompeji gefundenen und dem König in einem Stück zugeschickten prächtigen roten sog. Hämatotinonglases erbracht hatten. Dem hatte es *Pettenkofer* zum großen Teil zu verdanken, daß er vom König bei der Besetzung eines neuen Lehrstuhles für medizinische Chemie in München einem ebenfalls vorgeschlagenen Agrikulturchemiker vorgezogen wurde. Das war im Jahre 1847. Seine Vorlesungen betrafen die organische Chemie. Daneben gab es ein analytisch-chemisches Praktikum. Im Sommersemester des Jahres 1853 las er zum erstenmal über diätetisch-physiologische Chemie. Es war eine chemisch orientierte Hygiene der Luft, des Wassers, der Kleidung, Wohnung, der Nahrungsmittel und Baumaterialien. Später hielt er auch Vorlesungen über Gesundheitspflege und Medizinalpolizei. Erst vom Sommersemester 1865 an wurden seine Kollegs endgültig als „Vorträge über Hygiene" angekündigt.

Diese Vorlesungen waren das Ergebnis seines wachsenden Interesses für die Grundlagen der Gesundheitsfürsorge und eigener naturwissenschaftlicher Forschungen auf diesem Gebiet. Sie sollten ihn zum Lehrer des naturwissenschaftlich-hygienischen Denkens für die ganze Welt machen.

Kißkalt hat neuerdings anziehend geschildert, wie *Pettenkofer* mit Vorliebe von dringenden praktischen Problemen ausging. „München erwartete für die 1854 stattfindende Industrieausstellung zahlreiche Gäste mit Bangen wegen der Choleragefahr. Der erste Fall kam am 23. Juli vor, gerade beim Portier der Ausstellung; man wußte bald, daß schon einige Choleraerkrankungen vorausgegangen waren. Nun kam die Panik, alles suchte zu fliehen." Damals war der 36jährige *Pettenkofer* schon das wichtigste Mitglied des Obermedizinalausschusses geworden. Dieser wurde einberufen, um geeignete Bekämpfungsmaßnahmen auszuarbeiten. *Pettenkofer* widmete sich seiner Aufgabe unermüdlich und unter Einsatz seiner Gesundheit. Er erkrankte selbst als einer der ersten an Cholera; nach ihm seine Köchin, welche starb, und seine Tochter Anna, die wie er davonkam.

Er wendete neuere und bessere Methoden an, als sie bisher in den medizinischen Topographien zur Klärung der Seuchen angewendet worden waren. Er ging nämlich durch die Stadt und sah sich die Gegend und die Häuser an, in denen Cholera vorkam. Alles Beobachtete wurde genau notiert, ein Grundbuch für alle Cholerafälle mit Name, Stand und Alter angelegt. Die befallenen Straßen wurden zur schnelleren Orientierung in alphabetischer Reihenfolge geordnet. Vor allem achtete er auf die Beschaffenheit der Häuser. Dabei fiel ihm auf, daß alle Häuser, in denen die Cholera heftig auftrat, in Mulden lagen, die Aborte oft auf einer Anhöhe, so daß die Unreinlichkeit häufig ins Haus sickerte. Wie er berichtet, konnte er den Häusern von außen ansehen, ob sie choleragefährdet waren. Allmählich erst rückte die Cholera von tieferen nach höheren Punkten.

Von diesen Erfahrungen aus kam *Pettenkofer* zu der Überzeugung, daß mit der diffusen Formulierung einer allgemeinen Verunreinigung als Ursache der Seuchen nichts gewonnen sei. Die Beobachtung der Epidemie nach einzelnen Quartieren und Straßen Münchens führte mit den so festgestellten „speziellen Tatsachen" dazu, die Ursache ausschließlich im Boden zu suchen. Der Cholerastoff wird durch den jeweiligen Boden beeinflußt. Um krank machen zu können, muß er erst durch den Boden gehen. Relativ tiefe Lagen in Mulden, an Abhängen oder Steilwänden begünstigen die Cholera. In welligem Gelände kommt sie auf den Gipfeln und den auf ihnen gelegenen Ortschaften und einzelnen Häusern seltener vor als in den Tälern. Eine Bestätigung der Richtigkeit dieser Ansicht fand *Pettenkofer* in der Durchforschung zahlreicher anderer Städte im Jahre 1854. An der herkömmlichen chemischen Auffassung des Seuchengiftes änderte er nichts. Dazu war er viel zu sehr Chemiker. Charakteristisch dafür ist seine Analogie mit dem Katalysator Platin. Ein kompakter Boden, der für Luft und Wasser nicht oder nur wenig durchgängig ist, zeigt sich der Entwicklung der Cholera ungünstig. Ein Boden, der aus porösem, etwas lehmigem Sand besteht, fördert sie. Platin fördert die chemischen Prozesse ja auch nur in der Form des porösen Platinschwammes. Felsboden gewährt Schutz, der richtige Seuchenboden ist ein feuchter, lockerer Boden, poröses Gestein oder moderndes Holzwerk.

Auch der Vergleich mit der Gärung bleibt. Aus dem Harn und Stuhl des Cholerakranken entwickelt sich bei geeigneten Bodenverhältnissen das gasförmige Choleramiasma. Es verbreitet sich in den Häusern. Wie bei allen chemischen Prozessen ist dabei die Feuchtigkeit von größter Bedeutung. Aber schon in geringer Entfernung verliert dieses Gas seine Wirksamkeit.

Da niedrig gelegene Stellen stärker bedroht waren, kam *Pettenkofer* schon früh der Gedanke, daß auch der Stand des Grundwassers in Beziehung zur Cholera stehen könnte. 1856 stellte er fest, daß die Epidemien mit dem Tiefstand desselben zusammenfallen.

Alle Einzelheiten dieser Theorien waren, auch für *Pettenkofer* selbst, in unserem Zeitabschnitt noch keineswegs klar gelegt, geschweige denn allgemein anerkannt. Es standen ihm jahrzehntelange Kämpfe bevor. Aber es gelang seiner unermüdlichen Tatkraft doch, daß man schon um diese Zeit (1858) in München begann, die praktische Konsequenz aus seinen Anschauungen zu ziehen, indem man den Bau einer Kanalisation in Angriff nahm und (1859) die Senkgruben abdichtete. Die Folge war ein starkes Absinken der Seuchenfrequenz in der bayrischen Hauptstadt.

Die naturwissenschaftliche Forschung mit hygienischem Ziel richtete sich bei *Pettenkofer* nicht nur auf die Seuchenbekämpfung, sondern auch auf die ganze Lebensführung des Menschen mit dem Ziel, ihn vor Schädigungen aus seiner Umgebung und Lebensweise zu bewahren und seine Lebenshaltung zu verbessern. Indem er die einschlägigen Faktoren mit chemischen und physikalischen Methoden untersuchte, legte er das Fundament der modernen naturwissenschaftlichen Hygiene.

1850 erhielt der Münchener Obermedizinalausschuß vom König *Maximilian II.* den Auftrag, sich gutachtlich über die Trockenheit der Luft in der „Residenz" der Hauptstadt zu äußern. Dort hatte man mit großen Kosten eine Luftheizung eingebaut. Das war für *Pettenkofer* der Anlaß, sich ausführlich mit dem hygienischen Unterschied zwischen zentraler Luft- und lokaler Ofenheizung zu beschäftigen. Er ging mit Feuereifer daran, das verschiedene Verhalten der Luft in den beheizten Räumen mit Bezug auf den Wasser-, Kohlensäure- usw. -gehalt zu untersuchen, und kam zu dem Ergebnis, daß für die Privatwohnung die Ofenheizung vorzuziehen ist. Darüber hinaus erörterte er die Vorzüge und Nachteile der verschiedenen Ventilationssysteme und betonte die Wichtigkeit der Porosität der Wohnungswände. Seine Ergebnisse stützten sich auf exakteste chemische Arbeit. Damit betrat er ein Gebiet, das ihm eine seiner Lebensaufgaben werden sollte, die Durchforschung der Umwelt des Menschen mit naturwissenschaftlichen Methoden. Er war damit nicht allein. Um dieselbe Zeit machte eine Gesundheitskommission in England ähnliche Untersuchungen über die Erwärmung und Ventilation von Wohnungen und Kasernen.

XIII. Die gerichtliche Medizin

Wir haben die historische Entwicklung der gerichtlichen Medizin von ihren Anfängen im ältesten Orient bis in die Aufklärung nur an Beispielen erläutern können. Es blieb uns nichts anderes übrig; denn es gibt keine den modernen Anforderungen genügende Gesamtdarstellung. Sie müßte zeigen, wie diese Entwicklung durch den philosophisch-religiösen Hintergrund, den Wechsel der Rechtsanschauung, die Fortschritte der Biologie und Pathologie und der von der Wissenschaft gebotenen technischen Hilfsmittel bedingt ist. Durch den Aufstieg der Medizin und der Naturwissenschaften gewannen die alten Probleme im 19. Jahrhundert ein neues Gesicht: die Frage nach der Todesursache, den physischen und rechtlichen Folgen von Unfall und Verletzung, von Krankheiten aller Art, Psychosen, Sterilität und Impotenz, der Rechtsfähigkeit und Verantwortlichkeit, der Simulation, der Ehelichkeit des Kindes, der Schwangerschaftsdauer, des kriminellen Abortes und Kindsmordes, der Vergiftung, der Jungfernschaft, der Zwitterbildung und anderer Entwicklungsstörungen.

Die, wie wir hörten, im 16. Jahrhundert beginnende Spezialliteratur über die forensischen Aufgaben des Arztes nimmt im Laufe der Zeit einen bedeutenden

Umfang an. Sie ist zum größten Teil das Produkt gelehrter Arbeit am Schreibtisch. Vielen Verfassern fehlt die eigene Erfahrung. Von ihnen werden juristische Gesichtspunkte geltend gemacht und rechtswissenschaftliche Begriffe und Zwecke mit medizinischen verschmolzen, wo nur der Arzt das Wort haben dürfte (*Casper*). Man kam auch nur langsam zu der Erkenntnis, daß es nicht genügt, wie es am Anfang des 19. Jahrhunderts noch in manchen Staaten üblich war, Ärzte, die keine spezielle Ausbildung in den schwierigen und verantwortungsvollen Fragen hatten, von Fall zu Fall zur forensischen Begutachtung heranzuziehen oder, wie beispielsweise in Paris, eine bestimmte Anzahl von Ärzten für diese Tätigkeit zu designieren, die sich dann erst allmählich gewisse Kenntnisse erwerben konnten. In den deutschen Ländern war man damals fortschrittlicher. Hier traten als Gutachter Ärzte auf, die durch eine staatliche Prüfung als sachverständig anerkannt waren, beamtete Gerichtsärzte. In manchen Ländern, Preußen, Bayern, Rußland, Schweden legte man seit den ersten Jahrzehnten des 19. Jahrhunderts den Unterricht in der forensischen Medizin an den Universitäten in die Hände von in der Praxis erfahrenen, amtlich bestellten Gerichtsärzten. Das hatte den großen Vorzug, Theorie und Praxis miteinander zu vereinigen, und zeigt, daß man die große Bedeutung der gerichtlichen Medizin für das öffentliche Wohl immer deutlicher erkannte.

Die Einführung des öffentlichen Gerichtsverfahrens und der Schwurgerichte trug dazu bei, das Interesse für die gerichtliche Medizin in weitere Kreise zu tragen. Der erstarkende soziale Gedanke förderte die Bestrebungen, die *J. P. Frank* in seinem „System der medizinischen Polizei“ (vgl. S. 63) zusammengefaßt hatte; zu der öffentlichen und sozialen Medizin gehörte ja auch die forensische Heilkunde. Als eine vorbildliche Zeitschrift, die der „gerichtlichen und öffentlichen Medizin“ gemeinsam diente, erschien seit 1852 in Berlin unter Mitwirkung der zuständigen Ministerialbehörde die „Vierteljahresschrift für gerichtliche und öffentliche Medizin“. Der Herausgeber war *Joh. Ludwig Casper* (1796—1864). Er sah sein Ziel in der Eingliederung der forensischen Heilkunde in die gesamte wissenschaftliche Medizin und in der Erziehung der Ärzte zum forensisch-medizinischen Denken aus der praktischen Erfahrung. Als Gutachter war er in erster Linie Arzt. Das Arzttum, die große Menschenkenntnis, die Beurteilung der Kriminellen mit dem gesunden Menschenverstand des lebenserfahrenen Psychiaters gaben auch seinem 1856 zuerst erschienenen praktischen Handbuch der gerichtlichen Medizin den Wert, der ihm im In- und Auslande hohes Ansehen und eine Nachwirkung verschaffte, die das 19. Jahrhundert überdauern sollte.

Mit dem großen Werk von *Isidore Geoffroy St. Hilaire* (1805—1861), welches in den Jahren 1832—1836 in Paris erschien, wurde die lange strittige Frage, ob es echte menschliche Zwitter im Sinne der Tradition gäbe, dahin entschieden, daß eine Vereinigung vollständiger männlicher und vollständiger weiblicher Geschlechtsapparate bei ein und demselben Individuum anatomisch und physiologisch unmöglich sei.

Die umfangreiche Kasuistik des Buches von *Casper* zeigt, in welchem Umfang der Bereich der vom Gerichtsarzt zu beantwortenden Fragen um die Mitte des 19. Jahrhunderts gewachsen ist, und macht das Werk zu einem kulturgeschichtlichen Dokument. Man sieht mit *Casper* in alle psychischen und körperlichen Nöte des Lebens hinein. Da gibt es Prozesse um die gemeinsten Verbrechen, um Eheirrungen, um zu hohe ärztliche Rechnungen, überflüssige ärztliche Visiten, ärztliche Kunstfehler, wissentlich falsch ausgestellte Atteste, Lebensversicherungsbetrug, armselige Mißbildungen, Alkoholintoleranz, Gutachten über die Verantwortlichkeit für die Entstehung einer Trunksucht, die nach *Casper* im Gegensatz zu *Heinroth* und *Ideler* (vgl. S. 91 u. 180) durchaus nicht immer sündhaft verschuldet ist, sondern eine echte Krankheit sein kann, und die Beurteilung von Taubstummen, bei denen *Casper* geneigt ist, sie rechtlich den Unmündigen, Wahn- und Blödsinnigen gleichzustellen. Darin sieht er sich übrigens in Übereinstimmung mit manchen Gesetzgebern, während andere richtiger zwischen einfach Taubstummen und blödsinnigen Taubstummen unterscheiden.

Interessant für die Verschiedenheit der Auffassung ist folgende, von *Casper* (1853) mitgeteilte Geschichte einer „neuen" medizinisch-forensischen Frage:

Ein amerikanischer Arzt hatte einen männlichen Zwitter, der in seinen äußeren Genitalien einen durchaus femininen Eindruck machte und als Mädchen erzogen wurde, sich aber in seinen ganzen infantilen Neigungen als Knabe fühlte, mehrere Jahre beobachtet und dann nach Konsultation mit einem „gewissenhaften Kollegen" und mit Einwilligung der Eltern des Kindes die in den Pseudolabien des gespaltenen Hodensackes festgestellten Hoden entfernt, um dem Kind die sexuellen Konflikte der reifen Jahre zu ersparen. Die Folge war, daß der Junge, dessen Alter zur Zeit des Eingriffes nicht angegeben ist, sich, wie die sich anschließenden drei Jahre lange Beobachtung ergab, nicht mehr um Knabenspiele kümmerte, sondern sich ganz als Mädchen fühlte. Über den späteren Verlauf seines Lebens wird nichts gesagt. *Casper* ist entrüstet. Er hält die Kastration aus moralischen und psychologischen Rücksichten auf die Zukunft für absolut unzulässig. Mit demselben Rechte könnte man einem Patienten, der an einer aussichtslosen und schmerzhaften Krankheit leidet, nach einem Konsilium mit bewährten Freunden eine tüchtige Dosis Blausäure geben.

Die enge Verbundenheit mit hygienischen und sozialen Fragen zeigen die Gutachten darüber, ob für bestimmte Körperkonstitutionen bestimmte Berufe geeignet oder gefährlich sind, über die Erwerbsfähigkeit, über die Frage, ob Schinken, Würste oder Speck Träger des Cholerakontagiums werden können, eine Frage, die *Casper* 1849 verneint; man hatte diese Nahrungsmittel aus dem Nachlaß eines an der Cholera verstorbenen Metzgers verkauft, dessen Leiche 3 Tage in der Schinkenkammer aufbewahrt worden war.

Neben den von *Casper* selbst hauptsächlich angewendeten klinischen Untersuchungsmethoden und neben der sorgfältig ausgebauten Sektionstechnik wurden in der forensischen Medizin mit dem Fortschreiten der Zeit das Mikroskop und die chemische Reaktion in zunehmendem Maße der Entscheidung forensisch-medizinischer Fragen dienstbar gemacht. Die Versuche, mit Hilfe des Mikroskops Menschen- und Tierblut zu unterscheiden, stoßen, wie nicht anders zu erwarten, bei eingetrockneten Blutflecken auf große Schwierigkeiten. Mit der Messung der Größe der Blutkörperchen kam man nicht weiter. *Virchow* nennt (1857) die sichere Feststellung von Menschenblut noch eine kaum zu erfüllende Forderung. Für die Unterscheidung alter Blutflecken von äußerlich ähnlichen anderen Substanzen hatte man damals den Nachweis von Erythrozyten, Leukozyten und Fibrin in konzentrierter Kalilauge unter dem Mikroskop und den chemischen und mikroskopischen Nachweis von Hämatin bzw. Hämin nach den Angaben von *Brücke* 1857 und *Ludwig Teichmann* (1823—1895), der im Jahre 1853 die Häminkristalle nachwies und die beschränkten forensischen Möglichkeiten ihrer Bedeutung für die Unterscheidung echten Blutes hervorhob.

Als Beispiel für die neuen technischen Hilfsmittel zum Nachweis von Vergiftungen führen wir die Arsenprobe an. Sie wurde von dem englischen Chemiker *James Marsh* (um 1790—1846) in den dreißiger Jahren angegeben, um in Leichenteilen und in anderem verdächtigen Material kleinste Mengen von Arsen festzustellen. Nicht ohne Vorläufer (*H. Joachim Wagner*) konstruierte er einen Apparat, in welchem die arsenikhaltige Substanz mit Zink- und Schwefelsäure zusammengebracht wurde. Dann entwickelt sich Arsenwasserstoff. Dieses Gas entweicht durch ein zugespitztes Rohr und kann angezündet werden. Hält man über die Flamme eine kalte Porzellanschale, so schlägt sich auf dieser metallisches Arsen in spiegelnder Form als „Arsenspiegel" nieder. Die Methode wurde später vielfach verbessert und durch andere verdrängt.

Das ärztliche Leben

In der Zeit der Begründung der Zellenlehre und der Entwicklung der Zellularpathologie schritt die Heilkunde auf dem Wege zur Weltmedizin rüstig voran. Die früher geschilderte Verbesserung der Verkehrsverhältnisse trug dazu bei, die Errungenschaften der Forschung und Praxis schneller bekannt zu machen als im 18. Jahrhundert. Seit der Jahrhundertwende waren die Auslandsreisen ein immer wichtigerer Faktor für den persönlichen Austausch von Erfahrungen und das Lernen von den Koryphäen der Wissenschaft und den großen Technikern der Chirurgie geworden. Jetzt nahmen sie zu.

Die politische Unruhe durch Kriege und Revolutionen hemmten sie kaum. Eher verbanden die gemeinsamen Bestrebungen nach demokratischer Freiheit die Gelehrten der verschiedenen Länder. *Virchow* hält 1848 den Deutschen aus seiner revolutionären Gesinnung heraus die englischen und französischen Krankheitsstatistiken, Todesziffern und gesundheitlichen Reformvorschläge als nachahmenswertes Beispiel vor. Kosmopolitismus und Fortschrittsstreben siegen über politische Spannungen und gelegentliche Äußerungen eines engen Nationalismus. Gewiß haben — das können wir nach eigenem Erleben gut verstehen — Kriege gelegentlich Unterbrechungen herbeigeführt. Nach dem Kriege mit England 1812—1814 suchten die Amerikaner eine Zeit lang die großen Ärzte auf den britischen Inseln nicht mehr so häufig auf wie vorher und gingen lieber nach Paris und Wien. Andererseits kam mit den deutschen Emigranten, die wegen ihrer Beteiligung an der demokratischen Revolution von 1848/49 unter dem Druck der Reaktion ihr Vaterland freiwillig oder unfreiwillig verließen, mancher hervorragende deutsche Mediziner in die gastlichen Vereinigten Staaten. *Abraham Jacobi* (1830—1919) ging, nachdem er aus politischen Gründen 1851—1853 im Gefängnis gesessen hatte, nach Amerika und wurde ein hochangesehener Professor der Paediatrie in New York. Hier wehte freie Luft. Mit den Einwanderern, die in früheren Jahrhunderten aus den verschiedensten europäischen Ländern in den neuen, aussichtsreichen Kontinent gekommen waren, wurde manche ärztliche Begabung dahin gebracht. Manche Hemmung, die im alten Europa der freien Praxis entgegen stand, fiel fort. Bei allen Nachteilen hatte das auch seine Vorzüge. Die unheilvolle Trennung zwischen innerer Medizin und Chirurgie kannte man drüben nicht. Hier hieß es: Selbst ist der Mann. *McDowell*, *Sims* und *Beaumont*, welche mit ihrer großen Leistung die europäische Medizin befruchteten, entstammten Familien, die vor Jahr und Tag aus dem britischen Inselreich eingewandert waren. Es brauchte nicht jeder amerikanische Arzt, der Großes vollbringen wollte, in Leiden, Edinburgh, London, Paris oder Wien gewesen zu sein, aber viele zog es dahin.

Um diese Zeit war die französische Hauptstadt das bedeutendste Zentrum der medizinischen Bildung für die ganze Welt. Im Jahre 1830 gab es dort 30 Spitäler für den ärztlichen Unterricht. Sie konnten 20000 Patienten aufnehmen. Das Hôtel-Dieu allein verfügte über 1000 Betten. Nicht weniger als 5000 Studierende wohnten damals in der gastlichen und glänzenden Stadt. *Holmes* (vgl. S. 198) empfing dort in den Jahren 1833/34 entscheidende medizinische Eindrücke. Etwa 20 Jahre nachher studierte dort *Silas Weir Mitchell* (1829—1914), ein begeisterter Schüler *Claude Bernards*, später hervorragender Vertreter der Neurologie in Philadelphia. Die S. 45 und 169f. erwähnten Pariser Chirurgen standen auf der Höhe ihres Ruhmes und gaben ihr Können an die jüngere Generation weiter. *Andral*, *Cruveilhier*, *Louis*, *Ricord*, der „Voltaire der Unterleibsliteratur", waren in der ganzen Welt bekannte Autoritäten, *Louis* und *Velpeau* eine besondere Attraktion für die Amerikaner. 1841 reiste *Skoda* mit *Rokitansky* nach Paris, London und Dublin. In Paris bekam er die Anregung, sich näher für die Hautkrankheiten zu interessieren. Er hatte nämlich auf seiner Wiener „Abteilung für Brustkranke" auch die „Krätzigen" und mit chronischen Hautkrankheiten belasteten Patienten zu betreuen. Nach seiner Heimkehr isolierte er diese Kranken auf einer besonderen Abteilung. Bald darauf übergab er sie seinem Assistenten *Hebra*. Unter ihm begann, wie wir sahen, jene neue Epoche der Dermatologie, die von prinzipieller Bedeutung für die gesamte spezielle Pathologie und Therapie werden sollte (vgl. S. 162). So verspinnen sich die Fäden der Heilkunde von einem Zentrum der Lehre und Forschung zum anderen.

Edinburghs großer Ruf als medizinische Ausbildungsstätte knüpfte sich an die Namen *Simpson*, *John Goodsir*, *James Syme* (vgl. S. 169) und *Allen Thomson* (1809 bis 1884). *Thomson* eröffnete als Professor der Physiologie 1842 im Gefolge *Johannes Müllers* und seiner Schüler Kurse in normaler Histologie mit dem Mikroskop. *William Henderson* (1810—1872) und *Hughes Bennet* dehnten sie auf die Pathologie aus. *Bennets* Bedeutung lag in seiner physiologisch-pathologischen Einstellung.

In Dublin bewunderte man die Klarheit der auf die Erziehung zur Praxis gerichteten klinischen Vorträge von *William Stokes* (1804—1878). Er veröffentlichte 1837 ein Aufsehen erregendes Buch über Brustkrankheiten. Darin vermehrte er *Laennecs* Beobachtungen mit dem Stethoskop in weitem Umfang; 1854 beschrieb er den nach ihm und seinem Landsmann *John Cheyne* (1777—1836) benannten Cheyne-Stokesschen Symptomkomplex, jenes verhängnisvolle Zeichen schwerer Erkrankung, bei welchem Perioden vollständigen Atmungsstillstandes mit Perioden langsam anschwellender, immer tiefer werdender und dann wieder abschwellender Atembewegungen abwechseln.

In London imponierte um diese Zeit vor allem das große Wissen und die riesige Erfahrung der bedeutenden Kliniker, wie sie in den Persönlichkeiten von *Bright*, *Addison* und *Hodgkin* verkörpert waren.

Auf dem Kontinent stand neben Paris Wien auf der Höhe seines medizinischen Ruhmes. Von hier gingen besonders gute Beziehungen nach Paris und Italien. Unter anderen arbeitete *Alfonso Corti* mehrere Jahre in Wien und erfreute sich dort hohen Ansehens als Anatom (*Castiglioni*). Nach der Zeit des Glanzes unter *Maria Theresia* und *Josef II.*, die durch die Schule *Boerhaaves*, *van Swietens* und später durch *Johann Peter Frank* getragen war, war es stiller um das Wirken und Lehren in den großen Hospitälern der österreichischen Kaiserstadt geworden. Jetzt brach eine neue Periode unter einer neuen Generation von hervorragenden Forschern, Ärzten und Lehrern an. *Wunderlich* nannte sie die „jüngere Wiener Schule". Er hat sie auf seinen besonders lehrreichen, mit vollendeter Beobachtungsgabe durchgeführten Studienreisen kennengelernt. *Leopold Schönbauer* hat ihre Bedeutung vor kurzem überzeugend geschildert. Aus dem Munde *Hyrtls*, dessen Vorträge auch in Paris bei einem Besuch der französischen Hauptstadt mit Begeisterung aufgenommen wurden, lernte man in vollendeter Form die neuesten Ergebnisse der anatomischen Forschung in ihren unmittelbaren Beziehungen zur ärztlichen Praxis kennen. Bei *Rokitansky*, der in seinem arbeitsreichen Leben 64 567 Sektionen verzeichnet, wozu noch 25 000 gerichtliche Autopsien kommen, erlebte man eine Einführung in die pathologische Anatomie in ihrer Bedeutung für die Klinik, wie sie um diese Zeit anderswo noch nicht zu haben war.

Skoda war der überragende Lehrer in den Methoden der Perkussion und Auskultation. Sein Unterricht nahm es mit dem besten in Paris auf. Mit Hilfe seiner diagnostischen Kunst konnte der große Chirurg *Schuh* 1840 die Aufsehen erregende erste Punktion des Herzbeutels wagen. Wenn man angesichts des nihilistischen Standpunktes der Skodaschüler (vgl. S. 152f.) in Wien das Scherzwort herumgehen ließ, einem Kranken bleibe nichts übrig, als sich von *Skoda* eine Diagnose stellen zu lassen, die dann von *Rokitansky* bestätigt werden könne (*Schönbauer*), so darf man nicht übersehen, daß diese therapeutische Skepsis eine vorübergehende Erscheinung war. Die nach Wien kommenden Ausländer — unter ihnen waren manche junge Männer, die später berühmt wurden, wie *Robert Mayer* — konnten auch auf therapeutischem Gebiet viel lernen. Der Internist *Johann von Oppolzer* (1808—1871) war weniger Wissenschaftler und Forscher als ein hervorragender Arzt und klinischer Lehrer. Ihm war nicht die Diagnose, sondern „Heilen das letzte Ziel aller ärztlichen Forschungen". Die beste Grundlage dafür sah er in der „physiologischen" Heilkunde. Mit seinem Vertrauen zu den Heilkräften der Natur und seiner physikalisch-diätetischen Therapie war er ein echter Hippokratiker. *Hebra* war mit seiner lokalistischen Einstellung ein eifriger Lokaltherapeut. Er hatte sich ebenfalls auf Studienreisen eifrig im Ausland umgesehen und vieles in sich aufgenommen. 1852 hatte er, wie später *Virchow*, in Norwegen die Lepra studiert. Der Niederschlag des mit ihm beginnenden Aufstiegs der modernen Dermatologie ist in Amerika, England, Frankreich, Italien und Rußland deutlich zu erkennen.

Berlin, Göttingen, Heidelberg und Würzburg wiesen ebenfalls hervorragende praktische und theoretische Leistungen auf und besaßen manche ausgezeichnete Lehrkräfte wie *Lukas Schoenlein*. Trotzdem waren sie um diese Zeit noch nicht die großen Attraktionspunkte, wie in späteren Jahren, obwohl es an Besuch von wissensdurstigen Ausländern nicht ganz fehlte. *Sharpey* (vgl. S. 207) kam auf seinen Reisen auf dem Kontinent, die er teilweise zu Fuß zurücklegte, zu *Rudolphi* nach Berlin und zu *Tiedemann* nach Heidelberg, um anatomisch-physiologische Studien zu machen. Der Haupteinfluß dieser Forschungsstätten auf das Ausland war damals noch in den wissenschaftlichen Veröffentlichungen begründet, die von ihnen ausgingen. Andererseits wirkten deutsche Ärzte segensreich im Ausland. Der aus dem bergischen Land stammende und aus der Berliner Schule hervorgegangene *Martin Wilhelm Mandt* (1799—1855) kam als Leibarzt der Großfürstin *Alexandra* und des Zaren *Nikolaus I.* in Rußland zu großem Ansehen (*Erichsen*). *Griesinger* folgte, wie wir hörten, 1849 einem Ruf als Leibarzt des Khedive *Abbas* nach Ägypten und entfaltete als Leiter der medizinischen Schule und Präsident der Sanitätskommission in Kairo einen wohltätigen Einfluß auf das gesamte Gesundheitswesen. Dasselbe gilt von seinem Assistenten und späteren Nachfolger in dieser hohen Stellung *Theodor Bilharz*, der bis zu seinem frühen Tode in Ägypten blieb.

In Rußland wurde um diese Zeit der Import ausländischen Wissens durch den Kampf zwischen den der westlichen Kultur aufgeschlossenen und den panslavistisch gesinnten Gelehrten erschwert. Er konnte nicht hindern, daß westliche Einflüsse sich in großem Umfang geltend machten und daß vom Westen kommende Mediziner im russischen Reich zu Ansehen gelangten. *Schellings* und *Hegels* Philosophie fanden hier manchen Anhänger. Man hat das Jahrzehnt 1840—1850 den Frühling der russischen Intelligenz genannt (*W. Horsley Gantt*). Sie hatte es unter dem politischen Druck im Zarenreich bald mehr, bald weniger schwer. Insbesondere nach dem Revolutionsjahr 1848 wurde die Bewegungsfreiheit der Universitäten beschränkt. Eine Zeitlang durften die Gelehrten und Professoren nicht mehr ins Ausland. Die alte Universität Dorpat wurde damals ein wichtiges Bindeglied zwischen Ost und West. Sie war fast ganz mit deutschen Lehrkräften besetzt. Ein Zeichen des Fortschritts war das Erscheinen von medizinischen Zeitschriften in russischer Sprache (vgl. die ersten Versuche S. 73). 1835 wurde die Universität Petersburg, der ursprünglich eine medizinische Fakultät fehlte, zu einer bedeutenden Schule ärztlicher Bildung. Viel hat Rußland um diese Zeit einer wissenschaftlich und charakterlich umstrittenen Persönlichkeit zu danken, dem Schotten *James Wylie* (1765—1854). Als er nach Rußland ging, hatte er die Ausbildung der angesehenen Medizinschule von Aberdeen hinter sich. Seine wissenschaftlichen Veröffentlichungen betrafen Gelbfieber, Krätze, Conjunctivitis, Cholera und Pest. Er gab auch eine auf russische Verhältnisse zugeschnittene Pharmakopoe heraus. Seine Größe war seine Organisationsgabe. Ähnlich wie früher sein Landsmann *Erskin* (vgl. S. 68) wußte er sie in führenden

Stellungen mancherlei Art, vor allem im Heeressanitätswesen und als Leiter der medizinisch-chirurgischen Akademie in Petersburg, erfolgreich zu betätigen. Der große Chirurg *Pirogoff* hatte nach seiner Promotion in Dorpat in Berlin und Göttingen studiert. Man schien ihm dort die Anatomie, für die er sich als künftiger Chirurg besonders interessierte, nicht genügend zu würdigen, nur *Langenbecks* Können imponierte ihm auch auf diesem Gebiet. *Sergei Petrowitsch Botkin* (1832—1889), der der führende Internist Rußlands werden sollte, hörte in Berlin *Virchow*, *Hoppe-Seyler* und *Traube*, in Wien *Carl Ludwig*, in Paris *Claude Bernard*. In seiner ganzen Auffassung ist der Einfluß der mechanistischen Einstellung dieser Männer zu spüren. Und *Botkin* sollte eine noch größere und nachhaltigere Wirkung auf das Denken der russischen Ärzte entfalten als *Pirogoff*.

Welch großen Einfluß solche Studienreisen auf den Einzelnen ausüben konnten, zeigt der Werdegang *Albrecht von Graefes*. Nach Abschluß seiner Berliner Studentenjahre begab er sich 1848 nach Prag. Dort wirkte als hochangesehener Ophthalmologe *Ferdinand Arlt* (1812—1887). Unter dem Eindruck dieses großen Könners entschloß er sich, ebenfalls Augenarzt zu werden. Dann ging er nach Paris, wo die berühmten Augenärzte *Julius Sichel* (vgl. S. 182) und *Louis Auguste Desmarres* (1802—1884) wirkten. Von ihnen bekam er das Interesse an der lokalen Behandlung und der operativen Therapie. In Wien wurden die bedeutenden Ophthalmologen *Friedrich Jaeger* (1784—1871) und sein Sohn *Eduard Jaeger* (1818—1884) seine Lehrer. In London trat er in freundschaftliche Beziehung zu *Bowman* und zu dem als Operateur besonders angesehenen Augenarzt *George Critchett* (1817—1882). Bei seinem dortigen Aufenthalt kam er auch mit *Donders* zusammen. Dann besuchte er *William Mackenzie* (1791—1868) in Glasgow, der nicht nur ein hervorragender Ophthalmologe war, sondern daneben auch allgemeine Praxis trieb, und *William R. W. Wilde* (1815—1876) in Dublin, der sich sowohl als Augen- wie als Ohrenarzt eines großen Ansehens erfreute. Diese Reiseeindrücke waren von entscheidendem Einfluß auf das Lebenswerk *Graefes*.

Im Vergleich mit den großen Fortschritten der Wissenschaft bleibt der Unterricht an den medizinischen Fakultäten und Ärzteschulen in seiner Gestaltung und Methode zurück. Man ist erstaunt, in wie primitiven Räumen, selbst an rühmlich bekannten Stätten der Wissenschaft, die Forscher ihrer Arbeit nachgingen und mit welch primitiven Hilfsmitteln auch weitbekannte akademische Lehrer unterrichten mußten. Das gilt speziell für die theoretischen Fächer. Als im Jahre 1858 in Wien die Versammlung deutscher Naturforscher und Ärzte tagte, verglich man entrüstet den Raum, in dem die einzigartige pathologisch-anatomische Sammlung *Rokitanskys* aufgestellt war, mit einem Lokal, das eher für ein Kohlenlager passe. *Claude Bernard* arbeitete viele Jahre in einem dumpfen, feuchten Keller, so daß seine Gesundheit darunter litt. *Buchheim* mußte das erste Institut für experimentelle Pharmakologie in Dorpat im Keller seiner Privatwohnung unterbringen. *du Bois-Reymond* brauchte 120 Stunden, um sich einen geeigneten Multiplikator selbst zusammenzubasteln (1848). *William Sharpey* in London (1802—1880), damals der einzige Vertreter der Physiologie in England (*Mettler*), benutzte um die Mitte des Jahrhunderts seinen Zylinder, um seinen Zuhörern durch Umdrehen dieses Hutes und Andeutungen mit dem Zeigefinger die graphische Methode des von *Ludwig* erfundenen Kymographions zu demonstrieren. Dabei hatte *Purkinje* in Breslau schon seit 1824 im physiologischen Unterricht Tierexperimente vorgeführt und so, wie *Rudolf Heidenhain* sich ausdrückt, das „erste physiologische Experimental-Colleg" Deutschlands geschaffen. *Hyrtl* besuchte als Student kaum anatomische Vorlesungen, weil sie ihm zu wenig boten, und bezog seine ersten theoretischen Kenntnisse lieber aus den Lehrbüchern von *Johann Friedrich Meckel*, dem Jüngeren (vgl. S. 16) und *Sömmerring*. *Pirogoff* erzählt, daß er als Student in Moskau nicht eine einzige Leichenzergliederung vornehmen konnte und daß dort der musculus deltoideus demonstriert wurde, indem man ein entsprechendes Stück Stoff an einem Skelett befestigte. In Tübingen und Heidelberg hatte man eine verlassene Kapelle als anatomisches Institut eingerichtet.

Die Krankenhäuser, welche in den Universitätsstädten für die Ausbildung der jungen Mediziner die wichtigste Rolle spielten, waren vom Komfort unserer Tage weit entfernt. Es muß nicht angenehm gewesen sein, darin zu liegen und verpflegt zu werden, und auch nicht ungefährlich, selbst wenn man sich in der Hand tüchtiger Ärzte fühlte. Am Anfang des 19. Jahrhunderts war es noch ganz schlimm, besonders an den kleineren Universitäten. In Tübingen wurde 1805 ein Klinikum mit 15 (!) Betten eingerichtet. In die wenigen Räume mußte sich der Internist mit dem Chirurgen und dem Geburtshelfer teilen, soweit nicht diese drei Disziplinen überhaupt nur von einem Professor vertreten wurden. Infektiös Erkrankte, Geisteskranke, Schwangere und Wöchnerinnen mußten im gleichen Hause untergebracht werden (*Stübler*). An anderen etatmäßig bedrückten Universitäten kleiner Länder war es ähnlich. Als *Philipp von Walther* von 1830—1836 in München tätig war, hatte er keine Mittel, Kranke unentgeltlich aufzunehmen, und einen unbrauchbaren Operationssaal. Er konnte im Jahre nur 40 bis 80 Operationen machen (*Hohmann*). Der Chirurg *Joseph Bell* (1837—1911) schilderte in den fünfziger Jahren noch unglaubliche Zustände in der von *Syme*, dem Lehrer und Chef des jungen *Lister*, geleiteten Edinburgher Krankenhausabteilung, in der ein völlig ungebildetes, pflichtvergessenes und zum Teil dem Trunke ergebenes Pflegepersonal tätig war (*Guthrie*).

Allmählich sah man ein, daß diese Zustände unhaltbar waren, daß die Ausbildung der künftigen praktischen Ärzte in so engen Verhältnissen auf die Dauer nicht verantwortet werden konnte. Daher förderte man die Kliniken mehr als die theoretischen Institute, die als ihre Anhängsel erschienen.

In Tübingen forderte die medizinische Fakultät (1817), daß die jungen Ärzte, die einst Geburtshilfe ausüben und bei „schweren" Geburten mit Hand anlegen sollten, wenigstens eine natürliche Geburt gesehen haben mußten. Das war damals dort noch ein unerfüllter Wunsch. Um dieselbe Zeit konnten in Heidelberg die Kandidaten unter *Naegele*, wenn auch auf engem Raum, bei zahlreichen Geburten praktizieren. In Berlin entstand 1810 auf Anregung von *Wilhelm von Humboldt* neben der Charité das Universitätsklinikum. Es entwickelte sich unter der Leitung wohlbekannter Chirurgen, wie *Carl Ferdinand von Graefe*, *Dieffenbach* und *Langenbeck*, aus kleinen Anfängen zu einer Unterrichtsstätte für die Chirurgie und ihre Nebenfächer, in der die Studierenden nicht nur am Krankenbett belehrt wurden, sondern auch reichlich Gelegenheit hatten, sich praktisch in allen Einzelheiten des Verbindens und der konservativen und operativen Chirurgie zu üben. Dieses akademische Krankenhaus teilte in der ersten Zeit die Übelstände, die man fast überall kannte. Am meisten litten die Patienten wohl an der schlechten Luft, einer Folge der Überbelegung, des Zusammenlegens von Krankheiten mit üblen Ausdünstungen und der üblichen Benutzung des Nachtstuhles am Krankenbett auch da, wo man den Patienten heute ohne Sorge auf den Abort schicken kann. Gelegentlich beschweren sich die Nachbarn über den von den Hospitälern ausgehenden Gestank; denn die Fenster der Krankensäle und die Keller, in denen pathologische Sektionen vorgenommen wurden, standen auf. Als man die Unannehmlichkeiten und gesundheitlichen Gefahren dieser Zustände erkannte, bemühte man sich um Abhilfe.

Das vorherrschende System blieb der große Korridorbau z. B. bei dem allgemeinen Krankenhaus in Wien. Darin errichtete man getrennte Stationen für innere Medizin, Chirurgie, Geburtshilfe, psychisch Kranke usw. Das hatte es auch schon früher gegeben, aber jetzt wurde die Trennung energischer durchgeführt. Eine neue Bauart stellte nach *A. Fischer* das Barackensystem dar, ein Produkt der Kriegserfahrung. 1852 gliederte man der Berliner Charité als Sommerlazarett eine Baracke für chirurgisch behandelte Patienten an. Die Betten und ihr Zubehör wurden verbessert. Die Krankensäle bekamen bessere Öfen. Mit Recht bezeichnete der Verwaltungsdirektor der Berliner Charité *Esse* 1857 die Kachelöfen als die besten Ventilatoren. Es war die Zeit, in der *Pettenkofer* auf die Nachteile der Luftheizung aufmerksam gemacht hatte. Der Luftreinigung dienten nicht nur besser konstruierte Fenster, sondern auch Klappen. Wasserleitungen wurden zur ständigen Einrichtung. Es kam das Wasserklosett, welches das allgemeine Krankenhaus in Hamburg schon 1823 gehabt hatte. Die übliche Öl- und Talglampe ließ viel zu wünschen übrig. *Carl Ferdinand von Graefe* mußte seine Operationen möglichst nahe beim Fenster machen. Noch 1857 überlegte man in Berlin, ob für ein Krankenhaus Öl- oder Gasbeleuchtung vorzuziehen sei, entschloß sich dann aber doch für Gas.

Der werdende Spezialismus führte eine weitergehende Aufspaltung in Sonderkliniken für die neu entstehenden Disziplinen herbei. Hier ging manchmal die Privatinitiative den zurückhaltenden Behörden mit gutem Beispiel voran. *Julius Sichel* gründete in Paris die erste Augenklinik. *A. von Graefe* mußte in Berlin auf eigene Kosten die Räume mieten, aus denen seine bald weltberühmte Klinik hervorgehen sollte.

Am Ausgang unseres Zeitabschnittes war vieles besser geworden, wenn auch noch nicht ideal. Wie am Berliner Klinikum hatte man an anderen Universitäten und Schulen die Bettenzahl vergrößert, die Assistenten und pflegerischen Hilfskräfte vermehrt und die Lehreinrichtungen fortschrittlicher gestaltet.

Wenn der Student sich die richtigen Lehrkräfte aussuchte, lernte er das Auskultieren, Perkutieren, das Harnuntersuchen und Mikroskopieren, die Kontrolle durch die pathologische Sektion und chirurgische Operationen an der Leiche. Als alter Zopf war mancherorts noch das Latein die Sprache des Unterrichts. Von ihr emanzipierte sich in Berlin *Lucas Schoenlein*. *Skoda* erhielt 1846 ausdrücklich die Erlaubnis, seine Vorlesungen in deutscher Sprache zu halten. Der Vortragende konnte sich frei entfalten. Die „Tyranney der Hefte" hörte auf, mochte man sich an vorgeschriebene Lehrbüchern gehalten oder, wie es in manchen Vorlesungsverzeichnissen heißt, nach „eigenen Heften" gelesen haben. Im Ausland hatte man schon lange den Schwerpunkt des Unterrichts auf Demonstrationen und praktische Belehrung am Krankenbett gelegt, in Deutschland hielt sich viel zu lange das Diktieren und Nachschreiben im theoretischen Kolleg. Jetzt wurde das auch hier anders. Die Vorlesungen bezogen sich in Theorie und Praxis hauptsächlich auf die sogenannten großen Fächer: Anatomie, Physiologie, Pathologie, innere Medizin, Chirurgie und Geburtshilfe. In den absolutistischen Staaten war die „Staatsarzneikunde" ein wichtiges Fach geworden. Unter dem Einfluß *Franks* hatte sie im Unterricht an Ansehen und Ausdehnung gewonnen. In den zwanziger Jahren liest man in Landshut eine praktische Einleitung in die Physikatsgeschäfte. Bei *Pettenkofer* hörten wir, daß sich allmählich die modernen Vorlesungen über Hygiene entwickelten. Daneben gab es manche Spezialvorlesungen und -übungen, in Erlangen z. B. um 1838 „Examinatorien" in lateinischer Sprache über spezielle Pathologie und Therapie, Vorlesungen über gerichtliche Medizin, Frauen- und Kinderkrankheiten, Asphyxie und deren Behandlung, Psychiatrie, zootomische Übungen, Rezeptierkunde und Arzneimittellehre, Toxikologie, Diätetik, Otologie, Geschichte der Medizin, tierischen Magnetismus, Homöopathie usw. Es ging nicht überall gleich schnell vorwärts. In dem berühmten Edinburgh gab es erst seit 1854 eine Spezialvorlesung über Gynäkologie (*Comrie*).

In Amerika ließen die Unterrichtsverhältnisse in der ersten Hälfte des 19. Jahrhunderts im allgemeinen noch mehr zu wünschen übrig als in Europa. Unter dem Einfluß der Einwanderungswelle waren nach *Sigerist* neue Medizinschulen verschiedenster Qualität wie Pilze aus dem Boden geschossen. Durch leichtsinnige Diplomverleihungen und Doktorpromotionen hatten sie viel Unheil angerichtet. Die Ärzteschaft selbst, die Universitäten und staatlichen Behörden bemühten sich in den vierziger Jahren um Abhilfe. In Philadelphia schuf man 1847 in der American Medical Association eine nationale Organisation, die alle Ärzte umfassen und das Unterrichts- und Prüfungswesen einheitlich regeln wollte. Es gelang zunächst nicht. Einzelne Staaten, einzelne lokale Ärztegesellschaften und medical colleges versuchten Mindestforderungen für die Ausbildung und die Approbation aufzustellen. Vergebens! „Die unbändige Entwicklung des 19. Jahrhunderts führte auch hier zu anarchischen Zuständen" (*Sigerist*).

In die S. 67 geschilderten, ebenfalls ziemlich verwirrten Unterrichts- und Prüfungsverhältnisse Englands brachten die Medical Act vom Jahre 1858 Besserung. Der Staat trat aus seiner Gleichgültigkeit heraus. Das Gesetz beschränkte das Recht zur Abnahme der ärztlichen Prüfung und Lizenzerteilung auf 19 ärztliche Korporationen. Diese wurden dem general council of medical education and registration unterstellt, welches auch mit der Wahrung sonstiger öffentlicher ärztlicher Angelegenheiten betraut war. Dadurch bekamen Ausbildung und Prüfung der Ärzte eine gewisse Gleichmäßigkeit.

Auf dem europäischen Kontinent bestanden die früher geschilderten Prüfungsverhältnisse weiter. In Deutschland verhinderte die Kleinstaaterei eine einheitliche Ordnung. Dabei war der Drang nach einem definitiven Aufräumen mit diesen Mißständen und mit den verhängnisvollen zahlreichen Klassen von Heilkundigen verschiedenster Qualität ebenso groß wie die Überzeugung, daß gleicher Tüchtigkeit gleiches Recht gebühre (vgl. die diesbezüglichen Reformationsbestrebungen S. 71 u. 223). Diese im Zeitgeist begründeten Gedanken führten 1852 in Preußen zu der Bestimmung, daß es fortan nur eine einzige Klasse von Ärzten geben sollte mit einer einheitlichen Prüfung in allen Fächern und der Berechtigung, die Gesamtmedizin mit allen Spezialzweigen auszuüben. Das andere Heilpersonal war zum Aussterben verurteilt oder ging in der dem Arzt untergeordneten Krankenpflege auf. Der Grundsatz wurde allmählich von anderen deutschen Staaten übernommen. Daher muß man das Jahr 1852 als ein besonders wichtiges in der Entwicklung des deutschen Ärztestandes ansehen. Es war der Anfang zu einer gründlichen Reform.

Als Beispiel dafür, wie das Examen für den künftigen Vollarzt vor dieser Reform in Württemberg behandelt wurde, halten wir uns an das amtliche Protokoll der Prüfung, die *Robert Mayer* nach seiner Rückkehr von Wien im Jahre 1838 bestand. Sie zerfiel in zwei Abschnitte. Die „erste Staatsprüfung" wurde von der medizinischen Fakultät in Tübingen, wo er studiert hatte, abgenommen. An zwei Tagen waren Fragen schriftlich und im Anschluß daran mündlich aus dem Gebiet der Botanik, Chemie, Anatomie und Physiologie, materia medica, der theoretischen und praktischen Medizin, der Rezeptierkunde, gerichtlichen Medizin und Chirurgie zu beantworten. Am folgenden Tag fand die Doktorprüfung statt. Nach einer Pause von mehreren Monaten wurde die „zweite Staatsprüfung" vor dem Medizinalkollegium in Stuttgart erledigt, eine Wiederholung und Vertiefung des in Tübingen Erfragten in der inneren Medizin und Chirurgie und vor allem eine Ergänzungsprüfung in der Geburtshilfe. Schriftliche und mündliche Fragen waren aus „sämtlichen Haupt- und Hilfsfächern der Medizin" zu beantworten. Waren im ersten Teil Chirurgie und Geburtshilfe mehr theoretisch geprüft worden, wie es für einen Arzt genügte, der sich nicht praktisch mit ihnen beschäftigen sollte, so handelte es sich jetzt darum, zu zeigen, daß der Examinand als Arzt auch auf diesen Gebieten zu praktizieren gedachte. *Mayer* zeigte denn auch gute Kenntnisse und technisches Geschick bei Operationen an der Leiche und am geburtshilflichen Phantom. Darauf erhielt er die Ermächtigung zur Ausübung der ärztlichen Praxis einschließlich der Chirurgie und Geburtshilfe.

Weder an den Universitäten noch an den Medizinschulen hatte die neue naturwissenschaftliche Richtung es leicht, sich durchzusetzen. Die Motive des Widerstandes sind recht verschieden. Manche gehen dem modernen Arzt schwer ein. Auch das Religiöse und Politische spielen eine Rolle. Der fromme und dem bayrischen Königshaus ergebene *Ringseis* sah in der Loslösung der Medizin vom Transzendenten eine ernste Gefahr (vgl. S. 27. 42) und in dem krassen Vordringen der Reformatoren des ärztlichen Denkens ein Unrecht ähnlich dem Kampf der französischen Revolutionäre gegen das verbriefte Recht, unter dem die Menschen bisher gelebt hatten. Der Widerstand der „öffentlichen Meinung“ in London verzögerte die Zulassung der Studierenden zum Unterricht an den Geisteskranken des Bethlehemhospitals, die *John Webster* (1795—1876) 1841 durchsetzte (*Mettler*). Die antiviviosektionistische Einstellung der Gattin *Claude Bernards* führte zu ernsten Zwistigkeiten in der Ehe, die mit der Scheidung endigten. Romantische Sentimentalität trübte dem Chirurgen *Dieffenbach* die Freude an der Narkose (vgl. S. 229). Konservative Einstellung, eigenartige Ressentiments gegen bestimmte Disziplinen, Mißverstehen, aber auch persönlicher Neid und Mißgunst — das muß ehrlich gesagt werden — beeinträchtigen das Verständnis für neue, aussichtsreiche Wege. Der Gießener Anatom und Physiologe *Johann Bernhard Wilbrand* (1779—1846) hält noch 1842 den Chemikern entgegen, sie hätten zwar durch chemische Untersuchungen der organischen Gebilde im gesunden und kranken Organismus, insbesondere seiner Ausscheidungen, und durch ihre pharmazeutischen Erzeugnisse manches aus der Empirie entstandene Verdienst um die Physiologie, Pathologie und die ärztliche Praxis, aber alle über diese Empirie hinausgehenden theoretischen Folgerungen seien pure Phantasien, weil die Chemie sich nur in der Analyse bewährt und in der Synthese versagt hätte. Die Synthese des Harnstoffs (1828) scheint ihm entgangen zu sein. Er leugnet die Realität der Elemente. Vom vitalistischen Standpunkt erwies sich *Carl Heinrich Schultz* (*Schultzenstein*) (1798—1871) in Berlin als ein besonders hartnäckiger Gegner der chemischen Auffassung der lebendigen Vorgänge und war keiner Belehrung zugängig. Es gab bedeutendere Vertreter dieser Einstellung. Im ersten Band seiner Untersuchungen über tierische Elektrizität, der 1849 erschien, nennt *du Bois-Reymond* den großen *Liebig* eine „Geißel Gottes, welche in unseren Tagen über die Physiologie verhängt wurde“.

Am allgemeinen Krankenhause in Wien machte man *Skoda*, der dort in seiner Assistentenzeit seine neuen Methoden ausbaute, das Leben so schwer wie möglich. Als er eines Tages bei einem in Erstickungsgefahr befindlichen Kranken gemeinsam mit *Schuh* den Luftröhrenschnitt vornahm, ohne das vorgeschriebene Konsilium mit dem abwesenden Direktor bzw. einem Primärarzt abzuwarten, benutzte man den Anlaß, um ihn durch Versetzung auf eine Abteilung für harmlose Irre kaltzustellen. *Hyrtl* fand nach seinen eigenen Worten in Wien „trägen Widerstand gegen jede Neuerung“. Aber er selbst war auch intolerant. Für die Physiologie hatte er kein Verständnis. Als *Ernst Brücke* 1854 seine (S. 124) erwähnte irrige Vorstellung über die mechanische Regulierung der Herztätigkeit veröffentlicht hatte, nach der die Koronararterien während der Systole durch die Semilunarklappen geschlossen und nur bei der Diastole geöffnet sein sollten, übergoß er ihn in einer Akademiesitzung mit geradezu beleidigendem Spott und Hohn (*Steudel*).

Am verhängnisvollsten war der Widerstand anerkannter geburtshilflicher Autoritäten gegen die Entdeckung von *Semmelweis*. An ihrer Spitze stand sein eigener Vorgesetzter, der Leiter der ersten Gebärklinik *Johann Klein* (1788—1856). Er fühlte sich durch die Veröffentlichung der großen Erkrankungs- und Sterblichkeitsziffern kompromittiert und wußte mit seinen guten Beziehungen zu den maßgebenden Regierungsstellen durchzusetzen, daß die von objektiv eingestellten Mitgliedern des Wiener Lehrkörpers gewünschte statistische Nachprüfung nicht zustande kam. *Franz Kiwisch von Rotterau* (1814—1852), damals in Würzburg, wo auf seiner Abteilung 26 v. H. der Entbundenen starben, versagte *Semmelweis* seine Zustimmung. Nicht anders war es bei *Scanzoni* in Prag, bei *A. C. C. Gustav Veit* (1824—1903) in Rostock, *Anselm Martin*, Direktor der Gebäranstalt in München (nach *Schönbauer*), *J.-A.-H. Depaul* (1811—1883) in Paris u. a. *Simpson* in Edinburgh entschloß sich nur langsam zur Anerkennung. Auch *Virchow* gehörte im Anfang zu den Gegnern. Auf der anderen Seite traten so bedeutende Männer wie *Skoda*, *Hebra* und *Kußmaul* energisch für *Semmelweis* ein. Allmählich setzte sich die Wahrheit durch. Mancher Saulus wurde zum Paulus. Aber wieviele Mütter hätten gerettet werden können, wenn diese Einsicht sich früher gezeigt hätte!

Das Vertrauen der praktischen Ärzte zu dem neuen theoretischen Fundament der Heilkunde wurde dadurch erschüttert, daß die Hauptstützen der naturwissenschaftlich-positivistischen Richtung, *Virchow*, *Griesinger*, *Roser*, *Wunderlich*, *Henle*, *Pfeufer*, und wie sie alle heißen, in den von ihnen gegründeten und redigierten Zeitschriften das Verbindende über dem Trennenden oft nicht genügend beachteten. Es war manchmal mehr ein Streit um des Kaisers Bart als um reale Differenzen. Fast alle waren junge Leute ohne die Abgeklärtheit, die die Enttäuschungen und der Einblick in die eigenen Irrungen eines längeren Forscherlebens mit sich bringen. *Edith Heischkel* hat diese Kämpfe in einer Untersuchung über die deutsche Publizistik der vierziger Jahre des 19. Jahrhunderts im Kampf für eine neue Heilkunde geschildert. Im Jahre 1847 gründeten der Militärarzt *Gottfried Friedrich Franz Loeffler* (1815—1874), der weniger durch seine großen Verdienste um die Reform des militärärztlichen Standes und Heeressanitätsdienstes in der Geschichte der Medizin weiter lebt, als weil er der Vater des Entdeckers der Diphtheriebazillen ist, und der praktische Arzt *Anton Bernardi* (1813—1889) im Gefolge Rademacherscher Gedankengänge die „Zeitschrift für Erfahrungsheilkunst". Sie entstand aus der Reaktion gegen die in den Augen vieler Praktiker übertriebenen Ansprüche der Pathologen, der rationellen und physiologischen Mediziner, als Kampforgan mit manchem harten Wort gegen die Pathologie, die noch lange nicht so weit sei wie ihr Anspruch, die Therapie zu begründen. Tatsächlich waren auch hier die Gegensätze nicht so groß, wie sie von diesen Empirikern empfunden und in scharfen Tönen herausgestellt wurden. *Virchow* hat (vgl. S. 228) die Bedeutung der Empirie des Praktikers nie geleugnet, und in den Artikeln der neuen Zeitschrift wurde das Wertvolle der naturwissenschaftlichen Einstellung, insbesondere *Wunderlichs* und *Griesingers* keineswegs verkannt.

Die ältere Ärztegeneration, speziell die, welche fern von den Zentren der Wissenschaft und der neuen Ideen, auf dem Lande saß, hat es zu allen Zeiten schwer gehabt, sich mit neuen Gedanken und neuen Heilmethoden bekannt und vertraut zu machen. Sie hat in ihrem Landbezirk mit oft bewährten Maßnahmen ihre guten Erfahrungen gemacht und sieht nicht so leicht einen Grund, etwas zu ändern. Wie die Verkehrsverhältnisse damals lagen, hörten die Landärzte weniger als heute von dem, was draußen vorging.

So ist ein Dokument zu erklären, das einen köstlichen Beitrag zu dieser Psychologie bietet, die Stellungnahme des mecklenburgischen Landarztes *Dr. Krüger-Hansen* zur Auskultation aus dem Jahre 1845. Wir bringen es im Wortlaut nach *Wunderlich*. *Krüger-Hansen* belegt seine Ablehnung der neuen Methode mit folgenden Gründen:

„1. Ein züchtiges Fräulein werde sich nie überwinden können, seinen Busen den Blicken eines jüngeren Aesculaps bloßzulegen, der ihr fremd ist oder an dessen Namen sich nicht der beste Ruf knüpft. 2. Wäre das Auskultieren notwendig, so würden taube Ärzte, die doch auch ihre Praxis fortsetzen, übel daran sein. 3. Es sei unmöglich die Töne und Geräusche in der Brust durch unsere beschränkte Sprache auszudrücken, ja sogar sie systematisch zu ordnen. Versuche mal ein Naturforscher, den Gesang oder das Geschrei der befiederten Tiere durch Worte auszudrücken. 4. Es sei ein Versteck der praktischen Unwissenheit, wenn der Arzt sein Ohr darauf legt und dabei eine gelehrte Miene macht, als sitze er auf dem delphischen Dreifuß. 5. Nur die, deren Auge und Ohr in geschwächtem Zustande sind, dürften zur Unterstützung Brillen und Stethoskop brauchen. 6. Welche Kosten würden über Land wohnende Kranke tragen müssen, wenn Ärzte sogar für das Dorfgesinde herbeigeholt werden müßten, um durch Stethoskope die Indication festzustellen. 7. Wollte man aber solche Instrumente über Land schicken und sich über das Gehörte berichten lassen, welche Anwendung würde ein ganz ungehobelter, sonst nur den Dreschflegel handhabender Tagelöhner davon machen, welch ein Galimathias würde zu Hand kommen, wenn er über das so Gehörte referieren sollte. 8. Die auskultirenden Ärzte können nicht nachweisen, daß sie durch den Gebrauch des Instruments mehr und schneller Heilung bewirkt haben, wenn sie aber die Richtigkeit der Diagnose zum Anschauen bringen wollen, so müssen sie ja den der Cur unterlegenen bereits auf dem Secirtische vor sich haben."

Bogislav Konrad Krüger-Hansen (1776—1850), damals in Güstrow, war ein tüchtiger Landarzt und vielseitiger Schriftsteller. In seinen Veröffentlichungen beschäftigte er sich mit den verschiedensten Fragen der Praxis und der medizinisch-chirurgischen Therapie. Seine Studienzeit fällt noch ganz in das 18. Jahrhundert. 1797 hatte er in Halle promoviert. Seine Jugendeindrücke hatten die Wandlungen überdauert, welche sich in dem annähernd halben Jahrhundert seines praktischen Arzttums vollzogen hatten.

Seine Ablehnung der physikalischen Untersuchungsmethode erscheint weniger seltsam, wenn man bedenkt, daß auch, wie *Leo Königsberger* (1837—1921) mitteilt, ein „hochberühmter Chirurg seinem jungen Kollegen Helmholtz" sagte, er würde den Augenspiegel nie gebrauchen, weil das reflektierte grelle Licht das Auge gefährde, und ein anderer erklärte, daß der Spiegel (höchstens) für Ärzte mit schlechten Augen nützlich sein könne. Auch von fachärztlicher Seite fehlte es nicht an abwartender Skepsis gegenüber der Leistungsfähigkeit der Ophthalmoskopie.

Das Gros der praktischen Ärzte war den Neuerungen mehr aufgeschlossen als der mecklenburgische Landdoktor. 1847 gibt der leicht unzufriedene junge *Virchow* zu, daß „einzelne Kliniker und Praktiker" die Bedeutung des Mikroskops wenigstens für diagnostische Zwecke erkannt haben. Es waren nicht alle. *Conrad Johann Martin Langenbeck*, der Anatom und Chirurg (vgl. S. 44), sah (nach *Mettenheimer*) im Mikroskop mehr ein Instrument zur gelegentlichen „Augen- und Gemütsergötzung seiner Zuhörer" durch Curiosa als zur Vertiefung unserer Kenntnisse vom feineren Bau der Organismen. Das S. 150 erwähnte Buch von *Hoefle*, der sich übrigens auch, wie so viele Deutsche, mehrere Monate zu Studienzwecken in Paris aufgehalten hatte, hätte sicher nicht schon nach 3 Jahren seine zweite Auflage (1850) erlebt, wenn es nicht einem Bedürfnis entsprochen hätte. Mit seiner eingehenden Belehrung über das Umgehen mit dem Reagenzglas und dem Mikroskop am Krankenbett will es weiten Ärztekreisen helfen. Die uns etwas primitiv und zu weitschweifig erscheinende Beschäftigung mit Selbstverständlichkeiten zeigt, wie neu das Ganze den Praktikern war.

Viele von den praktischen Ärzten verfolgten die Fortschritte ihrer Heilkunde mit atemloser Spannung. Viele von ihnen gehörten zu ihren aktiven Förderern. Damals hatten sie, wie im 18. Jahrhundert, in allen Ländern neben der praktischen Tätigkeit noch Zeit zur Mitarbeit an der Wissenschaft und vor allem die nötige Allgemeinbildung und das nötige Interesse. Wenn auch der kommende Spezialismus seine Schatten vorauswarf, so konnte man das gesamte Gebiet der Medizin als Praktiker doch noch einigermaßen übersehen, und der Spezialist blieb der Allgemeinpraxis viel mehr verbunden als heute. 1855 wird von praktischen Ärzten in Frankfurt a. M. ein „Mikroskopischer Verein" gegründet. Ähnliche wissenschaftliche Vereinigungen entstehen in manchen anderen Städten. Um dieselbe Zeit ruft der Pathologe *Friedrich Wilhelm Beneke* (1824—1882) in Marburg in mehreren Schriften die praktischen Ärzte zur wissenschaftlichen Mitarbeit mit den Universitätslehrern und Forschern auf und gründet zum Zweck ihres gemeinsamen Schaffens einen Verein und eine eigene Zeitschrift. Sie hatten kein zu langes Leben. Die anfängliche Begeisterung machte der Resignation Platz angesichts der Schwierigkeiten, die aus der Überlastung mit der Praxis und der Indolenz der Bevölkerung erwuchsen. Sie werden in dem Briefe eines Kreisarztes aus Cloppenburg, im damaligen Großherzogtum Oldenburg vom 6. Dezember 1856 an *Beneke* geschildert. Aus diesem Schreiben geht hervor, wie ähnlich die den Ärzten gestellten Aufgaben denen der alten Topographien sind. Der Bericht lautet:

„Es war bisher nicht Mangel an Eifer, was mich von den statistischen Aufgaben abgehalten hätte, sondern die Praxis ist hier so spärlich und gibt häufig ein so ungenügendes Bild von dem allgemeinen Krankenstande, daß sich die Einflüsse von Witterung, Temperatur, Bodenbeschaffenheit usw. schwerlich in einer Übersicht der dem Arzte hierorts zur Beobachtung kommenden Fälle würden erkennen lassen. Kaum ein Fünftel aller Kranken mag im Kreise Cloppenburg in ärztliche Behandlung kommen; Volksmedizin und Quacksalber haben dagegen einen um so größeren Spielraum, und kranke Kinder und alte Leute werden gewöhnlich ganz der Natur überlassen. Etwa 150 Kinder starben vor 2 Jahren im hiesigen Amte (11100 E.) am Scharlach, und wenige mögen ganz verschont geblieben sein, trotzdem kamen vielleicht bloß 15 in meine Behandlung, ebenso viele andere erhielten auf mündliches Referat der Eltern usw. ein Rezept mit den nötigen Verhaltungsmaßregeln, und selten erfuhr ich, welchen Verlauf die Krankheit genommen. Die hiesigen Landleute sind eines Teils ungebildet und sehr häufig zu unbemittelt, um die Kurkosten erschwingen zu können; andererseits aber sind sie eingefleischte Skeptiker und fühlen es in den meisten Fällen ganz richtig heraus, wenn der Arzt mit seiner Medizin wenig auszurichten vermag. Sie sparen deshalb ihr Geld, und sehen dem Tode mit großer Kaltblütigkeit entgegen. Ein Gleiches wird jeder sagen, der die Verhältnisse des oldenburgischen Münsterlandes kennt. Hier im Orte selbst sind die Zustände freilich besser, immerhin aber oft bei der mittleren und unteren Klasse noch sehr betrübend."

„Es wird ferner jedem Landarzt vorkommen, daß er eine Anzahl von Kranken behandeln muß, die er nie zu Gesicht bekommt, und das namentlich in Fällen, wo der Patient zu unbemittelt ist, den Arzt zu sich kommen zu lassen. Es leuchtet ein, daß es hier unmöglich ist, eine zutreffende Diagnose zu stellen und dem Falle in einer Morbilitätstabelle den richtigen Platz anzuweisen.'

Immerhin streckte *Beneke* erst 1867 definitiv die Waffen.

Nach dem Vorbild der Kliniken bemühten sich manche praktischen Ärzte um die Epikrise ihres Handelns durch die eigenhändige Autopsie ihrer verstorbenen Patienten, so *Heinrich Jakob Heidenhain* (1808—1868), der Stammvater der bekannten Ärzte- und Forscherfamilie, damals praktischer Arzt und Krankenhausleiter in Marienwerder, und *Adolf Kußmaul* (1822—1902) damals praktischer Arzt im badischen Städtchen Kandern. In Würzburg sucht sich der praktische Arzt *A. Friedrich von Troeltsch* (1829—1890) mühsam das Leichenmaterial zum Studium der pathologischen Anatomie des Ohres zusammen. In Darmstadt machen die praktischen Ärzte *Gustav Simon* und *Alfred Hegar* (1830—1914) gemeinschaftlich wissenschaftliche Sektionen und Versuche an menschlichen Leichen und an lebenden Tieren; sie prüfen das Problem der Milzexstirpation und ihre Folgen für den Gesamtorganismus. *Ludwig Büchner* berichtet 1859 über 145 Leichenöffnungen, die er in drei Jahren selbst vorgenommen hat. *John Goodsir*, der bedeutende Zellforscher, trieb schon als junger Landarzt vergleichend- und pathologisch-anatomische Studien. *Gerlach* war praktischer Arzt in Mainz, als er (1847) seine ersten Versuche mit Karminfarben veröffentlichte. *William Prout* hielt als praktischer Arzt in seiner Wohnung Vorträge über chemische Physiologie und Pathologie, die sich großen Ansehens erfreuten und an denen u. a. *Astley Cooper*, der auf der Höhe seines Ruhmes stehende Chirurg, teilnahm.

Dieses wissenschaftliche Streben und diese aktive Beteiligung der praktischen Ärzte an der Forschung charakterisiert geradezu den Zeitgeist der Medizin in diesem Abschnitt der Entwicklung. Die Universitäten sind zwar schon auf dem Wege, die führenden Forschungsstätten zu werden, aber von der Monopolstellung, die sie später auf diesem Gebiet einnehmen sollten, noch entfernt. Trotz mancher Wandlung erblicken sie ihre eigentliche Aufgabe noch immer in der schulmäßigen Erziehung für das praktische Leben. Die Mediziner zeigen diesen Standpunkt am klarsten.

In manchen Ländern, z. B. in England und Amerika, ging die Mehrzahl der Ärzte aus Medizinschulen hervor, die in der Regel von den Universitäten unabhängig waren oder nur losen Zusammenhang mit ihnen hatten. Es kam also beim akademischen Lehrer zuerst auf die praktische Tüchtigkeit an. Wie die Geschichte der Medizin zeigt, waren auch in der Vergangenheit fast alle großen Leistungen von bleibendem Wert aus der Praxis hervorgegangen. Man denke an die Entdeckung des Blutkreislaufs durch *William Harvey*, die Neubelebung der Chirurgie durch *Ambroise Paré*, die Begründung der Perkussion und Auskultation durch *Auenbrugger* und *Laennec*, die Einführung der Geburtszange durch *Palfijn*, der Schutzpockenimpfung durch *Jenner*. Was früher die philosophische Durchdenkung, später die Naturwissenschaft der Medizin an Neuem und Gutem geschenkt hatte, alles hatte an die ärztliche Erfahrung angeknüpft. So blieben auch im 19. Jahrhundert an den Universitäten Praxis und Theorie zunächst noch eng miteinander verbunden und meist in einer Hand vereinigt. Die Theorie hatte nicht darunter zu leiden, wenn die Lehrer als Männer der Praxis zugleich Forscher waren.

Ein theoretischer Lehrstuhl hinderte die Tätigkeit als praktischer Arzt in keiner Weise. Der große Pharmakologe, Toxikologe und Experimentalphysiologe *Magendie* wirkte sein ganzes Leben auch am Krankenbett. *Beneke* blieb als Ordinarius der Pathologie in Marburg Badearzt in Nauheim. *Virchow* war in seiner Würzburger Zeit ebenso mit der Praxis verbunden, wie in den ersten Jahren nach seiner Berufung nach Berlin. Er war immer stolz darauf und hielt es denen entgegen, die ihn einen einseitigen Pathologen nannten. Wir könnten die Beispiele in weitem Umfang vermehren. In anderen Ländern erfolgte die Trennung von Forschung und Praxis im allgemeinen später als in Deutschland und Österreich. *Kußmaul*, der aus der Landpraxis ins akademische Lehramt kam, erklärt den Weg, den er selbst ging, für selten. Im Vergleich zu heute wurde er jedoch damals, selbst in Deutschland, oft und erfolgreich beschritten. Manche von den Selfmademen, die wir kennenlernten, *Gerlach*, *Panum*, *August Hirsch*, *Troeltsch*, *Simon*, *Hegar* und manche andere wurden aus der Praxis auf angesehene Universitätslehrkanzeln berufen.

Welche Bedeutung hatte damals noch das Wort des praktischen Arztes im Reiche der Wissenschaft! Man kann traurig werden, wenn man an die Zustände von heute denkt. Nicht umsonst war das Buch über die Zellularpathologie, das *Virchow* im Jahre 1858 schrieb, und das man als das grundlegende Werk der neuen Denkrichtung bezeichnet, aus Vorlesungen hervorgegangen, die er vor praktischen Ärzten Berlins hielt. Der Auseinandersetzung mit *Virchow* gilt eine Reihe von Schriften, die aus den Reihen der Praktiker hervorgegangen sind. Der größere Teil ist hoffnungsfroh, wenn auch nicht alle so hell begeistert sind, wie der Berliner Medizinalrat *C. A. W. Richter* oder der Emser Badearzt *L. Spengler* (1818—1866). *Richter* veröffentlichte 1863 eine Schrift über den Einfluß der Zellularpathologie auf die ärztliche Praxis. Darin wird die Lehre *Virchows* als Basis einer neuen, aussichtsreichen Therapie gepriesen. Sie setzt den Arzt nicht nur in die Lage, die Natur bei ihren Heilbestrebungen zu unterstützen, sondern auch darüber hinaus Heilvorgänge herbeizuführen, die die sich selbst überlassene Natur nicht fertig bringt. Das Experiment mit der Erneuerung der Flimmerbewegung (vgl. S. 148), welches *Virchow* mit der verdünnten Kalilauge gelungen war, diese medikamentöse Wiedererweckung eines bereits abgestorbenen Lebens, ist nach *Richter* eine sichere Bürgschaft dafür, daß der Arzt auch helfen kann, wo die Natur versagt.

Nachdem inzwischen *Koelliker* mit derselben Methode wie *Virchow* Spermatozoen wieder belebt hatte, konstatiert *Spengler* (1858), daß das Emser Wasser die erloschene Flimmerbewegung in den Luftwegen in Gang bringt und daß sich so auch die Erfolge der Emser Kur bei Sterilität erklären. Dagegen warnt der Praktiker *H. J. Heidenhain* vor der Überschätzung der pathologischen Anatomie für die Praxis

(1854), obwohl er die Bedeutung *Virchows* nicht im geringsten verkennt. Wohin die pathologische Anatomie führen kann, wenn sie einseitig ist, belegt er aus der Tatsache, daß ein „namhaftes Mitglied der neueren Wiener Schule" einmal die Hundswut nicht als Krankheit gelten lassen wollte, weil man dabei keine pathologisch-anatomische Veränderung fände. Fehlerhaft ist für ihn auch der einseitige Lokalismus. Hier hat die Lehre *Broussais'* von der „gastroentérite" verhängnisvoll gewirkt. Sogar *Andral* rechnet den Typhus zu den Unterleibserkrankungen und *Julius Vogel* den Diabetes zu den Erkrankungen des uropoetischen Systems. Bei Typhus, Cholera, Pneumonie und vielen chronischen Erkrankungen sind die anatomisch nachweisbaren Veränderungen nicht das Wesentliche. Die Störung der Funktion charakterisiert die Krankheit. Entsprechend den Grundsätzen der physiologischen Medizin muß der Praktiker „physiologische" Heilverfahren anwenden. Seine Aufgabe ist die Beseitigung der wichtigsten Funktionsstörungen. Die Allgemeinbehandlung muß sich mit der lokalen Therapie kombinieren. Unter Umständen steht sie an erster Stelle. Von diesem Gesichtspunkt aus ist *Heidenhain* in der Behandlung der Pneumonie von der lokalen antiphlogistischen Therapie (Blutentziehung usw.) abgekommen und hat ihm Gefolge *Traubes* (vgl. S. 150) mit der Digitalisapplikation gute Erfolge erzielt.

Es ist nicht überraschend, daß gerade aus der Praxis die Hauptgegnerschaft gegen den Lokalismus erwuchs. Er gefährdete die Hauptgesichtspunkte des ärztlichen Handelns, den Konstitutionsgedanken und das Individualisieren am Krankenbett. Der bedeutende und vielseitige Pariser Kliniker *Ernest Charles Lasègue* (1816 bis 1883) fürchtete vom „Cellularismus" die ungenügende Berücksichtigung der Individualität des Kranken, der die Humoralpathologie ihrer Einstellung nach besonders Rechnung getragen hatte. Ein erbitterter Gegner der neuen Richtung war der ausgezeichnete Frankfurter Praktiker *Gustav Adolf Spieß* (1802—1875). Er wendete sich gegen die von *Virchow* in die Zelle projizierten Kräfte und gegen die Autonomie der Zelle. Ihre autonome „Excitabilität" machte sie nach *Virchow* zur Trägerin des Lebens. Die Erregbarkeit, d. h. die Fähigkeit auf Reize zu reagieren, galt seit *John Brown* als das Wesen alles Lebendigen. Dieses Erbteil des Vitalismus des 18. Jahrhunderts ist *Spieß* suspekt. Er vergleicht diese Exzitabilität mit dem unbekannten x der Mathematiker. *Virchow* hatte als Beweise für die Exzitabilität der Zelle Analogien mit der Entstehung des Gallapfels durch den Wespenstich, mit der Reaktion des Eies auf die Befruchtung und mit der Umsetzung mechanischer Vorgänge im Bereich der anorganischen Natur verwendet. Alles ist nach *Spieß* unzulässig. *Virchow* behauptet, nur die Erfahrung gelten zu lassen, aber er ist in den Augen von *Spieß* doch ein „spekulativer" Vitalist. Ganz unrecht hat *Spieß* insofern nicht, als *Virchow* in seiner Beweisführung der Deduktion manchmal tatsächlich Raum gibt. Wer wollte ihm das übelnehmen ? Auch erscheinen bei ihm nicht nur in seinem jugendlichen rhetorischen Schwung, in der Ausschmückung mit Dichterzitaten, der Neigung zur Übertreibung und dem idealen Pathos Nachwirkungen des romantischen Idealismus, sondern hier und da auch leise Anklänge an Gedankengänge der romantischen Naturphilosophie, mag er sich auch über sie lustig machen. Aber *Spieß* übertreibt aus einer skeptischen Überängstlichkeit gegenüber allem Spekulativen und aus seiner Sorge, man könnte das erst mühsam empirisch von der jungen naturwissenschaftlichen Richtung Errungene vorschnell verallgemeinernd ausdeuten und damit in den Fehler der Naturphilosophie zurückzufallen. Das Leben der Zelle ist nach ihm vom Blut und in weitestem Umfang vom Nervensystem abhängig. Darin erinnert er etwas an die moderne Pathologie von *Ricker* und *Speransky.* Die Neuropathologie, die von England gekommen war, wurde damals von vielen anerkannt, die die Krasenlehre *Rokitanskys* ablehnten (vgl. S. 147). Sie suchten in Einflüssen, die vom

Nerven ausgehen, die Ursache der pathologischen Veränderungen, die in den festen Gebilden des Körpers nachzuweisen sind. Dadurch wurden sie die Vertreter einer neuen Solidarpathologie. Die Ergebnisse *du Bois-Reymonds* über die tierisch-elektrischen Erscheinungen am Nerven- und Muskelsystem, die Erkenntnis der herzhemmenden Wirkung der Vagusreizung durch die Gebrüder *Weber*, die Ludwigschen Versuche über die Speichelsekretion nach Reizung der die Parotis versorgenden Nerven (1851) beweisen *Spieß* die große Bedeutung des Nervensystems für die vitalen Vorgänge. Zahlreiche namhafte Zeitgenossen, wie *Duchenne*, *Moritz Heinrich Romberg* (1795 bis 1873) u. a. Kliniker vertraten ähnliche Auffassungen. *Romberg*, ein bedeutender Kliniker und Neurologe, glaubte, daß eine fehlerhafte Innervation Hypertrophie, Tuberkulose und Krebs hervorbringen könne. Vieles von den Einwänden, die *Spieß* in den fünfziger Jahren vorbrachte, war durch *Virchow* nicht schwer zu widerlegen. In der Betonung der Notwendigkeit der Allgemeinbehandlung hatte *Spieß* recht.

Alle Gegnerschaft führt *Virchow* nur zu einer schärferen Verteidigung seines Lokalismus. Er nennt ihn am Ausgang unseres Zeitabschnittes ausdrücklich den „Kapitalgedanken" seines „Prinzips'

Damit war eine der Minen gelegt, die später die Stellung des alles behandelnden praktischen Arztes erschüttern und sein Denken wandeln sollten. Einstweilen ist davon noch nichts zu merken. Seiner humanistischen Vorbildung und seiner ganzen akademischen Erziehung nach war der tüchtige Praktiker damals nicht nur am Krankenbett ein universell denkender Arzt, sondern auch den allgemeinen Fragen des geistigen und politischen Lebens weit aufgetan.

Dem ist zu verdanken, daß die Geschichte der Medizin ihm immer etwas zu geben hatte, obwohl der naturwissenschaftliche Zeitgeist der medizinhistorischen Forschung und Lehre, die sich mit dem „Veralteten" beschäftigte, viel von ihrer früheren Geltung nahm. Konnten doch im Revolutionsjahr 1848 die Berliner Studenten verlangen, daß die Prüfung in der Geschichte der Medizin abgeschafft würde! Die S. 80 erwähnten Quellenstudien waren zu spezialistisch, um weitere Kreise der Ärzte zu interessieren. Um so wichtiger wurde es, daß führende Männer, wie *Virchow* bei ihrer Auseinandersetzung mit akutenFragen auf die Vergangenheit zurückgriffen, und daß der Medizinhistoriker *Haeser* sich, je tiefer er in die geschichtliche Entwicklung der Heilkunde hineinsah, auch in den seit 1845 erscheinenden Auflagen seiner Geschichte der Medizin, die bis zum Ausgang des 19. Jahrhunderts maßgebend blieb, zur *Ranke*schen Objektivität der Darstellung durchrang. Ihm ist die eigentliche Aufgabe die schlichte Darstellung der Entwicklung der Heilkunde. Ein anderer Geist durchweht die kämpferische Historie anderer Autoren. Er ist dem der zeitgenössischen politischen Geschichtsschreibung eines *Dahlmann*, *Droysen* und *Sybel* verwandt. Ihm erschwert die Begeisterung für den Erfolg der jungen naturwissenschaftlichen Richtung das Verständnis für den Irrtum und die Leistung der Alten. Die Geschichte der Medizin von *Wunderlich* (1859), die aus seinen Vorlesungen (1852) hervorging, ist dafür ein treffendes Beispiel. Daß er als Kliniker Zeit dafür fand, beweist sein eigenes historisches Bedürfnis. Aber seine Kritiklosigkeit in der Deutung mancher Kulturerscheinungen und sein oft haltloses Schimpfen auf das, was ihm an *Paracelsus*, am Mesmerismus, an der Kranioskopie, Homöopathie u. a. nicht paßt, zeigt, daß er weder in die Quellen noch in den Zeitgeist so eingedrungen ist, wie es der echte Historiker von sich verlangt. Als Epidemiehistoriker erwarb sich um diese Zeit der schon erwähnte praktische Arzt in Elbing und Danzig, *August Hirsch* (1817—1894) großen Ruf. 1863 wurde er als ordentlicher Professor in die medizinische Fakultät Berlin berufen. *Hirsch* ging von geographisch-pathologischen Studien aus, die er zunächst in der Absicht betrieb, in englisch-indische Dienste zu treten. Seine epidemiologischen Untersuchungen betrafen u. a. Malaria, Lungenschwindsucht, Typhus, Ruhr, Pest, Cholera und wurden dadurch unmittelbar für die Seuchenbekämpfung und Hygiene fruchtbar, so daß er neben *Pettenkofer* zu den namhaften Hygienikern der vorbakteriellen Zeit zu rechnen ist. Später wendete er sich, wie wir im Schlußband sehen werden, auch allgemeinen und speziellen medizinhistorischen Fragen zu.

Der Streit zwischen Mechanismus und Vitalismus spielte in das Weltanschauliche hinein. Die mechanistische Auffassung wurde von den Vitalisten nicht zuletzt deswegen verworfen, weil mancher sich durch sie in weltanschauliche Konflikte verwickelt sah.

An der Pariser Akademie der Wissenschaften und in der Presse löste es lebhafte Debatten aus, als *Piorry*, der Erfinder des Plessimeters, um die Mitte der fünfziger Jahre den Gedanken verteidigte, daß die Seele unter göttlichem Einfluß die organische Form prägt. Nach *Virchow* (1856) verfolgten nicht nur die Männer der Forschung und Praxis, die Ärzte, sondern auch die Staatsmänner und die ganze Masse der Gebildeten die Entwicklung des Streites um den Vitalismus mit Aufmerksamkeit. Man kann die Erregung verstehen. Die Materialisten *Vogt*, *Moleschott*, *Ludwig Büchner* (vgl. S. 91) und der Arzt und Philosoph *Heinrich Czolbe* (1819—1873), der einen reinen Sensualismus vertrat, hatten mit unbekümmerten Behauptungen in einer weniger wissenschaftlichen als popularisierenden Weise das Seelische in der Materie aufgehen lassen und sich in den breiten Massen zwar viele Anhänger, aber auch — schon wegen der Zusammenstöße mit der dogmatischen Religion — erbitterte Gegner geschaffen. *Virchow* selbst lehnte den Materialismus ab und warnte vor seiner Verwechslung mit dem Mechanismus. Diese Warnung nützte nicht viel. Die meisten Ärzte wußten, wie es in den Zeiten des Übergangs und der Wandlung dem Durchschnittsmenschen eigen ist, nicht, wohin sie gehörten. Dabei hatte *Virchow* nach eigenen Worten gar nichts dagegen, wenn man ihn als Vitalisten bezeichnete. Seine mechanischen Kräfte waren ja auch an das lebendige Substrat der Zelle gebunden.

Ein wichtiger Schauplatz bei dem Austrag dieser weltanschaulichen Kämpfe waren die Tagungen der deutschen Naturforscher und Ärzte. Hier stritt man um die Rätsel des Lebens und die letzten Dinge mit einer Heftigkeit und oft auch mit einer Maßlosigkeit im persönlichen Angriff, wie sie der revolutionären Zeitstimmung, der Heißköpfigkeit der Jugend und nicht zuletzt der Neigung zur Intoleranz entspricht, die dem deutschen Volkscharakter mehr eigen ist als den meisten anderen Völkern. Mit seinem S. 92 erwähnten Vortrag auf der Naturforscherversammlung in Göttingen 1854 über Menschenschöpfung und Seelensubstanz hatte der gottgläubige *Rudolf Wagner* einen Sturm der Entrüstung bei den Materialisten entfacht und bei dem gläubigen und kirchlich gesinnten Publikum den größten Beifall gefunden.

Wenn die Funktion des Gehirns gleich der Niere wäre — so etwa hatte er sich ausgedrückt — wäre es aus mit der Willensfreiheit. „Alle jene ernsten und großen Gedanken, welche die tiefsinnigen philosophischen und historischen Forscher in den Bewegungen des menschlichen Geistes und deren Ausdruck, der Weltgeschichte, erkannt, alle großen Ideen, an denen sich ganze Generationen erwärmt und zu Taten begeistert, für die sie gekämpft und geblutet haben . . ., alle jene wunderbaren Massenerhebungen und Herrscherbestrebungen, . . . sind eitle Träume, leere Phantasmen, Spiele mechanischer, mit zwei Armen und Beinen umherlaufender Apparate, die zuletzt prasselnd als Totengerippe übereinanderstürzen, sich in chemische Atome auflösen."

So verhängnisvoll mußte sich nach *Wagner* der Materialismus auf das Völkerleben auswirken und Moral und Sitte in höchstem Grade gefährden.

Es ist charakteristisch, daß *Karl Vogt*, gegen den *Wagners* Verteidigung des Glaubens an eine transzendente Welt in erster Linie gerichtet war, nicht nur naturwissenschaftliche Einwände gegen ihn machte, die sich vor allem auf die Ungleichheit und die Konstanz der Rassen bezogen, sondern sich auch auf die Bibel selbst berief, wonach die Rassen nicht von Adam und Eva abstammen, sondern höchstens nach der Sindflut in der Familie Noahs entstanden sein könnten.

Vier Jahre nach dem Göttinger Vortrag, wo *Wagner*, wie er sagt, sein wissenschaftliches Glaubensbekenntnis ablegte, wurde auf der Naturforscherversammlung in Karlsruhe (1858) wieder eifrig über das Verhältnis der Naturwissenschaften zum religiösen Glauben disputiert.

Hier standen die Reden von *Schaaffhausen*, *Erdmann*, *Eimer* und *Virchow* im Mittelpunkt des Interesses. Alle hatten unmittelbare Beziehungen zur Medizin. *Hermann Schaaffhausen* (1816—1893), ursprünglich Arzt, hatte sich ganz der Anthropologie gewidmet. Er wurde später durch seine Arbeiten über den Schädel des Neandertalmenschen bekannt. *Otto Linné Erdmann* (1804—1869) hatte Medizin studiert, ehe er zur Chemie überging und bald ihr angesehener Vertreter wurde. *Chr. Heinrich Eimer* (1811—1887) war Badearzt in Langenbrücken. Allen Rednern geht es hauptsächlich um die Frage der Entstehung des Lebens auf der Erde. *Schaaffhausen* vertritt eine Art Pantheismus, indem er eine von vornherein wirkende harmonische Lebenskraft annimmt, welche durch Urzeugung alle lebendigen Wesen geschaffen hat. *Erdmann* betont die Grenzen der Naturerkenntnis. Der Materialismus bleibt die Antwort auf die Frage nach der Entstehung des Lebens schuldig. Der Naturforscher muß bei allen Problemen, an die er herangeht, skeptisch bleiben. Ihm ist der Zweifel der treueste Freund der Wahrheit, Aber an der Grenze des Wissens „darf der Glaube muthig seine Schwingen ausbreiten und uns in die Gebiete tragen, welche dem Wissen unzulänglich sind“. *Eimer* geht in seinem Vortrag: „Über das Gottesbewußtsein in der Naturforschung“ weiter. Das Geheimnis der Entstehung des Lebens muß den Menschen nach seiner Meinung unbedingt zu Gott führen. Das Göttliche muß bei allem Mechanismus auch in der Medizin anerkannt werden, wenn sie sich nicht in Anarchie auflösen soll. Ja: „Die Heilkunde hat unmittelbar mit Gott zu tun.“ „Der Arzt hat die direkte Aufgabe einzugreifen in das Gotteswerk“ ... „er ist ganz eigentlich der Stellvertreter Gottes.“

Virchow hielt sich zurück. Obwohl er sonst wahrhaftig um scharfe Worte nicht verlegen war, fand er die seit Göttingen die Blätter füllenden Diskussionen über die Grenzen zwischen Glauben und Wissen unschön. Er ist in Karlsruhe der Ansicht, daß es sich bei diesem Streit um Fragen handelt, die jeder im stillen mit sich selbst abmachen muß; man soll daraus keine öffentliche Streitfrage machen. Ein kluges Wort! Aber die Debatte geht weiter und erhält im nächsten Zeitabschnitt neuen Stoff durch die Lehre Darwins.

Ging es in diesen öffentlichen Aussprachen mehr um das Grundsätzliche, so beschäftigen sich aus der Praxis entstandene Schriften mehr mit der praktischen Auswirkung des religiösen Gedankens am Krankenbett. Die Einstellung hat sich entsprechend der veränderten Zeitlage gegenüber der Romantik etwas geändert. Man verlangt vom Arzt nicht mehr die Zugehörigkeit zu einer Kirche oder die Erfüllung bestimmter religiöser Vorschriften, sondern eine einfache Bejahung der religiös-sittlichen Forderung.

So schreibt *Joh. Jakob Sachs* (1803—1846), damals praktischer Arzt in Berlin, (1840) in der Medizin als Erfahrungswissenschaft könne nicht von christlichen, jüdischen oder heidnischen Ideen die Rede sein, sie brauche eine allgemein menschliche Religion. Aber religiös müsse der wahre Arzt sein. Für den Frankfurter hoch angesehenen Praktiker *Salomon Friedrich Stiebel* (1792—1868) ist (1840) ein Arzt ohne Glauben ein Arzt ohne Liebe. *Bernhard Liersch* warnt (1842) vor dem ungläubigen Arzt, weil er fürchtet, daß der auch über Leben und Sterben leichtsinnig weggeht, der nicht an ein Leben nach dem Tode glaubt.

Alle diese Auseinandersetzungen erregten zwar die Gemüter der Ärzte und Nichtärzte, aber sie störten nicht die äußere Ruhe und das Behagen des Lebens der gesicherten Bürger der Biedermeierzeit. Man hatte Zeit, oder man nahm sie sich. Der 21jährige *Bunsen* berichtet seinen Eltern von einer Reise mit der Postkutsche von Göttingen nach Magdeburg (1832): „Die Gegenstände fliegen bei dieser Art zu reisen so schnell an einem vorüber, daß man sich erst an den gehäuften Wechsel von Eindrücken gewöhnen muß, um sie mit gehöriger Aufmerksamkeit und ohne eine Art Betäubung ertragen zu können“ (nach *Georg Lockemann*). Sechs Jahre später reist *Johann Jakob Sachs* in der Eisenbahn von Nürnberg nach Fürth. Im

Gegensatz zu *Hufeland* ist er begeistert. Die einzige Gefahr der Geschwindigkeit sieht er in dem Ab- und Aufspringen während der Fahrt! Die schnelle Bewegung an der frischen Luft (es gab keine geschlossenen Abteile) bringt ein der Gesundheit zuträgliches Luftbad. Man wird einmal, statt Seebädern und Trinkkuren, Reisen mit dem Dampfwagen empfehlen, auf dem besondere Sitze für Kranke und Erholungsbedürftige eingerichtet werden sollten.

Stärker wurde die Ruhe des Biedermeiers im Zeitalter der Revolution und Reaktion durch die Politik aufgewühlt. Wir sprachen schon mehrfach davon. Sie zog manche Ärzte in ihren Bann. Viele begeisterten sich für die neuen Ideale, und nicht wenige kamen wegen ihrer Beteiligung an der revolutionären Bewegung um Brot und Stellung. Manche mußten ins Gefängnis wandern oder ihre Heimat verlassen, um der Verhaftung zu entgehen.

Aus allen Ländern Europas wären viele Namen zu nennen, wollte man vollständig sein. Wir sehen Ärzte auf den Barrikaden und in den zusammengescharten Massen der Volksversammlungen. 1851 stirbt der Pariser Arzt *I. B. A. V. Baudin* (1811—1851) im Kampf gegen die Truppen *Louis Napoleons* auf einer Barrikade im Faubourg St. Antoine. An den Berliner Barrikadenkämpfen des Jahres 1848 beteiligte sich, wenn auch nur kurz, der junge *Virchow* und als Student *Paul Boerner* (1829—1885), der spätere Herausgeber der Deutschen medizinischen Wochenschrift. In Österreich beteiligten sich viele Mediziner, Studenten, praktische Ärzte und Professoren als aktive Kämpfer an der Freiheitsbewegung des Jahres 1848, vergossen ihr Blut als revolutionäre „Legionäre" oder schlugen, wie anderswo, ihr Leben in die Schanze nicht nur für die allgemeinen politischen Ideale, sondern auch für die dringend notwendigen Reformen in der Medizin und im ärztlichen Standesleben, die weiter unten geschildert werden. Der Italiener *Agostino Bertani* (1812—1886), der als Chirurg in Mailand tätig war und 1842 die Gazetta medica als hochangesehene Ärztezeitschrift gründete, beteiligte sich als begeisterter Republikaner an den Aufständen von 1848 und mußte deshalb aus Mailand fliehen. Unter den 402 Abgeordneten der preußischen Nationalversammlung von 1848 saßen 13 Ärzte. Von ihnen war es der Königsberger praktische Arzt *Johann Jacoby* (1805—1877), der beim Empfang der Deputation dieser Versammlung im Schlosse zu Potsdam am 3. November 1848 als ihr Führer dem König *Friedrich Wilhelm IV.* die historisch gewordenen Worte zurief: „Das ist das Unglück der Könige, daß sie die Wahrheit nicht hören wollen." Auch die Frankfurter Nationalversammlung von 1848/49 sah manchen Arzt unter ihren Mitgliedern, so den wiederholt genannten *Carl Vogt*. Der letzte Präsident des Parlamentes, das schließlich vom Militär zum Auseinandergehen gezwungen wurde, war der praktische Arzt *Wilhelm Löwe-Calbe* (1809—1885). Er hat seinen Doppelnamen von der Stadt Calbe a. d. Saale, wo er praktizierte. Nach der Auflösung des Parlamentes 1849 wurde er wegen Hochverrats verfolgt und mußte Deutschland verlassen. Er hielt sich in der Schweiz, in London und New York auf und konnte erst nach der allgemeinen Amnestie im Jahre 1861 in die Heimat zurückkehren. Einem anderen tüchtigen Arzt, dem seine Teilnahme an der Burschenschaftlichen Bewegung und sein idealistischer Einsatz für die politische Freiheit in der Zeit *Metternichs* 15 lange Jahre Gefängnis eintrugen, wurde die Haft der Anlaß zu einer fruchtbaren literarischen Tätigkeit, *Gottfried Eisenmann* (1795—1867) aus Würzburg. Er gehört zu denen, die sich damals aus sehr dürftigem Handwerkervaterhaus emporgearbeitet haben. *Henle* kam als Burschenschaftler mit kurzer Haft davon. Daß es keine Freiheit des Wortes und der Presse gab, mußten manche Ärzte am eigenen Leibe erfahren. Das Mitglied des ärztlichen Zentralausschusses *Hermann Eberhard Friedrich Richter* (1808—1876), damals angesehener Polikliniker an der medizinisch-chirurgischen Akademie in Dresden, später der Gründer des deutschen Ärztevereinsbundes, wurde (1849) verhaftet und aus seinem Amt entlassen, weil man ihn des Hochverrates verdächtigte. Wie es mit den Militärärzten aussah, zeigt eine „lakonische" Äußerung (*Finkenrath*) in Virchows Zeitschrift „Medizinische Reform" vom Juni 1849: „Die Militärärzte Dr. Koop und Neumann sind wegen unehrerbietigen Betragens zu 8 Monaten in Pillau verurteilt", und ein Erlebnis des damaligen Eskadronchirurgus Dr. *Hermann Helmholtz.* Er war mit dem Offizierkorps des Regiments beim Manöver in der Nähe von Potsdam von der Frau des Hauses zu Tisch geladen worden. Als er der Einladung folgte, wurde er von dem vorgesetzten Offizier als taktlos getadelt, weil er an der Tafel erschien, ohne vorher seine Erlaubnis eingeholt zu haben

Viele von den Ärzten, die sich in der Politik betätigten, kämpften nicht nur im Interesse der Allgemeinheit und aus politischem Idealismus um demokratische Freiheit und Besserung der gesellschaftlichen Zustände. Es ging ihnen auch um die eigene Lage und um Abhilfe der üblen Zustände im ärztlichen Stande und der Nöte seiner Vertreter.

Das 18. Jahrhundert war die gute Zeit des praktischen Arztes gewesen — natürlich gab es Ausnahmen —, die Zeit seines hohen sozialen Ansehens, eines im allgemeinen guten Einkommens und einer befriedigenden Lebensführung. Wie wir sahen, war das auch jetzt noch in einem gewissen Umfang der Fall, aber im ganzen hatte sich die soziale Lage der Ärzte erheblich verschlechtert.

Man ist heute leicht zu der Annahme geneigt, es hätten in den damaligen glücklichen Zeiten nur Söhne aus wohlhabenden Bürgerhäusern studiert. Das ist nicht der Fall. Werkstudenten in unserem Sinne gab es in allen Ländern, und sie waren nicht die schlechtesten. *Skoda* war der Sohn eines Schlossers. Niemand dachte damals daran, daß aus dieser ärmlichen Familie nicht nur einer der bedeutendsten Ärzte des 19. Jahrhunderts, sondern auch der Begründer der Skodawerke, der weltbekannten Waffenfabrik, hervorgehen sollte. Es war ein Neffe *Skodas*, der Sohn seines ältesten Bruders, der diese begründete. Die ärmlichen Familienverhältnisse zwangen *Joseph Skoda* schon als Gymnasiast in Pilsen, sein Leben durch Stundengeben zu fristen. *Rokitansky* erteilte in jungen Jahren Unterricht als Hauslehrer; denn seine verwitwete Mutter war in ihrer bedrängten Lage nicht imstande, ihm die nötigen Mittel für das Studium zu schaffen. *Helmholz*, *Virchow* und mancher andere von den hervorragenden Förderern der Heilkunde ihrer Zeit wurden Zöglinge der militärärztlichen Pepinière in Berlin, weil es die billigste Möglichkeit war, Medizin zu studieren. Dafür mußten sie sich verpflichten, nach Ablegung der ärztlichen Prüfung eine bestimmte Reihe von Jahren im Heeresdienst tätig zu sein. *Morel* mußte sich als Pariser Student seinen Lebensunterhalt durch Unterrichten im Englischen und Deutschen verdienen. Auch nach der Niederlassung als Arzt hatte es mancher später berühmte Mann im Anfang schwer. *Ricord* war, da er keine Mittel besaß, um sich in Paris niederzulassen, zunächst zwei Jahre in kleinen französischen Landorten tätig. *Claude Bernard* war im Begriff, eine Landpraxis zu suchen, weil ihm seine Armut die Fortsetzung seiner wissenschaftlichen Arbeit in Paris unmöglich machte, da half ihm eine reiche Heirat aus der Verlegenheit.

Kriege und Revolutionen sind für niemand gute Zeiten, wenn man die Schieber und Kriegsgewinnler ausnimmt. Wo der allgemeine Wohlstand fehlt, kann es auch dem Arzt nicht gut gehen. Die aufkommende Industrie hatte in den Ländern, in denen sie die Wirtschaftsrichtung zu bestimmen begann, wie wir hörten, weite Kreise der Bevölkerung verelenden lassen. Die materielle Lage des praktischen Arztes stand in krassem Gegensatz zu dem großen Aufschwung, den die wissenschaftliche Medizin, zum nicht geringen Teil unter seiner Mitwirkung genommen hatte. Vor allem waren die jungen Ärzte schlimm dran. Das lag nicht etwa wie heute in erster Linie an einer Überfüllung mit Universitätsärzten im Verhältnis zur Einwohnerzahl, obwohl auch darüber geklagt wird, sondern vor allem daran, daß in den europäischen Staaten der Metternichschen Atmosphäre durch die staatliche Organisation weite Kreise der Bevölkerung auf die vom Staat fest angestellten Landdistriktsärzte angewiesen und oft nicht in der Lage waren, einen Arzt selbst zu bezahlen. Sie gingen zum niedrigen Heilpersonal mit niedrigeren Taxen oder blieben ohne Behandlung.

Der Brief des Kreisarztes aus Cloppenburg (S. 214) ist dafür ein beredtes Zeugnis. Die Not führte zu traurigen kollegialen Verhältnissen, zur Unterbietung, zur ängstlichen Wahrung der eigenen Einnahmequelle, zu unfairer Herabsetzung der Fachgenossen, zu Verdrängungsversuchen am Krankenbett und zu einer oft schamlosen Reklame. In dem freien Amerika machte die chaotische Entwicklung des ärztlichen Berufes, wie sie *Sigerist* genannt hat, alle Auswüchse möglich. Die von den gediegenen und gewissenhaften Ärzten ins Leben gerufenen freien ärztlichen Vereine waren in allen Ländern so gut wie ausschließlich wissenschaftlichen Zwecken gewidmet und ohne autoritären Einfluß auf die Ethik des einzelnen. Wenn Bindungen nach dieser Richtung von solchen Ärztekorporationen ausgingen, blieben sie in ihrer Wirkung beschränkt; denn der weitaus größte Teil der Ärzte gehörte nicht zu ihnen. In den bestehenden Medizinalverordnungen war keine durchgreifende Handhabe zur Verhütung der Mißstände gegeben. Man mußte zur Selbsthilfe greifen und fühlte die Notwendigkeit des Zusammenschlusses aller Ärzte zur Wahrung ihrer Interessen. Der Notschrei im Londoner Lancet vom 6. Januar 1849: „We really have no collective existence" zeigt zusammen mit der fast gleichzeitigen Äußerung des Berliner Arztes und Freundes von *Virchow*, *Rudolph Leubuscher*: „Wir haben uns noch gar nicht als Stand gefühlt", daß man dieses Bedürfnis in allen Ländern empfand. In Österreich, Deutschland, Frankreich, England und Amerika, überall finden wir die gleichen Klagen. Die deutschen Reformer berufen sich oft auf französische und englische Vorbilder. Insbesondere sollte eine Versammlung der französischen Ärzte, die 1845 in Paris stattgefunden hatte, das Vorbild für einen großen deutschen Ärztekongreß zur gemeinsamen Aussprache sein. Er ist nicht zustandegekommen. Dagegen gab es viele Lokalorganisationen mit endlosen Debatten.

Der Umstand, daß die traurige Situation weiter Bevölkerungsschichten in jener Zeit des Übergangs Deutschlands vom Agrar- zum Industriestaat auf die materielle Lage der Ärzte von großem Einfluß war, hatte zur Folge, daß in diesen Debatten um die „Medizinische Reform" politische und soziale Ideen die Leitgedanken bilden. *Virchow* charakterisiert die Situation, wenn er (1848/49) in der Medizinischen Reform schreibt: „Wer kann sich darüber wundern, daß die Demokratie nirgends mehr Anhänger fand als unter den Ärzten? Daß überall auf der äußersten Linken, zum Theil an der Spitze der Bewegung, Ärzte stehen? Die Medizin ist eine soziale Wissenschaft, und die Politik ist weiter nichts als die Medizin im Großen."

Es war nicht nur der egoistische Gedanke der Gemeinsamkeit der Interessen, der die Ärzte veranlaßte, sich der Armen und sozial schlecht Gestellten anzunehmen, sondern auch das ärztliche Bedürfnis zu helfen, wo Not war. *Virchow* prägte das viel beachtete Wort: „Der Arzt ist der natürliche Anwalt der Armen". Der revolutionäre Geist der Zeit bestimmte überall den Ton, zumal es galt, den Druck der Restauration und Reaktion abzuwerfen, der, wie auf den anderen Berufen, so auch auf den Ärzten lastete.

Sie litten unter der Zensur und der Bevormundung, die sich aus dem Absolutismus erhalten hatte. Der Ärztestand war viel enger an den Staat gebunden als vorher und nachher. Viele von seinen Mitgliedern standen als Beamte in unmittelbarer Abhängigkeit von ihm. Die Reaktion wachte mit Argusaugen nicht nur über ihre beamteten, sondern auch über ihre freien Untertanen. Ehe man den cand. med. zum Staatsexamen zuließ, wurde nach einem preußischen Erlaß vom 25. Oktober 1835 erst nachgeprüft, ob er auch nicht der Teilnahme an einer verbotenen Verbindung überführt oder verdächtig war. In Braunschweig mußten alle Ärzte, die sich niederließen, einen Revers unterschreiben. Darin versprachen sie nicht nur absolute Loyalität gegenüber dem Landesherrn, nicht nur selbst einen christlichen Lebenswandel zu führen, sondern auch ihre Patienten dazu anzuhalten. Die amtlichen Collegia medica hatten ein weitgehendes Aufsichtsrecht über die praktizierenden Ärzte. In Württemberg wurden die beamteten Ärzte 1839 verpflichtet, die Geburtshelfer fortwährend zu beaufsichtigen und über die glücklich oder unglücklich verlaufenden Geburten mit Angabe des behandelnden Arztes jährlich zu berichten. Wenn ein Geburtshelfer Pech hatte, konnte daraus für ihn der Zwang entstehen, sich einer neuen Prüfung zu unterziehen. In Bayern führte der zuständige Amtsarzt zusammen mit der Distriktpolizeibehörde förmliche Konduitenlisten über die Ärzte. In Württemberg bedrohte eine Verordnung von 1809 den Arzt mit Strafe, wenn er das Rezept undeutlich oder nicht ordnungsmäßig schrieb. In Preußen machte sich ein Arzt strafbar, wenn er, ohne den sämtlichen Apothekern seines Bezirks Mitteilung gemacht zu haben, ein Mittel verordnete, das nicht in der engeren Landespharmakopöe stand. Dabei gab es 10 verschiedene deutsche Pharmakopöen. Die enge Anschauung der Behörden von der Verpflichtung des Arztes, jedem Ruf um Hilfe zu folgen, beleuchtet der viel zitierte Fall des Berliner Arztes Dr. *Riedel* aus dem Jahre 1849. Er wurde spät in der Nacht von einem Arbeiter zu einem Besuch bei seiner Frau aufgefordert, lehnte aber ab zu kommen, weil er an rheumatischen Beschwerden litt. Wenige Minuten darauf erschien ein Schutzmann mit dem Arbeiter und verlangte vom Arzt die Ausführung des Besuchs. Der Arzt weigerte sich und legte bei der vorgesetzten Behörde des Schutzmanns Beschwerde ein. Die Beschwerde wurde abgewiesen. Der Schutzmann hätte seine Pflicht getan. Man kann verstehen, daß die Ärzte es als „Kurierzwang" empfanden, wenn die staatliche Behörde darüber entschied, ob ein Besuch unbedingt nötig war oder nicht.

Dazu kamen unhaltbare Zustände in den Verhältnissen der Medizinalpersonen. Wie *Kußmaul* in seinen Jugenderinnerungen berichtet, wiesen in Bayern die Kreismedizinalräte den Ärzten den Ort an, „wo sie die Praxis ausüben, nach Umständen versauern und verkommen mußten", bis man sich unter dem Druck des energischen *Pfeufer* zur Einführung der Freizügigkeit entschloß.

Die S. 71 geschilderte strengere Umschreibung der Kompetenz der verschiedenen Klassen der Heilkundigen hatte an der Zersplitterung nichts wesentliches geändert. In Württemberg gab es im Jahre 1848 noch 9 Abstufungsklassen und 20 Unterabteilungen von Wundärzten. So schlimm war es nicht überall. Aber durchweg unterschied man noch immer Vollärzte mit Berechtigung auch zur Chirurgie, Geburtshilfe und Behandlung der Augenkrankheiten, Ärzte nur für innere Medizin (medici puri), Chirurgen erster und zweiter Klasse, Chirurgen mit oder ohne Berechtigung zur Geburtshilfe, verschiedene Formen des niederen Heilpersonals bis zu den Barbieren und Badern. Jede Klasse dieser Medizinalpersonen hatte eine verschiedene Ausbildung, eine verschiedene soziale Stellung, verschiedene Kompetenz und Bewegungsfreiheit. Die Folge waren ständige Reibereien, Konkurrenz- und Rangstreitigkeiten. In Deutschland wirkte sich die Kleinstaaterei verhängnisvoll aus. Hier herrschten diese, dort jene Bestimmungen. Wer in diesem Ländchen als tüchtiger Arzt galt, konnte darum in jenem noch lange nicht praktizieren. Der Arzt und Chirurg *Moritz August Wessely* (1808—1850) in Nordhausen schildert drastisch, wie man die Bestimmungen durch Niederlassung in der Nähe der Landesgrenze und durch andere Tricks zu umgehen suchte.

Das Wegfallen dieser verschiedenen Klassen der Medizinalpersonen gehörte zu den dringensten Forderungen der Reformer. Es sollte nur noch eine Klasse von Ärzten geben, ihre Ausbildung ausschließlich auf der Universität erfolgen. Auch die Zahnärzte sollten Vollärzte sein. Damit war die Frage des medizinischen Unterrichts und des Prüfungswesens aufgerollt. Hier stoßen die Meinungen heftig aufeinander.

Im allgemeinen zielen die Vorschläge auf eine Vereinfachung und bessere Anpassung an die Bedürfnisse der fortgeschrittenen Wissenschaft und Praxis ab. In Wien verlangt *Feuchtersleben* (vgl. über ihn S. 228f.) im Jahre 1848, daß die Sonderausbildung der Chirurgen und der Zwang für die Professoren, nach bestimmten Lehrbüchern zu lesen, abgeschafft und neue Lehrstühle für vergleichende Anatomie, Psychiatrie, Kinderheilkunde und Geschichte der Medizin geschaffen werden (*J. Fischer*). Die Berliner Medizinstudierenden wollten nicht mehr wie bisher in der Logik, der Geschichte der Medizin und in den sog. naturhistorischen Fächern, die damals noch stark naturphilosophisch orientiert waren, geprüft werden. Darin zeigt sich die im neuen naturwissenschaftlichen Geist der Medizin gelegene Abneigung gegen die diskreditierte Naturphilosophie. Sie wollten auch alle Prüfungen beseitigt sehen, die der Fakultät vorbehalten waren. Wir lernten sie bei dem Examen *Robert Mayers* kennen. Damals mußte man in Preußen, um zur Abschlußprüfung vor der staatlichen Kommission zugelassen zu werden, das Doktorexamen in der medizinischen Fakultät bestanden haben. Der Doktortitel erschien den jungen Revolutionären als ein Adelsdiplom der Gelehrten, als ein abzuschaffender Rest aus einer Zeit zünftiger Ständegliederung, wo Erkenntnis und Wissen das Privileg einer Kaste bildeten. Bei der ärztlichen Approbation handelt es sich nicht um die Aufnahme in eine Kategorie von Gelehrten, sondern um die Erwerbung einer bürgerlichen Stellung. Darüber darf nicht die Fakultät, sondern nur der Staat entscheiden. Der sächsische Ärzteausschuß vertrat sogar die Ansicht, daß überhaupt jeder Arzt berechtigt sein sollte, als Lehrer der Heilkunst aufzutreten, und empfahl die medizinischen Privatschulen Englands als Vorbild. Die Berliner Ärzte und Wundärzte vertraten einen ähnlichen Standpunkt: Die Lehrfreiheit ist ein unveräußerliches Menschenrecht. Ihre Knechtung durch Fakultätsprivilegien ist unverträglich mit der Idee des freien Staates, die Frage der freien Bewerbung um das Lehramt eine Frage der Gleichheit aller vor dem Gesetz und eine Forderung der Sittlichkeit. Schlesische Ärzte verlangen für jeden auf der Universität promovierten Doktor das Recht, an der Universität zu lehren, wenn er dieses Rechtes nicht, wie der bürgerlichen Ehrenrechte, durch Gerichtsspruch verlustig gegangen ist, eine Reminiszenz an die Lehrberechtigung des Doktors an den mittelalterlichen Universitäten (vgl. Band I, S. 225). Manche wollten an den Universitäten jeden Zwang für die Studierenden abschaffen, den verpflichtenden Stundenplan, die Pflichtvorlesungen, die Testate. Die Trefflichkeit des Lehrers allein kann zwingen. Wie anders denken wir nach unseren Erfahrungen heute darüber!

Eine andere aus dem demokratischen Prinzip abgeleitete Forderung verträgt sich noch weniger mit unseren Vorstellungen vom Arzttum. Ärzte forderten aus diesem Prinzip, daß sich das ärztliche Standesleben in weitestem Umfang in der Öffentlichkeit abspielen und der Beurteilung von Laien unterliegen sollte. Die leitenden Ärzte der Krankenhäuser sollten regelmäßige Berichte anfertigen, um sie der Öffentlichkeit zugänglich zu machen, die klinischen Visiten und Sektionen so gelegt werden, daß jeder praktische Arzt daran teilnehmen konnte. Das Volk sollte bei den Entscheidungen über die Medizinalreform und bei den Wahlen der höchsten Behörden der medizinischen Selbstverwaltung, die ausschließlich in die Hände der Ärzte kommen soll, eine Stimme haben, weil seine Gesundheit dabei am meisten beteiligt ist. Dem Verein zur Förderung und Verbreitung des homöopathischen Heilverfahrens schlug der demokratische Gedanke die Brücke zu einer Eingabe an das preußische Ministerium mit dem Antrag, daß bei dem geplanten Reformkongreß neben den Ärzten nicht nur Homöopathen, sondern auch Laien zugezogen werden sollten.

Die revolutionäre Stimmung kam der Tendenz der Ärzte entgegen, sich von der teils lästigen, teils unwürdigen Abhängigkeit von den staatlichen Behörden zu befreien. Das Thema von der Stellung des Arztes zum Staat gewann immer deutlicher einen revolutionären Anstrich. Die Ärzte wollen ihre Angelegenheit selbst in die Hand nehmen. Bei der Niederlassung soll man nicht dem Staat, sondern der Ärzteorganisation den Eid leisten (vgl. Bd. I Schlagwort: Eid). Nicht die amtliche Behörde, sondern der von den Ärzten gewählte Ausschuß soll darüber entscheiden, wer etwas kann, und wer unfähig ist, wer gegen die Standespflichten verstößt und wer nicht.

Zu den meistumstrittenen Fragen gehörte die, ob der Arzt zu den Beamten oder den Gewerbetreibenden zu rechnen ist. Hier kamen die liberal-demokratischen Ideen mit den materiellen Interessen mancher Standesmitglieder in Konflikt. Viele Ärzte fühlten sich in der Stellung des staatlich oder durch die Gemeinden subventionierten Distriktsarztes sicher und durch die Beschränkung der Niederlassungsfreiheit vor Konkurrenz geschützt. Gegen diese beati possidentes kämpften vor allem die Jüngeren. Sie hielten es für unvereinbar mit den Grund- und Menschenrechten, daß man sich nicht niederlassen konnte, wo man wollte. Man empfand es als empfindliche Schmälerung dieser Freiheit, daß der Staat die unentgeltliche Armenbehandlung, die man an sich als guter Arzt im einzelnen Fall nicht ablehnte, ebenso verlangte wie die Abgabe von Gratiszeugnissen und andere gebührenfreie Betätigungen im staatlichen Dienst, und vor allem, daß er dem Arzt den „Kurierzwang“ auferlegte. Ebenso lehnte sich der individualistische Liberalismus gegen staatliche Taxen für die ärztlichen Bemühungen auf. Jeder Arzt soll berechtigt sein, das Honorar selbst zu bestimmen. Vor Überteuerung ist das Publikum durch die Konkurrenz geschützt. Für Streitfälle sollten von ärztlichen Ausschüssen gewisse Normalsätze bestimmt werden. Wir können uns heute schwer vorstellen, daß man damals glaubte, den Staat in einer für die Rechtspflege so wichtigen Angelegenheit ausschalten zu können. Aber es klingt noch mehr wie ein Stück märchenhafter Vergangenheit, daß man auf einem Königsberger Ärztetag mit Mißbehagen von einem „Gerücht Kenntnis nahm“, nach dem jüngere Kollegen einen Antrag einbringen wollten, demzufolge von jetzt ab Rechnungen für ärztliche Bemühungen geschickt werden müßten, statt, wie bisher, die Neujahrshonorierung nach dem freien Belieben des Patienten abzuwarten. So ging die revolutionäre Bewegung bis in alle Einzelheiten des ärztlichen Lebens.

Die einzige Möglichkeit zum Durchsetzen der berechtigten Wünsche der Bewegung wäre eine Zwangsorganisation der Ärzte gewesen. Dagegen wehrte sich wieder der Individualismus. *Remak* erklärte 1849 in der Generalversammlung der Berliner Ärzte und Wundärzte, der Zwang des Vereinswesens, und wenn es noch so demokratisch sei, wäre die ärgste Despotie, die man sich denken könne. Die persönliche Freiheit müsse ungestört bleiben. *Virchow* mußte die Behauptung widerlegen, daß der erzwungene Eintritt in eine Standesorganisation den Arzt zum Beamten mache. Anderen schien die Überwachung des ethischen Verhaltens der Ärzte durch eine Korporation deshalb überflüssig, weil es in der Demokratie überhaupt keine besondere ärztliche Standesehre gäbe.

Daß die zum Teil doch sehr radikalen und übertriebenen, ja unmöglichen Forderungen bei den Ärzten selbst keine allgemeine Zustimmung fanden, ist klar. Am radikalsten waren die Jungen. In Berlin erhoffte man eine Zeit lang von der Beteiligung der Studierenden eine Gewähr für eine freie und unabhängige Gestaltung der Vorschläge. Aber man kam bald wieder davon ab. Unter den Führern sah man in Berlin *Rudolf Virchow*, den Pathologen, *Rudolf Leubuscher*, den Irrenarzt, *Friedrich Graevell* (1819—1878), den vielseitigen und viel beschäftigten Praktiker, *Salomon Neumann*, den Arzt der Armen und Arbeiter, alles tüchtige Leute, aber noch keine 30 Jahre alt, Feuerköpfe, die manchmal über das Ziel hinausschossen. Jenseits der vierzig Jahre stand *Moritz Kalisch*, den man wegen seiner gemäßigten „ministeriellen“ Richtung angriff. Wie in Berlin, so sehen wir anderswo die ältere Generation weniger draufgängerisch, ihre Reformvorschläge weniger politisch gefärbt. Dahin gehören *Moritz August Wessely*, der hochangesehene, titelgeschmückte Chirurg, *Karl Schneemann* (geb. 1801), der kgl. Hofmedikus und Medizinalrat in Hannover, *Robert Volz* (1806—1882), der Physikus und Medizinalreferent in Karlsruhe, *Friedrich Jahn*, der ehemalige fürstliche Leibarzt und Landphysikus in Nürnberg, u. a. Neben dem Outrierten steckte manches Gute und Richtige in den Reformvorschlägen, an erster Stelle die Fürsorge für die Armen und Minderbemittelten. Für sie wird eine vollwertige ärztliche Behandlung und vor allem verlangt, daß auch der Geringste Anspruch auf den Arzt seines Vertrauens hat. Es ist der erste Kampf um das Prinzip der freien Arztwahl.

Man kann nicht sagen, daß den Reformern aus der Ideologie der Revolution wesentlich neue Gesichtspunkte zugekommen wären. Die Schäden des Medizinalwesens waren lange vor dem Jahre 1848 erkannt, ebenso die Möglichkeit ihrer Besserung, nicht nur in Deutschland, sondern, wie angedeutet, auch in anderen Ländern. Fast alles wird schon in älteren Reformschriften erörtert. Aber die Begründung ändert sich. Sie bekommt eine radikale, politische Schärfe, ein über den Rahmen des ärztlichen Milieus herausgehendes politisches Gepräge. Dadurch platzen die Geister heftiger aufeinander. Die Uneinigkeit der Ärzte tritt in den scharfen

Reflexen des politischen Lichtes deutlicher hervor, die ärztliche Bewegung wird den Behörden als revolutionär verdächtig. So wird erklärlich, daß die Regierung, die schon vorher zögerte, nun erst recht zögert, auf viele Wünsche einzugehen. Das Gesunde wurde mit dem Ungesunden in einen Topf geworfen. In der Revolutionszeit behielt die Antwort nun erst recht Geltung, die der preußische Minister *Eichhorn* den Ärzten der Rheinprovinz am 4. November 1847 gegeben hatte, daß es auf das Gewicht der Gründe, nicht auf die Zahl der Stimmen ankommen müsse. Der größte Teil der revolutionären Reformer waren Idealisten, auch wo sie reale Interessen vertraten. Und schließlich: Alles war doch nicht umsonst. In Oberschlesien wurde eine bessere ärztliche Versorgung der armen Bevölkerung durchgeführt, in Dessau ein neuer Verfassungsentwurf vom 29. Oktober 1848 zugestanden, nach dem von den Ärzten, Wundärzten und Apothekern des Landes eine Deputation gewählt werden sollte, um eine neue Medizinalordnung zu entwerfen. In Württemberg schaffte man am 24. November desselben Jahres die polizeiliche Aufsicht über die geburtshilflichen Verrichtungen ab. In Preußen wurde am 12. Juli die lästige Verpflichtung der Zivilärzte zu vierteljährigen Sanitätsberichten an die Behörden aufgehoben. Es änderte sich manches zum Guten in der Stellung der Militärärzte. Die deutsche Nationalversammlung beschloß eine einheitliche deutsche Pharmakopöe. Wenn nach der Wiedererstarkung der Reaktion nicht alles blieb, so war es doch einmal gewesen und wirkte in der Stille weiter.

Was aber das wichtigste ist, die Revolutionszeit hatte den Ärzten noch deutlicher als die vorausgegangenen Dezennien die Gemeinsamkeit ihrer Not und ihrer Interessen, den Fluch ihrer Uneinigkeit gezeigt. Sie hatten gesehen, daß es nicht damit getan ist, Wissenschaft und Kollegialität esoterisch zu pflegen, daß sie nicht Privatpersonen sind, sondern sich mit dem Staat und der Öffentlichkeit ständig auseinander setzen müssen, und daß dies wirksam nur durch den Zusammenschluß erfolgen kann. Nach der Enttäuschung des Zusammenbruchs der Revolution verlor man eine Zeitlang die Lust an der Beschäftigung mit diesen Fragen. Man schwieg, um der Gefahr der Bestrafung zu entgehen. Aber die Saat keimte in der Stille weiter, um im Laufe des Jahrhunderts bessere Früchte zu tragen.

Rückblick

Dem Rückblick auf den Zeitraum zwischen der Begründung der Zellenlehre und der Begründung der Zellularpathologie bietet sich das Bild einer revolutionären Wandlung der Grundlagen der Heilkunde und des ärztlichen Denkens. Sie entspricht den politischen Stürmen ihrer Epoche und vollzieht sich in Deutschland unter dem Einfluß des revolutionären Zeitgeistes mit einer Heftigkeit und Schärfe des Wortes, die in dieser Form in der Geschichte der Medizin einmalig ist. Schlüsse, die man seit Jahrtausenden aus der Erfahrung abgeleitet und für absolut sicher gehalten hatte, erwiesen sich als Irrtum. Alte Ideale stürzen zusammen. Ehrwürdige traditionelle Überzeugungen werden erbarmungslos zertrampelt. Am Seziertisch, im Laboratorium, beim Tierexperiment, in der Klinik lernt man eine Unmenge von neuen Tatsachen kennen, die den alten Lehren widersprechen und wirklich absolut gesichert erscheinen. Viele von den neuen Ergebnissen der Forschung jener Tage werden heute anerkannt. Wo sie überholt sind, konnte man an sie anknüpfen und sie fruchtbar weiter entwickeln. „Tatsachenforschung" ist das Schlagwort bei *Pettenkofer* und anderen Großen der Zeit.

Am Ende unseres Zeitabschnittes beherrscht die Naturwissenschaft die theoretische und praktische Medizin. Im Kampf mit der Philosophie, die in der

Aufklärung und der Romantik geführt hatte, ist sie die Siegerin geblieben. Doch streckte die Philosophie keineswegs bedingungslos die Waffen. Nach der Überwindung der spekulativen Naturphilosophie blieb der Einfluß *Immanuel Kants*, des unübertrefflichen Erziehers zum logischen Denken und zur Erkenntnis der Grenzen der Naturforschung. Unter den großen Förderern der Medizin und ihrer neuen Grundlagen war mancher philosophische Kopf. Der Studiengang setzte, wie wir hörten, in manchen Prüfungsordnungen eine philosophische Schulung voraus. *Rokitansky* beschäftigte sich viel mit philosophischen Fragen (*Schönbauer*). *Lotze*, der von der Medizin schließlich ganz zur Philosophie überging, und *Virchow* waren, wenn sie miteinander um biologische und pathologische Probleme stritten, manchmal mehr Philosophen als Naturforscher. *Henle* sieht es als einen Vorzug seiner „rationellen Pathologie" an, daß sie von der reinen Empirie befreit, zur „rationellen" Einsicht in den Kausalzusammenhang von Krankheitsursache und Krankheitswesen gelangen will und daß sie der Hypothese eine wichtige Rolle zuerteilt. Die dilettantischen Populärmaterialisten fühlten sich ebenfalls ihrer Philosophie sicher. Grundfragen des ärztlichen Denkens, philosophische und erkenntnistheoretische Probleme werden in manchen weiter ausholenden Einleitungen zu medizinischen Aufsätzen in den Bänden von Virchows Archiv erörtert. Gegenüber dem Mathematiker *Radicke*, der die strengen Gesetze der mathematischen Wahrscheinlichkeitsrechnung für die Feststellung pharmakodynamischer Gesetze gefordert hatte, hatten *K. Vierordt* und *F. W. Beneke* eine „Logik der Tatsachen" aufgestellt. In rechter Weise angewendet, sollte sie „einen kleineren oder selbst sehr großen Grad von Beweiskraft" für den Mann vom Fach besitzen. Dem tritt in Virchows Archivs (1854) der bedeutende Philosoph *Friedrich Überweg* (1826—1871), damals Privatdozent in Bonn, entgegen. Diese sogenannte Logik der Tatsachen besitzt nach ihm höchstens den Wert des Taktes, also dessen, was wir unter Intuition verstehen. Der „Takt" ist mit seiner nicht selten richtigen Erfassung der Einzeltatsache nur eine Vorstufe der wahren Methode zur Begründung allgemein gültiger Resultate. Diese besteht in der strengen Befolgung der mathematisch-logischen Normen.

Man erkennt an diesen Beispielen, wie aufgeschlossen jene Generation der Forscher bei allem Streben nach naturwissenschaftlicher Exaktheit, bei allem Mechanismus und Spezialismus den Geisteswissenschaften war. Das kommt auch in dem Interesse für geschichtliche Zusammenhänge zum Ausdruck, zu dem die an vielen Universitäten pflichtmäßig gelehrte Medizingeschichte erzog. *Virchow* wurde durch seine revolutionäre Einstellung gegenüber der Medizin der Vergangenheit in keiner Weise gehindert, immer wieder auf historische Zusammenhänge hinzuweisen und ihre Kenntnis durch selbständige Forschung zu bereichern.

Die Fortschrittsgläubigkeit, die das 19. Jahrhundert charakterisiert, fand eine Stütze in den nicht zu bestreitenden, zukunftsweisenden, neuen Entdeckungen der naturwissenschaftlichen Medizin und in den praktischen Erfolgen ihrer diagnostischen und therapeutischen Methoden. So ist auch, was wir schon S. 89 andeuteten, zu erklären, daß in den Werken dieser Medizin vom Pessimismus *Schopenhauers* kaum eine Spur zu finden ist. Wenn er lehrte, daß es nur scheinbare Erfüllungen des durch den blinden Willen rastlos Getriebenseins gibt, welches, seinerseits ein Gefühl des Mangels, einem dauernden Unbefriedigtsein entspricht, daß alles nur in stets sich erneuernde Enttäuschungen und Leiden ausläuft, so gewinnt unseres Wissens dieser Pessimismus selbst bei den Ärzten keinen Anklang, die von der neuen naturwissenschaftlichen Richtung nicht viel Gutes erwarten. Optimismus gehört nun einmal untrennbar zum forschenden Arzt.

Die Gegner der neuen naturwissenschaftlichen Richtung, von denen wir früher schon gesprochen haben, setzten ihre ganze optimistische Hoffnung auf das überlieferte Arzttum. Wo wir hinsehen, kommt der Hauptwiderstand von praktischen Ärzten, die das Arzttum schlechthin bedroht glauben. Dazu gesellt sich in Deutschland eine von der Revolution genährte feindselige Stimmung gegen die Sonderstellung der akademischen Lehrer. Sie nimmt manchmal groteske Formen an. Nach *Graevell* (1849) ist die Ausbildung der Heilkunst „hauptsächlich aus dem Grunde über Gebühr zurückgeblieben, weil die Ärzte, statt dem souveränen Elemente der praktischen Wirksamkeit Geltung zu verschaffen, bisher der großenteils eitelen, einseitigen und unfruchtbaren Gelehrtenwelt die Schleppe getragen haben". Der Praktiker *Guido Wucherer* wendet sich (1854) gegen den akademischen Spezialismus, erklärt alle pathologische und physiologische Forschung für überflüssig und charakterisiert sich selbst am besten, wenn er Vierordts Sphygmograph mit dem Vers ironisiert: „und für des Fingers praktisches Ungeschick substituiert er einen Pulszeichner mit theoretischem Glück". 1837 bezeichnet *Burkard Eble* (1799—1839), ein österreichischer Militärarzt, der sich durch die Fortsetzung von *Sprengels* Geschichte der Medizin bekannt gemacht hat, die Theoretiker der Medizin bissig als „medizinische Hemmungsmißbildungen".

Solche Entgleisungen sind vereinzelt, aber auch ruhig denkende praktische Ärzte und Kliniker fühlen die Gefahr und halten sich für verpflichtet, die Präponderanz des Ärztlichen und der Therapie vor der Wissenschaft und den Gedanken des psychischen Anteils der Krankheit zu betonen, wie der bedeutende Wiener *Ernst v. Feuchtersleben* (1806—1849), *Karl Friedrich Heinrich Marx* (1796—1877), Arzt und vielseitiger akademischer Lehrer in Göttingen, der Breslauer Kliniker *Johann Wendt* (1777—1845), der ursprünglich Philosophie studiert hatte, sich dann der Medizin zuwandte und nach seiner Promotion längere Zeit in Rom als Arzt tätig gewesen war, der in Rußland tätige *August Dreyer*, der (1853) den Wert des Tierexperimentes für die Klärung ärztlicher Probleme einschränkt, wenn er sagt: „Noch starb kein zum Experiment bestimmtes Thier aus Furcht, noch verlor kein Thier seinen bisher thierischen Verstand aus Freude oder Schmerz, noch erhielt keine Hoffnung ein gequältes Thier", und nicht zuletzt (1847) der berühmte, wie *Schönlein* allen neuen naturwissenschaftlichen Grundlagen und Methoden weit aufgeschlossene Bonner Kliniker und akademische Lehrer *Christian Friedrich Nasse* (1778—1851).

Sie alle fanden sich in Übereinstimmung mit den besten der akademischen Forscher. Konnte man die Situation besser zeichnen als *Virchow*, wenn er (1847) sagte: In diesem Kampf wird „nicht die Medizin der Schreib- und Leichentische, nicht die Medizin der Reagentien und Stethoskope den Ausschlag geben, sondern der Physiolog und der praktische Arzt werden das Gewicht ihrer Erfahrung in die Wagschale werfen und sie zum sinken bringen". *Rokitansky* preist (1856) die Tatsache, daß die Medizin nach Tendenz und Methode in die Reihe der Naturwissenschaften eingetreten ist, aber er weiß auch, daß kein Beruf den ganzen Menschen so in Anspruch nimmt, wie der ärztliche. „Bei keinem tritt neben der wissenschaftlichen Leistung das Gemüth in seiner Unmittelbarkeit so nahe heran an den Menschen, als beim ärztlichen. Denn keiner hat, wie er ausschließlich das Leiden und zwar das mannigfaltigste und empfindlichste Leiden zum Gegenstande." Dadurch, daß dieses Leiden dem Arzt zunächst Gegenstand wissenschaftlicher Untersuchung ist, stumpft er ihm gegenüber keineswegs ab. Das beweist die Tatsache, daß „es kein philanthropisches Bestreben gibt, an dem nicht Ärzte beteiligt sind."

Man kann die medizinische Literatur jener Zeit durchsehen, wo man will, mag sie von naturwissenschaftlich orientierten oder nur an die ärztliche Erfahrung denkenden Ärzten geschrieben sein, nirgendwo wird man einen Beweis für ein sinkendes ärztliches Ethos finden. Wo man Verstöße dagegen befürchtet oder beobachtet, wird dagegen gekämpft, so von *Thomas Wakley* (1795—1862) in der

(1823) von ihm gegründeten Lancet. Manche Schrift beschäftigt sich von hoher Warte bis in alle Einzelheiten mit diesem Gegenstand. *Hippokrates* wird oft zitiert. Dafür, daß auch unsere moderne Problematik hereinspielt, sei nur ein Beispiel angeführt. *Virchow* erklärt es (1849) in demselben Jahr, in dem *Buchheim* in Dorpat das erste Spezialinstitut für experimentelle Pharmakologie einrichtet, für einen argen „Frevel gegen Logik und Moral", wenn man dem Kranken alle möglichen Medikamente gibt, bis man schließlich das richtige gefunden zu haben glaubt. Dieses Verfahren bezeichnete man damals als „therapeutisches Experiment". Es kann nach *Virchow* nur bei kranken oder künstlich krank gemachten Tieren oder bei kranken Menschen vorgenommen werden, bei denen jedes bekannte Mittel erschöpft ist.

Entsprechend der im allgemeinen hohen Auffassung vom ärztlichen Beruf war es, ähnlich wie im 18. Jahrhundert, um das Ansehen des Arztes als Berater und Betreuer der Menschen nicht schlecht bestellt. Der junge *Virchow* neigte zu Übertreibungen. Wenn er (1849) sagt: „Die Unsicherheit der Arzneimittel und der Unglaube an die ärztliche Geschicklichkeit sind so gangbare Phrasen, daß kaum ein Roman geschrieben zu werden scheint, in dem nicht ein Arzt eine klägliche Rolle spielt", so wüßten wir nicht, wo man dafür in der guten, schöngeistigen Literatur der Zeit einen Beweis fände. Wenn vom Ärztlichen die Rede ist, schildert sie das traditionelle Ideal des guten Arztes. Erst im kommenden Naturalismus sollte sich das Bild ändern. Dabei war das Interesse des Publikums an der Medizin und ihren Vertretern groß. Von der Ärzteschaft wurde es eher gefördert als gehemmt. Es geht uns heute schwer ein, daß an Naturforscher- und Ärzteversammlungen Handwerker und Bürger offiziell teilnahmen. Wertvolle populäre Schriften, von hohem ärztlichen Ethos getragen, brachten weiten Kreisen Verständnis für das Wesen und die Aufgabe des Arzttums. Schon das beginnende 19. Jahrhundert hatte jährlich erscheinende „Almanache für Ärzte und Nichtärzte" gekannt. Ähnlich wie *Hufelands* früher erwähnte Schrift über die Kunst, das Leben zu verlängern, wurden *Feuchterslebens*, des allbeliebten Wiener Arztes und Dichters, Ratschläge „Zur Diätetik der Seele" immer wieder aufgelegt und geradezu weltberühmt. Es erschienen populäre Aufsätze zur Aufklärung über die Natur der Geisteskrankheiten und das Irrenwesen, über Hygiene und für die Öffentlichkeit wichtige Fragen der gerichtlichen Medizin und vieles andere, eine Literatur, um die sich in Deutschland *Karl Friedrich Heinrich Marx* mit seiner großen Belesenheit und seinem Verständnis für das Denken und die Bedürfnisse der menschlichen Seele Verdienste erwarb.

Ein für die Zeit charakteristisches populäres Werk dieser Art ist das Buch, welches 1847 *Joh. Friedrich Dieffenbach* zugunsten der Armen schrieb: „Der Aether gegen den Schmerz." Bei aller Bejahung des Segens der Narkose ist es noch von der Luft der Romantik durchweht, wenn er (S. 5) sagt: „Er (der Operateur), steht allein in trauriger Isolierung da. Der Betäubte weiß bei der Operation nichts von seinem Arzte, und der Arzt nichts von seinem Kranken. Das Band der wechselseitigen Mittheilung ist zerrissen, der ihn selbst hebende, milde Zuspruch wird nicht vernommen; die Frage nicht beantwortet. Laut- und empfindungslos liegt der freiwillig aus dem Kreise der Lebenden, Empfindenden, Denkenden Herausgetretene mit geschlossenen Augen wie ein sanft Schlummernder da, und in beängstigender Einsamkeit vollendet der Arzt sein Werk."

Alle Bemühungen der Ärzte und alle sichtbaren Fortschritte schlossen, was den, der die Menschen kennt, nicht wundert, keineswegs aus, daß unvermeidliche therapeutische Mißerfolge der wissenschaftlichen Medizin Kranke nach wie vor Laienbehandlern in die Arme trieben. 1848 erfand der Mechaniker *Carl Baunscheidt* (1809—1874), ein geborener Westfale, den „Lebenswecker", ein Bündel feiner

Stahlnadeln, die mit einer Federvorrichtung in die Haut geschnellt wurden. Sie hinterlassen feine Öffnungen, in die ein reizendes Öl eingerieben wurde. Ein Hautreizmittel, mit dem in Analogie mit der Akupunktur (vgl. Bd. I, S. 49), der Moxibustion und ähnlichen Verfahren, durch eine Art von unspezifischer Reiztherapie in geeigneten Fällen Erfolge erzielt wurden. Sie haben dem Verfahren bis auf den heutigen Tag nicht wenige Anhänger erhalten.

Wir haben eine große Zeit in der Geschichte der Medizin kennengelernt. In allen Kulturländern geht es steil bergauf. Je steiler der Weg, desto mühsamer und anstrengender der Aufstieg. Manchmal muß man stehen bleiben, Atem holen und neue Energie sammeln. Das Gleichnis paßt auf die geschilderte Entwicklung der Heilkunde. Schon vor Jahr und Tag (1909) hat der Biologe *Em. Rádl* zu einer Zeit, als das Schlagwort Demokratie noch nicht wie heute in aller Munde war, für die Biologie des 19. Jahrhunderts darauf aufmerksam gemacht, daß die in dieser Biologie zutage tretende „Hochschätzung der Kleinarbeit, der Glaube an den stetigen Fortschritt und die physische Vervollkommnung der Naturgeschöpfe, die Abneigung vor dem Individualismus und der metaphysischen Philosophie, das Bestreben, die Biologie zu einer praktischen Wissenschaft umzugestalten und ihre Errungenschaften zu popularisieren, sehr gut mit den demokratischen Idealen übereinstimmten.“ Man kann das mit einer gewissen Beschränkung auch von der Medizin im ganzen sagen. Es ist kein Zweifel, daß der demokratische Gedanke auch *Virchows* wissenschaftliches Lehrgebäude beeinflußt hat. Er spricht gerne in Bildern, die dem Kreise der Politik entnommen sind.

Man könnte seinen Vergleich der Zellorganisation mit einem demokratischen Staat, in dem jedes Individuum mit seiner Arbeit der Gesamtheit dient (vgl. S. 115), auf den ganzen geschilderten Zeitabschnitt in der Entwicklung der Medizin ausdehnen. In allen Kulturländern sind zahllose Forscher mit Kleinarbeit im Verbande des Ganzen beschäftigt. Der einzelne Gelehrte hat selbstverständlich oft eine besondere Bedeutung durch eine überragende Leistung, aber er spielt nicht mehr die Rolle des einzigen Förderers wie in den vergangenen Jahrhunderten. Mit dem Wort „Genie“ muß man als Historiker vorsichtig sein. In einer Zeit, in der ein Blick in das Mikroskop, ein chemischer Versuch, ein Experiment am Tier Neues sozusagen bringen m u ß t e, war es für einen gescheiten Kopf auch ohne „geniale Intuition“ nicht schwer, bisher unbekannte, für die Weiterentwicklung wertvolle Tatsachen zu entdecken. Hinter den bekannt und berühmt gewordenen Männern stand das Heer der Ungenannten, allen voran der tüchtige praktische Arzt. Es war nicht nur eine große Zeit des Forschens und Lehrens, sondern auch eine große Zeit des praktischen Arztes.

Literaturverzeichnis [1])

Allgemeine Darstellungen zum Geist der Zeit. Allgemeine Medizingeschichte. Hilfsbücher

Adler, Heinrich und *Adolf Kronfeldt:* Medicinische Chronik des XIX. Jahrhunderts. [2] Wien 1901.

Artelt, Walter: Einführung in die Medizinhistorik. Ihr Wesen, ihre Arbeitsweise und ihre Hilfsmittel. Stuttgart 1949.

Baas, Hermann: Die geschichtliche Entwicklung des ärztlichen Standes. Berlin 1896.

du Bois-Reymond, Emil: Reden. [2]. Her. von Estelle du Bois-Reymond. Zwei Bände. Leipzig 1912.

Diepgen, Paul: Einführung in das Studium der Medizin. (Die Heilkunde und der ärztliche Beruf. 4. Aufl.) München, Berlin 1951.

Diepgen, Paul und *Edith Heischkel:* Die Medizin an der Berliner Charité bis zur Gründung der Universität. Berlin 1935.

Dreyfus, Camille: Montesquieu et la médecine. Schweiz. med. Wschr. Jg. 72 (1942), S. 479—499.

Dunant, Henry: Souvenir de Solferino. Genf 1862. Deutsche Übersetzung 1895.

Fueter, Eduard: Geschichte der exakten Wissenschaften in der schweizerischen Aufklärung. (1680—1780). (= Veröffentlichungen der Schweizerischen Gesellschaft f. Geschichte d. Medizin u. d. Naturwissenschaften XII) Aarau u. Leipzig 1941.

Fåhraeus, Robin: Läkekonstens Historia. Drei Bände. Stockholm 1944—1950.

Harnack, Adolf: Geschichte der Königlich Preußischen Akademie der Wissenschaften zu Berlin. Bd. I, 1. Berlin 1900.

Hellpach, Willy: Das Denken in der Medizin. Stuttgart 1948.

Hübotter, Franz: Die chinesische Medizin zu Beginn des XX. Jahrhunderts und ihr historischer Entwicklungsgang. Leipzig 1929.

Kisskalt, Karl: Theorie und Praxis der Medizinischen Forschung. [2] München-Berlin 1944.

Mettler, Cecilia C.: History of Medicine. Philadelphia. Toronto 1947.

Packard, F. R.: History of Medicine in the United States. New York.[2] Zwei Bände 1931.

Pagel, Julius Leopold: Einführung in die Geschichte der Medicin. 25 akad. Vorlesungen. Berlin 1898.

Poritzky, J. E.: Lamettrie. Sein Leben und seine Werke. Berlin 1900.

Richter, Wilh. Mich.: Geschichte der Medizin in Rußland. Erster Teil. Moskau 1813.

Schmid, Hermann Alfred: Die Entzauberung der Welt in der Schweizer Landeskunde. Ein Beitrag zur Geschichte der Aufklärung in der Schweiz. Basel 1942. (= Basler Beiträge zur Geschichtswissenschaft Bd. 7).

Schnabel, Franz: Deutsche Geschichte im neunzehnten Jahrhundert. 3 Bde. Zweite Aufl. Freiburg 1948—1950.

Schnürer, Gustav: Katholische Kirche und Kultur im 18. Jahrhundert. Paderborn 1941.

Schönbauer, Leopold: Das Medizinische Wien. Zweite umgearbeitete und verm. Aufl. Berlin u. Wien 1947.

[1]) Vgl. zu den Gesichtspunkten der Auswahl Bd. I, S. 331 Anm. 1. Die im Literaturverzeichnis des ersten Bandes aufgezählten Bücher und Schriften werden, soweit sie sich auf den Inhalt des zweiten Bandes beziehen, nicht wiederholt.

Sprengel, Kurt: Versuch einer pragmatischen Geschichte der Arzneykunde. Fortsetzung von Burkard Eble. 8 Bde. Halle 1821—1828. Wien 1837—1840.

Veith, Otto: Die Flucht vor der Freiheit. Frankfurt a. Main 1947.

Eine Zusammenstellung der neuesten Gesamtdarstellungen der Geschichte der Medizin in Deutschland und im Ausland bringt:

Sigerist, H. E.: A History of Medicine. Vol. I: Primitive and Archaic Medicine. New York 1951, S. 500—501.

Wertvolle Korrekturen und Hinweise auf die chinesiche und japanische Medizin verdanke ich der Freundlichkeit des Bonner Sinologen und Japanologen *Otto Karow*.

Naturwissenschaft und Technik

Bischoff, Theodor von: Über den Einfluß des Freiherrn Justus von Liebig auf die Entwicklung der Physiologie. München 1874.

Bugge, Günther (Her.): Das Buch der großen Chemiker. Zwei Bände. Berlin 1929/1930.

Crommelin, C. A.: Die holländische Physik im 18. Jahrhundert mit besonderer Berücksichtigung der Entwicklung der Feinmechanik. Sudhoff's Archiv Bd. 28 (1936), S. 129—142.

Darmstädter, L.: Handbuch zur Geschichte der Naturwissenschaften und Technik. [2] Berlin 1908.

Diepgen, Paul: Robert Mayer und die Medizin seiner Zeit. In: Robert Mayer und das Energieprinzip. Berlin 1942, S. 51—96.

Fraunhofer, Josef: Bestimmung des Brechungs- und Farbenzerstreuungs-Vermögens verschiedener Glasarten in bezug auf die Vervollkommnung achromatischer Fernrohre. Denkschriften der Kgl. Akademie der Wissenschaften zu München für die Jahre 1814 und 1815 Bd. V. (Ostwalds Klassiker der exakten Wissenschaften Bd. 150).

Graham, Th.: Abhandlungen über Dialyse (Kolloide). (Ostwalds Klassiker der exakten Wissenschaften Bd. 179.) Leipzig 1911.

Gren, Friedr. Alb. Carl: Systematisches Handbuch der gesammten Chemie. 4 Theile. [2] Halle 1794—1796.

Haggis, A. W.: Fundamental errors in the early History of Cinchona. Bull. Hist. Med. Bd. 10 (1942), S. 417—459, 568—587.

Heinisch, Ottokar: Zur Geschichte der Zuckerrübenzüchtung. Forsch. u. Fortschritt Jg. 25 (1949), S. 181—183.

Helmholtz, Hermann von: Gesammelte wissenschaftliche Abhandlungen. 3 Bde. Leipzig 1882, 1883, 1895.

Hoff, Hebbel E.: Galvani and the Pre-galvanian Electrophysiologists. Annals of Science Bd. I, Nr. 2 (1936), S. 157—172.

Kistner, A.: Geschichte der Physik. Zwei Bände. Leipzig 1906.

Lockemann, Georg: Geschichte der Chemie I. Vom Altertum bis zur Entdeckung des Sauerstoffs (= Sammlung Göschen Bd. 264). Berlin 1950.

Mitscherlich, E.: Lehrbuch der Chemie. Erster Band. Erste Abtheilung. Zweite Lieferung. Vierte Auflage. Berlin 1844.

Sarton, George: Introduction to the History of Science. Drei Bände. Washington-Baltimore 1927—1948.

Schimank, Hans: Johann Wilhelm Ritter, der Begründer der wissenschaftlichen Elektrochemie (= Dt. Museum. Abhandlungen und Berichte Jg. 5, H. 6). München 1933.

Stenger, Erich: Die Photographie in Kultur und Technik. Ihre Geschichte während hundert Jahren. Leipzig 1938.

Urdang, George: Berzelius and Pharmacy. Journ. of the Am. Pharmac. Association. Scientific Edition Bd. 37 (1948) Nr. XII, S. 481—485.

Walden, Paul: Drei Jahrtausende Chemie. Berlin 1943.

Philosophie und Psychologie

Ackerknecht, Erwin, H.: Elisha Bartlett and the Philosophy of the Paris clinical School. Bull. of the Hist. of Med. Bd. 24 (1950), S. 43—60.

Büchner, Ludwig: Kraft und Stoff. Volksausgabe. Leipzig 1894.

Cabanis, George: Révolutions et Réforme de la Médecine u. a. Aufsätze in Oeuvres complètes de Cabanis. Tome premier. Paris 1823.

Eisler, Rudolf: Wörterbuch der philosophischen Begriffe. Drei Bände. [4] Berlin 1927—1930.

Gottlieb, B. J.: Zur Geschichte der Tiefenpsychologie bis zum Beginn des XVIII. Jahrhunderts. Hippokrates Jg. 15 (1944), S. 261—265.

Hall, Stanley: Die Begründer der modernen Psychologie (Lotze, Fechner, Helmholtz, Wundt). Übersetzt und mit Anmerkungen versehen von Raymund Schmidt. Vorwort von Max Brohn (= Wissen und Forschen Bd. VII). Leipzig 1914.

d'Irsay, Stephen: Der philosophische Hintergrund der Nervenphysiologie im 17. u. 18. Jahrhundert. Sudhoff's Archiv Bd. 20 (1928), S. 181—197.

Müller, Martin: Über die philosophischen Anschauungen des Naturforschers Johannes Müller. Sudhoff's Archiv Bd. 18 (1926), S. 130—150, 211—234, 328—350.

Romantik

Bluth, Karl Theodor: Medizingeschichtliches bei Novalis. Abhandlungen zur Geschichte der Medizin und der Naturwissenschaften H. 2. Berlin 1934.

Burdach, Karl Friedr.: Encyclopädie der Heilwissenschaft. Zweyter Band. Die Naturwissenschaft des Menschen. Zwei Abtheilungen. Leipzig 1811.

Diepgen, Paul: Deutsche Medizin vor 100 Jahren. Freiburg i. Br. u. Leipzig 1923.

Diepgen, Paul: Virchow und die Romantik. Dtsch. med. Wschr. Jg. 58 (1932), S. 1256—1258

Diepgen, Paul: Alte und neue Romantik in der Medizin. Klin. Wschr. Jg. 11 (1932), S. 28—34.

Diepgen, Paul: Novalis und die romantische Medizin. Klin. Wschr. Jg. 13 (1934), S. 1402 bis 1405.

Diepgen, Paul: Besprechung von Leibbrand, Romantische Medizin. Dtsch. Lit. Ztg. 59 (1938), Sp. 319—324.

Diepgen, Paul: Romantische Einflüsse auf die deutsche Frauenheilkunde. Zentralblatt für Gynäkologie 65 (1941), S. 520—526.

Diepgen, Paul: Vorromantische Medizin. Aschoff-Vorlesungen der Freiburger Medizinischen Gesellschaft. Reihe I, S. 107—141. Freiburg i. Brsg. 1941.

Diepgen, Paul: Besprechung von: „Romantik", ein Zyklus Tübinger Vorlesungen. Herausg. von Theodor Steinbüchel. Tübingen und Stuttgart 1948. Hippokrates Jg. 20 (1949), S. 59.

Gemassmer, Josef: Die Pathologie von Karl Wilhelm Stark. Med. In. Diss. Berlin 1939.

Hirschfeld, Ernst: Romantische Medizin. Zu einer zukünftigen Geschichte der naturphilosophischen Ära. Kyklos 3 (1930), S. 1—89.

Jahn, Ferdinand: Ahnungen einer allgemeinen Naturgeschichte der Krankheiten. Mit Vorwort von C. F. Heusinger. Eisenach 1828.

Kalweit, Heinz: Andreas Röschlaub und seine Bedeutung für die romantische Medizin. Med. In. Diss. Berlin 1943.

Leibbrand, Werner: Romantische Medizin. Hamburg u. Leipzig 1937.

Rosen, George: Romantic Medicine: A Problem in Historical Periodization. Bull. Hist. Med. Bd. 25 (1951), S. 149—158.

Sennewald, Lothar: Die Würdigung des Paracelsus zur Zeit der Romantik. Privatdruck. Berlin 1943.

Allgemeine Biologie

Aschoff, L., E. Küster und *W. J. Schmidt:* Hundert Jahre Zellforschung. Berlin 1938.

Berg, Alexander: Die Lehre von der Faser als Baustein des Organismus. Ein Beitrag zur Vorgeschichte der Zellenlehre. Klin. Wschr. Jg. 18 (1939), S. 1424—1428.

Buess, Heinrich: Hermann Fol zum 100. Geburtstag. Schweiz. med. Wschr. Jg. 75 (1945), S. 572.

Diepgen, Paul: Vitalismus und Medizin im Wandel der Zeiten. Klin. Wschr. Jg. 10 (1931), S. 1433—1438.

Dutrochet, H.: Mémoires pour servir à l'Histoire anatomique des Végétaux et des Animaux. Paris 1837. Bd. 1—2 nebst Atlas.

Dutrochet, H.: Recherches anatomiques et physiologiques sur la Structure intime des Animaux et des Végétaux, et sur leur Mortalité. Paris 1824.

Gottlieb, B. J.: Der epigenetische Gedanke in der Geschichte der organischen Formbildung. Klin. Wschr. Jg. 21 (1942), Nr. 51, S. 1127—1130.

Gottlieb, B. J.: Das Problem des Lebendigen im ärztlichen Weltbild: G. E. Stahl, Hahnemann und Virchow. Leipzig 1943.

Gruithuisen, Franz von: Beiträge zur Physiognosie und Heautognosie für Freunde und Naturforscher. München 1812.

Haustein, Joh.: Christian Gottfried Ehrenberg. Ein Tagewerk auf dem Feld der Naturforschung des 19. Jahrhunderts. Bonn 1877.

Klein, Marc: Histoire des origines de la théorie cellulaire. Paris 1936.

Lesky, Erna: Die Zeugungs- und Vererbungslehren der Antike und ihr Nachwirken. Akad. d. Wiss. u. d. Literatur. Abh. der Geistes- u. Sozialwissenschaftlichen Klasse Jg. 1950, Nr. 19. Wiesbaden 1950.

Nowikoff, Michael: Grundzüge der Geschichte der biologischen Theorien. Werdegang der abendländischen Lebensbegriffe. München 1949.

Rádl, Emanuel: Geschichte der biologischen Theorien in der Neuzeit. Teil. I.[2] Leipzig und Berlin 1913; Teil II. Leipzig 1909.

Reil, Joh. Christ.: Von der Lebenskraft. (= Klassiker der Medizin. Bd 2.) Leipzig 1910.

Schleiden, Matthias: Beiträge zur Phytogenesis. Müllers Archiv für Anatomie und Physiologie 1938.

Schmid, Günther: Über die Herkunft der Ausdrücke Morphologie und Biologie. Nova Acta Leopoldina, N. F. Bd. 2, H. 3/4, Nr. 8. Halle 1935, S. 597—620.

Schuster, Julius: Der Streit um die Erkenntnis des organischen Werdens im Lichte der Briefe C. F. Wolffs an A. von Haller. Sudhoff's Archiv Bd. 34 (1941), S. 196—218.

Schwann, Th.: Mikroskopische Untersuchungen über die Übereinstimmung in der Struktur und dem Wachstum der Tiere und Pflanzen (1839 erschienen). Herausg. von F. Hünsele. (= Ostwalds Klassiker der exakten Wissenschaften Nr. 176.) Leipzig 1910.

Studnicka, F. K.: Aus der Vorgeschichte der Zellentheorie. H. Milne Edwards, H. Dutrochet, F. Raspail, J. E. Purkinje. Anat. Anzeiger 73 (1932), S. 352—432.

Studnička, F. K.: Noch einiges über das Wort Protoplasma. Protoplasma XXVII, 4 (1937), S. 619—625.

Zaunick, Rudolph: Aus dem Leben und Werk von Lorenz Oken usw. Leipzig 1941.

Anatomie, Entwicklungsgeschichte

Beneke, Rudolf: Johann Friedr. Meckel der Jüngere. Beiträge zur Geschichte der Universität Halle-Wittenberg Bd. 3. Halle 1934.

Brücke, Ernst: Untersuchungen über den Bau der Muskelfasern mit Hilfe des polarisierten Lichtes. Denkschriften der Kaiserlichen Akademie der Wissenschaften. Math. Nat. Kl. Bd. 15 (1858), S. 69—84.

Froriep, August: Die Lehren Franz Joseph Galls beurteilt nach dem Stand der heutigen Kenntnisse. Leipzig 1911.

Groth, Werner: Johann Nathanael Lieberkühns Bedeutung für die Anatomie, besonders der feineren Gebilde des Körpers. Sitzungsberichte der preußischen Akademie der Wissenschaften. Phys. Math. Kl. XVI, 1935. Berlin 1935.

Holländer, Bernhard: Historisches über die Localisation der psychischen Thätigkeiten im Gehirn mit besonderer Berücksichtigung der Lehren Galls. Med. In. Diss. Freiburg/Br. 1899.

Hyrtl, Josef: Die Corrosionsanatomie und ihre Ergebnisse. Wien 1873.

Kölliker, Albert: Beiträge zur Entwicklungsgeschichte wirbelloser Tiere. Müllers Archiv für Anatomie und Physiologie Jg. 1843, S. 68—141.

Lubosch, Wilhelm: Geschichte der vergleichenden Anatomie in *Bolk, Göppert, Kallius, Lubosch:* Handbuch der vergleichenden Anatomie der Wirbeltiere Bd. I. Berlin-Wien, 1931, S. 3—76.

Moebius, P. J.: Franz Josef Gall. Mit 5 Tafeln u. 7 Fig. (= Ausgewählte Werke von Moebius Bd. VII). Leipzig 1905.

Osawa, Gakutaro: Zur Geschichte der Anatomie in Japan. Anatomischer Anzeiger Bd. XI, Nr. 16, S. 489—504. (1896)

Pfannenstiel, M.: Die Entdeckung des menschlichen Zwischenkiefers durch Joh. Wolfgang von Goethe und Lorenz Oken. Naturwissenschaften Jg. 36 (1949), S. 193—198.

Quecke, Kurt: Franz Ludwig Fick (1813—1858). Anatom. Lebensbilder aus Kurhessen und Waldeck Bd. 4 (1950), S. 74—82.

Rachmilowitz, M.: Geschichte der Morphologie des Blutes von der Entdeckung der roten Blutkörperchen bis Rudolf Virchow. Folia haem. 41 (1930), S. 189—239.

Schmitt, Wilhelm: Wesen und Bedeutung der Anatomie nach der Auffassung des 18. und 19. Jahrhunderts. Med. In. Diss. Mainz 1951.

Stieda, Ludwig: Geschichte der Entwicklung der Lehre von den Nervenzellen und Nervenfasern während des 19. Jahrhunderts I. Von Soemmerring bis Deiters. In: Festschrift zum siebenzigsten Geburtstag von Carl von Kupffer. Jena 1899, S. 79—196.

Tsuzaki, Takamichi: Die Geschichte der Anatomie in Japan während der Tokugawa-Periode. The Keizyô Journal of Medicine Vol. X, Nr. 2. Oktober 1939, S. 66.

Physiologie

Bernard, Claude: Nouvelle fonction du foie considéré comme organe producteur de matière sucrée chez l'homme et les animaux. Paris 1853.

Bezold, Albert von: Untersuchungen über die Innervation des Herzens. Leipzig 1863.

Bidder, Friedrich und *Carl Schmidt:* Die Verdauungssäfte und der Stoffwechsel. Mitau und Leipzig 1852.

Bidder F. H. und *A. W. Volkmann:* Die Selbständigkeit des sympathischen Nervensystems durch anatomische Untersuchungen nachgewiesen. Leipzig 1842.

du Bois-Reymond, Estelle: Zwei große Naturforscher des 19. Jahrhunderts. Ein Briefwechsel zwischen Emil du Bois-Reymond und Karl Ludwig. Herausg. von E. d. B. Vorwort, Anmerkungen und Register von *Paul Diepgen.*

Boruttau, Heinrich: Geschichte der Physiologie in ihrer Anwendung auf die Medizin bis zum Ende des 19. Jahrhunderts. Handbuch der Geschichte der Medizin. Herausg. von Max Neuburger und Julius Pagel Bd. II. Jena 1903, S. 327—456.

Brednow, W.: Jena und Göttingen. Medizinische Beziehungen im 18. und 19. Jahrhundert. Jena 1949.

Brücke, E.: Physiologische Bemerkungen über die arteriae coronariae cordis. Sitzungsberichte der Kaiserlichen Akademie der Wissenschaften. Jg. 1854. Mathem. Naturw. Kl. XIV, H. I—III. Wien 1855, S. 345—352.

Budge: Briefliche Mitteilung über die Herzbewegung. Müllers Archiv 1946, S. 295—297.

Buess, Heinrich: Notizen zur Geschichte der Sphygmographie. Experimenta Vol. III (1947), Nr. 4, S. 165f., Nr. 6, S. 250f., Nr. 8, S. 334f.

Ebert, Hartmann: Hermann von Helmholtz. Stuttgart 1949.

François-Frank, Charles Emile: Leçons sur les fonctions motrices du cerveau. Paris 1887.

Frerichs, Friedr. Theodor: Über das Maß des Stoffwechsels, sowie über die Verwendung der stickstoffhaltigen und stickstoffreien Nahrungsstoffe. Müllers Archiv 1848, S. 469 bis 491.

Helmholtz, H.: Vorläufiger Bericht über die Fortpflanzungsgeschwindigkeit der Nervenreizung (Aus dem Monatsbericht der K. Akademie der Wissenschaften. Januar 1850). Müllers Archiv 1850, S. 71—73.

Helmholtz, H.: Messungen über den zeitlichen Verlauf der Zuckung animalischer Muskeln und die Fortpflanzungsgeschwindigkeit der Reizung in den Nerven. Ebenda S. 276—364.

Helmholtz, H.: Messungen über Fortpflanzungsgeschwindigkeit der Reizung in den Nerven. Zweite Reihe. Ebenda 1852. S. 199—216.

Hyrtl, Joseph: Beweis, daß die Ursprünge der Coronar-Arterien während der Systole der Kammer von den Semilunarklappen nicht bedeckt werden, und daß der Eintritt des Blutes in dieselben nicht während der Diastole stattfindet. (Entgegnung auf einen, vom Professor der Physiologie und „höheren" Anatomie in der Sitzung vom 30. November gehaltenen Vortrag. Sitzungsberichte der Kaiserl. Akademie der Wissenschaften. Mathem. Naturw. Kl. Bd. XIV (Jg. 1854), H. I—III. Wien 1855, S. 373—385.

Klaatsch, Aug. Hermann Ludw. und *Adolf Stich:* Über den Ort der Geschmacksvermittlung. Virchow's Archiv Bd. 14 (1858), S. 225—243.

Klaatsch und *Stich:* Über das Gefühl im Munde mit besonderer Rücksicht auf den Geschmack. Virchow's Archiv Bd. 17 (1859), S. 80—93.

Krahn, Ilse: Karl Vierordt. Leben und Werk. Med. In. Diss. Tübingen 1948.

Landois, L.: Lehrbuch der Physiologie des Menschen einschließlich der Histologie und mikroskopischen Anatomie. Mit besonderer Berücksichtigung der praktischen Medizin.[9] Wien und Leipzig 1896.

Landois, L., bearbeitet von *Rosemann:* Lehrbuch der Physiologie des Menschen mit besonderer Berücksichtigung der praktischen Medizin[16]. Berlin—Wien 1919.

Luciani, Luigi: Physiologie des Menschen. Vier Bände. Jena 1905—1911.

Prochaska, Georg: Lehrsätze aus der Physiologie des Menschen. Zwei Bände. Wien 1797.

Rosen, George: Die Aufnahme der Entdeckung William Beaumonts durch die europäische Medizin. Med. In. Diss. Berlin 1935; auch Abh. z. Gesch. d. Med. u. Naturw. H. 8. Berlin 1935.

Rothschuh, Karl Ed.: Zur Geschichte der Physiologie des Blutes in der ersten Hälfte des 19. Jahrhunderts. Klin. Wschr. 20 (1941), S. 621—624.

Schirmer, Rud.: Nonnullae de gusto disquisitiones. Med. In. Diss. Greifswald 1856.

Volkmann, Alfred Wilh.: Die Haemodynamik nach Versuchen. Leipzig 1850.

Wagner, R.: Handwörterbuch der Physiologie Bd. IV. Braunschweig 1853. Dort *Nasse, G.:* Thierische Wärme, S. 1—105.

Weber, Ernst Heinrich: Über Eduard Webers Entdeckungen in der Lehre von der Muskelkontraktion. Müllers Archiv 1846, S. 483—527.

Weber, Ernst Heinrich: Der Tastsinn und das Gemeingefühl. R. Wagners Handwörterbuch d. Physiologie Bd. III, Abt. 2, 1846, S. 481—588. (= Ostwalds Klassiker der exakten Wissenschaften Nr. 149.)

Weber, Wilhelm und *Eduard Weber:* Mechanik der menschlichen Gehwerkzeuge. Eine anatomisch-physiologische Untersuchung. Göttingen 1836.

Wilbrand, J. B.: Bedenken und Zweifel betreffend das Verhältnis der chemischen Theorien zu den Erfordernissen des Wissens überhaupt und zur Physiologie, sowie zur ärztlichen Praxis insbesondere. Mainz 1842.

Pathologie

Artelt, Walter: Die anatomisch-pathologischen Sammlungen Berlins im 18. Jahrhundert. Klin. Wschr. Jg. 18 (1936), S. 96—99.

Aschoff, L.: Rudolf Virchow. Ein Rückblick. Dt. med. Wschr. Jg. 47 (1921) Nr. 40, S. 1185—1188.

Bier, August: Die Entzündung. Arch. f. klin. Chirurgie Bd. 176, H. 3 (1933).

Broussais, F. J. V.: De l'irritation et de la folie. Ouvrage, dans lequel les rapports du physique et du moral sont établis sur les bases de la médecine physiologique. Brüssel und Paris 1828.

Brown, John: Elementa Medicinae. Deutsche Übersetzung von Pfaff. Kopenhagen 1804.

Diepgen, Paul: Virchows Archiv als Spiegel der Medizin seiner Zeit. Virchows Archiv Bd. 315 (1948), S. 4—31.

Diepgen, Paul und *Edwin Rosner:* Zur Ehrenrettung Virchows und der deutschen Zellforscher. Virchows Archiv 307 (1941), S. 457—489.

Diepgen, Paul: Krankheitswesen und Krankheitsursache in der spekulativen Pathologie des 19. Jahrhunderts. Sudhoffs Archiv Bd. 18 (1926), S. 302—327.

Diepgen, Paul: Die Lehre von der Konstitution in der vitalistischen Medizin. Klin. Wschr. Jg. 12 (1933), S. 30—32.

Diepgen, Paul: Giovanni Battista Morgagni und die Pathologie. Ztschr. f. ärztl. Fortb. Jg. 29 (1932), S. 156—162.

Diepgen, Paul: Rudolf Virchow. Persönlichkeit und Werk. Dtsch. Gesundheitswesen 1946, H. 25, S. 800—809.

Diepgen Paul: Rudolf Virchow und die ärztliche Praxis. Ztschr. f. ärztl. Fortb. 37 (1940), S. 212—214.

Gaub, David Hieronymus: Anfangsgründe der medizinischen Krankheitslehre. Aufs neue aus dem Lateinischen übersetzt etc. von Christian Gottfried Gruner. Berlin 1784.

Gruber, Georg B.: Albrecht von Haller als pathologischer Anatom. Schweiz. med. Wschr. Jg. 68 (1938), S. 828ff.

Hunter, John: John Hunters Versuche über das Blut, die Entzündung und die Schußwunden. Aus dem Englischen übersetzt. Herausg. und mit Anmerkungen begleitet von E. B. G. Hebenstreit. Zwei Bände. Leipzig 1797—1800.

Lotze, Rud. Herm.: Allgemeine Pathologie und Therapie als mechanische Naturwissenschaften. [2] Leipzig 1848.

Müller, Martin: Rokitanskys Krasenlehre. Sudhoffs Archiv Bd. XIII (1930), S. 10—39.

Pagel, Walter: Virchow und die Grundlagen der Medizin des XIX. Jahrhunderts. Jenaer med. hist. Beiträge H. 14 (1931).

Richerand, Anthelme: Nosographie chirurgicale. Paris 1805. Bd. I, S. LXX.

Rokitansky, Carl: Handbuch der allgemeinen pathologischen Anatomie. Handbuch der pathologischen Anatomie Bd. I. Wien 1846.

Rokitansky, Carl: Lehrbuch der pathologischen Anatomie. Dritte umgearbeitete Auflage. Allgemeine pathologische Anatomie und Anomalien des Blutes. Wien 1855.

Rokitansky, Carl, Frhr. v.: Der heutige Standpunkt der Klinischen Medizin und der ärztliche Beruf. Innsbruck 1877.

Schelp, Kurt: Julius Vogel, sein Leben und Lebenswerk. Med. In. Diss. Göttingen 1940.

Schultz (Schultzenstein), C. H.: Lehrbuch der allgemeinen Krankheitslehre. 2 Bde. Berlin 1844—45.

Spieß, Gustav Adolf: Die Cellular-Pathologie im Gegensatz zur Humoral- und Solidarpathologie. Virch. Archiv Bd. 8 (1855), S. 303—342.

Spieß, Gustav Adolf: Zur Lehre von der Entzündung. Frankfurt a. Main 1854.

Voß, Irmela: Das pathologisch-anatomische Werk Albrecht von Hallers in Göttingen. Med. In. Diss. Göttingen 1937.

Innere Medizin und Hautkrankheiten

Arzt, Leopold: Ferdinand Ritter von Hebra (1816—1880). Zur Erinnerung an seine vor 100 Jahren erfolgte Ernennung zum „Professor für Dermatologie“ (18. 12. 1849). Wiener klin. Wschr. Jg. 61 (N. F. Bd. 42) (1949), S. 863—867.

Bang, Frederik Ludwig: Praxis medica. Kopenhagen 1789.

Baumgaertner, Karl Heinrich: Kranken-Physiognomik. Stuttgart 1842.

Bochalli, R.: Johann Lukas Schoenlein und seine Lehre von der Tuberkulose. Dtsch. Tuberkulose-Blatt Jg. 14 (1940), S. 105—109.

Bouillaud, Jean Baptiste: Nouvelles recherches sur le rhumatisme articulaire (etc.). Paris 1836.

Buess, Heinrich: Die historischen Grundlagen der intravenösen Injektion. Ein Beitrag zur Medizingeschichte des 17. Jahrhunderts. Veröffentl. d. Schweizer. Ges. f. Gesch. d. Med. u. d. Naturw. Aarau 1946.

Diepgen, Paul: Hahnemann und die Homöopathie. Historischer Beitrag zur Kritik der Lehre. Freiburg/Brsg. 1926.

Diepgen, Paul: Christ. Wilhelm Hufeland und die Medizin seiner Zeit. Münch. med. Wschr. Jg. 83 (1936), S. 1430—1435.

Ebstein, Erich: Zur Entwicklung der klinischen Harndiagnostik in chemischer und mikroskopischer Beziehung. Leipzig 1915 (auch Wiener Klin Wschr. 1913, Nr. 46 erschienen).

Ebstein, Erich: Die Entwicklung der klinischen Thermometrie. Ergebnisse der inneren Medizin und Kinderheilkunde Bd. 33 (1928), S. 407—503.

Englert, Ludwig: Zur Geschichte der Sedimentbefunde. Medizinische Mitteilungen (Schering-Kahlbaum A. G.) Jg. 5 (1933), S. 221—226.

Gavarret, Jules: Principes généraux de statistique médicale. Paris 1840. Deutsche Übersetzung Erlangen 1844.

Goerke, H.: Die Geschichte der intravenösen Injektion von Arzneimitteln. Pharmazie Jg. 5, H. 6 (1950), S. 290—295.

Goerke, Heinz: Unspezifische Reizbehandlung typhöser Erkrankungen im 17. und 18. Jahrhundert. Ztschr. f. ärztl. Fortb. Jg. 43 (1949), S. 427—429.

Heidenhain, Heinrich Jacob: Anatomische Veränderungen und Symptomenkomplexe in Beziehung zueinander und zur Therapie. Virch. Arch. Bd. 7 (1854), S. 179—281.

Heine, Jacob von: Beobachtungen über Lähmungszustände der unteren Extremitäten und deren Behandlung. Stuttgart 1840.

Derselbe: Spinale Kinderlähmung. Monographie. Stuttgart 1860.

Hoefle, Marc Aurel: Chemie und Mikroskopie am Krankenbette. Ein Beitrag zur medizinischen Diagnostik, mit besonderer Rücksicht auf das Bedürfnis des praktischen Arztes bearbeitet. Zweite verbesserte und vermehrte Ausgabe. Erlangen 1850.

Hunter, John: A treatise on the venereal disease. London 1768. Dtsch. Übers. *John Hunter's* Abhandlung über die venerische Krankheit. Aus dem Englischen. Leipzig 1787.

Lain Entralgo, Pedro: La Historia Clinica. Historia y Teoria del Relato Patografico. Madrid 1950.

Lehmann, Heinz: Die Krankeits- und Heilungslehre des Meiningischen Hofmedicus Ferdinand Jahn. Med. In.-Diss. Berlin 1936; auch Abh. zur Gesch. d. Med. u. Naturw. H. 14. Berlin 1936.

Louis, Pierre Charles Alexandre: Recherches anatomiques, physiologiques et thérapeutiques sur la phthisie. Paris 1825. Dt. Übers. von E. Weese. Leipzig 1827.

Louis, Pierre Charles Alexandre: Recherches anatomiques, pathologiques et thérapeutiques sur les maladies connues sous les noms de fièvre typhoïde, putride, adynamique, ataxique, bilieuse, muqueuse, entérite folliculeuse, gastro-entérite, dothiénentérite. Paris 1829.

Major, Ralph H.: Classic Descriptions of Disease. With Biographical Sketches of the Authors.[3]. Dritter Druck. 1948.

Quecke, Kurt: Die Erfahrungsheillehre Johann Gottfried Rademachers (1772—1850). Zum 100. Todestag ihres Begründers am 9. 2. 1950. Dt. med. Rundschau Jg. 4 (1950), Nr. 11.

Rath, Gernot: Unbekannte medizinische Vorschläge aus dem Leibnizarchiv. Dtsch. med. Wschr. Jg. 76 (1951), Nr. 22, S. 745—747.

Remak, Robert: Über methodische Elektrisierung gelähmter Muskeln. Berlin 1855 und 1856.

Remak, Robert: Galvanotherapie der Nerven- und Muskelkrankheiten. Berlin 1858.

Richter, Paul: Geschichte der Dermatologie. Handbuch der Haut- und Geschlechtskrankheiten. Herausg. v. J. Jadasson. Bd. 14, Teil II. 1928.

Ricord, Philippe: Traité pratique des maladies vénériennes. Paris 1838. Dtsch. Leipzig 1838. Wien 1846. Hamburg 1846—1852.

Schmid, Alfred: Zur Geschichte der Elektrotherapie vom Altertum bis zum Beginn des 19. Jahrhunderts. Festschrift für Jacques Brodbeck-Sandreuter. Basel 1942.

Schmid, Alfred: Zur Geschichte der Elektrotherapie vom Altertum bis zum Ende des 18. Jahrhunderts. Forsch. u. Fortschr. Jg. 19 (1934), S. 242—244.

Schönfeld, W.: Beitrag der allgemeinen Medizin in der vorbakteriologischen Ära des 19. Jahrhunderts zum Aufbau der Dermatologie. Med. Monatsschrift Jg. I (1949), S. 304—309.

Schönfeld, W.: Dermatologie im 19. Jahrhundert in Österreich und Deutschland. Dermatologische Wschr. Bd. 119 (1947), H. 6, S. 331—345.

Schönfeld, W.: Die Haut als Ausgang der Behandlung, Verhütung und Erkennung fernörtlicher Leiden. Sudhoffs Archiv Bd. 36 (1943), H. 1/2, S. 43—89.

Schönfeld, W.: Berühmte Krätzemittel, ihre Erfinder und die Wandlung der Krätzekuren im 19. Jahrhundert. Dermatologische Wschr. Bd. 115, Nr. 34 (1942), S. 710—721.

Schönlein: Schönleins klinische Vorträge in dem Charité-Krankenhause zu Berlin. Redig. u. herausg. von L. Güterbock. [2] Berlin 1842.

Schönlein: Dr. J. L. Schönleins, Professor in Berlin, allgemeine und specielle Pathologie und Therapie. Nach dessen Vorlesungen niedergeschrieben und herausgegeben von einigen seiner Zuhörer. In vier Theilen. [5] St. Gallen 1841.

Stübler, E.: Johann Heinrich Ferdinand von Autenrieth. 1772—1835. Professor der Medizin und Kanzler der Universität Tübingen. Stuttgart 1948.

Stübler, Eberhard: Geschichte der medizinischen Fakultät der Universität Heidelberg 1386—1925. Heidelberg 1926.

Tischner, Rudolf: Das Werden der Homöopathie. Stuttgart 1950.

Tischner, Rudolf und *Karl Bittel:* Mesmer und sein Problem. Stuttgart 1941.

Vogel, Julius: Beiträge zur Kenntnis der Säfte und Exkrete des menschlichen Körpers im gesunden und kranken Zustand. Bd. I: Anleitung zum Gebrauch des Mikroskopes, zur zootomischen Analyse und zur mikrosk. chem. Untersuchung überhaupt. Leipzig 1841.

Wallach, E.: William Heberdens Mitteilungen über Angina pectoris. Ins Deutsche übertragen. Arch. f. Gesch. f. Med. Bd. 19, H. 1, 1927.

Zimmermamm, Ole Christian: Die erste Beschreibung von Symptomen des experimentellen Pankreas-Diabetes durch den Schweizer Johann Conrad Brunner (1653—1727). Gesnerus Jg. II (1945), H. 3, S. 109—130.

Pharmakologie

Barkan, Georg: Dorpats Bedeutung für die Pharmakologie. Antrittsrede am 13. November 1929. Dorpat 1930.

Bernkopf, Pawel: Tierversuche mit Arzneimitteln im 18. Jahrhundert. Med. In.-Diss. Berlin 1936.

Engelhardt, Roderich von: Die deutsche Universität Dorpat in ihrer geistesgeschichtlichen Bedeutung. München 1933, S. 170f., 180f.

Heubner, W.: Zauber der Arznei. Pharmazie Jg. I (1946), H. 1, S. 3—7.

Lindenberger, Manfred: Pharmakologische Versuche mit dem menschlichen Blut im 18. Jahrhundert. Med. In.-Diss. Berlin 1937.

Loewe, S.: Von der Wiege der Pharmakologie. Zur Erinnerung an Rudolf Buchheims 100 jährigen Geburtstag. Archiv f. exp. Path. u. Pharm. Bd. 104 (1920), S. 1—5.

Schaer, Eduard: Geschichte der Pharmakologie und Toxikologie in der neueren Zeit. Neuburger-Pagel: Handbuch der Geschichte der Medizin Bd. II. Jena 1903, S. 560—588.

Schmiedeberg, O.: Rudolf Buchheim, sein Leben und seine Bedeutung für die Begründung der wissenschaftlichen Arzneimittellehre und Pharmakologie. Archiv f. exp. Path. u. Pharm. Bd. 54.

Chirurgie

Dieffenbach, Joh. Friedr.: Der Aether gegen den Schmerz. Berlin 1847.

Diepgen, Paul und *Paul Rostock:* Die Universitätskliniken in Berlin. Leipzig 1939.

Duncum, Barbara M.: The Development of Inhalation Anaesthesia. With Special Reference to the Years 1846—1900. The Wellcome Historical Medical Museum. Oxford Universtiy Press. London. New York. Toronto 1947.

Graefe, C. F.: Die Gaumennaht, ein neu entdecktes Mittel gegen angeborenen Fehler der Sprache. Journ. f. Chir. u. Augenheilkunde. Bd. I (1820). S. 1—54.

Gnudi, Martha Teach and Jerome Pierce Webster: The Life and Times of Gaspare Tagliacozzi Surgeon of Bologna 1545—1599. Preface by Arturo Castiglioni. New York o. J. (1951).

Maltz, Maxwell: Evolution of Plastic Surgery. New York 1946.

Rucker, M. Pierce: Silver Sutures. Bulletin of the History of Medicine. Vol. XXIV, Nr. 2, (1950), S. 190—192.

Simon, Gustav: Die Exstirpation der Milz am Menschen nach dem jetzigen Standpunkte der Wissenschaft. Gießen 1857.

Steudel, Joh.: Zur Geschichte des erstarrenden Verbandes. Dt. med. Wschr. Jg. 72 (1947), S. 646.

Frauenheilkunde und Geburtshilfe

Aran, François Amilcar: Études anatomiques et anatomopathologiques sur la Statique de l'Utérus. Archives générales de Médecine Bd. I (1858), S. 139—149, 310—324.

Becker, O.: Über Flimmerepithelium und Flimmerbewegung im Geschlechtsapparat der Säugethiere und des Menschen. Untersuchungen zur Naturlehre des Menschen und der Thiere, herausg. von Jac. Moleschott. Bd. II (1857), S. 71—99.

Bischoff, Th. L. W.: Beweis der von der Begattung unabhängigen periodischen Reifung und Loslösung der Eier der Säugethiere und des Menschen als der ersten Bedingung ihrer Fortpflanzung. Gießen 1844.

Diepgen, Paul: Die Kulturgeschichte der Frau und die Frauenheilkunde. Archiv für Gynäkologie. Kongreßband 173 (1941), S. 12—36.

Fasbender, Heinrich: Geschichte der Geburtshilfe. Jena 1906.

Heubach, Senta: Die Frauenheilkunde bei Lucas Schoenlein. Med. In.-Diss. Berlin 1940.

Kossmann, R.: Allgemeine Gynäkologie. Berlin 1903. I. Theil: Geschichte der Gynäkologie, S. 3—247.

Meißner, Friedrich Ludwig: Die Frauenzimmerkrankheiten nach den neuesten Ansichten und Erfahrungen. 3 Bde. Leipzig 1842.

Philipp, E.: Eine historische Notiz zum Gebrauch der Handschuhe in der Geburtshilfe. Dt. med. Wschr. Jg. 75 (1950), S. 1443f.

Picht, Erich: Christoph Wilhelm Hufeland und die Frauenheilkunde. Med. In.-Diss. Berlin 1940.

Podach, E. F.: Die Entdeckung der Verursachung und Verhütbarkeit des Kindbettfiebers durch I. Ph. Semmelweis. Ärztliche Woch. Jg. I/II (1947), S. 872—876.

Podach, E. F.: Zur Geschichte der Semmelweis'schen Lehre. Ztschr. f. Geb. u. Gyn. Bd. 129 (1948), 1. Heft, S. 59—61.

Podach, E. F.: Kindbettfieber — Sterblichkeit und die Revolution 1848. Med. Klin. Jg. 43 (1948), Nr. 9/10.

Podach, E. F.: Ignaz Philipp Semmelweis. Berlin u. Leipzig o. J (1948).

Rosenstein, Samuel W.: Die Auswirkung der Blasensteinfisteloperation von J. Marion Sims auf die europäische Gynäkologie. Med. In.-Diss. Berlin 1937.

Rouget, Charles: Recherches sur les organes érectiles de la femme et sur l'appareil musculaire tubo-ovarien dans leurs rapports avec l'ovulation et la menstruation. Journal de la Physiologie de l'homme et des animaux Bd. I (1858), S. 320—343, 479—496, 735—752.

Seiler, Burkhard Wilhelm: Die Gebärmutter und das Ei des Menschen in den ersten Schwangerschaftsmonaten nach der Natur dargestellt. Dresden 1832.

Spiegelberg, Otto: Experimentelle Untersuchungen über Nervenzentren und die Bewegungen des Uterus. Ztschr. f. ration. Medizin 1858, 3. R. II, S. 1.

Valentin, G.: Über die Entwicklung der Follikel in dem Eierstock der Säugethiere. Müllers Archiv Jg. 1838, S. 526—535.

Veith, Ilza: The Beginnings of Modern Japanese Obstetrics. Bull. Hist. Med. Bd. 25 (1951) Nr. 1, S. 45—50.

Virchow, Rudolf: Über die Bildung der Placenta. Verh. d. phys. med. Ges. in Würzburg Bd. 4 (1854), S. 370—382.

Weber, Ernst Heinrich: Zusätze zur Lehre vom Bau und den Verrichtungen der Geschlechtsorgane. Abh. bei Begründung der Kgl. Sächs. Ges. d. Wiss. am Tage der zweihundertjährigen Geburtstagsfeier Leibnizens her. von der Fürstl. Jablonowskischen Gesellschaft. Leipzig 1846, S. 381—459.

Winckel, Franz: Temperaturverhältnisse bei der Geburt und im Wochenbett. Monatsschr. f. Geburtsh. u. Frauenkr. Bd. XX (1862), S. 409—451.

Psychiatrie

Boldt, Arnold: Über die Stellung und Bedeutung der „Rapsodien über die Anwendung der psychischen Kurmethode auf Geisteszerrüttungen" von Christian Reil (1759—1813) in der Geschichte der Psychiatrie. Abh. z. Gesch. d. Med. u. d. Naturw. H. 12 (1936).

Eberstadt, Elisabeth: K. A. von Solbrigs Liebe zu den Irren, in der von Werner Leibbrand herausg. Broschüre: Über die Menschenrechte der Geisteskranken. Nürnberg 1946.

Hollander, Bernard: The Centenary of Francis Joseph Gall. Med. Life Bd. 35 (1928), S. 373—380.

Kirchhoff, Th.: Geschichte der Psychiatrie in: Handbuch der Psychiatrie. Allg. Teil, 4. Abt. Leipzig und Wien 1912, S. 1—48.

Kraepelin, Emil: Hundert Jahre Psychiatrie. Ein Beitrag zur Geschichte menschlicher Gesittung. Berlin 1918.

Leubuscher, Rudolph: Über psychische Epidemien und politischen Wahnsinn. Deutsches Museum. Ztschr. f. Literatur, Kunst und öffentliches Leben. Hrsg. v. Robert Prutz. Jg. 2 (1852), S. 351—363.

Morel, Benoît Augustin: Traité des dégénérescences physiques, intellectuelles et morales de l'espèce humaine. Paris 1857.

Morel, Benoît Augustin und *Lasègue:* Études historiques; origine de l'école psychique allemande. Annales de la Médecine physiologique 1844—45.

Neel, Axel V. und *Ostenfeld, Ib:* From the History of Danish Dementia Paralytica Research. Kopenhagen 1950.

Neumann, S.: Zur medizinischen Statistik des preußischen Staates nach den Arten des statistischen Bureaus für das Jahr 1846. Virch. Arch. Bd. 3 (1851), S. 13—141.

Pinel, Ph.: Traité médico-philosophique sur l'Aliénation mentale ou la Manie. Paris 1801.

Derselbe: Traité médico-philosophique sur l'Aliénation mentale. Seconde Edition. Paris 1809.

Stemmer, W.: Zur Geschichte des Waisen-, Toll- und Krankenhauses, sowie Zucht- und Arbeitshauses in Pforzheim. Ztschr. f. Psychiatrie Bd. 70 (1913), S. 432—473 und 71 (1914), S. 289—307.

Wickersheimer, Ernest: Une thèse berlinoise de médecine „De morbo democratico" écho de la Révolution de 1848. Archives Internationales d'Histoire des Sciences 1948, Nr. 4, S. 672—675.

Augenheilkunde

Sasse, Hans Carl: Geschichte der Augenheilkunde in kurzer Zusammenfassung mit mehreren Abbildungen und einer Geschichtstabelle. Bücherei des Augenarztes H. 18, Frankfurt a. M. 1947.

Tschermak-Seysenegg, Armin von: Der Hund als Erfindungsobjekt des Augenspiegels vor vier Menschenaltern durch Joh. Ev. Purkinje in Prag-Breslau 1823. Berliner und Münchener Tierärztl. Wschr. Jg. 1943, Nr. 25/26, S. 201—203.

Hals-, Nasen- u. Ohrenheilkunde

Bozzini, Philipp: Der Lichtleiter oder Beschreibung einer einfachen Vorrichtung und ihrer Anwendung zur Erleuchtung innerer Höhlen und Zwischenräume des lebendigen animalischen Körpers. Weimar 1807.

Grünfeld: Zur Geschichte der Endoskopie. Wiener Med. Jahrbuch 1879.

Heymann, P. und *E. Kronenberg:* Geschichte der Laryngologie und Rhinologie. Handbuch der Laryngologie und Rhinologie herausg. von Paul Heymann Bd. I, Wien 1898, S. 1—54.

Killian, Gustav: Zur Geschichte der Endoskopie von den ältesten Zeiten bis Bozzini. Arch. f. Laryng. u. Rhinol. Bd. 29 (1915), H. 3.

Politzer, Adam: Geschichte der Ohrenheilkunde. Zwei Bände. Stuttgart 1907 u. 1913.

Rinne, Heinrich Adolf: Beiträge zur Physiologie des menschlichen Ohres. Prager Vierteljahresschrift f. d. prakt. Heilkunde Jg. 12 (1855) Bd. I (oder 45. Bd. d. ganzen Folge), S. 71—123.

Stevenson, Scott und *Guthrie, Douglas:* A History of Oto-Laryngologie. Edinburgh 1949. Die Prioritätsstreitigkeit zwischen Garcia, Türck, Czermak und ihren Vorgängern wird ausführlich behandelt von Tib. v. Györy, Josef Kohler, Paul Heymann, Otto Mankiewicz, Felix Semon, B. Fränkel, v. Schrötter. Berliner klin. Wschr. Jg. 43 (1906), S. 26—31, 244—246, 302—306, 375f., 404—407, 463, 497—499, 1409—1411.

Zahnheilkunde

Greve, H. Christian: Fauchard und seine Zeit. Dt. Zahnärztl. Wschr. Jg. 34 (1931), Nr. 23.

Greve, H. Christian: Die Geschichte der Zahnkaries. Erstes Kapitel aus dem Buch: Die Zahnkaries in geschichtlicher, anatomisch-biologischer, anthropologisch-soziologischer, allgemein-pathologischer und hygienischer Hinsicht. Stuttgart 1949.

Strömgren, Hedwig Lidfors: Die Zahnheilkunde im 18. Jahrhundert. Kopenhagen 1935.

Dieselbe: Die Zahnheilkunde im 19. Jahrhundert. Kopenhagen 1945.

Sudhoff, Karl: Geschichte der Zahnheilkunde. [2] Leipzig 1926.

Weinberger, Bernhard Wolf: An Introduction to the History of Dentistry in America. Zwei Bände. St. Louis 1948.

Weinberger, Bernhard W.: Orthodontics. An historical Review of its Origin and Evolution. St. Louis 1926.

Hygiene und Seuchenlehre

Fischer, Alfons: Beiträge zur Kulturhygiene des 18. u. zu Beginn des 19. Jahrhunderts. Studien zur Gesch. d. Med. H. 16. Leipzig 1928.

Fischer, A.: Grundriß der sozialen Hygiene. [2] Karlsruhe 1925.

Fischer, Alfons: Medizinische Topographie, ihre Geschichte und ihre Bedeutung für die soziale Hygiene. Sozialhygienische Mitt. Jg. 8 (1924), S. 17—27.

Kisskalt, Karl: Max von Pettenkofer. (Große Naturforscher, Bd. 4.) Stuttgart 1948.

Pettenkofer, Max: Untersuchungen und Beobachtungen über die Verbreitungsart der Cholera nebst Betrachtungen über Maßregeln, derselben Eintrag zu thun. München 1855.

Pettenkofer, Max: Hauptbericht über die Choleraepidemie von 1854 in Bayern. München 1857.

Pettenkofer, Max: Über den Luftwechsel in Wohngebäuden. München 1857.

Pettenkofer, Max: Die atmosphärische Luft in Wohngebäuden. München 1858.

Sigerist, H. E.: J. P. Frank: The People's Misery: Mother of Diseases. Bull. of the Hist. of Med. IX (1940), S. 100.

Valentin, B.: Erbkrankheiten. Eine ärztliche Stellungnahme aus dem Jahre 1769. Klin. Woch. Jg. 15 (1936), S. 1143/44.

Virchow, Rudolf: Die Epidemie von 1848. Virch. Arch. Bd. 3 (1851), S. 3—12.

Virchow, Rudolf: Die Noth im Spessart. Eine medizinisch-geographische und historische Skizze. Sitz. d. Würzburger phys. med. Gesellsch. 1852. Verhandl. d. Gesellsch. Bd. III, S. 105—160.

Gerichtliche Medizin

Brücke, E.: Über die gerichtsärztliche Untersuchung von Blutflecken. Wiener Med. Wschr. Jg. 7, (1857) S. 426—430.

Caspar, Johann Ludwig: Praktisches Handbuch der gerichtlichen Medizin. Zwei Bände. [4] Berlin 1864.

Mende, L. J. C.: Ausführliches Handbuch der gerichtlichen Medizin für Gesetzgeber, Rechtsgelehrte, Ärzte und Wundärzte. 6 Bde. Leipzig 1809—1832.

Teichmann, Ludwig: Über die Krystallisation der organischen Bestandtheile des Blutes. Ztschr. f. ration. Med. N. F. Bd. III (1853), S. 375—388.

Virchow, Rud.: Über die forensische Untersuchung von trockenen Blutflecken. Virch. Arch. Bd. 13 (1857), S. 334—338.

Wagner, Hans-Joachim: Der Giftmord und sein Nachweis in der Zeit vom letzten Drittel des 18. bis zur ersten Hälfte des 19. Jahrhunderts. Med. In.-Diss. Mainz 1951.

Ärztliches Leben

de Bary, August: August Christian Senckenberg (1707—1772). Sein Leben auf Grund der Quellen des Archives der Dr. Senckenbergischen Stiftung. Frankfurt 1947.

Benz, Ernst: Emanuel Swedenborg Naturforscher und Seher. München 1948.

Böhne, Nelly: Nationale und sozialpolitische Regungen auf den Versammlungen deutscher Naturforscher und Ärzte bis zum Revolutionsjahr 1848. Med. In.-Diss. Berlin 1934; auch in Sudhoffs Arch. Bd. 27 (1934), S. 87—130.

Brüning, Hermann: Die Füllfeder des praktischen Arztes Dr. med. J. J. H. Bücking aus dem Jahre 1787. Münch. med. Wschr. Jg. 87 (1940), S. 994—995.

Clemens, Paul: Carl Gustav Carus. Münch. med. Wschr. Jg. 86 (1939), Nr. 18.

Comrie, John D.: History of Scottish medicine.[2] London 1932. Bd. 1—2.

Diepgen, Paul: Medizinische Gutachten aus einem Ehescheidungsprozeß vom Anfang des 18. Jahrhunderts nach badischen Akten aus dem Karlsruher Generallandesarchiv. Arch. Gesch. Naturw. u. Techn. Bd. 6 (1913), S. 46—58.

Diepgen, Paul: Albrecht Haller und die Geschichte der Medizin. Hist. Stud. u. Skizzen zu Natur- u. Heilwissensch. Festgabe f. Georg Sticker. Berlin 1930, S. 100—111.

Diepgen, Paul: Politik und Zeitgeist in der deutschen Medizin des 19. Jahrhunderts. Hist. Jahrb. d. Görresges. 55 (1935), S. 439—452.

Diepgen, Paul: Das Schicksal der deutschen Medizingeschichte im Zeitalter der Naturwissenschaften und ihre Aufgaben in der Gegenwart. Dtsch. med. Wschr. Jg. 60 (1934), S. 66—70.

Duncan, James: God in disease or the manifestations of design in morbid phenomena. London 1851.

Edwards, Linden F.: Resurrection Riots during the Heroic Age of Anatomy in America. Bull. Hist. Med. Bd. 25 (1951), Nr. 2, S. 178—184.

Englert, Ludwig: Oken und die Versammlungen Deutscher Naturforscher und Ärzte. Med. Klinik 1934, Nr. 37.

Erichsen, Franz Christian: Martin Wilhelm Mandt 1799—1859. Med. In.-Diss. Berlin 1936; auch Abh. Gesch. Med. u. Naturw. H. 10. Berlin 1936.

Finkenrath, Kurt: Die Medizinalreform, die Geschichte der ersten deutschen Standesbewegung von 1800—1850. Leipzig 1929.

Fischer, J.: Über die Sucht, Arzt zu werden. Mitt. d. Wiener Ärztekammer 1935, Nr. 2 vom 1. Februar.

Francesco, G(rete) de: Die medizinische Fakultät von Bologna. Ciba Ztschr. Jg. VII, Nr. 81. 1941.

Francesco, Grete de: Anna Morandi-Manzolini, Professorin der Anatomie in Bologna. Ciba-Zeitschrift, Jg. VII (1941), Nr. 81, S. 2834—2837.

van Esso, J.: Hollandsche Artsen in russischen Hof-en Staatsdienst in de 16[e], 17[e] en 18[e] eeuw. Bijdr. Gesch. Genesk. Jg. 18 (1938), S. 40—50, 53—61.

Fischer, Isidor: Medizinische Lyceen. Wien u. Leipzig 1915.

Fischer, J.: Wiens Mediziner und die Freiheitsbewegung des Jahres 1848. Wiener med. geschichtl. Beitr. H. 1 (1935).

Forster, Johann Reinhold: Reise um die Welt während den Jahren 1772 bis 1775. Beschrieben und herausg. von dessen Sohn Georg Forster. (Übers. a. d. Englischem.) Drei Bde. 1784.

Goldschmid, Edgar: Contribution des Etats Unis à l'Anatomie pathologique au début du XIXe Siècle. Arch. Intern. d'Hist. des Sciences Nr. 3 (1948), S. 479—489.

Heischkel, Edith: Die deutsche Medizingeschichtsschreibung in der ersten Hälfte des 19. Jahrhunderts. Klin. Wschr. Jg. 12 (1933), Nr. 18.

Heischkel, Edith: Die Medizinhistoriographie im XVIII. Jahrhundert. Leiden 1931.

(Artelt) Heischkel, Edith: Die deutsche medizinische Publizistik der vierziger Jahre des 19. Jahrhunderts im Kampf für eine neue Heilkunde. Phil. In.-Diss. Berlin 1945.

Heischkel, Edith: Medizinischer Unterricht im 17. u. 18. Jahrhundert im Spiegel von Briefen und Aufzeichnungen. Dt. med. Rundschau Jg. 3 (1949), H. 10, S. 292—294.

Herre, Paul: Schöpferisches Alter. Geschichtliche Spätaltersleistungen in Überschau und Deutung. Leipzig 1939.

Jacobs, Emil: Winckelmann und Bianconi. Ztrlbl. f. Bibliothekswesen, Jg. 57 (1940), S. 509.

Jakobowitz, Rachela: Das Arzttum in der deutschen medizinischen Literatur des 19. Jahrhunderts. Med. In.-Diss. Berlin 1934.

Kallmorgen, Wilhelm: Siebenhundert Jahre Heilkunde in Frankfurt a. M. Frankfurt a. M. 1936.

Kürschner, Dietrich: Friedrich Wilhelm Beneke und die Tätigkeit des praktischen Arztes. Med. In.-Diss. Berlin 1949.

Kussmaul, Adolf: Jugenderinnerungen eines alten Arztes. Stuttgart 1922.

Lockemann, Georg: Robert Wilhelm Bunsen. Lebensbild eines deutschen Naturforschers. (= Große Naturforscher Bd. 6.) Stuttgart 1949.

Maas, Fritz: Über die Herkunftsbedingungen der geistigen Führer. Arch. f. Sozialwissensch. Bd. 41 (1916), S. 144—186.

Neuburger, Max: Francis Clifton and William Black Eighteenth Century Critical Historians of Medicine. Journ. of the Hist. of Med. Winter 1950, S. 44—49.

Niebour: Die Mediziner der Frankfurter Nationalversammlung. Mitt. zur Gesch. d. Med. u. d. Naturw. Bd. 17 (1918), S. 179—190.

Rath, Gernot: Georg Büchners „Woyzeck" als medizinisches Zeitdokument. Grenzgeb. d. Med. Jg. 2 (1949), H. 10, S. 469f.

Riess, Otto: Der Baunscheidtismus — ein medizinisches Außenseiterverfahren. Hippokrates Jg. 20 (1949), H. 9, S. 225—228.

Sachs, Jacob: Reiseblicke. Medizinischer Almanach für das Jahr 1938, S. 137f. Berlin 1938.

Sigerist, Henry E.: Amerika und die Medizin. Leipzig 1933.

Shryock, Richard H.: The Advent of modern Medicine in Philadelphia 1800—1850. The Yale Journ. of Biol. and Med. 13 (1941), S. 715—738.

Shryock, Richard Harrison: Die Entwicklung der modernen Medizin. [2] Stuttgart 1947.

Shryock, Richard H.: The Relation of Medicine to Society in the 1840's Reprinted from Social Medicine: its Derivations and Objectives. The Commonwealth Fund. New York 1949.

Shryock, Richard H.: The American Physician in 1846 and in 1946. A Study in Professional Contrasts. Journ. of the American Medical Association. Bd. 134 (1947), S. 417—424.

Shryock, Richard H.: American Medical Research. Past and Present. New York 1947.

Shryock, Richard H.: Benjamin Rush from the Perspective of the Twentieth Century. Transactions and Studies of the College of Physicians of Philadelphia 4 Ser. Bd. 14, (1946), Nr. 3, S. 113—120.

Shryock, Richard Harrison: Trends in American Medical Research during the Nineteenth Century. Proc. of the American Philosophical Transactions Bd. 91 (1947), Nr. 1, S. 58—67.

Siebenthal, Wolf von: Krankheit als Folge der Sünde. Eine medizinhistorische Untersuchung (= Heilkunde und Geisteswelt, Bd. 2.) Hannover 1950.

Steudel, Johannes: Die Frühzeit der Bonner medizinischen Fakultät. Kriegsvorträge der Rheinischen Friedrich-Wilhelms-Universität Bonn. H. 3 (1944).

Steudel, Johannes: Joseph Hyrtl. Zur 50. Wiederkehr seines Todestages. Med. Welt 18 (1944), S. 462—465.

Wunderlich, Carl Reinhold August: Wien und Paris. Ein Beitrag zur Geschichte und Beurtheilung der gegenwärtigen Heilkunde in Deutschland und Frankreich. Stuttgart 1841.

Personen- und Ortsnamen-Verzeichnis

Ziffern in *Kursivdruck* bedeuten:
Angabe der Geburts- und Sterbejahre auf der genannten Seite

Sachregister

Berichtigungen

zu **Paul Diepgen, Geschichte der Medizin. I. Band.**

Seite 111, Abb. 10: statt Lunne lies Lunae, statt Morcurti lies Mercurii.

S. 126, Z. 6 von unten: statt S. 82 lies S. 83.

Seite 183, letzte Zeile: statt *Averroës* lies des *Averroës.*

Seite 188, Abs. 2, Z. 5: statt Albdruck lies Alpdruck.

Seite 216, Abs. 3, Z. 11: statt Albdruck lies Alpdruck.

Seite 217, Z. 2: statt dem Pneuma lies das Pneuma.

Seite 225, Z. 3: statt Leipzig 1449 lies Leipzig 1409.

Seite 237, Abs. 5, Z. 6: statt Massario (gestorben 1401) lies *Massaccio* (geboren 1401).
Ebenda: statt Donatello lies: den Werken des Bildhauers *Donatello.*

Seite 255, Z. 4: statt Membdingen lies Wemding.

Seite 263, Abs. 2, Z. 8: Die Ausführungsgänge der sog. Bartholinschen Drüsen wurden nicht von *Benedetti*, sondern zuerst 1621 von *Francesco Plazzoni* in Padua beschrieben.

Seite 270, Abs. 1, Z. 14: statt diesen lies diese.

Seite 279, Abs. 1, Z. 8: statt *Luis* lies *Louis.*
Ebenda: statt 1554 lies 1556.

Seite 287, Z. 20: statt Malpigische lies Malpighische.

S. 289, Abs. 1, Z. 3: statt staticaphorismi lies statica aphorismi.

Seite 293, Z. 18: statt Serum lies Sperma.

Seite 301, Z. 1: statt Nomadenlehre lies Monadenlehre.

Seite 316, Z. 8: *Graunt* war nicht Arzt, sondern Kaufmann und später (seit 1866) Leiter der Londoner Wasserversorgung.

Seite 331, Abs. 2, Z. 14: statt Fuyikawa lies *Fujikawa.*

Im Personen- und Ortsnamenverzeichnis

Seite 340 unter Boë: statt 261 lies 269, statt „bis“ lies 317.

Seite 340, Spalte 3, zu streichen Cordova bis 183f. Einzuschieben hinter v. Brunn: Brunner, Joh. Conrad 287; ferner bei Burckhardt, G. zu ergänzen: 333.

Seite 342 bei Glisson statt 296 lies 299. Bei Ibn an-Nafis zu ergänzen 181, 193.

Seite 344: statt Massario lies Massaccio.

Seite 345 hinter Rom (Abb. zu ergänzen: 10, S. 111 und

MIX
Papier | Fördert gute Waldnutzung
FSC® C083411

Zeitfracht Medien GmbH
Ferdinand-Jühlke-Straße 7
99095 Erfurt, Deutschland
produktsicherheit@kolibri360.de